Lilo Edelmann, Shirley Seul
Aus der Hebammen-Praxis

Lilo Edelmann

Shirley Seul

Aus der Hebammen-Praxis

Das Begleitbuch für Schwangerschaft,
Geburt und Wochenbett

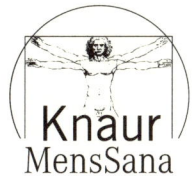

Knaur
MensSana

Besuchen Sie uns im Internet:
www.droemer-weltbild.de

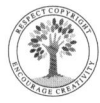

Umschlaggestaltung: Agentur Zero, München
Illustrationen: Ingrid Schobel, München
Satz: QuarkXPress im Verlag
Druck und Bindung: Franz Spiegel Buch, Ulm
Printed in Germany
ISBN 3-426-66623-5

5 4 3 2 1

Inhaltsverzeichnis

Schwangerschaft

Wochenbett

Der erste Tag 468

Nach dem Wochenbett 498

Danksagung

Es ist mir ein Anliegen, mich bei einigen Menschen, die bei der Realisierung dieses Buches wesentliche Unterstützung geleistet haben, ganz besonders zu bedanken.

Zunächst danke ich meiner Familie für Geduld im Zuhören, Entlastung und Ermunterung.

Olivia Baerend danke ich für unermüdlichen Druck, dieses Buch endlich zu schreiben.

Vielen Freundinnen danke ich für kritisches Gegenlesen und wertvolle Anmerkungen, insbesondere Eva Herting und Frau Schüler.

Den hilfreichen Kolleginnen, die trotz ihrer vielen Arbeit bereit waren, das Manuskript zu lesen, Erfahrungen weiterzugeben und mir Mut zuzusprechen, hier insbesondere Ute Höfer, danke ich sehr.

Ganz besonders dankbar bin ich allerdings den vielen Frauen und Familien, die mich an ihrem Werden teilhaben ließen und mich lehrten, Hebamme im Sinne von »Midwife« = Mitfrau zu sein.

Shirley Seul bedankt sich bei Evi Pletzer, der ersten schwangeren Frau, die dieses Buch begleiten durfte, für die verständnisvolle und auch tatkräftige Unterstützung und bei Hanni Uschtrin für unermüdliches Korrekturlesen, kritische Anmerkungen und kluge Tipps, Traubenzucker, Zuspruch, Fürsorge und Humor und bei Hartmut Baumann für die liebevolle, einfühlsame Begleitung und seelische Unterstützung in der Scheinschwangerschaft, unter der Scheingeburt und im Scheinwochenbett.

Mit meiner Mitautorin Shirley Seul, die sozusagen als Geburtshelferin dieses Buches fungierte, indem sie meinem Wissen und meinen Erfahrungen in die Welt der Buchseiten half, wünsche ich Ihnen viel Freude, Spannung, Erkenntnis und eine gesunde Wut beim Lesen!

Ich widme dieses Buch meiner Großmutter Elisabeth Hopster, die mich lehrte, stark und selbstbestimmt durch mein Leben zu gehen. Sie starb am 28.9.1999, kurz nach Beendigung dieses Buches.

Lilo Edelmann

Einige Bemerkungen vorneweg ...

Wie es zu diesem Buch kam

Während meiner Ausbildung lernte ich bei einem Praktikum drei »gestandene« Hebammen kennen, die im Krankenhaus ein und aus gingen. Sie begleiteten »ihre« Frauen zur Geburt, standen Frauen bei Fehlgeburten bei, versorgten »ihre« Frauen im Wochenbett, zeigten ihnen das Stillen, besorgten auch mal Kinderwäsche für einkommensschwache Familien und begleiteten Hausgeburten bei jenen Frauen, die ihre Kinder nicht in einer Klinik zur Welt bringen wollten.

Die Wärme, Fröhlichkeit, Sicherheit und Selbstverständlichkeit in dem Tun dieser Frauen beeindruckten mich zutiefst. Ob sie gerade 14 Stunden »Wache geschoben« hatten, bei einer Frau an Heiligabend »Wehen hüteten« – stets waren sie unerschütterlich in ihrer Ruhe. Einer Ruhe, die auf alle Beteiligten und auch Zuschauerinnen – wie ich damals eine war – abstrahlte. Selten habe ich während dieses Praktikums Komplikationen erlebt, und wenn, dann riefen die Hebammen »den Chef«, der mit ihnen gemeinsam das weitere Vorgehen besprach und es mit ihnen durchführte.

Die meisten Frauen, die in diese Klinik kamen, waren bei einer Ärztin, einem Arzt und ihrer Hebamme in der Mutterschaftsvorsorge gewesen; die Hebammen kannten fast immer die gesamte Familie und hatten manchmal sogar schon die nun gebärenden Frauen auf die Welt »geholt«. Ich sehe Bilder vor mir, wie die Hebammen Frauen mit Wehen in den Kreißsaal führten, ihre Hände hielten und ihnen allen nur erdenklichen Zuspruch gaben. Kompetent begleitend in mütterlicher Fürsorge ist die richtige Umschreibung für diese Hebammen, die mir zum Leitbild wurden.

Während meiner eigentlichen Hebammenausbildung erfuhr ich dann, dass eine moderne Hebamme in der Klinik arbeitet und sich vor allem in der Verabreichung von Medikamenten auskennt, damit es im Kreißsaal nicht so »laut« ist. Immer wieder wurde darauf hingewiesen, wir Hebammenschülerinnen sollten uns nicht an den »vierschrötigen alten Hebammen« orientieren, sondern medizinische

Fachausdrücke lernen, damit wir den Ärzt(inn)en auch vor den Frauen Auskunft geben könnten. Erfreulicherweise gab es einige Hebammen, hier insbesondere meine Lehrhebamme und die Oberin, die darauf achteten, dass wir alle medizinischen Neuerungen hinterfragten – auch im Hinblick auf die Auswirkungen für die Frauen – und die Normalität von Schwangerschaft und Geburt im Leben einer Frau in den Vordergrund stellten. Darüber hinaus legten sie Wert darauf, dass wir die schwangeren Frauen mit ihrem Namen ansprachen, um sie nicht als namenlose Brutkästen zu behandeln, wie dies von ärztlicher Seite her damals gang und gäbe war.

Bei meiner ersten Anstellung hatte ich das Glück, mit zwei sehr erfahrenen Kolleginnen zusammenarbeiten zu dürfen. Hinzu kam ein »Chef«, dem die Zufriedenheit der Frauen unter der Geburt am Herzen lag. Völlig irritiert war ich mit meinem Kopf voller schulmedizinischer Begriffe, als dieser Vorgesetzte mir ausdrücklich auftrug, ihn immer zu rufen, wenn ich bei einer Geburt ein »ungutes Gefühl« hätte. Auch nachts könnte ich ihn jederzeit anrufen, er komme sofort, was er auch bewies.

Der Kreißsaal in dieser Klinik war mit allen technischen Neuerungen ausgestattet und wesentlich moderner als der in meiner Ausbildungsklinik. Doch vieles davon brauchte ich gar nicht, denn von erfahrenen Kolleginnen lernte ich, wie sich die Mimik einer Frau unter der Geburt verändert und wie ich daraus den Geburtsfortschritt ablesen kann, ohne dauernd vaginal untersuchen zu müssen. Ich lernte, niemals während einer Wehe zu untersuchen und vor allem: die Intimsphäre der Frauen zu schützen. Aber ich lernte auch, wie ich schwangeren und gebärenden Frauen psychisch am besten beistehen, sie stützen und unterstützen kann. Und ich lernte, für die Rechte meiner Frauen einzutreten, mich durchzusetzen, wenn ich den Frauen beispielsweise etwas zu essen oder trinken gab ... und vieles, vieles mehr.

So erlebte ich während meiner ersten Anstellung einen Umgang mit Geburtshilfe und Schwangerschaft, der von Zuwendung, Mitgefühl und Fachwissen geprägt war, und ich wusste: Eine solche Hebamme will ich sein! Hier will ich weiterlernen. Denn hierin liegen die Wurzeln meines Berufes, seiner Bestimmung. Noch den Satz einer ausbildenden Hebamme im Ohr: »Sie werden niemals eine gute Hebamme, weil Sie zu viel Gefühl für die Frauen haben!«, staunte ich täglich neu über die ruhigen, harmonischen Geburtsverläufe. Trotz hoher Arbeitsbelastung mit so manchem 24-Stunden-Dienst und nicht selten 360 Arbeitsstunden im Monat stand die persönliche Zuwendung stets im Vordergrund.

Nachdem ich selbst mit dem zweiten Kind schwanger war, entschied ich gemeinsam mit meinem Partner, für einige Zeit die Hausfrauen- und Vollzeitmutterrolle zu übernehmen, was zirka fünf Jahre dauerte.

Mitte der 80er Jahre begann ich in einer so genannten Schwerpunktklinik zu arbeiten, die den Anspruch erhob, »moderne Geburtsmedizin« zu leisten. Ich erlebte das völlige Gegenteil meiner vorherigen Erfahrungen. Bei nahezu 1000 Geburten jährlich und nur zwei Kreißsälen war die Arbeit überwältigend – obwohl ich neun Kolleginnen hatte. Hinzu kamen ein Professor, zwei Oberärzte, reichlich Assistent(inn)en und Ärzt(e)innen im Praktikum, auch ein Ausbildungskrankenhaus für Ärzt(e)innen war der Klinik angeschlossen. Der Kreißsaal glich einem Hochsicherheitstrakt und war mit sämtlichen technischen Apparaturen ausgestattet, die seinerzeit als up to date galten.

Die schwangeren Frauen wurden alle nach dem gleichen Schema behandelt. Die Kaiserschnittrate war hoch, und die meisten Frauen entschieden sich für eine PDA (Periduralanästhesie, Betäubung des Unterkörpers vom Bauch abwärts). Wehen- und Geburtsbegleitung standen für Hebammen im Hintergrund, da sie vollauf beschäftigt waren mit der Assistenz für Ärzt(e)innen, Schreib-, Organisations- und Putzarbeiten, Aufnahmen von Risikoschwangeren, Überwachung von stationären Schwangeren und so weiter.

Es kam nicht selten vor, dass die Frauen die Hebammen ausschließlich zur Aufnahme und zur eigentlichen Geburt sahen. Die Partner wurden in die Beobachtung des CTGs eingewiesen, um bei Bedarf die Hebamme rufen zu können. Auf der Wochenstation hatten Hebammen nichts zu suchen – dies war der Bereich von Krankenschwestern und Kinderkrankenschwestern. Somit sahen die meisten Frauen die sie unter der Geburt begleitende Hebamme nach der Entbindung nicht mehr.

Zur Geburt waren in den Tagesdiensten bis zu acht Personen anwesend, die die Frauen bei der Austreibungsperiode nicht selten gleichzeitig »anfeuerten«. Die Geburtshilfe an sich war invasiv, also eingreifend, nicht abwartend, routinemäßige Dammschnitte waren die Regel, auch häufige Zangenentbindungen normal, und insbesondere das Anlegen eines internen CTGs wurde routinemäßig durchgeführt. Ich erinnere mich an eine Frau, die bei der Aufnahme zu meiner Kollegin sagte: »Ich möchte keine PDA.« Die Antwort der Kollegin lautete: »Wir sind doch nicht bei ›Wünsch dir was!‹.« Ich selbst fiel in diesem Betrieb durch Formulierungen wie: »Die Frau wünscht ...« unangenehm auf. Als angestellte Hebamme war ich nicht befugt, mit den Frauen über Geburtsmethoden zu diskutieren, und schon gar nicht, ärztliche Entscheidungen in Frage zu stellen oder Ärzt(inn)en gegenüber zu äußern, was Frauen wünschten. Diese Situation belastete mich so massiv, dass ich mit dem Gedanken spielte, meinen Beruf zu wechseln. In Gesprächen mit Kolleginnen aus anderen Schwerpunktkliniken erfuhr ich, dass es allgemein üblich war, eine solche »Geburtshilfe« durchzuführen. Ich wollte keine funktionierende Handreicherin sein, die unter dem Diktat des Piepsens irgendeines Apparates stand. Ich wollte den Frauen beistehen. Ich wollte alles dafür tun, Schwangerschaft, Geburt und Wochenbett gemeinsam mit den Frauen so »rund« wie nur möglich zu gestalten. Und dabei spielten für mich die Frauen die Hauptrolle, nicht die neuesten Hightech-Geräte. Statt meinen Beruf zu wechseln, kündigte ich. Ich wollte nicht länger »Mittäterin« sein. Die Fluktuation in dieser Klinik war übrigens enorm. Viele Kolleginnen waren bereits vor mir gegangen.

Immer wieder fragte ich mich, warum die Frauen sich gegen eine solche Behandlung nicht zur Wehr setzten. Oder deren Partner. Nicht einmal mit vorsichtiger Unterstützung durch die begleitende Hebamme wagten sie es. Manche Frauen fragte ich und bekam zur Antwort: »Nun ist das Kind da. Alles ist vorbei, und wir wollen vergessen, was vorgefallen ist. Außerdem scheint das doch normal zu sein, woanders ist es auch nicht besser. Da muss man eben durch!« Ich wollte nicht glauben, dass eine schwangere und gebärende Frau »da durch« müsse. Es ging doch auch anders! Ich hatte es selbst erlebt.

Ich beschloss, freiberuflich tätig zu werden, und bereitete zunächst Frauen und Paare auf die Geburt vor. Dabei lernte ich vor allem die große Angst der Frauen kennen, von medizinischen Fachleuten abhängig zu sein und sich mangels eigenen Wissens nicht wehren zu können. Es war mir stets ein besonderes Anliegen, Frauen und Paare umfassend über die normalen Vorgänge von Schwangerschaft und Geburt aufzuklären. Aber auch über Komplikationen und deren Lösung wollte ich sie informieren, damit sie ihre Wünsche so gut wie möglich formulieren und durchsetzen konnten. Nur das Unbekannte, Fremde macht Angst. Und wenn immer mehr Frauen und

Paare bestimmte Maßnahmen oder deren Unterlassung fordern, bekommen sie auch eine Stimme gegenüber Einrichtungen wie dem zuvor beschriebenen Abfertigungsbetrieb.

Viele Kolleginnen, die sich wie ich zur Freiberuflichkeit entschieden, dachten wie ich. Wir alle zusammen strebten Veränderungen an, um dem Berufsbild der Hebamme wieder den Platz zu geben, der ihm gebührt. Wir wollten keine geburtshilflich-technischen Assistentinnen sein, die ausschließlich ärztlicher Weisung unterstehen – bei »Schadensfällen« vor Gericht allerdings verurteilt werden, weil dort die Verantwortung der Hebammen plötzlich nicht mehr in Frage gestellt wird. Wir wollten Hebammen sein, die auf der Seite der Frauen stehen.

In meinen beruflichen Stationen habe ich gelernt, dass Veränderungen im Umgang mit Schwangeren und Gebärenden nur von diesen bewirkt werden können. Nicht aus der Abteilung einer Klinik heraus, schon gar nicht bei einem Chef, der sich ausschließlich im juristischen Sinne absichern will und für den Frauen »fetale Versorgungssysteme« sind, für den Hebammen ausschließlich die Aufgabe haben, den Arzt zu entlasten – in Bezug auf: Frauen ruhig halten, ärztliche Assistenz, ordentliche Dokumentation, die juristisch standhält, Frauen dem Klinikbetrieb anpassen, Fragerei vermeiden helfen, ungute Verläufe schönreden oder Schuldzuweisung bei den Frauen vornehmen: »Mangelnde Kooperation der Mutter« war jahrelang als Risiko im Kinderuntersuchungsheft vermerkt.

Als Präsidentin des Bundes Deutscher Hebammen war ich häufig Gast auf »geburtsmedizinischen ärztlichen Kongressen«. Dort lernte ich, dass es möglich ist, künstliches Fruchtwasser herzustellen, dass die Möglichkeiten der extrakorporalen Befruchtung leider noch nicht ausgeschöpft sind, dass die Diskrepanz zwischen der Erhaltung eines Frühgeborenen ab der 24. Schwangerschaftswoche und den Möglichkeiten, einen Fetus so lange künstlich am Leben zu erhalten, außerhalb eines Körpers immer kürzer wird ... Auf einem dreitägigen Kongress hörte ich nur einmal das Wort »Frau« – gemeint war die Ehefrau des vortragenden Professors.

Nicht alle Mediziner/innen vertreten vorstehend dargelegte Meinung, es gibt einige, die sich den Frauen gegenüber partnerschaftlich verhalten. Und es gibt angestellte Kolleginnen, die täglich dazu beitragen, Geburten unter dem Aspekt der Normalität zu sehen und den Gebärenden unermüdlich zur Seite zu stehen – trotz permanenter Arbeitsüberlastung. Es gibt große Kliniken, die sich den Wünschen und Forderungen der Frauen öffnen, Kreißsäle umbauen und auch personell aufstocken, um eine möglichst kontinuierliche, umfassende Betreuung zu gewährleisten. Nichtsdestotrotz scheint eine weitere Entwicklung der Behandlung von Schwangeren als »fetales Umfeld« kaum aufzuhalten zu sein. Beobachtungen wie oben beschrieben sowie Äußerungen verschiedener Schulmediziner, Standesvertretungen und auch Politiker/innen zu außerklinischer Geburtshilfe und Selbstbestimmungsrecht der Frauen weisen eindeutig in diese Richtung.

All das hat mich veranlasst, dieses Buch zu schreiben. Ich möchte und ich wünsche mir, dass für meine Enkeltochter, sollte sie jemals Mutter werden, echte Hebammen zur Verfügung stehen und sie nicht in einem technischen, sondern einem menschlichen Umfeld gebären kann.

Ich wünsche mir, nein, ich fordere aufgeklärte, selbstbewusste Frauen, die ihre Rechte endlich auch im ureigensten weiblichen Bereich einfordern, die sich nicht abschieben lassen und ihre Stimme erheben. Frauen, die sich wehren und der gesamten Gesellschaft klarmachen, dass sie es sind, die Kinder empfangen, austragen, gebären und stillen. Demzufolge sind sie es, die Ahnungen, Intuitionen, Gefühle und das uralte Wissen über Schwangerschaft und Geburt in sich tragen. Ergo sind sie auch diejenigen, die das Sagen haben müssen! Danach haben sich alle Beteiligten zu richten.

Uraltes Wissen – woher nehmen? Es ist in Ihnen! Sie können es wiederentdecken. Wie? Indem Sie die Sprache Ihres Körpers verstehen lernen und »Dolmetschern« wie Hightech-Geräten keine Macht über sich geben. Sie mögen zwar übersetzen, häufig aber in die falsche Sprache, in eine Sprache, die die schwangere Frau von sich und ihrem Körper, von ihrer Schwangerschaft entfernt. Und wenn Sie selbst Ihren Körper verstehen, brauchen Sie auch keine Fachleute, die Ihnen erklären, was mit Ihnen los ist.

Jede Frau ist die Fachfrau für ihre Schwangerschaft. Dies müssen wir uns zurückerobern. Sonst werden die nachfolgenden Frauengenerationen tatsächlich entmündigt und haben den Kampf verloren. Als Verliererinnen sind sie dann in der Tat nur noch fetale Umfelder. Die wichtigsten »Kampfgenossen« hierbei sind die werdenden Väter. Sie haben jetzt Wache zu schieben und ihre Interessen und die ihres gemeinsamen Kindes zu wahren. »Mein Bauch gehört mir!« – das gilt nicht nur beim Thema Abtreibung, sondern in allen Fragen rund um die Fruchtbarkeit!

Wir hoffen sehr, dass dieses Buch Ihnen Hilfestellung leistet, Ihren eigenen Körper neu zu entdecken, Ihren angeborenen Fähigkeiten und Intuitionen zu vertrauen. Außerdem möchten wir Sie mit umfassenden Informationen stärken, damit Sie das gute Gefühl haben, rundum Bescheid zu wissen, und den nächsten Monaten mit innerer Gelassenheit entgegensehen können.

Ein kurzer historischer Überblick über den Hebammenberuf

Wenn Frauen sich vor tausenden von Jahren gegenseitig dabei halfen, Kinder auf die Welt zu bringen, nannten sie sich nicht Hebammen. Dieser Beistand gehörte einfach zum sozialen Leben, und dass Frauen Frauen halfen, verstand sich von selbst. Schließlich wussten sie, worum es ging. In der Bibel ist zu lesen, dass Moses' Mutter Jochebed ihre Töchter und Schwiegertöchter das Helfen beim Gebären lehrte. Bei den Germanen hatte die Heve-amma die Ehre, das Neugeborene auf den Schild des Vaters zu heben und ihm zu präsentieren. Aus der Antike ist die Geburtshilfe durch Hebammen, den Maiai, überliefert. Die Mutter des Philosophen Sokrates war eine Maia. Sie und ihre Kolleginnen hatten damals schon Lehrbücher zur Verfügung. Diese hoch angesehenen Frauen, die eher als Ärztinnen zu bezeichnen wären, verschwanden dann allerdings von der Bildfläche.

Die nächste Spur findet sich im Mittelalter, und dort hat auch das heutige Berufsbild der Hebamme seine Wurzel. Im Mittelalter war die Tätigkeit der Hebamme eng verflochten mit der einer heilkundigen und weisen Frau. Diese hatten große Erfahrung mit Heilmitteln. Viele von ihnen entwickelten Kräuterheilmittel, die heute noch ihren festen Platz in der modernen Pharmakologie haben. Sie kannten schmerzstillende, verdauungsfördernde und entzündungshemmende Mittel. Sie verwendeten beispielsweise auch schmerzlindernde Kräuter gegen Geburtsschmerzen. Und das zu einer Zeit, in der die Kirche lehrte, dass die Schmerzen bei der Geburt die gerechte Strafe für alle Frauen seien – weil Eva den verbotenen Apfel ... und so weiter. Belladonna, heute noch als krampflösendes Mittel im Gebrauch – wurde von den Hebammen angewandt, um Kontraktionen der Gebärmutter zu verhindern, wenn eine Fehlgeburt drohte.

Zwar gab es ab dem 14. Jahrhundert in Städten bereits Ärzte, doch bis zum 16. Jahrhundert blieb die Geburtshilfe in der Hand der Hebammen. Hebamme war damals kein Beruf, den eine Frau nach festen Regeln erlernte. Es gab weder Abschlussprüfungen noch Zertifikate und auch keine »Tarifverträge«. Oft wurden Hebammen in Naturalien bezahlt. Sie lernten ihr Handwerk, indem sie erfahrene Hebammen einige Jahre lang begleiteten. Der Hebammenberuf galt kirchlicherseits als unsauberer Beruf. Schließlich sahen die Kirchenväter in Frauen – und besonders in deren Fortpflanzungsorganen – die Verkörperung des Teufels. Deshalb wurde es Männern verboten, bei Geburten anwesend zu sein. Hebammen wurden ermahnt, ihre primäre Aufmerksamkeit nicht auf die Hilfe für die Mutter und deren Wohlbefinden zu richten, sondern auf die Taufe des Kindes. Falls notwendig, sollte dieses mit einer Spritze geweihten Wassers getauft werden – im Mutterleib. Schließlich müsste das Kind ja sonst in Verdammnis sterben. Da die Kirche auch das Sezieren von Leichen verbot, wurde das Wissen um Schwangerschaft, Geburtsvorgänge und weibliche Anatomie sowie um Methoden, die das Gebären erleichtern, jahrhundertelang ausschließlich von Frauen gesammelt.

Noch im 15. Jahrhundert wurden nur Geburtshelferinnen auf Bildern und Holzschnitten dargestellt. Erst zwischen 16. und 17. Jahrhundert erschien der männliche Geburtshelfer auf der Bildfläche. Er trat in dem Augenblick auf, als die männliche Medizin die Ausübung des Heilens zu kontrollieren begann, indem sie Frauen den beruflichen Status verweigerte. Also jenen Frauen, die in ihrer Funktion als Hebammen und weise Frauen jahrhundertelang den Menschen zur Seite gestanden hatten.

Die Wende der Geburtshilfe zur männlichen Domäne wird im Jahr 1663 angesetzt, als Louise de la Vallière, die Lieblingsmätresse von Louis XIV, sich in die Hände des Hofarztes Boucher begab. Der männliche Geburtshelfer wurde zu einer regelrechten Marotte bei Hofe, die sich schnell in den höheren französischen Ständen verbreitete. Wie nebenbei wurde die Minderwertigkeit der Hebammen propagiert, indem ihre Tätigkeit von Adeligen und Wohlhabenden, die sich den Geburtshelfer leisten konnten, mit Schmutz, Unwissenheit und Aberglauben gleichgesetzt wurde.

Im 16. Jahrhundert begann die Invasion der Ärzte in den Bereich der heilkundigen weisen Frauen und Hebammen. Durch die Erfindung des Buchdrucks Mitte des 15. Jahrhunderts konnte das Wissen über Schwangerschaft und Geburtshilfe nun auch vervielfältigt werden. Autoren solcher Werke waren meistens nicht Hebammen, sondern Ärzte, die sich das Wissen der Hebammen zu Nutze machten. Und kaum wussten sie ein wenig, begegneten sie den Hebammen, diesen nichtstudierten, oft »einfachen« Frauen aus dem Volk, mit Geringschätzung. Die Klientel der Hebammen störte sich nicht an dem Dünkel der studierten Mediziner. Besonders die Stadthebamme war eine geachtete Frau, und sie wurde auch als Sachverständige bei Gericht gehört, wenn es beispielsweise um Abtreibung, Kindsmord oder Verdacht auf Schwangerschaft ging. Mitte des 15. Jahrhunderts kam es in vielen Städten zu den so genannten Hebammenordnungen, die die Tätigkeit der Frauen einschränkten. Außerdem wurden Hebammen nun auch vereidigt und trugen dann den Titel »geschworene Hebamme«. Vorschriften über die Ausbildung von Hebammen gab es erst ab dem 16. Jahrhundert, sie waren allerdings – je nach Land – unterschiedlich. Wenn Hebammen Prüfungen abzulegen hatten, dann vor den Stadtärzten.

Das dunkelste und wohl auch bekannteste Kapitel der Hebammengeschichte fällt unter das traurige Stichwort Hexenverfolgung. Denn mit ihrem Wissen, auch um die Heilkraft von Kräutern, erschienen Hebammen sozusagen prädestiniert dafür, mit dem Teufel in Verbindung zu stehen. Freie Hebammen wurden als »Hexenhebammen« verfolgt. Im »Hexenhammer«, einer Veröffentlichung, die bei Richtern aller Konfessionen als Strafkodex der Gerichtspraxis in Mitteleuropa bis ins 17. Jahrhundert galt, heißt es, dass die Hexenhebammen alle anderen Hexen an Schandtaten überträfen. In der »Hexenbulle« von Papst Innozent VIII. von 1484 steht zu lesen: »Niemand schadet dem katholischen Glauben mehr als die Hebamme.« Die letzten Hinrichtungen von Hexen, dies nur nebenbei, fanden 1782 und 1793 statt, und zwar durch Verbrennung bei lebendigem Leibe.

Die spätmittelalterliche Medizinausbildung stand dagegen in keinem Punkt mit der Kirchendoktrin in Widerspruch. Sie beinhaltete wenig von dem, was wir heute als Wissenschaft bezeichnen würden. Medizinstudenten verbrachten Jahre mit dem Studium von Aristoteles' und Platons Schriften und der christlichen Theologie. Während seiner ganzen Studienzeit bekam der Arzt wohl nur selten einen kranken Menschen zu Gesicht, denn experimenteller Unterricht wurde überhaupt nicht durchgeführt. Erstmals mit Kranken konfrontiert, konnten die studierten Ärzte dann auch auf nicht viel mehr als vom Aberglauben diktierte Heilmethoden zurückgreifen. Aber sie waren ja keine Frauen und somit auf der sicheren Seite.

Im 17. Jahrhundert taten sich einige Hebammen als Autorinnen von Büchern über Geburtshilfe hervor. Das brachte ihnen sowohl Berühmtheit als auch Anfeindung. In dieser Zeit hatten sie oftmals die Funktion als »Brücke« zwischen der akademischen Medizin und den Erfahrungen, die sie in der Praxis lernten und lehrten. In Deutschland verfasste Justina Siegemund 1690 als erste Frau ein Hebammenlehrbuch. Im Zeitalter der Aufklärung und des Absolutismus, also im 17. und 18. Jahrhundert, kam es auch zu Reformen im Gesundheitswesen. Für Hebammen bedeutete dies eine Einschränkung ihrer Tätigkeit insofern, als sie nur noch bei normalen Geburten tätig sein sollten und bei komplizierten Geburten Ärzte hinzuziehen mussten. 1751 wurde an der Charité in Berlin die erste Hebammenschule eröffnet. Schnell folgten weitere.

Die ersten Lehrer in Geburtshilfe lernten ihr Fach teilweise heimlich und gegen Zahlung von Bestechungsgeldern von Hebammen. Dann gaben sie ihre so gewonnenen Erkenntnisse an Medizinstudenten weiter, die dann wiederum Hebammenlehranstalten leiteten, was Frauen verwehrt war, da sie ja vom Universitätsbesuch ausgeschlossen waren, also nicht studieren durften. Die staatliche Reglementierung, nur noch Hebammen mit Examen als Stadthebammen zuzulassen, tat ihr Übriges, um die Geburtshilfe fest in den Griff der Mediziner zu bekommen. Da es keine Organisation der Hebammen untereinander gab, gab es auch keinen Protest. Der Unterricht erfolgte als theoretische Unterweisung – Anatomie an weiblichen Leichen –, und für die praktische Ausbildung mussten ledige Schwangere herhalten. An ihnen herrschte kein Mangel. Denn damals gab es weder die Pille noch das Wissen über die fruchtbaren Tage einer Frau.

Für viele Frauen, die in bitterster Not lebten, war die Schwangerschaft eine Katastrophe. Das Aussetzen von Neugeborenen war weit verbreitet. Um Not leidende schwangere Frauen, die sonst irgendwo in einer Gosse hätten niederkommen müssen, wenigstens zur Geburt einen Unterschlupf zu bieten, wurden Gebär- und Findelhäuser eingerichtet. Zwar stellten sie wegen der großen sozialen Not einen Fortschritt dar. Doch die Zustände und hygienischen Verhältnisse in den Gebärhäusern waren so haarsträubend und ihre Infektionsgefahr so hoch, dass Ignaz Semmelweis sie als »vom Staat unterhaltene Mörderhöhlen« bezeichnete.

Häufig war der Gebäranstalt eine Hebammenschule angegliedert. Der soziale Status von ledigen Schwangeren lag praktisch unter

Null, und sie wurden sozusagen »ausgebeutet«, weil sie wegen ihrer großen Not gezwungen waren, sich als Versuchsobjekte für Ausbildungs- und Wissenschaftszwecke zur Verfügung zu stellen. Meistens war der Gebäranstalt auch das Findelhaus unterstellt, und viele Frauen ließen ihre Kinder nach der Geburt dort – wenn sie die Geburt überlebten, also nicht am Kindbettfieber starben. Findelhäuser waren nicht in erster Linie dazu da, das Überleben der Waisen zu sichern, sondern um sie zu taufen, bevor sie starben. Im Wiener Findelhaus starben im Durchschnitt 80 % der Kinder. Die Mütter- und Säuglingssterblichkeit in Gebärhäusern war fünf- bis sechsmal so hoch wie bei Hausgeburten. Kaiserschnitte in Gebärhäusern verliefen fast immer tödlich und wurden dennoch vorgenommen. Schließlich sollten die Studenten etwas lernen.

Es war nichts Ungewöhnliches, wenn unmittelbar vor einer Geburt ein dutzend Studenten nacheinander vaginale Untersuchungen vornahm. Und das in einer Zeit, in der ein zur Schau gestellter Busen bereits einen Tumult verursacht hätte. In einer Zeit, in der es nicht üblich war, Sexualverhalten in Talkshows zu diskutieren und meterweise nacktes Frauenfleisch an Werbetafeln zu kreuzigen. Aber das sind ja nur die Rahmenbedingungen. Als wie demütigend müssen diese Frauen das alles empfunden haben. Wie ohnmächtig, ausgeliefert, hilflos müssen sie sich gefühlt haben. Aber um die Würde von Frauen kümmerte sich niemand. Die Frauen in Gebärhäusern, die fast ausnahmslos aus den untersten sozialen Schichten stammten, waren schlichtweg seelenlose Anschauungsobjekte, wenn nicht bloß Unterleibe.

Natürlich wurden sie auch dazu angehalten, im Liegen zu gebären, denn so waren sie »verfügbarer«. Damit geriet auch der Gebärstuhl, der Frauen die Geburt im Sitzen ermöglichte, für einige Jahrhunderte in Vergessenheit. Da die Zustände in Gebärhäusern bald allgemein bekannt wurden, wehrten sich manche Frauen mit Händen und Füßen gegen die Unterbringung im Gebärhaus. Um überhaupt noch Schwangere zu finden, wandten sich die Gebäranstalten an »alle unehelich Geschwängerten«. Ihnen wurden die üblichen hohen Unzuchtstrafen erlassen, wenn sie im Gebärhaus niederkamen. Nur auf diese Weise konnten sich die Einrichtungen weiter etablieren, die es bis Mitte des 19. Jahrhunderts in fast jeder deutschen Universitätsstadt gab.

Während der Unterricht der Hebammenschülerinnen sich auf die normale Geburtshilfe beschränkte, wurden Geburtshelfer und Medizinstudenten auch mit operativen Handgriffen vertraut gemacht, beispielsweise mit der Anwendung der Geburtszange. Im 18. Jahrhundert kam diese regelrecht in Mode und wurde zu einer Art Statussymbol der arrivierten Gynäkologen. Benjamin Osiander (1759–1822) holte 40% der Kinder mit der Zange aus dem Mutterleib. Ohne Narkose und Asepsis. Osiander war einer der ersten »Vordenker«, der die Geburt nicht als natürlichen, sondern als technischen Ablauf sah. Und diesen konnte man unterstützen, vor allem aber regulieren und beschleunigen. Die Natur war nach Osianders Meinung eine weitaus schlechtere Geburtshelferin als er selbst. Unter seiner maßgeblichen Meinung litten tausende von Frauen.

Anfang des 19. Jahrhunderts breitete sich besonders in den Universitätskliniken das bereits erwähnte Kindbettfieber aus. Und wieder traf es vor allem die Ärmsten der Armen. Das Kindbettfieber wurde zum Verhängnis jener Frauen, die in Gebäranstalten kamen. Es ist das große Verdienst des so genannten »Retters der Mütter«, Ignaz Philipp Semmelweis (1818–1865), nachgewiesen zu haben, dass dem infolge einer Infektion auftretenden Kindbettfieber durch Händewaschen der untersuchenden Ärzte mit Chlorkalk vorgebeugt werden kann. Vor Semmelweis war es gang und gäbe, dass ein Arzt, der eben noch in Leichenteilen herumgewühlt hatte, im Anschluss daran eine gebärende Frau untersuchte. Zirka 10% der Wöchnerinnen starben in manchen Kliniken am Kindbettfieber. Obwohl die Erkrankungen und Todesfälle abrupt sanken, als mit Chlorkalk desinfiziert wurde, fand Semmelweis' Entdeckung erst nach seinem Tod, 1865, allgemeine Anerkennung und auch Umsetzung in die Praxis.

Semmelweis war übrigens auch ein erklärter und erbitterter Gegner skrupelloser medizinischer Eingriffe an gebärenden Frauen, insbesondere der Anwendung der gefürchteten Zange. Weitere Meilensteine des medizinischen Fortschritts stellten nach der Entdeckung der Keimfreiheit die Entdeckung von Äther (1846) und Chloroform (1847) zur Anästhesie dar.

Obwohl sich die wissenschaftliche Geburtshilfe dann in großem Maß entwickelte, fanden kaum 5% aller Geburten in Anstalten statt. Von Seiten der Ärzteschaft war es das Ziel, das Krankenhaus ins Zentrum der Geburtshilfe zu rücken. So hieß es dann, Hebammen seien die Hauptverantwortlichen für das Auftreten von Kindbettfieber. Die Arbeit der Hebammen sei veraltet, und der Hebammenstand gehöre abgeschafft. Da das nicht gelang, wurden strengste Desinfektionsordnungen erlassen. Bei Auftauchen von

Kindbettfieber im Wirkungskreis einer Hebamme hatte diese mehrere Tage Arbeitsverbot.

In der Zeit des Deutschen Kaiserreichs (1870–1918) hatten Hebammen unter vielen undurchschaubaren Vorschriften zu leiden, und so manche Hebamme geriet mit dem Gesetz in Konflikt. Außerdem war ihre ökonomische Lage, die ja noch nie rosig gewesen war, geradezu erbärmlich. Erst ab 1918 wurden Frauen übrigens zur Universität zugelassen, konnten also auch Ärztinnen werden. Allerdings gab es schon im 19. Jahrhundert einige promovierte Hebammen. Victorine Boivin-Gillain, Regina Josepha von Siebold und Charlotte Heiland von Siebold erhielten die Ehrendoktorwürde für ihre herausragenden Leistungen.

Und – etwas ganz anderes – Hebammen gehörten zu den am frühesten mobilisierten Frauen, sei es per Pferdegespann, Fahrrad oder per Motorrad. Schließlich mussten sie über Stock und Stein, Berg und Tal zu »ihren« Frauen, und das möglichst schnell. In manchen feministischen Büchern wird nachdrücklich auf die »Vorreiterinnen«-Rolle hingewiesen, die Hebammen dadurch spielten, dass sie mobil waren. Rad fahrende Frauen waren in der Anfangszeit des Fahrrades geächtet. Eine Frau mit gespreizten Beinen auf einem Sattel. Pfui Teufel! Und Motorradfahren galt als Männerdomäne. Motorradfahrerinnen wurden immer wieder gewarnt, dass sie damit dem weiblichen Unterleib großen Schaden zufügten. Da waren sie bei Hebammen gerade an der richtigen Adresse!

1885 wurde in Berlin der Verein der Berliner Hebammen gegründet, und 1890 fand der erste deutsche Hebammentag in Berlin statt. Die Hebammen gründeten eine allgemeine Versorgungskasse für ihre Mitglieder und kämpften für ihre Ausbildung, ihre Berufsausübung und für die Aufnahme der Hebammen in die staatliche Sozialversicherung, was misslang.

Eine Aufwertung erhielt der Hebammenberuf im Nationalsozialismus. In seiner Ideologie wurden Hebammen als Hüterinnen der Volksgesundheit gelobt und aufgefordert, »...mitzuhelfen bei der Ausmerzung minderwertigen Erbgutes und der Reinhaltung deutschen Blutes«. Hebammen hatten dem Gesetz zur Verhütung erbkranken Nachwuchses vom 14.7.1933 zufolge die Verpflichtung, so genannte missgestaltete Neugeborene zu melden – und taten es wohl auch aus Angst um ihre Existenz. Doch es gab auch Hebammen, die wegen ihres Berufes als Verbrecherinnen verfolgt ins Frauenkonzentrationslager Ravensbrück kamen.

In dem bis 1953 führenden deutschen Lehrbuch der Geburtshilfe ist zu lesen: »Alle diese Fortschritte wurden erreicht, weil die praktische Betätigung in der Geburtshilfe, die bisher der alleinigen Machtsphäre der Frau unterstellt war, mit in die Hände des Mannes überging. Es vollzog sich hier die wohl bedeutungsvollste Wandlung in der geschichtlichen Entwicklung unserer Wissenschaft ... Erst hundert Jahre nach Frankreich wurden den deutschen Frauen die Segnungen männlicher Geburtshilfe zuteil.« Dass diese Segnungen zum Teil aus »Folterinstrumenten« bestanden, wird geflissentlich verschwiegen. Und verschwiegen wird auch, dass die so genannte Machtsphäre (!) der Frauen sich nicht darin äußerte, Kinder prophylaktisch per Zange aus dem Mutterleib zu ziehen, den Kaiserschnitt zu etablieren, Schambeine durchzusägen und so weiter.

Ganz im Gegenteil, der Umkehrschluss lautete, dass Hebammen nicht über die »Segnungen männlicher Geburtshilfe« verfügten, ihnen fehle ganz einfach die nötige (männliche) Entschlossenheit. Doch in einer Zeit, in der das männliche Tun als das bessere Tun gepriesen wird, ist es nur logisch, dass dies so gesehen wird – auch von Frauen. Nichtsdestoweniger gibt es seit ein paar Jahren immer mehr Menschen, Männer und Frauen, die wissen, dass die Welt nicht noch mehr männlichen Aktionismus braucht, sondern dass die so genannten weiblichen Eigenschaften gefragt sind.

Ab 1950 nahmen die Hausgeburten kontinuierlich ab. Da die Krankenkassen die Kosten für die Klinikentbindung übernahmen, entschieden sich immer mehr Frauen dafür. Heutzutage bringen nur etwa 1 % aller werdenden Mütter in Deutschland ihr Kind zu Hause zur Welt und lassen sich bei der Niederkunft ausschließlich von einer Hebamme begleiten.

Allerdings gibt es europaweit enorme Unterschiede. In den Niederlanden zum Beispiel entbindet mehr als ein Drittel der Schwangeren zu Hause. Seitdem 1987 in Berlin das erste Geburtshaus eröffnet wurde und es inzwischen mehrere in Deutschland gibt, haben Frauen eine Alternative zur herkömmlichen Klinikgeburt, die vielen als zu steril erscheint und auch als zu schnell, was das Eingreifen in den natürlichen Geburtsverlauf betrifft. Ein Geburtshaus wird von einem Hebammenteam betreut. Ein Arzt ist nicht anwesend. Sollte es zu plötzlich auftretenden Komplikationen kommen, wird die Frau in eine Klinik gebracht.

Zum Abschluss ein Zitat aus einer Stellungnahme des Vorstandes der Deutschen Gesellschaft für Gynäkologie vom 27.4.1990: »Zu prüfen ist ferner, in welchem Umfang sich das Verfügungsrecht der Mutter über ihre eigene Person auch auf das Kind erstrecken darf.« Übersetzt heißt das nichts anderes, als dass den Frauen das Recht zur Ablehnung von Operationen oder riskanten Medikationen genommen werden sollte, wenn ein Geburtsmediziner wegen eines von ihm angenommenen Risikos für das Kind die Geburt voranzutreiben wünscht.

Zusammenfassend lässt sich sagen, dass die Verwissenschaftlichung von Schwangerschaft einhergeht mit deren Pathologisierung. Schwanger sein wird eher als Krankheit betrachtet, die der Behandlung durch einen Arzt, eine Ärztin bedarf.

Heutzutage üben Hebammen ihre Tätigkeit entweder als angestellte Hebamme im Krankenhaus oder freiberuflich, manchmal auch angestellt und freiberuflich aus.

Zum Schluss noch zwei der neun Ethik-Grundsätze der Hebammen:

- Hebammen arbeiten in einer gesellschaftlichen Verantwortung und begleiten Frauen, Kinder, Partner und Familien besonders während Schwangerschaft, Geburt und Wochenbett. Die Menschenwürde und die Rechte der Frau sind wesentliche Maßstäbe für ihr Handeln. Eine qualifizierte Ausbildung befähigt sie dazu.
- Hebammen sehen in menschlicher Fortpflanzung und Geburt natürliche Lebensvorgänge, die einer fachkundigen Begleitung bedürfen. Wo Menschen in diese Vorgänge eingreifen, muss die Würde der Frau gewahrt sein und ihr Selbstbestimmungsrecht geachtet werden. Umfassende Information und ausreichend Zeit sind die Voraussetzungen für eine Entscheidungsfindung.

Mit dem Kinderwunsch schwanger gehen

Ein Kind oder keins oder viele? Was will ich, was wollen wir? Diese Fragen, die sich Frauen in der westlichen Welt völlig selbstverständlich stellen, tauchen in so genannten Entwicklungsländern kaum auf. Doch die Freiheit zur Entscheidung erscheint nur auf den ersten Blick wirklich befreiend. Denn viele Faktoren – äußerliche und persönliche – beeinflussen diese Freiheit. Je mehr Alternativen es gibt, desto schwerer fällt die Wahl. Dass Frauen in der westlichen Welt die Wahl haben, liegt maßgeblich an zwei Errungenschaften, die, so verschieden sie sind, sich doch gegenseitig bedingen. Zum einen an der Möglichkeit zur Verhütung, insbesondere durch »die Pille«, zum anderen an dem drastisch gewandelten Frauenbild, Schlagwort: Emanzipation. Innerhalb weniger Jahrzehnte haben sich die Chancen für Frauen explosionsartig vergrößert ... und das hat auch die Gestaltung des persönlichen Lebens bereichert.

Während das im Bürgertum des 18. Jahrhunderts entstandene Frauenbild das Ziel eines erfüllten Frauenlebens mit zwei Worten knapp und treffend beschreibt: Ehe und Mutterschaft, wählen Frauen heutzutage oft weder Ehe noch Mutterschaft – oder nur eines davon. Während man früher vor allem den wirtschaftlichen Wert sah, den die Mutterschaft für eine Gesellschaft darstellte, richtet sich der Blick heute eher auf den Wert der Mutter-/Elternschaft für das persönliche Leben. »Bin ich reif genug für ein Kind? Bringt mich ein Kind weiter, oder wird es mich an meiner persönlichen Entwicklung hindern?« Diese Fragen, vor Jahrzehnten noch undenkbar, stellen Frauen heute.

In der westlichen Welt gibt es immer mehr kinderlose Paare. Manche wollen dies bewusst, andere wissen es noch nicht so genau. »Es nicht so genau wissen« wird oft so lange in die Zukunft verschoben, bis es zu spät ist und die Betroffenen erleichtert oder bekümmert feststellen, nun sei »der Zug abgefahren«. Ob es den richtigen Zeitpunkt für die Gründung einer Familie gibt, sei dahingestellt.

Tatsache ist, dass viele Paare übereinkommen, mit dem Kind noch zu warten, bis diese oder jene Etappe geschafft ist. Sehr oft ist eine solche Etappe ein zu vollendendes Studium, daran anschließend möchte die Frau Berufserfahrung sammeln, um nach der Geburt des Kindes irgendwann wieder in den Beruf einzusteigen; eine Perspektive, die für viele Frauen wichtig ist, auch wenn sie ihre Absicht später vielleicht aufgeben. Doch diese Perspektive dokumentiert ja gerade das Streben nach Eigenständigkeit und Unabhängigkeit. Denn wo traditionelle Bindungen und Zugehörigkeiten zu Familie, sozialem Stand, Religion aufgelöst werden und sich die Wahlmöglichkeiten erweitern, kommt es auch zu neuen Zielen und Zwängen. Berufstätige Menschen sind den Gesetzen des Marktes unterworfen, und der verlangt Flexibilität, Mobilität. Vielen Frauen ist es wichtig, den Anschluss an das Berufsleben nicht zu verlieren, sich »trotz« ihrer Mutterschaft Möglichkeiten zum eigenen finanziellen Einkommen offen zu halten, denn sie sind es gewohnt, für sich selbst zu sorgen, und finanzielle Abhängigkeit belastet sie. Hinzu kommt die unsichere Situation auf dem Arbeitsmarkt. Manche Frauen befürchten – häufig nicht zu Unrecht –, dass ihnen höher dotierte Positionen – die sie vor der Geburt ihrer Kinder ausfüllten – nach einer längeren Pause verschlossen bleiben. Besonders Frauen, denen ihr berufliches Schaffen große Freude bereitet, fällt die Entscheidung zum Kind schwer. Nicht wegen des Kindes. Sondern wegen der Schwierigkeiten des Wiedereinstiegs.

Mutter sein und den gegebenen Anforderungen gerecht zu werden, wie im Beruf ganztägig zu funktionieren, passt nicht zusammen. Überhaupt nicht. Wir meinen, nicht die Mütter sollten sich mit immer weiterem Spagat den marktwirtschaftlichen Gegebenheiten anpassen, sondern eine humane Gesellschaft sollte sich endlich den Möglichkeiten der Mütter anpassen!

In den letzten 30 Jahren erhöhte sich der Altersdurchschnitt in der Kategorie der so genannten Spätgebärenden, also bei Frauen, die sich »in relativ hohem Alter« zur Austragung eines Kindes entscheiden, von 28 auf 35 Jahre. Häufig sind es äußere Bedingungen, die Frauen in ihrem Kinderwunsch bremsen. Der Kinderwunsch ist da. Groß. Brennend. Sehnsüchtig. Und dann kommt die Vernunft. Und mit der Vernunft all die »Aber«.

Nicht nur von Hebammen gemachte Beobachtungen, sondern auch Studien belegen, dass viele Frauen eine Abneigung gegen die Pille haben, die sich zum Beispiel im »Vergessen« der Pille äußert. Denn wenn eine Frau die Pille einnimmt – und eigentlich lieber schwanger werden würde ... aber, aber, aber –, weiß sie, dass sie mit der Einnahme der Pille das verhindert, was sie eigentlich möchte. Ich habe Fälle erlebt, in denen die Pille unter Mahlzeiten gemischt wurde, damit die betroffene Frau nicht bewusst registrierte, was sie da zu sich nahm. Die psychische Abwehr kann so stark sein, dass sie zu Erbrechen nach der Pilleneinnahme führt – und das, obwohl mit dem Partner übereingekommen wurde, eine Schwangerschaft sei zum momentanen Zeitpunkt unerwünscht.

Die moderne Errungenschaft der fast hundertprozentig »sicheren« Pille wirkt sich nicht nur positiv aus, als ein Plus an Entscheidungsfreiheit. Sie kann auch das Gegenteil bewirken – wenn zu wenig auf das subjektive Empfinden geachtet und das eigene Wollen den Sachzwängen geopfert wird. Auch das seit Jahrzehnten in Studien erforschte KS (Kontrazeptions-Syndrom) führen einige Autorinnen und Autoren in der Fachliteratur auf psychische Gründe zurück.

Das KS äußert sich unter anderem in einer depressiven Grundhaltung, einem Gefühl der Traurigkeit um den Zeitpunkt des Eisprungs und gelegentlich bei eintretender Menstruation. Laut einiger Studien trauert ein Teil der unter KS leidenden Frauen um die nicht erfolgte Schwangerschaft, die der Beginn der Menstruation beweist. Viele Hebammen schildern folgende Beobachtung: Besonders Frauen, die sich durch ihren Beruf gestresst fühlen und sich nach Ruhe und Geborgenheit in der Partnerschaft sehnen, entwickeln ein PMS (prämenstruelles Syndrom). Es kann übrigens – zum Teil mit Erfolg – durch Einnahme der Pille behandelt werden, was auch häufig geschieht, obwohl eine Magnesiumtherapie ebenfalls sehr gut hilft, besonders wenn sie unterstützt wird mit Gesprächen. In diesen zeigt sich gelegentlich, dass manche jener Frauen sich sehnlich wünschen, schwanger zu werden.

Oft haben sie sich mit ihrem Partner auf einen späteren Zeitpunkt geeinigt: Wenn wir beruflich beide gefestigt sind, wenn es finanziell besser klappt und so weiter. Und obwohl dieser Entschluss von beiden Partnern getroffen wurde, belastet er die Frauen. Denn sie stimmen gegen ihre innere Überzeugung. Oder – auch das kommt vor – auf Druck des Partners.

Und manchmal wehren sie sich gegen diese Wünsche, die da aus den Tiefen ihrer Seele aufsteigen. Denn die heile Welt, Mama, Papa, Kind im weiß getünchten Eigenheim, ist zuweilen Zielscheibe massiven Spotts. Dadurch geraten Frauen in innere Konflikte. Sie selbst haben vielleicht den großen Wunsch nach »Nestbau«. Dies ist häufig zu beobachten, wenn ein Paar zusammenzieht. Selbst sonst nicht übermäßig an häuslichen Belangen interessierte Frauen beginnen plötzlich, Gardinen zu nähen, beschäftigen sich mit der Ausschmückung des »Nestes« und unterhalten sich mit Freundinnen über die Einrichtung. Und dann fehlt eigentlich nur noch das Kind. Aber man war ja übereingekommen: später. Die Frauen zählen die Gründe auf, warum »es« jetzt noch nicht sein kann, soll, darf. Sie versuchen sich selbst zu überzeugen. Aber im Allerinnersten, da sind sie häufig nicht überzeugt. Und das Allerinnerste findet Wege ans Licht.

Schwangerschaft

Das erste Trimenon – die Zeit der Anpassung (1. bis 16. Woche)

Eine Schwangerschaft wird eingeteilt in drei Drittel (Trimenon): die Zeit der Anpassung, die Zeit des Wohlbefindens und die Zeit der Belastung. Sie befinden sich jetzt im ersten Drittel, der Zeit der Anpassung, das heißt, Ihr Körper und Ihre Psyche müssen sich erst auf die Schwangerschaft einstellen.

Die Stunde Null – der Beginn einer Schwangerschaft

Irgendwann, möglicherweise wissen Sie ja sogar, wann, ist es also passiert. Eine Samenzelle ist mit einer Eizelle verschmolzen. Und das kam so.

Die Befruchtung

Der Eizellenvorrat einer Frau ist seit ihrer eigenen Fetalzeit in beiden Eierstöcken angelegt. Schon im fünften Schwangerschaftsmonat enthalten die Eierstöcke eines weiblichen Fetus rund 7 Millionen Eizellen! Viele davon sterben ab, doch die zirka 200 000 bis 2 Millionen, die nach der Geburt eines Mädchens vorhanden sind, reichten allemal, um eine Großstadt zu bevölkern. Doch der Vorrat mindert sich stetig. Bis zur Pubertät sind noch zirka 200 000 bis 500 000 Eizellen vorhanden. Während der fruchtbaren Jahre einer Frau kommen von diesen 400 bis 500 zum Einsatz, das heißt, pro Zyklus reifen in den Eierstöcken einige Eizellen zu so genannten Follikeln heran, das sind mit Flüssigkeit gefüllte Bläschen, die die eigentliche Eizelle enthalten. Etwa in der Mitte eines Zyklus, bei einem 28-tägigen Zyklus also um den 14. Tag, kommt es zum so genannten Eisprung. Zu diesem Zeitpunkt kann die Befruchtung stattfinden.

Abwechselnd vom linken oder rechten Eierstock »springt« allerdings nicht das Ei selbst, sondern der Follikel ist so weit gereift, dass er platzt, und die herausgeschleuderte Eizelle wird in den Eileiter aufgenommen. Danach verwandelt sich der Follikel in den so genannten Gelbkörper, der Gelbkörperhormon (Progesteron) in großen Mengen produziert. Dieses Hormon geht in den Blutkreislauf der Frau über und bereitet vor allem die Gebärmutterschleimhaut darauf vor, das befruchtete Ei aufzunehmen. Die Gebärmutter ist also jeden Monat einmal auf eine Schwangerschaft eingestellt.

Nach dem Eisprung befindet sich die Eizelle innerhalb des rechten oder linken Eileiters. Sie besteht im Wesentlichen aus dem Keimbläschen und dem Dotter und wird innerhalb des Eileiters weiter in Richtung Gebärmutter transportiert. Während sie diesen Weg zurücklegt, kann die Befruchtung stattfinden.

Das Ejakulat des Mannes enthält zirka 120 Millionen Spermatozoen pro Milliliter. Ein Samenerguss umfasst 2,5 bis 6 Milliliter. Wir sehen hier wieder einmal die zur Verschwendung neigende Großzügigkeit der Natur im Sinne der unbedingten Arterhaltung. Spermatozoen ähneln in ihrer Form und Bewegung Kaulquappen. Da sie nur maximal einen 20stel Millimeter lang sind, können sie lediglich unter dem Mikroskop gesehen werden. Bedenkt man, dass ein Vier-

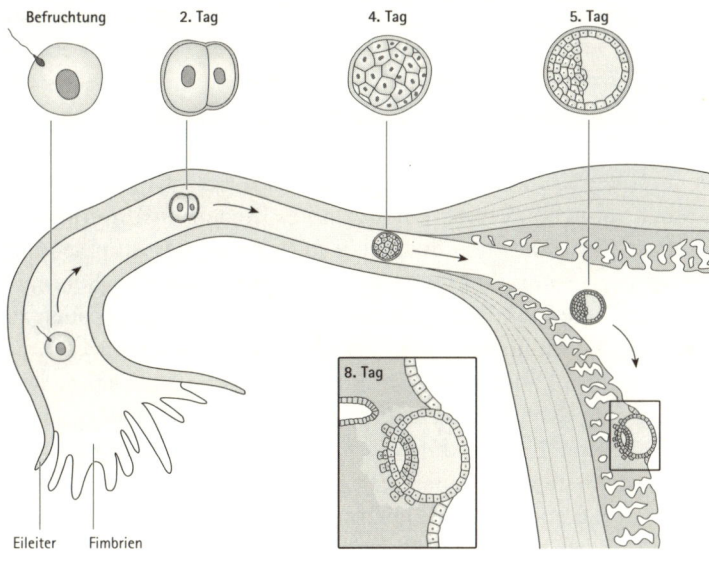

Befruchtung und Einnistung.

tel der Spermatozoen Anomalien am Kopfteil aufweist und nur rund drei Viertel bewegungsfähig sind, wird verständlich, warum mit einer solchen Anzahl gewuchert wird.

Spermatozoen bestehen aus einem Kopfteil, der eine dunkle Farbe hat, weil sich darin das genetische Material konzentriert, und einem Schwänzchen. Das ist fünf- bis sechsmal länger als der Kopf und dient als Fortbewegungsmittel, weil mit seiner Hilfe »geschwommen« werden kann. Spätestens seit Woody Allens Film »Was Sie schon immer über Sex wissen wollten« sind viele Menschen darüber aufgeklärt, welche umfassenden Vorbereitungen des gesamten Körpers notwendig sind, um einen Samenerguss auszulösen: von der emotionalen Seite einmal ganz abgesehen, sind dies Blutdrucksteigerung, vermehrte Blutzufuhr in die Schwellkörper des Penis und schließlich die Sammlung der Spermatozoen am »Ausgang«. Spermatozoen sind die kleinsten Zellen des menschlichen Körpers überhaupt, kleiner als eine Eizelle, die zum Zeitpunkt der Befruchtung 0,1 bis 0,15 mm misst.

Das Aufsteigen der Spermatozoen aus dem Ejakulat (Samenerguss) in die Gebärmutter beginnt von einem »Pool« im hinteren Scheidengewölbe aus, wo das Ejakulat nach dem Geschlechtsverkehr sozusagen zwischengelagert wird.

Normalerweise ist die Gebärmutter einer Frau im kleinen Becken so gelagert, dass der untere Teil, also der Gebärmutterhals mit dem Muttermund, nach hinten ins Scheidengewölbe ragt. Somit können die Spermatozoen direkt vom hinteren Scheidengewölbe aus durch Zervixkanal und Muttermund aufsteigen. Zum Zeitpunkt des Eisprungs ist der Muttermund, bedingt durch hormonelle Einflüsse, etwas geöffnet. Nach einem Geschlechtsverkehr mit Orgasmus spüren Frauen manchmal ein wellenförmiges Ziehen im Unterbauch. Durch diese Kontraktionen der Gebärmutter wird der Muttermund immer wieder in das Ejakulat eingetaucht und kann so Spermatozoen aufnehmen, die dann durch den Zervixkanal nach oben in Richtung Eizelle wandern.

Der Schleimpfropf, der den Muttermund verschließt, ist um den Eisprung herum auch dünnflüssiger und somit durchgängiger. Dennoch hat er eine Filterfunktion, die dafür sorgt, dass nicht normgerechte Spermatozoen am Aufsteigen gehindert werden! Ein Wunder reiht sich an das nächste: Im Gebärmutterhals werden die Spermatozoen mit einem »Helm« ausgestattet, der es ihnen später ermöglicht, die äußere Schicht der Eizelle zu durchdringen.

Das heißt also, die Natur der Frau stattet die Natur des Mannes erst mal ordentlich aus, damit es überhaupt zu einer Befruchtung kommen kann! Auch das Scheidenmilieu zeigt sich während des Eisprungs für Spermatozoen etwas freundlicher. Der pH-Wert ist ein wenig verändert. Da das Scheidensekret trotzdem noch leicht säurehaltig ist, haben die Spermatozoen erst mal eine »saure Dusche« zu überstehen, ehe sie dann in die Gebärmutterhöhle gelangen, wo das alkalische Umfeld für sie günstiger ist. Doch ihre riskante Reise ist noch lange nicht zu Ende. Oft bleiben von einigen Millionen Spermatozoen je Ejakulat nur ein paar hundert übrig, die das Ei tatsächlich erreichen könnten. Zum einen ist ja sehr viel Material nicht im besten Zustand, der Rest sickert aus der Scheide heraus oder wird durch die Säure im Scheidenbereich zerstört.

Eine weitere Erschwernis bilden die vielen Nischen und »Einbahnstraßen« im Gebärmutterhals. Hier bleiben viele Spermatozoen hängen. Andere haben eine schlechtere Kondition und werden schnell müde. Oder die weißen Blutkörperchen des weiblichen Organismus zerstören sie. Wieder andere Spermatozoen werden von den Reinigungszellen im Uterus einverleibt, begeben sich in den falschen Eileiter oder gelangen zwar in den richtigen, verpassen aber das Ei. Diese Reise ist also kein Spaziergang, es geht, im wahrsten Sinne des Wortes, um Leben oder Tod!

Uns interessieren nun aber lediglich jene Spermatozoen, die die Gebärmutterhöhle erreicht haben – und das sind nur 1% aus einem Ejakulat –, indem sie erfolgreich aufstiegen und durch den Filter des Schleimpfropfes in die Gebärmutterhöhle und von dort aus in den richtigen Eileiter gelangten. Dort wartet das Ei. Es befindet sich sehr geschützt in den Fältelungen des Eileiters. Diese stellen eine weitere Erschwernis für die Spermatozoen dar: Um die Eizelle vom Eileiter in Richtung Gebärmutterhöhle zu transportieren, bewegen sich Flimmerhärchen in entgegengesetzter Richtung zu den Spermatozoen. Sie müssen also auch noch gegen den Strom schwimmen. Und dabei die Eizelle finden. Trotzdem können die ersten Spermatozoen bereits 5 Minuten nach der Ejakulation die Eizelle erreichen.

Spermatozoen überleben 10 bis 20 Stunden nach Erreichen der Gebärmutterhöhle. Werden sie im vaginalen »Pool« zwischengelagert, können sie auch erst nach und nach aufsteigen. Die Eizelle ist allerdings nur 12 Stunden befruchtbar. Eine Befruchtung kann nur stattfinden, wenn der Zeitplan der Natur eingehalten wird. Um diesen etwas zu erweitern, gibt es den Pool in der Scheide. Die Spermatozoen haben so zwei bis drei Tage Zeit, in die Gebärmutter aufzusteigen, und dann: Glückssache. Bei all dem ist Schnelligkeit gefragt. Wenn das Ei schon bereit ist, wird dasjenige Spermatozoon »Sieger« sein, das das Ei als Erster erreicht.

Es gibt übrigens männliche und weibliche Spermatozoen. Das Geschlecht des entstehenden Kindes wird ausschließlich vom Mann, also davon bestimmt, ob ein männliches oder weibliches Spermatozoon die Eizelle durchdringt. Leider gibt es immer noch genug Männer, die sich dieser Tatsache gegenüber uneinsichtig zeigen und Frauen Unfähigkeit vorwerfen, wenn sie keine Söhne gebären. Die männlichen Spermatozoen sind etwas kleiner und bewegen sich etwas schneller als die weiblichen.

Im Eileiter »prallen« Eizelle und jene Spermatozoen, die es bis hierhin geschafft haben, aufeinander. Die Anzahl der potenziellen Sieger ist jedoch gering. Die »Elite«, die das Ei überhaupt erreicht, besteht lediglich aus ein paar hundert Spermatozoen. Diese greifen die Zellschicht des Eis immer wieder an, wobei viele zugrunde gehen, während andere nie die ganze Befruchtungsfähigkeit erreichen, sich aber trotzdem an der Arbeitsgemeinschaft beteiligen können.

Meistens bleiben rund zehn Spermatozoen übrig, von denen plötzlich ein Einziges, nach rund 20 000 Schwanzbewegungen, in das Zellplasma im Inneren des Eis gelangt. Dabei hilft ihm der Helm, den es in der Scheide aufgesetzt bekam, die äußere Schicht der Eizelle zu überwinden. Inwieweit die Eizelle Einfluss darauf hat, welches Spermatozoon sie erwählt, also für welches sie sich öffnet, wissen wir nicht. Auf jeden Fall ist die Eizelle den Spermatozoen behilflich, indem sie dafür sorgt, dass sie andocken können und während des Versuchs, die Zona pellucida zu durchdringen, nicht abrutschen.

Unmittelbar nach der geglückten Ankunft des Spermatozoons verschließt sich die äußere Schicht der Eizelle wieder. Alle nachfolgenden Spermatozoen haben Pech. Sie sind zu langsam gewesen. Die Tür ist zu. Sollten zwei Spermatozoen gleichzeitig hineingeschlüpft sein, wachsen Zwillinge heran. Das Ei ist nun also befruchtet. Eizelle und Samenzelle sind miteinander verschmolzen.

Ein Befruchtungsvorgang dauert insgesamt zirka 24 Stunden. Doch auch danach ist keine Rede davon, sich entspannt zurückzulehnen und auszuruhen. Jetzt geht es erst so richtig los! Nach dem Kontakt mit dem Spermatozoon reduziert sich in der Eizelle – die mittlerweile 0,1 bis 0,2 mm groß ist – der Chromosomensatz von 46 auf 23.

Das Spermatozoon besitzt ohnehin nur 23 Chromosomen. Gemeinsam bilden Ei- und Samenzelle nach erfolgter Befruchtung einen kompletten menschlichen Chromosomensatz von 46. Alle menschlichen Zellen enthalten 46 Chromosomen, fadenähnliche Strukturen, die den unverwechselbaren genetischen Code eines Menschen tragen.

Der Befruchtungsvorgang endet mit der Entwicklung einer neuen Zelle – Zygote genannt. Diese spaltet sich zunächst in zwei identische Zellen und teilt sich dann langsam weiter – und das alles auf dem Weg durch den Eileiter zur Gebärmutter. 72 Stunden nach der Befruchtung besteht sie bereits aus 32 Zellen, sieht aus wie eine Himbeere und erreicht den Eingang der Gebärmutterhöhle zirka *3 bis 4 Tage nach der Befruchtung*. Diese enorme Leistung verbraucht viel Energie: Sie wird einerseits gewonnen aus dem Eidotter, dem Proviant, den die Eizelle mitgebracht hat. Andererseits ernährt sich die Zygote vom Eileitersekret und nimmt über dieses auch Sauerstoff auf. Und sie wandert weiter in Richtung Gebärmutter.

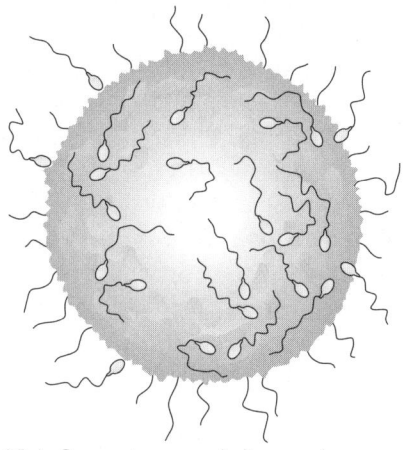

Viele Spermatozoen arbeiten an der Möglichkeit, die äußere Schicht der Eizelle zu überwinden und einzudringen. Nur eines wird es schaffen.

Unterstützt wird diese Wanderung von der Bewegung der Flimmerhärchen innerhalb des Eileiters, die die Zelle weiterschieben. Ungefähr *4 bis 6 Tage nach der Befruchtung* erreicht die Zygote das Innere der Gebärmutterhöhle. Sie ist nun ein mit Flüssigkeit gefüllter Hohlraum und sieht aus wie ein Bläschen. In diesem Bläschen befindet sich, sehr klein natürlich, der Embryonalkern. In der Gebärmutterhöhle angekommen, sucht sich die Zygote ein gemütliches Plätzchen. Dabei ist sie sehr wählerisch, und es kann mehrere Tage dauern, ehe sie sich an die Wand der Gebärmutter legt.

Die äußere Schicht der Zygote hat sich mittlerweile auch verändert und darauf vorbereitet, sich in die Gebärmutterschleimhaut einzubetten und den Mutterkuchen zu bilden. Die Gebärmutterschleimhaut ist für die Einnistung ebenfalls bestens gerüstet. Durch hormonelle Veränderungen findet die Zygote optimale Voraussetzungen für ein schönes Bettchen. Dazu gehört die optimale Versorgung, also Ernährung, der Zygote.

Gleichzeitig werden bei der Einbettung der Eizelle in die Gebärmutterschleimhaut Vorkehrungen getroffen, damit sich der Mutterkuchen nach der Geburt problemlos von der Gebärmutterwand ablösen kann. Unmittelbar nach dem Anlegen der Zygote an die Gebärmutterwand entwickelt diese ein kleines Grübchen, in das die Zygote nach und nach einsinkt, schließlich ganz darin verschwindet und dann von der Gebärmutterschleimhaut wieder zugedeckt wird. So ist das Eibläschen gut abgeschlossen und geschützt, und seine Ernährung ist gewährleistet.

Auf der äußeren Schicht der Zygote entwickeln sich nun besondere Zellen, die nur in Zusammenhang mit der Entwicklung eines Embryos entstehen und den Mutterkuchen ausbilden. Dies ist eine sehr wichtige Phase, denn die Ernährung des Embryos muss über 9 Monate gewährleistet sein. Der später 500 bis 750 g schwere Mutterkuchen wird jetzt mit der Anlage dieser Zellen gebildet, die sich später ausdehnen, und dafür brauchen sie Platz.

Man weiß heute, dass die Schwangerschaftserkrankung *(siehe Gestose)* zum Teil auf Störungen in dieser Phase beruhen kann. Auch für so genannte Mangelkinder können Störungen in dieser Phase verantwortlich sein, weil die Zellen sich nicht optimal ausbilden konnten. Im Verlauf der weiteren Einbettung in die Gebärmutterschleimhaut verändert sich wiederum die Haut des Eibläschens, das nun Blastozyste genannt wird. Dies ist eine Ansammlung von rund 100 Zellen, die einen Hohlraum bilden.

5 bis 6 Tage nach der Befruchtung beginnt die Implantation, das heißt das »Angraben« der Gebärmutterschleimhaut durch die Eizelle (Nidationsblutung), und ist zirka am 24. Tag abgeschlossen.

Ab diesem Zeitpunkt steigt der HCG-Spiegel (Humanes Choriongonadotropin, auch Schwangerschaftshormon genannt) an. *7 bis 12 Tage nach der Befruchtung* beträgt die Größe des Embryos immer noch 0,1 bis 0,2 mm, obwohl bereits wesentliche Prozesse abliefen. *Bis zum 11. Tag* nach der Befruchtung findet die Ernährung durch Eidotter und Eileiterschleimhaut beziehungsweise nach der Einbettung durch die Gebärmutterschleimhaut statt, die wertvolle Energiestoffe bereithält. *10 bis 11 Tage nach der Befruchtung* werden die mütterlichen Gefäße bereits eröffnet, und es fließt schon mütterliches Blut in das speziell ausgebildete Zellsystem. Damit beginnt der embryo-maternale Blutaustausch.

Bei einem 28-tägigen Zyklus findet dies um den 24. Tag statt. In dieser Phase bilden Zellen der Blastozyste auch einen Stoff, der verhindert, dass der mütterliche Organismus mit Abstoßungsbestrebungen reagiert. Das wäre ein normaler Vorgang, da der Embryo ja auch fremde Anteile, nämlich die des Vaters, enthält, die vom mütterlichen Organismus als Fremdstoffe erkannt und vom gesamten Immunsystem bekämpft würden. Damit das nicht geschieht, wird also ein Stoff gebildet, der diesen Vorgang unterdrückt.

Doch nicht nur die Frucht sorgt für diese Blockade. Auch der mütterliche Organismus bildet Stoffe aus, die sein eigenes Immunsystem schwächen, und die Gebärmutter verändert sich dahingehend, dass sie geringere immunologische Reaktionen, also Abwehrreaktionen, als im nichtschwangeren Zustand zeigt. Sollte es in dieser wichtigen Phase zu Störungen kommen, kann es nämlich geschehen, dass eine Fehlgeburt erfolgt – bedingt entweder durch den mütterlichen Organismus oder durch den der Frucht. Die Gesamtverlustrate befruchteter Eizellen liegt bei 60 %.

Alles-oder-nichts-Prinzip

In den ersten drei Schwangerschaftsmonaten gilt das Prinzip »alles oder nichts«. Zwei Drittel der befruchteten Eizellen gehen wieder ab, und die Frauen erleben eine verspätete, vielleicht verstärkte Periodenblutung. Mit zunehmendem Schwangerschaftsalter sinkt das Risiko eines Abgangs.

---

13 Tage nach der Befruchtung – und bei einer Größe von 0,2 mm – findet die Entwicklung der Nabelschnur statt. Außerdem entwickelt sich die Embryonalscheibe und die Zotten, die für das Wachstum des Mutterkuchens erforderlich sind. Dessen Anlage ist gleichermaßen kompliziert wie wichtig, denn er garantiert die Versorgung des Kindes, und es muss ein optimaler »Draht« zwischen mütterlichem und kindlichem Blutkreislauf hergestellt werden, also die Nabelschnur. Sie verbindet den mütterlichen Organismus mit dem des Embryos.

Am *16. Tag* ist eine Größe von ca. 0,4 mm erreicht, und der so genannte Embryonalschild wird in zwei Gewebearten aufgeteilt. Aus diesen zwei Gewebearten entsteht dann eine dritte, und alle zusammen – Ektoderm, Mesoderm und Endoderm – teilen sich auf in die unterschiedlichen Gewebearten, die der Mensch später besitzt. Bis heute sind die Grundlagen der embryonalen Gewebearten noch nicht gänzlich erforscht. Nur einige können sicher zugeordnet werden. Aus endodermem Gewebe entwickeln sich beispielsweise Teile der Lunge, die Zunge, Mandeln, Harnröhre und Drüsengewebe; aus mesodermem Gewebe entstehen unter anderem Muskeln, Knochen, das lymphatische System, Milz, Herz, Blutzellen, ein anderer Teil der Lunge sowie das Atmungssystem und aus dem ektodermen Gewebe zum Beispiel Haut, Haare, Augenlinsen, Ohrmuscheln, Nase, Mund, Zahnfleisch und After.

All diese Wunder geschehen im Körper der schwangeren Frau in dieser frühen Phase in rasantem Tempo. Die Frau ahnt vielleicht nicht mal, dass sie schwanger ist. Wenn sie es merkt, weil ihre Periode ausgeblieben ist, hat sie die dramatischen Ereignisse in ihrem Körper nur mittelbar wahrgenommen. Diese hochkomplexen Vorgänge erklären auch Phänomene, die Frauen in dem frühen Stadium der Schwangerschaft an sich feststellen – unabhängig davon, ob sie wissen, warum. Oft kommt es zu einem sehr ausgeprägten Schlafbedürfnis. Kein Wunder – schließlich leistet der Körper der werdenden Mutter Enormes. Und das alles passiert ohne Eingriff oder Steuerung von außen, einfach so. Dass dem so ist, wird schon im Fetalzustand jedes Menschen festgelegt. Da sind bereits alle Voraussetzungen für die Fortpflanzung geschaffen worden. Klar, ist sie doch der Dreh- und Angelpunkt jeglicher Form von Leben.

Das Muss zur Fortpflanzung spielt sich nicht nur im Rahmen der Sexualität ab, es bestimmt auch unsere Partnerwahl. Gesteuert werden diese Vorgänge durch Hormone, die auch einen bedeutenden Einfluss auf unsere psychische Befindlichkeit haben. In der Schwangerschaft kommt es zu einem außerordentlichen Anstieg vieler ständig vorhandener Hormone sowie auch zu Neubildungen spezifischer Schwangerschaftshormone wie zum Beispiel des HCG (Humanes Choriongonadotropin). Durch seine Präsenz kann eine Schwangerschaft auch nachgewiesen werden *(siehe Schwangerschaftstest)*.

Der Mutterkuchen

Der Mutterkuchen, die Plazenta, produziert ebenfalls Hormone, auch solche, die schwangerschaftserhaltend wirken. Er übernimmt nicht nur die umfassende Ernährung des Embryos, sondern auch seine Atmung und Exkretion (Ausscheidung). Aufgaben, die nach der Geburt Lunge, Leber und Nieren sowie der Magen-Darm-Trakt übernehmen. Somit wird ersichtlich, wie wichtig der Mutterkuchen und seine optimale Ausbildung in der frühen Schwangerschaft sind.

Darüber hinaus übernimmt er später noch die Funktion eines Filters: Die Plazentaschranke, auch fetoplazentare Schranke genannt, sorgt dafür, dass bestimmte schädliche Stoffe nicht zwischen Mutter und Kind hin und her wandern können. Die Plazentaschranke schützt das Ungeborene vor dem Eindringen von Mikroorganismen und großmolekularen Stoffen. Durch Lecks kann es zu Mikrotransfusionen von Erythrozyten (roten Blutkörperchen) und Leukozyten (weißen Blutkörperchen) in fetaler oder maternaler (mütterlicher) Richtung kommen.

Die Plazentaschranke ist weniger undurchlässig, als lange Zeit angenommen wurde. Heute weiß man, dass wesentlich mehr Stoffe von der Mutter zum Kind übergehen und umgekehrt, als man früher glaubte. Dies bezieht sich auch auf Alkohol, Drogen, Nikotin, Medikamente und führt zu entsprechenden Folgen *(siehe Abusus)*. Da der Embryo schon sehr früh an den mütterlichen Blutkreislauf angeschlossen ist, nimmt er auch an allen Hormonausschüttungen des mütterlichen Organismus teil. Erschrickt die Mutter beispielsweise und schüttet ihr Körper infolgedessen Adrenalin aus, ein Hormon, das in den Nebennieren produziert wird und als Stresshormon bekannt ist, weil es den Körper in Kampf- oder Fluchtbereitschaft versetzt – als Reaktion auf eine entsprechende Situation, die Wut, Ärger, Angst auslöst –, erhält auch das Kind eine Dosis Adrenalin. Das Kind teilt über die plazentare Verbindung alle Erregungszustände der Mutter. Nicht die Wut der Mutter erreicht das Kind, sondern das Adrenalin, das durch die Wut ausgeschüttet wird und sich auf die Befindlichkeit des Kindes auswirkt. Oft stellen Mütter, kurz nachdem sie sich sehr aufgeregt haben, vermehrte, vielleicht auch heftige Kindsbewegungen fest. Kein Wunder, hat doch das Kind gerade einen kräftigen Adrenalinstoß erhalten.

Das Fruchtwasser

Das Fruchtwasser wird schon relativ früh in Kooperation zwischen embryonalem und mütterlichem Organismus gebildet. Beide schaffen also den Schutzraum, der das Kind vor Stößen bewahrt und es ihm ermöglicht, sich frei zu bewegen. Weniger als Nährsubstanz, sondern vielmehr als Flüssigkeitsspender ist es für das Kind von großer Bedeutung. Fruchtwasser besteht zu 99 % aus Wasser und ist von klarer Farbe, erscheint gleichzeitig aber auch milchig durch fetale Zellen und Vernixflocken (Käseschmiere). Bis zur 6. oder 7. Woche hat die Fruchtblase zwischen 10 und 50 ml Fruchtwasser gespeichert. Kurz vor der Geburt sind es fast 1500 ml. Fruchtwasser ist alkalisch und enthält auch embryonale Zellen. Um sie zu untersuchen, wird bei der Amniozentese Fruchtwasser entnommen *(siehe Pränataldiagnostik)*.

Innerhalb der ersten 12 Wochen ist die gesamte fetale Anlage fertig gestellt. Sämtliche Organe sind angelegt. Das Kind hat alle Voraussetzungen, sich weiterzuentwickeln. Wie diese phantastischen Entwicklungen gesteuert werden, ist trotz aller biologisch-medizinisch-technischen Fortschritte immer noch nicht gänzlich erforscht. Doch wir haben viele Erkenntnisse über die Entwicklung des Lebens im Mutterleib erhalten. Dies wirft natürlich ein »hartes Licht« auf die Frage, wann das Leben eigentlich beginnt. Bei der Befruchtung, bei der Einnistung in die Gebärmutter oder bei der Geburt? Je nach Sichtweise – religiös, juristisch oder biologisch – werden hier unterschiedliche Antworten formuliert.

Boten, die vom Leben künden – die Hormone

Die große Bedeutung der Hormone als Botenstoffe im Körper haben wir bereits erwähnt, ebenso das Vorkommen des Hormons HCG, durch das eine Schwangerschaft nachgewiesen wird. Hormone regulieren nahezu alle Körperfunktionen, und das von Beginn des Lebens an. Die Keimdrüsen der Ungeborenen produzieren bereits Geschlechtshormone. In den letzten Jahren wurde in der Forschung insbesondere die Wirkung der Geschlechtshormone auf den weiblichen Körper beobachtet, immer in Zusammenhang mit der Fruchtbarkeit:

• Hormonzufuhr durch Antibabypille
• Hormonzufuhr zur künstlichen Verschiebung der Wechseljahre
• Hormonzufuhr zur Behandlung bei unerfülltem Kinderwunsch

Eine Vielzahl von Veröffentlichungen hat das Bewusstsein über die Bedeutung der Hormone auch in der breiten Bevölkerung geschult.

Hormone werden in erster Linie mit Frauen in Verbindung gebracht – so als hätten Männer keine. Erst allmählich taucht das Thema Hormone in Zusammenhang mit Männern in der Boulevardpresse auf. Am interessantesten erscheinen dabei die Geschlechtshormone, besonders natürlich deren Mangel oder Überschuss. Sicherlich, eine Schlagzeile wie jene, dass Hormone auch sämtliche Körpervorgänge – vom Stoffwechsel bis zur Blutdruckregulierung oder zum Wachstum – steuern, animiert kaum jemand zum Kauf einer Zeitung.

Obwohl in den letzten Jahrzehnten viele Erkenntnisse im Bereich der medizinischen Forschung gewonnen wurden, ist die Rolle der Hormone noch nicht umfassend geklärt. Das Hormonsystem scheint ganz besonders komplex zu sein, und seine Steuerung durch die Zentrale im Gehirn – den Hypothalamus (Zwischenhirn) und die Hypophyse (Hirnanhangsdrüse) – beziehungsweise die Kommunikation und Abhängigkeit der einzelnen Botenstoffe untereinander bergen noch viele Geheimnisse. Wir sind daher immer wieder erstaunt, wie leichtfertig einige Medizinerinnen und Mediziner ihren »Patientinnen« Hormonpräparate verabreichen – um die Naturvorgänge zu beeinflussen oder zu verändern. Nur selten werden Frauen beispielsweise über die Wirkungsweise der Antibabypille und ihre unterschiedliche Hormonzusammensetzung umfassend aufgeklärt. Selten erfährt eine Frau etwas über die Auswirkungen einer Spirale mit regelmäßiger Hormonabgabe.

Die verharmlosende Haltung Hormonen gegenüber spiegelt sich auch im Namen mancher Produkte. So klingt »Minipille« zwar recht niedlich – doch in unserem Körper haben auch minimale Dosen ein Maximum an Auswirkungen! Jede Frau, die einmal eine mit Hormonen künstlich eingeleitete Geburt über sich ergehen lassen musste, weiß, dass die durch die Hormone Prostaglandin und/oder Oxytocin ausgelösten Wehen anfangs häufig kaum spürbar sind und die Gabe häufig wiederholt werden muß ... aber dann! Die Wucht dieser künstlichen Hormonpräparate ist so stark, dass die Wehen kaum mehr beherrschbar sind, und wenn, dann nur mit sehr guten Atem- und Entspannungstechniken. Frauen berichten oft, dass es ihnen nicht möglich gewesen sei, diese »Hammerwehen« zu veratmen, und dass sie deshalb eine Betäubung oder schmerzlindernde Mittel gebraucht hätten.

Wir meinen, weder die pharmazeutische Industrie noch die medizinische Forschung ist in der Lage, die ausgeklügelten, natürlichen Systeme des menschlichen Körpers zu kopieren. Trotzdem wird suggeriert, alles sei möglich und machbar. Und wenn eine Frau anders reagiert, als es die Forschung oder Pharmaindustrie vorschreibt, hat sie, die Frau(!), versagt.

Alle Hormone haben ein oder mehrere so genannte Zielorgane, die mit Empfängerzellen für das jeweilige Hormon ausgestattet sind. Das Zwischenhirn und die Hirnanhangsdrüse schütten Befehls- oder stimulierende Hormone für Zielorgane wie Schilddrüse, Nebennieren, Eierstöcke, Hoden aus, mit dem Auftrag, dort wiederum ein bestimmtes Hormon zu produzieren. Abhängig ist das Ausschicken der Befehle vom Blutspiegel dieses Hormons. Die gesamte Fruchtbarkeit der Frau und des Mannes – also die Möglichkeit zur Fortpflanzung – hängt von diesem komplizierten Geschehen ab.

Sehr frühzeitig bilden die gerade entwickelten Keimdrüsen der Ungeborenen im Mutterleib die so genannten Geschlechtshormone. Bei weiblichen Ungeborenen sind das Östrogene und Gestagene – hier besonders Progesteron – und bei den männlichen Testosteron und Androgene. Beide Geschlechter produzieren allerdings alle Geschlechtshormone. Für die Geschlechtsdifferenzierung ist die unterschiedliche Konzentration der jeweils »männlich« oder »weiblich« zugeordneten Hormone ausschlaggebend.

Bei beiden Geschlechtern sind bereits im Mutterleib alle Voraussetzungen für eine spätere Fruchtbarkeit angelegt. Deren weitere Entwicklung wird allerdings erst in der Pubertät wieder aufgenommen, und zwar durch Botenstoffe des Zwischenhirns oder der Hirnanhangsdrüse – zum Beispiel das FSH (follikelstimulierendes Hormon), das die Eierstöcke anregt, nunmehr Östrogene zu produzieren. Unter deren Einfluss beginnt bei dem Mädchen die Pubertät mit der typischen weiblichen Körperentwicklung. Unter dem Östrogeneinfluss wachsen auch die ersten Follikel, und bei einer entsprechend hohen Konzentration von Östrogenen und nun auch Gestagenen wird von der Hirnanhangsdrüse wiederum ein Hormon (LH) ausgeschüttet, das den Eisprung auslöst. Das Eibläschen wandert durch den Eileiter in die Gebärmutter, deren Schleimhaut zunächst durch Östrogene, dann durch Gestagene für die Eiaufnahme im Falle einer Befruchtung entsprechend vorbereitet wird.

Nach Eintreten einer Schwangerschaft erlebt der weibliche Körper einen nahezu explosionsartigen Anstieg verschiedener bereits vorhandener Hormone, die unter anderem die Schwangerschaft schützen (z. B. Progesteron). Es entstehen auch neue Bildungsorte; sowohl die Plazenta, also der Mutterkuchen, als auch die Gebärmutter produzieren entsprechende Hormone, die für das Fortbestehen einer Schwangerschaft und das Wachstum des Kindes – aber auch die Auslösung von Wehen, um das Kind zu gebären – verantwortlich sind.

Bis zur endgültigen Ausreifung der Plazenta übernimmt der Gelbkörper eine wesentliche Funktion mit der Produktion von Progesteron, das unter anderem für eine Ruhigstellung der Gebärmutter sorgt und deshalb auch »Schwangerschaftsschutzhormon« genannt wird. Es erhöht auch die Körpertemperatur geringfügig, was bei Anwendung der Basaltemperatur-Methode deutlich sichtbar wird. Frauen erleben diesen Effekt in der ersten Schwangerschaftsphase manchmal als sehr positiv, weil sie dann zum Beispiel nicht mehr an kalten Füßen leiden.

Leider ist dieses Hormon auch verantwortlich für die häufig auftretende Übelkeit zu dieser Zeit, die abrupt aufhört, sobald der Gelbkörper – zirka in der 12. Schwangerschaftswoche – seine Funktion einstellt, weil die Plazenta inzwischen ausreichend Hormone produziert. Wegen der hohen Konzentration der so genannten Schwangerschaftshormone sowie von Progesteron und Östrogenen produziert die Hirnanhangsdrüse kein FSH und LH mehr, also wird kein weiterer Follikel wachsen und kein weiterer Eisprung mehr ausgelöst.

Diese Erkenntnis liegt der Wirkungsweise der Antibabypillen zu Grunde: Die Produktion von FSH/LH in der Hirnanhangsdrüse wird verhindert, indem durch hohe Hormonkonzentration das Bestehen einer Schwangerschaft vorgegaukelt wird. Das nach Eintritt der Schwangerschaft produzierte HCG, das lediglich dann und demzufolge ausschließlich bei Frauen vorkommt, dient bei handelsüblichen Tests zum Nachweis einer Schwangerschaft. Die Aufrechterhaltung der Schwangerschaft, ausreichende Ernährung des Ungeborenen und dessen Wachstum, Bildung von Fruchtwasser, Hemmung von Kontraktionen beziehungsweise Wehen ebenso wie Auslösung und Wirksamkeit von Wehen, Unterstützung des mütterlichen Körpers bei den für die Schwangerschaft notwendigen Veränderungen und vieles mehr findet unter dem Einfluss der Hormone statt. Auch das nur kurz anhaltende Sättigungsgefühl der Schwangeren hat mit dem hormonellen Stoffwechsel zu tun – hier bezogen auf die Insulinproduktion in der Bauchspeicheldrüse.

Das gesamte System mit allem bis heute erforschten Wissen und weiteren Vermutungen darzustellen, würde den Rahmen dieses

Buches mehrfach sprengen. Uns ist wichtig, dass Sie wissen, wie notwendig Hormone für das körperliche und psychische Wohlbefinden sind, wie wichtig die hohe Konzentration der beteiligten Hormone für einen gesunden Schwangerschafts- und Geburtsverlauf ist und wie stümperhaft Eingriffe von außen in dem wohlklingenden Orchester dieser natürlichen Botenstoffe erscheinen – in der Regel auf Kosten von Müttern und ihrer Kinder.

Der weibliche Körper in der Schwangerschaft

Die sicherste Bestätigung einer Schwangerschaft ist für die Frau natürlich das Ausbleiben der Periode. Aber wie gesagt – vorher schon ist da oft dieses ahnungsvolle Gefühl. Übrigens auch bei Teenie-Schwangerschaften. Es hat also nichts mit dem bewussten Erfahrungsschatz einer Frau zu tun. Wenn eine Frau dieses gewisse Gefühl hat, behält sie es häufig für sich. Vielleicht, weil sie ihren Empfindungen nicht vertraut. Vielleicht, weil sie ihren Partner nicht ohne (ärztliche) Bestätigung in Vorfreude oder Panik stürzen möchte. Oder weil sie selbst Angst hat und lieber abwartet.
Frauen in diesem Stadium erscheinen uns häufig als »horchend«. Nicht nach außen, sondern nach innen horchend. In einer manchmal entrückten Art und Weise. Selbst normalerweise sehr temperamentvolle Frauen zeigen sich von dieser innehaltenden Seite. Beobachten wir sie in Gesellschaft, erwecken sie den Eindruck, als ob sie sich für Augenblicke aus ihrer Umgebung zurückziehen. Immer horchend. Nach innen. Und dann dieser besondere Blick. Es ist kaum in Worte zu fassen, wie sich diese Frauen »verraten«. Nicht nur erfahrene Hebammen können einer Frau die Schwangerschaft auf den ersten Blick ansehen. Die Trefferquote ist sehr hoch. In Gesprächen mit diesen frisch schwangeren Frauen haben wir oft lyrische Vergleiche gehört. Einige Frauen sprechen von einem Samenkorn, das in ihnen aufgeht. Sie stellen sich das Wachsen und Gedeihen vor. Vielleicht ist es diese Vorstellung, die in ihrem Blick liegt, die sie nach innen horchen lässt.
Medizinisch geschulte Frauen oder Akademikerinnen haben vielleicht andere Bilder, doch bewegen sie sich ebenfalls häufig im lyrischen Bereich und sind unabhängig vom Alter einer Frau. Oft hören

sie mit der Ausstellung des Mutterpasses auf und weichen dem medizinisch dokumentierten Wissensstand über die ersten Lebenswochen und -monate des Kindes. Manche Frauen haben dagegen weder Zeit noch Lust, nach innen zu horchen, ihren Körper bewusst wahrzunehmen und verschiedene Signale in einen Zusammenhang zu bringen. Zuweilen sind sie dann ziemlich überrascht, wenn sie von ihrer Schwangerschaft erfahren. Und manchmal begegnen uns Frauen, die sowohl dem Verdacht auf eine Schwangerschaft als auch später der Feststellung mit großer Gelassenheit begegnen. Ich bin also schwanger, jetzt also ich, mal sehen, was da so alles auf mich zukommt, ich bin ja nicht die Erste ...

Die ersten Schwangerschaftszeichen

Die hormonelle Umstellung in der Schwangerschaft beschränkt sich nicht nur auf den Körper. Die meisten schwangeren Frauen erleben auch eine Veränderung ihrer sinnlichen Wahrnehmungen. Bitte denken Sie immer daran, die folgende Aufzählung ist ein »Kann«, kein »Muss«. Sollten Sie also in einigen Punkten anders reagieren als die Mehrzahl der Frauen, hat das nichts zu bedeuten, wie gesagt: alles ist möglich!

Geruchsempfindlichkeit
Schwangere Frauen sind besonders geruchsempfindlich. Das führt nicht nur zu Beschwerden, indem auf manche Gerüche mit Übelkeit reagiert wird, sondern auch zur Entdeckung vielerlei Düfte. Manche schwangeren Frauen empfinden es geradezu so, als würde sich ihnen der Zauber der Düfte erst jetzt erschließen. Verstärkt wird dieser Eindruck natürlich, wenn Sie kürzlich mit dem Rauchen aufgehört haben, das ja das Geruchs- und Geschmacksempfinden dämpft. In der Frühschwangerschaft bevorzugen Frauen meistens frische Gerüche im Zitronen-, Limonenbereich, aber auch Lavendel wird gern gerochen. Geben Sie Ihrer Freude an Düften nach! Das Angebot an Essenzen ist fast so reichhaltig wie das an Teesorten. Besorgen Sie sich eine Duftlampe, und aromatisieren Sie Ihre Umgebung. Wenn Sie »so etwas« bisher noch nicht getan haben: na und! Probieren Sie es aus. Lassen Sie sich mal auf etwas Neues ein. Aber besorgen Sie sich bitte hochwertige Duftöle aus dem Naturkostladen oder der Apotheke. Schnuppern Sie, als wählten Sie ein

neues Parfüm aus. Nehmen Sie sich Zeit. Zeit sollten Sie sowieso haben. Für sich. Für all Ihre Bedürfnisse. Ihre Nase wird Ihnen verraten, was gut für Sie ist. Sollten Sie jemanden kennen, die/der mit Aromatherapie vertraut ist, umso besser! Sie können auch ganz romantisch vorgehen und einen Tropfen »Ihres« Duftes auf ein Taschentuch geben und gelegentlich daran riechen – nicht nur, wenn eine leichte Übelkeit Sie befällt. Unsere Altvorderen wussten schon recht gut, welche positiven Wirkungen ein Riechfläschchen haben kann. Am Arbeitsplatz und zu Hause macht sich eine Duftlampe gut. Kann sein, dass Sie Ihren Kolleginnen und Kollegen damit sogar Freude bereiten.

Viele Frauen halten bestimmte Gerüche – die sie früher gerne gerochen haben – nicht mehr aus, weil sie zu Übelkeit führen. Wenn es sich dabei nur um angebratene Zwiebeln handelt, dürfte das Problem ein geringes sein. Ich erinnere mich jedoch an einen Fall, in dem die schwangere Frau den Körpergeruch ihres Partners nicht mehr ertragen konnte – und das, obwohl die beiden eine sehr harmonische Beziehung führten. Aufgrund dieser Harmonie machte es dem Mann dann auch nicht allzu viel aus, das gemeinsame Schlafzimmer zu verlassen. In der neunten Schwangerschaftswoche war diese Geruchsempfindlichkeit der Frau dann so plötzlich vorüber, wie sie aufgetaucht war.

Die Lieblingsspeise ändert sich

Speisen, die vor der Schwangerschaft gerne gegessen wurden, werden nun gemieden. Andere, auf die die Frauen niemals Appetit hatten, gehören nun zu den bevorzugten Genüssen.

Im Gegensatz zur landläufigen Annahme, dass Schwangere heißhungrig kiloweise saure Gurken aus Supermärkten schleppen, stellen Hebammen fest, dass saure Speisen von Schwangeren meist gemieden werden.

Denn durch den vermehrten Fluss der Magensäure und die verminderte Verschlussfähigkeit der Magenschließmuskel oben und unten, basierend auf der Hormonumstellung, leiden viele Frauen unter Sodbrennen *(siehe Typische Begleiterscheinungen und Beschwerden in der Zeit der Anpassung).*

Wenn Saures gegessen wird, dann so gut wie immer in Verbindung mit der gegenteiligen Geschmacksrichtung, also Süß. Dies führt zu Nahrungsmittelkombinationen, die manche Beobachter gleichermaßen beeindrucken wie amüsieren. So ist das Brot mit Marmelade und

Silberzwiebeln nur ein Beispiel für die Phantasie, die Schwangere bei der Zusammenstellung ihrer Mahlzeiten an den Tag legen können.

Übelkeit und Erbrechen

Manche Frauen verspüren niemals morgendliche Übelkeit, mit oder ohne Erbrechen, andere sofort. Die Übelkeit entsteht ebenfalls durch die hormonelle Umstellung im Körper der schwangeren Frau. Erstaunlicherweise tritt sie oft unmittelbar nach Feststellung der Schwangerschaft durch Hebamme, Ärztin oder Arzt auf – oder wird erst ab diesem Zeitpunkt so richtig wahrgenommen. Einige Frauen ertragen keine Fremdkörper mehr im Mund, und wenn sie vor der Schwangerschaft noch so leidenschaftlich Kaugummi kauten – es geht nicht mehr. Auch Zähneputzen kann zu Übelkeit führen *(siehe Typische Begleiterscheinungen und Beschwerden in der Zeit der Anpassung)*.

Veränderte Gefühlslage

Viele Schwangere empfinden Berührungen viel intensiver als außerhalb der Schwangerschaft und fühlen sich besonders in der ersten Zeit nach der Empfängnis sehr schmusig und kuschelbedürftig und sehr empfänglich für Zärtlichkeiten und Umarmungen. Das alles sind auch Zeichen dafür, dass sich die schwangere Frau auf ihr neues Leben als Mutter vorbereitet, in dem ihre Sinne ganz besonders geschärft sein müssen – um sowohl eventuell drohende Gefahren von außen als auch die Gefühlslage und Empfindsamkeit ihres Kindes wahrnehmen zu können.

Es kann vorkommen, dass sogar ansonsten recht cool wirkende Frauen als Schwangere im Kino plötzlich Unmengen von Taschentüchern verbrauchen, und das bei Filmen, die sie normalerweise nicht mal zu einem Seufzer animiert hätten. Grundsätzlich kann bei einer schwangeren Frau von einer besonders empfindsamen, sehr weichen, durchlässigen Gefühlssituation ausgegangen werden. – Aber: Eine schwangere Frau, die eben noch Tränen darüber vergoss, dass sie als Kind immer ausgeschimpft wurde, wenn sie mit tintenverschmierten Fingern aus der Schule kam, kann fünf Minuten später einen durchtrainierten Zweimetermann anraunzen, dass er seine weggeworfene Bananenschale gefälligst aufzuheben habe. Und das wird sie aller Wahrscheinlichkeit nach mit solcher Entschlossenheit und Durchsetzungskraft vorbringen, dass der Angesprochene ihrem Befehl, ohne auch nur den leisesten Widerspruch zu wagen, eiligst

Folge leistet. Denn so wie viele schwangere Frauen auf der einen Seite besonders weich und gefühlvoll sind, erscheinen sie auf der anderen Seite unglaublich stark und unnachgiebig. Konflikte, die außerhalb der Schwangerschaft nicht bewältigt wurden – beispielsweise mit Arbeitskollegen, Chefs oder Schwiegermüttern – stellen nun kein Problem mehr dar.

Vor allem in der ersten Zeit der Schwangerschaft verfügen viele Frauen über ein enormes Selbstbewusstsein. Das erklärt sich ganz einfach aus dem Wissen heraus, dass sie nicht mehr nur für sich leben und »kämpfen«, sondern eben auch für ihr Kind. Selbst normalerweise sehr nachgiebige, durchsetzungsgehemmte Frauen werden zu »Löwinnen«, die ihr Junges verteidigen, wenn sie sich gegen etwas zur Wehr setzen, was ihrem Kind schaden oder seine Zukunft negativ beeinflussen könnte. Und fünf Minuten später bricht diese kämpferische Frau in Tränen aus, weil ihr beim Aufräumen ein Ring ihrer geliebten Oma in die Hände gefallen ist.

Diese emotionalen Wechselbäder sind weder für die Frau noch für ihren Partner leicht auszuhalten. Doch mit einem Schuss Humor

Wenn die schwangere Frau bereits Kinder hat, sollte besonderes Augenmerk darauf gerichtet werden. Kleinere Kinder können eine gefühlsmäßig Achterbahn fahrende Mutter schwer begreifen und einordnen. Gerade kleine Kinder brauchen Konstanz und eine Umgebung, die ihnen kontinuierlich Sicherheit vermittelt. Keine Frage, dass eine Mutter im Wechselbad der Gefühle ihre Kinder äußerst verunsichert. Doch mit der einer schwangeren Frau eigenen Sensibilität wird sie es schaffen, auch die Kinder, die schon da sind, einzubeziehen. Wir haben festgestellt, dass vor allem sehr kleine Kinder in dieser Zeit ihren Müttern sehr nahe kommen können. Da gibt es Kinder, die vor der Schwangerschaft ihrer Mütter überhaupt nicht so gerne gekuschelt haben. Nun sind sie kaum mehr vom Schoß der Mutter zu bringen, unterbrechen ihr Spiel und drücken die Mami. Faszinierenderweise geschieht dies oft vor der Bestätigung der Schwangerschaft – also in der Zeit der Ahnungen. Hebammen kommt es manchmal so vor, als ob die schon geborenen Geschwister mit ihren Brüdern und Schwestern im Mutterleib kommunizieren würden. Manchmal sagen Geschwister das Geburtsdatum voraus, indem sie prophezeien: Mami, bald ist es da. Die Mutter schüttelt den Kopf: Nein, es dauert noch zwei Wochen. Natürlich behält das Geschwister Recht ...

sind sie sicherlich zu bewältigen und werden eines Tages jede Menge Stoff für lustige Anekdoten abgeben. Kurioserweise erinnern sich viele Frauen nach der Schwangerschaft nicht mehr an ihre besondere Gefühlslage während der Schwangerschaft. Häufig kommen die Erinnerungen erst bei einer erneuten Schwangerschaft, entweder einer eigenen oder der Töchter, Schwiegertöchter. Manchmal erzählen Frauen auch ganz begeistert von ihrem plötzlichen Durchsetzungsvermögen am Arbeitsplatz und bringen das überhaupt nicht mit ihrer Schwangerschaft in Verbindung, sondern halten es einfach für eine sich jetzt gerade entwickelnde Facette ihrer Persönlichkeit.

Empfindliche Brüste
Die Brüste können ein wenig oder sehr spannen und/oder sich schwer anfühlen. Bei manchen Frauen geht dies einher mit einer Schmerzempfindlichkeit der Brust, und sie versuchen, Berührungen dort zu vermeiden; das ist vergleichbar mit jener Sensibilität zu Beginn des Brustwachstums in der Pubertät. Die hohe Berührungsempfindlichkeit der Brüste äußert sich zum Teil auch in Schmerzen beim Tragen eines BH oder überhaupt beim Tragen einengender Kleidung, weshalb sie weggelassen wird *(siehe Typische Begleiterscheinungen und Beschwerden in der Zeit der Anpassung).*
Rasches Brustwachstum ist besonders bei jugendlichen Frauen festzustellen. Dies kann zu einer Steigerung der BH-Größe um bis zu zwei Größen führen, manchmal bereits bis zur 12. Woche, manchmal über den gesamten Schwangerschaftsverlauf hinweg und bei einem kleinen Teil der Frauen erst im Wochenbett, also nach der Geburt während des so genannten Milcheinschusses. Das Wachstum der Brüste – bedingt durch die hormonelle Umstellung – wird von Frauen schnell mit einer Schwangerschaft in Zusammenhang gebracht. Und obwohl es noch eine Weile dauert, bis die schwangere Frau stillen wird, dient die Veränderung der Brüste jetzt schon als Vorbereitung auf das Stillen.
Bei manchen Frauen kommt es auch zu einer Drüsenbildung auf den Höfen der Brustwarzen, die in vielen Ratgebern für Schwangere nicht erwähnt ist und gelegentlich zu Irritationen führt. Die Drüsenbildung sieht zunächst aus wie kleine Pickel, dann auch wie kleine »Mitesser«. Bitte niemals versuchen, die vermeintlichen Mitesser auszudrücken, oder an ihnen herumkratzen. Zum einen ist dies schmerzhaft, zum anderen hilft es nichts. Die Drüsenbildung ver-

schwindet nach der Schwangerschaft wieder. Manchmal bleibt ein bisschen davon zurück, doch um das zu sehen, braucht man fast eine Lupe. Eine eventuelle Hautverfärbung der Brüste ins Dunkle kann sehr stark sein, auch die Warzenhöfe und die Mamillen werden häufig dunkler.

Ein weiteres Zeichen für die Schwangerschaft ist das Wachstum der Warzenhöfe, was besonders deutlich sichtbar ist, wenn der Unterschied zwischen der Hautfarbe des Warzenhofs und einer – besonders im Winter – relativ weißen Brust sich kontrastreich darstellt. Auch können die Blutgefäße der Brüste stark hervortreten, vor allem bei sehr schlanken Frauen mit kleinen Brüsten. Diese Durchäderung ist manchmal so stark wie beispielsweise an den Unterarmen athletisch gebauter Frauen. Oft erschrecken Schwangere über dieses starke Hervortreten der Adern und assoziieren krankhafte Veränderungen, doch dies ist eine ganz normale Veränderung innerhalb der Schwangerschaft, die eben bei manchen Frauen zu beobachten ist.

Häufiger Harndrang

Einige Frauen müssen plötzlich sehr häufig Wasser lassen, meistens allerdings nur kleine Mengen. Vielleicht denken sie zuerst an eine verkühlte Blase oder an eine drohende Blasenentzündung. Doch dann stellen sie den Zusammenhang mit ihrer Ahnung, schwanger zu sein, her. Andere Frauen bemerken, dass ihr Urin anders riecht, besonders morgens. Der fremde Geruch irritiert sie, doch schnell bringen sie ihn ebenfalls in Zusammenhang mit ihrer Ahnung. Und das geschieht ohne Hinweis einer Gesprächspartnerin, die vielleicht sagen würde: »Bei mir war es auch so, und ich war schwanger.« Die Zusammenhänge werden von den Frauen von selbst erkannt *(siehe Typische Begleiterscheinungen und Beschwerden in der Zeit der Anpassung).*

Veränderte Scheidenschleimhaut

Unter dem hormonellen Einfluss lockert sich die Scheidenschleimhaut der Schwangeren auf und fühlt sich feuchter an. Dies ist vergleichbar mit dem Gefühl eines leichten Erregungszustandes. Manche Frauen finden deshalb die vaginale Untersuchung beim Frauenarzt weniger unangenehm, als sie es sonst vielleicht gewohnt sind – einfach aufgrund der Wahrnehmung ihrer Scheide als etwas weiter und feuchter.

Einige Frauen, die es vor ihrer Schwangerschaft als schmerzhaft empfanden, wenn der Penis ihres Partners ihren Muttermund berührte, finden dies nun plötzlich sehr angenehm. Manche Frauen sind in der Schwangerschaft leichter erregbar als sonst. Häufig stellen Frauen, die außerhalb der Schwangerschaft beim Geschlechtsverkehr gelegentlich Probleme hatten, weil sie ihre Scheide als eng empfanden oder ihre Erregungskurve eher langsam war und/oder mit geringer Feuchtigkeit in der Scheide einherging, nun plötzlich fest, dass sich das verändert hat.

Kurz: In der Schwangerschaft fühlen sich manche Frauen wie neu, das heißt, sie lernen sich auf eine bisher unbekannte Art und Weise

---

Die Gebärmutter

Ursprünglich ist die Gebärmutter aus zwei Teilen zusammengewachsen, den so genannten Müllerschen Hörnern. Im Embryonalzustand sind diese Hörner noch deutlich zu sehen. Nach und nach vereinen sie sich zu einem einzigen Körper, der Gebärmutter. Von ihrer Muskelspannung her sind jedoch beide Teile unterschiedlich. Hebammen können diese unterschiedliche Spannung auf der rechten beziehungsweise linken Seite deutlich wahrnehmen. Dieser Konsistenzwechsel – also die Anspannung auf der einen und die Entspannung auf der anderen Seite und dann die Umkehrung – findet in der Schwangerschaft regelmäßig statt. Später wird der Konsistenzwechsel auch durch die Lage des Kindes beeinflusst.

Die Seite der Gebärmutter, an der das Kind liegt, befindet sich in einem anderen Spannungszustand als die gegenüberliegende. Bei manchen Frauen ist die Zweiteilung der Gebärmutter bestehen geblieben, was ein Grund für Früh- oder Fehlgeburten oder auch Sterilität sein kann. Der Konsistenzwechsel der Gebärmutter wird übrigens später deutlich sichtbar, wenn die Gebärmutter größer und der Bauch runder geworden ist. Er ist zu erkennen an der Form des Bauches. Der neigt sich nämlich während eines Konsistenzwechsels nach der einen oder anderen Seite. Manche Frauen sagen: »Mein Bauch wird völlig schief.« Dies ist ein untrügliches Zeichen dafür, dass Kontraktionen in der Gebärmutter vorhanden sind. Kontraktionen allerdings, die nicht zur Eröffnung des Muttermundes führen. Zwar wird der Bauch auch bei den Eröffnungswehen schief, doch die gehören zu einer anderen »Preisklasse« und gehen außerdem meistens zusätzlich mit weiteren Anzeichen einher, wie beispielsweise Ziehen im Rücken oder im unteren Wirbelsäulenbereich, in den Leisten und so weiter.

kennen. Zustände, die vorher als unangenehm empfunden wurden, erlebt die schwangere Frau als angenehm – und umgekehrt. Dies betrifft natürlich auch die Libido der Frau; oft ist sie gesteigert.

Schwangerschaftswehen
Ein weiteres Schwangerschaftszeichen ist der so genannte Konsistenzwechsel der Gebärmutter, der auch als Schwangerschaftswehen bezeichnet wird. Diese Schwangerschaftswehen bestehen über die gesamte Schwangerschaft. Lapidar ausgedrückt könnte man sagen: die Gebärmutter trainiert. Sie bereitet sich auf die Geburt vor. Die Gebärmutter ist ja ein Muskel. Und dieser Muskel muss trainiert sein, um in absehbarer Zeit die Höchstleistung einer Geburt vollbringen zu können. Noch dazu muss er diese Leistung vollbringen, obwohl er zum Zeitpunkt der Geburt maximal gedehnt sein wird. Eine gebärende Frau mit einem Spitzensportler gleichzusetzen, ist deshalb nahe liegend.

Veränderung der äußeren Geschlechtsorgane
Nicht nur die inneren Geschlechtsorgane verändern sich, auch die Vulva, also die äußeren Geschlechtsorgane der Frau – Schamlippen und äußere Scheide. Wenn eine schwangere Frau ihre Schamlippen spreizt, kann sie oft erkennen, dass sich die Farbe des Scheideneinganges gewandelt hat. Meistens von dem gewohnten zarten Rosa hin zu einem violetten, auch bläulich-violetten Ton. Diese Farbveränderung ist in vielen Abstufungen und Intensitäten bei Schwangeren zu finden, und manche Frauen sehen anhand dieser Farbveränderung den letzten Beweis für ihre eingetretene Schwangerschaft. Dieses Schwangerschaftszeichen ist mit Hilfe eines Spiegels leicht zu erkennen.

Auch das Erbgut spielt eine Rolle
Immer wieder faszinierend finden wir, dass es Schwangerschaftsanzeichen gibt, die sich in manchen Familien durch viele Generationen sozusagen vererben. So habe ich einmal eine junge Frau betreut, die ihre Schwangerschaft unmittelbar nach der Empfängnis daran erkannte, dass sie sich beim Zähneputzen übergeben musste. Sie kannte dieses Merkmal aus den Erzählungen ihrer Mutter, und die kannte es von ihrer Mutter und so fort.
In anderen Familien tauchen immer dieselben, typischen Hautveränderungen auf. So zum Beispiel Muttermale an einer bestimmten

Stelle. Frauen, die mit diesen Anzeichen sozusagen ihre Familientradition aufrechterhalten, freuen sich meistens sehr darüber und messen den Symbolen eine hohe Bedeutung zu.

Und dann gibt es noch etwas Kurioses: den »Schwangerschaftstest« mancher Männer. Er ist ganz einfach, denn er findet küssend statt. Immer wieder habe ich von Männern gehört, dass sie die Schwangerschaft ihrer Frau am Geschmack beim Küssen feststellten. Anscheinend verändert sich der Kussgeschmack so deutlich und nachhaltig, dass Männer, die diese Erfahrung schon einmal machen konnten, gar keine weitere Bestätigung mehr für ihr Wissen brauchen. Du schmeckst schwanger – kein Zweifel!

Erste Kindsbewegungen

Viele Frauen warten in der ersten Zeit der Schwangerschaft auf ein deutliches Zeichen von ihrem Kind. Wenn sie dann hören, dass es noch bis zur 18. bis 20. Schwangerschaftswoche abzuwarten gilt, bevor sie die Kindsbewegungen spüren, sind sie etwas enttäuscht. Allerdings gibt es mit zunehmendem Schwangerschaftsalter durchaus Möglichkeiten, Ihr Kind wahrzunehmen. Horchen Sie in sich, in Ihren Bauch hinein. Und zwar am besten in einer sehr entspannten Situation. Zum Beispiel morgens, direkt nach dem Aufwachen. Viele Frauen tun dies ganz instinktiv, auch verbunden mit dem Auflegen einer Hand auf den Unterbauch. Sie streicheln auch gerne ihren Bauch, also jene Gegend, in der sich der kleine Mensch befindet. Einige Frauen haben bereits sehr früh Kosenamen gefunden: »das Kleinchen«, »mein Baby«, »kleiner Racker« oder Ähnliches. Während und nach solchen sehr intensiv empfundenen Kontakten haben Schwangere häufig das Gefühl eines sehr innigen Austauschs und möchten manchmal auch ihren Partner mit einbeziehen.

Der Grund für die erst am Ende der ersten Schwangerschaftshälfte spürbaren Kindsbewegungen liegt darin, dass die Bewegungen des Kindes kräftiger werden müssen. Es muss über die entsprechenden Muskeln verfügen, um auch mal boxen und richtig treten zu können – so dass »Mama endlich mitkriegt, dass ich da bin«. Natürlich turnt das Kind bereits vorher reichlich herum. Doch die Pufferfunktion des Fruchtwassers, das das Kind vor Stößen bewahren soll, verhindert, dass diese Aktivitäten des Kindes von der Mutter bewusst wahrgenommen werden können.

Erst ab der 12. bis 13. Schwangerschaftswoche erreicht die Gebärmutter eine solche Größe, dass sie über die Schamfuge hinauswächst und somit tastbar ist – auch für die Frau selbst: Sie werden feststellen – bitte vorher die Blase entleeren –, dass an Ihrem Unterbauch etwas Rundes, relativ Hartes und nicht Verschiebbares zu ertasten ist. Wenn Sie das fühlen können, sind schon einige Wochen der Schwangerschaft vergangen. Bis dahin können Sie also nur theoretisch wissen, dass sie schwanger sind, und müssen sich mit körperlichen Veränderungen und dem positiven Test begnügen? Oder vielleicht mit Schwangerschaftsbeschwerden?

Nein! Da gibt es noch etwas. Das große Geheimnis ist allerdings unsichtbar. Wir haben bereits zu Anfang geschrieben, dass schwangeren Frauen oft anzusehen und/oder anzumerken ist, dass sie sich in einem besonderen Zustand befinden. Dieses »In-sich-Horchen« ist vielen Frauen in den ersten Wochen der Schwangerschaft eigen. Die Frauen selbst und auch wir können diese träumerischen Abwesenheitszustände nicht bloß mit körperlichen Veränderungen erklären. Unserer Meinung nach stehen Kind und Mutter zunehmend auch auf einer anderen Wahrnehmungsebene in Kontakt. Wie auch immer, wodurch auch immer. Eines Tages wird uns die Wissenschaft vielleicht eine Erklärung mit einem komplizierten Namen hierfür geben. Einen Namen, den wir nicht brauchen für unsere und die Wahrnehmung derjenigen Frauen, die seit Jahrtausenden über diese Fähigkeit verfügen. Manchmal ist es auch »nur« der Druck von außen, der sich in den berühmt-berüchtigten Fragen äußert: »Kann man schon was sehen?«; »Oh, du siehst aber noch gar nicht schwanger aus!«. Solche Fragen lassen manche Frauen noch ungeduldiger auf äußere Veränderungen warten.

Wir kennen Frauen, die sich fast darüber beschwerten, dass sie keine Schwangerschaftsbeschwerden an sich feststellten, weil diese dann wenigstens ein äußeres Zeichen wären. Hierin mag auch der Grund dafür liegen, dass zum Beispiel Mehrgebärende in der Regel ihre Schwangerschaft sehr viel später mitteilen und die erste Zeit in Ruhe mit ihrem Partner genießen wollen. Und auch der Grund für die Neigung Erstgebärender, sich sehr frühzeitig Umstandskleidung zuzulegen, um wenigstens dadurch »schwanger« auszusehen, oder ein Ultraschallbild vorzulegen – sozusagen als Beweis für die Schwangerschaft.

Hochspannung! Schwangerschaftstest!

Ein Großteil der Frauen, die sich schwanger wähnen, sucht, um für sich selbst Sicherheit zu erlangen, nicht eine frauenärztliche Praxis auf, sondern nimmt zunächst selbst einen Schwangerschaftstest vor. Seit vielen Jahren gibt es solche Präparate zu kaufen. Die meisten sind zuverlässig, aber eben nicht alle. In Apotheken werden selbstverständlich die geprüften und zuverlässigen Tests angeboten. Tests »vom Wühltisch« sollten gemieden werden. Auch in vielen Frauenarztpraxen und bei Hebammen sind Tests übrigens vorrätig. Wegen der Fülle der Produkte verzichten wir hier auf Empfehlungen. Am wichtigsten ist es, dass die Anwendungsvorschriften sorgfältig beachtet werden. Wurde beispielsweise das Uringefäß schon einmal verwendet, kann dies zu einem falschen Ergebnis führen.

Viele Frauen finden es am schönsten, den Schwangerschaftstest gemeinsam mit ihrem Partner zu machen. Andere Frauen möchten lieber alleine sein und ihre Freude oder Enttäuschung mit sich selbst ausmachen beziehungsweise in ungestörter Stimmung Kontakt zu ihrem Kind aufnehmen. Der Schwangerschaftstest stellt ja auf eine bestimmte Weise den ersten sichtbaren Kontakt mit dem Kind her – wenn auch das Kind nur in dem Auftauchen einer blauen Linie oder eines roten Punktes auf einem Teststreifen symbolisiert wird.

Eine Mutter von drei Kindern schildert ihr Erlebnis mit dem ersten Schwangerschaftstest im Rückblick folgendermaßen:

1927 wurde das »Schwangerschaftshormon« Humanes Choriongonadotropin (HCG) entdeckt. Es wird während der Schwangerschaft produziert, und seine Existenz gilt als untrügliches Zeichen für eine stattgefundene Befruchtung. Entstehungsort des HCG sind die Synzytiotrophoblasten, ein Zelltyp, der nur während der Schwangerschaft besteht.

Innerhalb von zwölf bis vierundzwanzig Stunden nach der Einnistung beginnen die Synzytiotrophoblasten bereits mit der Herstellung von HCG, das in das Blut abgegeben und über den Urin ausgeschieden wird *(siehe Hormone).*

Fallbeispiel »Schwangerschaftstest«
Ich bin nur dagesessen. Vor dem Teststreifen mit dem Ergebnis ge-
sessen. Zwei blaue Linien. Eine bedeutete, dass der Testverlauf korrekt
war, die andere ... schwanger! Ich war so glücklich. Aber anders als
jemals zuvor. Es war ein überwältigendes ruhiges, stilles Glück. Und es
kam mir vor, als würde ich mein Kind spüren. Bloß weil ich auf diesen
Teststreifen starrte! Und irgendwie war ich auch stolz auf mich. Das
hast du geschafft, sagte ich mir. In dir entsteht jetzt neues Leben. Das
größte Wunder überhaupt!

Auch bei Frauen, die ungewollt schwanger wurden, stellt sich oftmals Stolz ein. Selbst wenn sie wissen, dass sie das Kind aller Wahrscheinlichkeit nach nicht austragen werden, empfinden sie eine tiefe
Befriedigung darüber, Leben in sich entstehen lassen zu können,
fruchtbar zu sein. Viele Frauen finden es auch sehr schön, den Test
ohne fremde Hilfe durchführen zu können, also nicht auf fachlichen
Beistand angewiesen zu sein.

Ich muss dir was sagen ...

Wenn der Partner nicht schon über die Ahnungen informiert wurde
oder selbst Ahnungen hatte, wird ihm meistens als Erstem das Ergebnis des Tests mitgeteilt, es sei denn, es handelt sich um eine sehr
labile Beziehung oder eine schon nicht mehr bestehende, vielleicht,
weil sie nur eine Nacht lang dauerte. Auch wenn es noch zu früh
für einen Schwangerschaftstest ist – er kann frühestens eine Woche
nach Ausbleiben der Regel durchgeführt werden –, teilen die meisten Frauen ihre Ahnungen, schwanger zu sein, in einer intakten
Beziehung dem Partner mit. Die zuerst noch für sich behaltenen Anzeichen werden jetzt offen gelegt. Es kann aber auch die beste
Freundin, der gute Freundeskreis oder die Clique in der Schule ins
Vertrauen gezogen werden.
Die Mitteilung an den Partner, schwanger zu sein, wird von den
meisten Frauen inszeniert. Sie laden ihre Männer zum Essen ein
oder wählen eine besondere Umgebung – natürlich vor allem abhängig davon, ob das Kind gewünscht wurde oder nicht, ob es das
Erste ist oder das Zweite, Dritte, Vierte. Hat eine Frau schon mehrere Kinder, wird sie die Mitteilung vielleicht nicht in einen besonderen Rahmen einbinden; im ganz normalen, zuweilen stressigen

Familienalltag kann die Nachricht zwischen Suppe und Auflauf serviert werden. Allerdings wissen Paare, die bereits Kinder haben, oft sowieso schon vor dem positiven Testergebnis, dass es »wieder mal so weit ist«.

Besonders in problembelasteten, unsicheren oder erst seit kurzer Zeit bestehenden Beziehungen sehen viele Frauen der Mitteilung ihrer Schwangerschaft an den Partner mit Ängsten entgegen. Manche Frauen leiden dann regelrecht an Schuldgefühlen, weil sie schwanger geworden sind, obwohl doch klar war, dass ein Kind zum jetzigen Zeitpunkt nicht erwünscht wäre. Ohne vielleicht selbst zu wissen, was sie wollen, befinden sie sich automatisch in einer Art »Verteidigungshaltung«.

Ganz anders liegt der Fall natürlich, wenn eine Frau sicher weiß, dass ihr Partner sich darauf freut, Vater zu werden. Egal welche Umstände zu der Schwangerschaft führten – im Grunde möchte jede Frau damit angenommen werden, auch wenn sie selbst noch nicht weiß, ob sie das Kind behalten wird.

Und dann ist es so weit. Die entscheidenden Worte sind gesagt. Und jetzt? Alles, was jetzt geschieht, die allererste Reaktion des Partners – ob verbal, mimisch, körperlich – ist von außerordentlicher Wichtigkeit. Ein im Schreck dahingesagtes »Um Himmels willen!« ist nicht nur irgendein Wort. In dieser Situation hat jedes Wort ein besonderes Gewicht. Und Äußerungen, die eine Frau als ablehnend empfindet, werden sich vielleicht wie mit Klingen versehen in sie hineinfräsen. Auch Jahrzehnte danach erinnern sich Frauen in aller Deutlichkeit an den Gesichtsausdruck und die ersten Worte des Partners.

Fallbeispiel »Missverständnisse«
Das Paar kennt sich ein halbes Jahr, als die 28-jährige Frau feststellt, dass sie schwanger ist. Sie hat bereits eine Abtreibung, die sie monatelang massiv belastete, hinter sich – damals war sie 23 – und ihrem Partner gesagt, dass sie so etwas nie wieder tun würde. Ihr Partner mag Kinder prinzipiell sehr gerne, möchte jedoch niemals eigene, weil er sich der Verantwortung nicht gewachsen fühlt und sein Leben ohne Kinder einrichten möchte. Mit diesem Hintergrund stellt die Frau – schon in Verteidigungshaltung – ihren Partner vor vollendete Tatsachen: Ich bin schwanger! Ich krieg das Kind! Auch ohne dich!
Der Partner reagiert ähnlich ungeschickt, als er fragt, ob die Frau sich verrechnet habe – sie verhüteten nach Knaus-Ogino inklusive Schleimbeobachtung *(siehe Verhütung)*.

Aus dieser Frage schließt die Frau, ihr Partner stehe nicht zu ihr. Und auch die folgenden Sätze des Mannes, der um Fassung ringt, das Gehörte allmählich begreift und beteuert, er liebe die Frau, er wolle ihr beistehen, aber ein Kind bedeute doch eine entscheidende Lebensumstellung, er müsse sich erst darüber klar werden etc., werden trotz der inhaltlich berechtigten Zweifel und der liebevollen Art, in der sie vorgetragen werden, von der Frau schon gar nicht mehr gehört. Es folgen viele Gespräche, bis das Paar beschließt, zusammenzuziehen und das Kind zu bekommen. Schon in der Schwangerschaft entpuppt sich der Mann als sehr fürsorglicher und verständnisvoller Partner. Als die Tochter geboren wird, ist sie ein Wunschkind. Der Vater kümmert sich außerordentlich um seine Tochter, arbeitet sogar nur noch halbtags, um viel Zeit mit dem Kind verbringen zu können. Doch in jeder Krisensituation, immer wenn das Paar uneinig ist, sagt die Frau irgendwann: In Wirklichkeit wolltest du ja gar kein Kind.

Hier sehen wir sehr deutlich, wie die erste Reaktion eines Partners zu einer tiefen Verletzung führen kann, die sich regelrecht festfrisst und die ganze Beziehung nachhaltig beeinflusst – und manchmal eben auch sehr schädigt. Als mit einer schweren Hypothek belastet kann auch jede Ehe beurteilt werden, die aufgrund einer Schwangerschaft geschlossen wurde, über die sich die Partner nicht einig waren. Sozusagen eine Ehe aufgrund äußerer Umstände, äußeren Drucks. Wird diese Situation nicht gründlich bearbeitet und bereinigt, kann sie immer wieder Auslöser für heftige Konflikte sein.

Die schlimmste Aussage, die ein mit der Schwangerschaft einer Frau konfrontierter Partner überhaupt machen kann, lautet in etwa: Das Kind ist nicht von mir! Frauen, die sich einer solchen Behauptung gegenübersehen, empfinden dies oft als die größte Zurückweisung, die größte Verletzung, die sie jemals erfuhren. Die Reaktion auf solch eine Bemerkung ist sofortiger Rückzug oder Verteidigungshaltung. Eine solche Idee sollte in einer guten Partnerschaft niemals geäußert werden! Kennt sich das Paar vielleicht erst ein paar Tage, sprich Nächte, ist sie eventuell gerechtfertigt. Doch auch dann sollte sie als sanfte Frage formuliert sein!

Bei allem Verständnis für die Umbruchsituation, in der sich eine schwangere Frau befindet, sollte nicht vergessen werden, dass der Partner häufig völlig unvorbereitet mit der Schwangerschaft konfrontiert wird. Die Frau ist meistens schon tagelang mit diesem ahnungsvollen Gefühl »schwanger gegangen«. Sie hat eventuell einen Schwangerschaftstest gemacht, Veränderungen an sich festgestellt. Sie ist sozusagen vorbereitet. Davon weiß der Mann vielleicht gar nichts.

Sollte nun – im klassischen Fall – ein überarbeiteter Mann, der an diesem Tag passenderweise im Büro eine Menge Ärger hatte und vor einer halben Stunde im strömenden Regen einen Reifen wechseln oder auf den ADAC warten musste, an der Haustür von seiner Frau mit den Worten begrüßt werden: Ich bin schwanger! – dann ist es nur menschlich, wenn er eine Weile braucht, bis er sich an diese Nachricht herangetastet hat. Deshalb möchten wir Frauen, denen immer wieder die zuerst nicht bilderbuchartige Reaktion ihres Partners hochkommt, raten, sich in ihren Partner hineinzuversetzen und die Situation rückwirkend gemeinsam zu analysieren, so dass beide Seiten lernen, auch das jeweils andere Verhalten zu verstehen und zu akzeptieren. Das ist besonders auch im Sinne der positiven Annahme des Kindes sehr wichtig.

Wir müssen euch was sagen ...

Oft verspüren werdende Mütter oder Paare erst nach Ausstellung des Mutterpasses das Bedürfnis, die Nachricht außerhalb ihrer Beziehung zu verbreiten. Nach den Eltern, Freunden und Verwandten werden allmählich auch fernere Menschen informiert. Bei Paaren, die bereits Schwangerschaften erlebt haben, ist es oft die vertraute Hebamme, die als Erste angerufen wird, wenn zu ihr eine intensive Beziehung bestand. Nach der Freude folgt die Planung der Vorgehensweise. Und es wird auch besprochen, ob die Mutterschaftsvorsorge von der Hebamme übernommen wird oder im Wechsel mit Frauenärztin oder Frauenarzt erfolgt.

Die Feststellung der Schwangerschaft durch Frauenärztin/ Frauenarzt oder Hebamme

Nach dem selbst durchgeführten Schwangerschaftstest – oder aufgrund ihres Verdachts beziehungsweise wegen beidem – lässt sich die schwangere Frau dann in der Regel bald einen Termin in einer frauenärztlichen Praxis geben. Es sind fast ausschließlich Frauen, die schon ein oder mehrere Kinder geboren haben und dabei gute Erfahrungen mit einer Hebamme gemacht oder eine Hebamme als Freundin haben oder sehr bewusst in ihrer Lebensführung sind, die sich die erneute Schwangerschaft von einer Hebamme bestätigen und von ihr auch den Mutterpass ausstellen lassen.

Leider wissen nur wenige Frauen, dass eine Hebamme von Beginn der Schwangerschaft an – also auch bei der Feststellung – eine vom Gesetzgeber anerkannte Partnerin schwangerer Frauen ist. Hebammen sind Gynäkologen nicht unterstellt, sondern als alleinige Begleitung bei normalen Schwangerschaften den Frauenärzt(inn)en gleichgestellt. Bei Entwicklung von Risiken überweisen sie an Frauenärzt(e)innen, begleiten die Frauen aber weiterhin in ihrer berufsspezifischen Weise. Dieser Zuständigkeit tragen auch die Krankenkassen Rechnung, die die Feststellung einer Schwangerschaft sowohl durch Hebammen als auch Frauenärzt(e)innen anerkennen, womit die Ansprüche der Schwangeren auf spezielle Vorsorgeuntersuchungen *(siehe Mutterschaftsrichtlinien und Hebammenleistungskatalog)* in Kraft treten.

Für Sie heißt das, Sie haben zwei Fachleute zur Auswahl, die Sie kompetent betreuen können. Es ist sowohl möglich, ausschließlich eine der beiden Fachgruppen als auch beide im Wechsel oder nebeneinander zu beanspruchen. Die Zuständigkeit einer Hebamme für Schwangerschaft, Geburt und Wochenbett ist seit Ende der 60er Jahre zunehmend in Vergessenheit geraten, als der Mutterpass eingeführt wurde. Dieser schien ausschließlich auf ärztliche Betreuung zugeschnitten zu sein, obwohl die Inhalte mit den bis dahin vorgenommenen Untersuchungen der Hebammen identisch waren.

Fallbeispiel »Verwirrung«
Im Februar 1969 stellte Frau P. bei sich deutliche Schwangerschaftszeichen fest. Sie litt unter Übelkeit beim Zähneputzen, berührungsempfindlichen Brüsten und fühlte sich »ganz eindeutig schwanger«. Diesen Zeitpunkt hatten sie und ihr Mann, ebenso die beiden Kinder (12 und 14), lange herbeigesehnt. Frau P. war 33 Jahre alt und wollte nach zwei sehr frühen Geburten noch ein Kind in aller Ruhe und wirtschaftlicher Sicherheit austragen und großziehen. Die gesamte Familie war glücklich über die Verkündung: »Ich bin schwanger!« Die im Haus lebende Mutter von Frau P. meinte trocken: »Hab ich mir gedacht. Von hinten sieht man's schon.« Auf Nachfrage ihrer 14-jährigen

Enkelin, was sie von hinten erkennen könne, erklärte die Oma, dass die Tochter einen anderen Gang habe und der Po auch irgendwie anders aussehe. Die Schwiegermutter von Frau P. reagierte ebenfalls überraschend:»Kürzlich hab ich beim Einkaufen die Hebamme getroffen und ihr gleich schon mal gesagt, dass ihr bald bei ihr vorbeikommen werdet.« Der Schwiegermutter war »von hinten« nichts aufgefallen, sie hatte die Schwangerschaft in den Augen ihrer Schwiegertochter gelesen.

Einige Wochen später teilte das Ehepaar P. seinen Kindern mit, es würde nun die Hebamme aufsuchen. Beide zogen sich zu diesem Termin sehr schön an und wirkten feierlich. Die Freude war ihnen deutlich anzusehen. Doch als sie nach einigen Stunden zurückkehrten, waren sie verwirrt. Die Hebamme hatte zwar alle notwendigen und üblichen Untersuchungen vorgenommen, den wahrscheinlichen Geburtstermin berechnet und sich ausführlich mit dem Paar über die lange Zeit des Wartens (3 Jahre) auf den ersehnten Nachwuchs unterhalten – doch am Ende des Gesprächs teilte sie dem Paar mit, es müsste jetzt auch noch zum Frauenarzt, um dort den Mutterpass ausstellen zu lassen. Auf irritierte Nachfrage erläuterte sie, der Arzt wolle das so, und der Mutterpass könne nur von ihm ausgestellt werden. Das sei jetzt neuerdings so.

Ein paar Tage später ging das Paar zum Frauenarzt, der die gleichen Untersuchungen wie die Hebamme vornahm und die Ergebnisse dann in einen Mutterpass eintrug. Es wurde Blut abgenommen und von der Arzthelferin ein Termin in vier Wochen ausgegeben. Auf den Hinweis von Frau P., sie habe doch bereits einen Termin bei der Hebamme, hörte sie, das brauche sie nicht. Heutzutage sei alles viel moderner und sicherer. Deshalb habe sie ja auch den Mutterpass. Der Arzt wies Frau P. beim Abschied noch darauf hin, dass sie besonders überwacht werden müsse, da sie ja bereits eine ältere Frau sei, bei der eine Schwangerschaft nicht mehr so einfach verlaufe.

Das Paar beschloss, »parallel« zu fahren. Die Hebamme war – wie auch bei den ersten beiden Kindern – die Hauptansprechpartnerin und Vertrauensperson und wurde in gewohnter Weise aufgesucht. Und dann ließ man eben den Arzt noch seine Untersuchungen machen. Dies zum einen, um die Hebamme nicht zu belasten, da sie ja eng mit dem Arzt zusammenarbeitete. Und zum anderen aus der Befürchtung heraus, den Arzt eventuell gegen sich zu haben, wenn man als »aufmüpfig« galt – falls seine Hilfe unter der Geburt nötig wäre.

Der Mutterpass hat sich bis heute dahingehend verändert, dass medizinisch-technischen und chemischen Untersuchungsergebnissen reichlich Raum gegeben wird, wohingegen die häusliche, berufliche und private Lebenssituation der Frau nicht oder nur sehr unzureichend dokumentiert wird. Dieses mag ein Grund dafür sein, dass trotz seiner Einführung und permanenten Überarbeitung das wesentlichste Dokument eines Schwangerschaftsverlaufs – der Mutterpass – seinen Besitzerinnen, also Ihnen, den Frauen, zunehmend fremd geworden ist und als Eigentum des Arztes, der Ärztin angesehen wird.

Schade, sagen wir, da nahezu alle Frauen den Mutterpass auch nach der Geburt des Kindes wie einen Augapfel hüten und ihn wie das erste Fotoalbum für sich und ihr Kind aufbewahren. Und auch schade, dass der Mutterpass so aufbereitet ist, dass Frauen, die medizinische Laien sind, ihn nicht verstehen, geschweige denn ihrem Partner oder später dem Kind erklären können. In diesem Zusammenhang finden wir es bemerkenswert, dass die Rate der Frühgeborenen seit Anfang der 80er Jahre nicht abgenommen hat – trotz oder wegen zunehmend technischer, für Schwangere und Partner unverständlicher Untersuchungsmaßnahmen unter Vernachlässigung der Lebensumstände und Belastungen der schwangeren Frauen.

Die Hebammenvorsorge

Hebammen arbeiten mit weniger Technik und mehr Zuwendung im persönlichen Gespräch. Selbstverständlich sind sie dem neuesten wissenschaftlichen Stand entsprechend ausgebildet. Manche Frauen empfinden die Betreuung durch eine Hebamme mehr als Fürsorge denn als Vorsorge. Eine Vorsorgeuntersuchung bei einer Hebamme dauert in der Regel eine halbe Stunde. Bei Bedarf wird sie auch im Haus der Schwangeren durchgeführt.
Mit dem englischen Ausdruck »High Touch – Low Tech« ist der Ansatz dieser Art von Betreuung kurz und treffend wiedergegeben. Obwohl Hebammen also eigentlich die richtige Anlaufstelle auch für die Mutterschaftsvorsorge sind, macht sie nur etwa 4 bis 5 % der Tätigkeit aller freiberuflichen Hebammen – in Deutschland gibt es zirka 8000 – aus. Und diese 4 bis 5 % setzen sich hauptsächlich aus Zweit- oder Mehrgebärenden zusammen. Frauen eben, die bereits

gute Erfahrungen mit der Betreuung durch eine Hebamme gemacht haben und weiterhin von einer Hebamme betreut werden möchten. Und zwar nicht erst am Ende der Schwangerschaft, sondern eben von Beginn an.

Sicherlich brauchen wir nicht zu betonen, dass der geringe Prozentsatz von Mutterschaftsvorsorge, die von Hebammen durchgeführt wird, nicht mit ihrer fachlichen Qualifikation zusammenhängt, sondern mit der ärztlichen Vormachtstellung. Und das, obwohl nachgewiesen wurde, dass die Betreuung durch Hebammen nicht nur von den Frauen als wohltuender empfunden wird, sondern darüber hinaus zu weniger Komplikationen unter der Geburt führt – weil eben nicht bei jedem kleinen Anlass »eingegriffen« wird; bei Hebammen steht der Geburtsverlauf als natürlicher Vorgang im Vordergrund, nicht die Demonstration wissenschaftlichen Hightech-Standards.

Hochinteressant sind in diesem Zusammenhang mehrere Studien, die der Betreuung durch Hebammen eindeutig den Vorzug gaben. Nennen möchten wir hier nur die Glasgow-Studie aus den Jahren 1993/94, an der zirka 1400 schwangere Frauen teilnahmen, die zum Teil lediglich von Hebammen, zum Teil von einem Team aus Ärzt(inn)en und Hebammen betreut wurden. Von der Schwangerschaftsvorsorge bis zur Wochenbettbetreuung zeigte sich eine deutliche Mehrheit der Frauen signifikant zufriedener mit der Betreuung durch Hebammen. Gefragt wurde, ob die Frauen auf ihre Betreuung Einfluss hatten nehmen können, ob sie genügend informiert wurden und ob sie das Gefühl hätten, das Personal interessiere sich auch für sie, nicht nur für ihre Schwangerschaft. Die niedrigere Rate an eingeleiteten Geburten in der durch Hebammen betreuten Gruppe war nicht begleitet von einer größeren Anzahl an Entbindungen nach 42 Wochen oder mehr, auch zeigten sich keine nachteiligen Auswirkungen auf die Entbindungsmethode oder die Gesundheit des Kindes. Bei den durch Hebammen betreuten Frauen wurde nicht so häufig wie bei Frauen in der Gruppe der gemeinsamen ärztlichen Betreuung eine kontinuierliche elektronische Überwachung der kindlichen Herzfrequenz vorgenommen. Frauen in der durch Hebammen betreuten Gruppe hatten häufiger ein intaktes Perineum, also keinen Dammschnitt beziehungsweise keine Dammverletzung. Die Komplikationsraten waren gleich. Das heißt im Klartext: Immer abwarten, bis die Wehen wirklich einsetzen – das ist, wie die Flexibilität unter der Geburt, also keine statische Haltung, eine große Chance, Geburtsverletzungen zu vermeiden.

Eine kleine Exkursion in ein anderes Land: Das niederländische Recht stellt Hebammen in den Mittelpunkt des Entbindungssystems. Ein Gesetz aus dem Jahr 1941, das heute noch in Kraft ist, sieht vor, dass schwangere Frauen ausschließlich Hebammen anvertraut werden und nur im Notfall ihrem Hausarzt. Jeglicher medizinische Eingriff bei einer Schwangeren – ob es sich um eine Ultraschalluntersuchung, Narkose oder auch nur um die Anwesenheit eines Arztes handelt – wird nur dann von der Krankenkasse erstattet, wenn er für die Gesundheit der Mutter unerlässlich ist. So sind in den Niederlanden die Hebammen als Einzige befugt, die prä- und postnatale (vor- und nachgeburtliche) Versorgung der Frauen zu gewährleisten und zu entscheiden, ob eine Hausgeburt möglich ist oder ob sich die Frau eher dem Personal der »zweiten Linie«, das heißt einem Geburtshelfer-Gynäkologen, anvertrauen sollte. Auch Frauen, die sich von Anfang an für die Geburt im Krankenhaus entschieden haben, gebären in einem Raum ohne jede technische Ausstattung, nur in Begleitung einer Hebamme.

»Kinderkriegen ist das Normalste auf der Welt ... da muss man sich doch nicht so anstellen, wie das anderswo gemacht wird«, so ein niederländischer Gynäkologe in einer Uniklinik. Beeindruckend ist in diesem Zusammenhang die niedrige Eingriffsrate in den natürlichen Prozess. Nur 7,9 % der Kinder werden landesweit mit Kaiserschnitt entbunden. In Deutschland sind es erheblich mehr. Bedenkt man, dass es bei uns sogar Kliniken gibt, in denen 40 % der Kinder per Kaiserschnitt »geholt« werden, und bedenkt man weiter, dass 50 % der Müttertodesfälle mit dem Kaiserschnitt einhergehen, der für die Frauen zehnmal riskanter als eine Geburt und für das Kind eher schädlich als nützlich ist, da es nicht aus eigener Kraft die Hindernisse im Geburtsweg meistert, muss man die Niederlande und Skandinavien als das gelobte Land der Geburt bezeichnen. Viele der anderswo prophylaktisch durchgeführten Maßnahmen wie Dammschnitt, Legen einer Braunüle, Gabe von Schmerzmitteln, Einläufe, Fasten kommen hier nur dann zum Einsatz, wenn wirklich eine Indikation (Begründung) dafür besteht – was ziemlich selten der Fall ist. Dennoch ist die Technik für den Notfall vorhanden und wird auch angewendet. Und ganz nebenbei halten die Niederlande seit vielen Jahren eine international herausragende Position mit niedriger Säuglingssterblichkeit. Wir meinen, dass das Zusammenwachsen der europäischen Länder auch eine Chance bietet, im geburtshilflichen Bereich voneinander zu lernen. Es wäre schön, wenn sich maßgebliche Stellen in Deutschland ein Beispiel an der vorbildlichen Handhabung in den Niederlanden und Skandinavien nehmen würden.

Schwangerschaftsvorsorge in Deutschland

In Deutschland führte die veränderte Gebührenordnung für die Ärzteschaft in den letzten Jahren immer öfter dazu, dass in Arztpraxen Hebammen angestellt wurden oder eng mit ihnen kooperiert wurde und wird. Mit Mutterschaftsvorsorge können Ärzt(e)innen nicht mehr ausreichend verdienen. Der Gesetzgeber und die Krankenkassen haben den hohen Wert und Erfolg einer sehr persönlichen, intensiven Schwangerenbetreuung durch Hebammen insofern gewürdigt, als sie die Bezahlung für Mutterschaftsvorsorge durch Hebammen verdoppelt haben. Wir meinen, jeder schwangeren Frau steht eine individuelle, auf ihre Bedürfnisse zugeschnittene Betreuung auf medizinisch angemessenem Niveau zu. Danach sollten Sie Ihre Wahl treffen. Vielleicht ist es Ihnen am liebsten, technische Details nur am Rande zu wissen und Ihre Schwangerschaft ansonsten gemeinsam mit Ihrem Partner ganz natürlich zu erleben. Überdenken Sie gründlich, welche Form der Betreuung Ihnen angemessen erscheint. Schließlich sollten Sie sich während der folgenden Zeit besonders wohl fühlen. Und nur Sie allein wissen, was für Sie dazugehört, um »rund zu sein«.

In Fernsehsendungen ist bis auf eine Ausnahme der besonders gut aussehende Frauenarzt »in«, der für alles zuständig ist – von Eheproblemen über launische Chefs zu finanziellen Sorgen – der attraktive Frauenarzt hat für jede Frau Zeit, bekommt bei Geburten feuchte Augen und lässt sich eventuell von der Hebamme die Handschuhe reichen und die Schürze binden ... als ob die Hebamme bei einer Geburt auch nur die Zeit dazu hätte! Lassen Sie sich nicht täuschen durch solche Darstellungen – das wirkliche Leben beginnt in der Regel, wir finden: wunderbarerweise, anders. Da stehen Sie im Mittelpunkt, und Ihre Kraft, mit der Sie eigenständig Ihrem Kind auf die Welt helfen, wird liebevoll unterstützt. Und dieses von möglichst wenigen Personen, denn alle Erlebnisse um Schwangerschaft, Geburt und Wochenbett sind höchst intimer Art, zu denen ausschließlich Menschen zugelassen sein sollten, die Sie ausgewählt haben.

Viele Frauen finden es schön, bei dem ersten Termin zur »offiziellen« Feststellung der Schwangerschaft von ihrem Partner begleitet zu werden – besonders natürlich, wenn es sich um das erste Wunschkind handelt. Um den Geburtstermin zu errechnen, ist es wichtig, den ersten Tag der letzten Monatsblutung nennen zu können. Viele Frauen, die sich sonst durch hohes Organisationstalent und Erinnerungsvermögen auszeichnen, sind plötzlich nicht mehr in der Lage, diesen Tag zu benennen. Und sie haben auch ihren Zykluskalender zu Hause vergessen. Also gut vorbereitet zur Untersuchung kommen – am besten auch den angenommenen Empfängnistermin parat haben.

Hebammen stellen immer wieder fest, dass fast alle Paare den Termin der Zeugung nach einer Recherche der letzten sechs bis acht Wochen klar bestimmen können ... da sind wir doch nach dem Geburtstag ... obwohl wir eigentlich müde waren ... und es hat so geregnet ... und du hast noch ...

Sehr wichtig ist die Erinnerung, ob die letzte Monatsblutung normal, das heißt wie alle anderen stattfand. Hat sie genauso lang gedauert, war sie genauso intensiv? Es gibt Frauen, die bei der Einnistung des Eis in die Gebärmutter eine kurze, schwache Blutung haben, die oft fälschlicherweise als Periodenblutung (Nidationsblutung) eingeordnet wird, obwohl sie einige Tage vorher stattfindet. Bei einem normalen, 28-tägigen Zyklus wäre dieser Zeitpunkt also der 23. oder 24. Zyklustag. Wird diese Einnistungsblutung mit der Periode verwechselt, führt das zu einem Fehler bei der Errechnung des wahrscheinlichen Geburtstermins, der dann vier Wochen später erwartet wird. Somit werden alle Befunde im Verlauf der Schwangerschaft von dem errechneten Geburtstermin abweichen.

Nur etwa 4 % der Kinder werden am errechneten Termin geboren! In der Woche um den errechneten Geburtstermin finden etwa 27 % aller Geburten statt, und erst in dem Zeitraum von plus/minus 14 Tagen kommen 80 % aller Kinder zur Welt. Sehr vielen Schwangerschaften, die von Medizinern als riskant eingestuft werden, liegt lediglich ein Rechenfehler zugrunde. Eine Untersuchung deckte auf, dass fast die Hälfte der im Untersuchungszeitraum kontrollierten Risikoschwangerschaften nur auf einem falsch angenommenen Entbindungstermin basierte! Weitere Gründe für die Einordnung als Risikoschwangerschaft könnten finanzieller Natur sein. Bei einer

Periodenkalender

Sie können die Menstruationsdaten Ihres Monatszyklus in einen solchen Kalender eintragen. Kennzeichnen Sie jeden Tag der Blutung durch ein Kreuz, bei stärkerer Blutung durch zwei Kreuze im Tageskästchen. So haben Sie und Ihre Frauenärztin/Ihr Frauenarzt eine gute Übersicht über Dauer und Zyklus der Regelblutung. Ein Zyklus ist der Abstand vom 1. Tag der letzten bis zum 1. Tag der folgenden Blutung.

28-tägiger regelmäßiger Zyklus

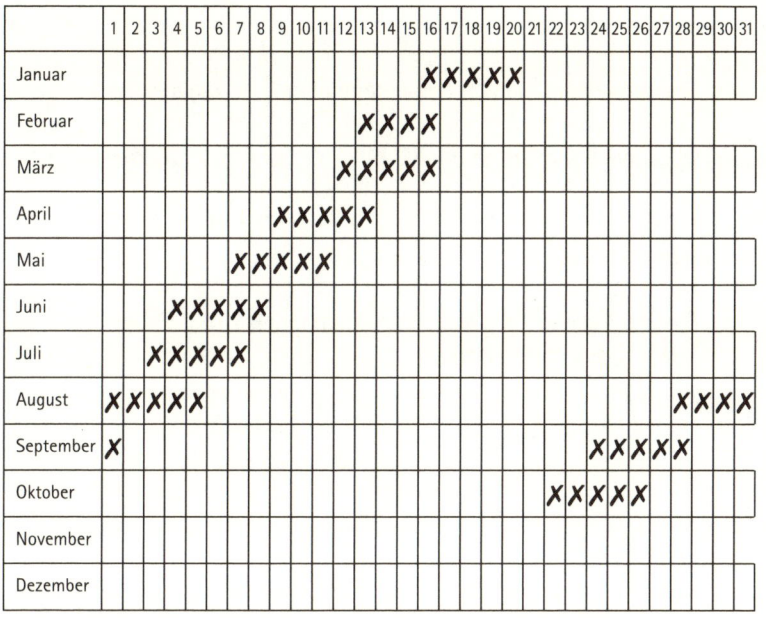

	1	2	3	4	5	6	7	8	9	10	11	12	13	14	15	16	17	18	19	20	21	22	23	24	25	26	27	28	29	30	31
Januar																X	X	X	X												
Februar												X	X	X	X																
März											X	X	X	X	X																
April										X	X	X	X	X																	
Mai									X	X	X	X	X																		
Juni							X	X	X	X	X																				
Juli						X	X	X	X	X																					
August	X	X	X	X	X																							X	X	X	X
September	X																						X	X	X	X	X				
Oktober																					X	X	X	X	X						
November																															
Dezember																															

Risikoschwangerschaft können wesentlich mehr Leistungen abgerechnet werden wie zum Beispiel zusätzliche Ultraschalluntersuchungen.

Eine Formel, die Freude macht: Errechnung des Geburtstermins

Sollten Sie sich über den Tag der Empfängnis sicher sein, weil Sie »es einfach wissen« oder weil eine Basaltemperaturkurve vorliegt, aus der der Eisprung ersichtlich ist, gestaltet sich die Rechnung »kinderleicht«: Konzeptionstag (= Tag der Empfängnis) minus 7 Tage minus 3 Monate plus 1 Jahr = errechneter Geburtstermin.

Sollten Sie den Tag der Empfängnis nicht sicher bestimmen können, beziehungsweise zur Kontrolle, empfiehlt sich die Rechnung mit Hilfe der so genannten Naegele-Regel. Hierbei ist es allerdings wichtig, Ihren ganz persönlichen Zyklus zu berücksichtigen.

Bei einem 28-tägigen Zyklus lautet die Rechnung: 1. Tag der letzten Regel plus 7 Tage minus 3 Monate plus 1 Jahr = errechneter Geburtstermin.

Bei einem 30-tägigen Zyklus lautet die Rechnung: 1. Tag der letzten Regel plus 7 Tage plus 2 Tage minus 3 Monate plus 1 Jahr = errechneter Geburtstermin.

Naegele-Regel (gilt für den regelmäßigen 28-tägigen Zyklus):

Errechneter Geburtstermin (ET) =	erster Tag der letzten Regel
	+ 7 Tage
	– 3 Monate
	+ 1 Jahr

Beispiel für einen regelmäßigen 28-tägigen Zyklus:

Erster Tag der letzten Regel	= 15.07.1999
+ 7 Tage	= 22.07.1999
– 3 Monate	= 22.04.1999
+ 1 Jahr	= 22.04.2000 = ET

Erweiterte Naegele-Regel
(gilt für den regelmäßigen Zyklus mit mehr/weniger als 28 Tage):

Errechneter Geburtstermin (ET) =	erster Tag der letzten Regel
	+ 7 Tage
	+/– x Tage
	– 3 Monate
	+ 1 Jahr

wobei x die Anzahl der Tage angibt, die der Zyklus kürzer oder länger als 28 Tage war

Beispiel für einen regelmäßigen 30-tägigen Zyklus:
Erster Tag der letzten Regel = 15.07.1999
+ 7 Tage = 22.07.1999
+ 2 Tage = 24.07.1999
– 3 Monate = 24.04.1999
+ 1 Jahr = 24.04.2000 = ET

Die Schwangerschaftsdauer post menstruationem (p.m.) beträgt bei einem 28-tägigen Zyklus 280–282 Tage = 40 Wochen = 10 Lunarmonate (= »Mondmonate« à 28 Tage).
Die Schwangerschaftsdauer post conceptionem (p.c.) beträgt 267 Tage = 38 Wochen = 9 1/2 Lunarmonate (= »Mondmonate« à 28 Tage).

Berechnung bei bekanntem Konzeptionstermin (Empfängnis)

Konzeptionsdatum
– 7 Tage
– 3 Monate
+ 1 Jahr = errechneter Geburtstermin (ET)

Sind weder der Beginn der letzten Regelblutung noch der Konzeptionszeitpunkt bekannt oder war der Zyklus unregelmäßig, sollte zur Bestimmung des voraussichtlichen Geburtstermins eine frühe Ultraschalluntersuchung durchgeführt werden. In jedem Fall ist es wichtig, den Geburtstermin festzulegen, um später die zeitgerechte Entwicklung des Kindes beurteilen zu können. Auch bei verschiedenen Schwangerschaftsstörungen hängen Diagnostik und Therapie vom Schwangerschaftsalter ab.
Im ersten Gespräch in der Frauenarztpraxis wird normalerweise der Verlauf der Schwangerschaft mit ihren Untersuchungsterminen besprochen, außerdem Themen wie Mutterschutz *(siehe Anhang)* etc., die wir noch ausführlich darstellen werden. Bei solch einem Gespräch sollte die schwangere Frau noch einmal gründlich in sich hineinhorchen, ob sie sich bei dieser Ärztin, diesem Arzt auch wirklich gut aufgehoben fühlt. Betrachtet sie/er die Schwangerschaft eher als Krankheit, oder sieht sie/er in ihr einen völlig normalen Vorgang im Leben einer Frau, den jede gesunde Frau in der Lage ist, auf natürlichem Wege zu Ende zu bringen? Und zwar in der Regel ohne weitere medizinische Eingriffe.

Um Stress in den letzten Tagen vor der Geburt zu vermeiden, raten wir Ihnen, den errechneten Geburtstermin nicht preiszugeben beziehungsweise ein bisschen zu mogeln. Zum einen wissen Sie nun, dass nur 4 % aller Kinder tatsächlich zum errechneten Termin zur Welt kommen, zum anderen kann es ganz schön lästig sein, wenn der errechnete Geburtstermin verstreicht und Sie dauernd angerufen werden und sich vielleicht auch noch rechtfertigen müssen, weil das Kind noch nicht da ist. Um dem vorzubeugen, verschieben Sie den errechneten Termin am besten ein, zwei Wochen nach hinten. Man wird es Ihnen nach der Geburt gerne verzeihen. Natürlich ist das permanente Nachfragen von Freund(inn)en und Verwandten nur gut gemeint. Aber wenn alle auf einmal daherkommen, wird es ein bisschen viel.

Sollten Sie sich nicht gut aufgehoben fühlen, raten wir kurz und bündig: Wenden Sie sich an eine andere Person. Der betreuende Frauenarzt, die Frauenärztin wird Sie in den vielleicht wichtigsten Monaten Ihres Lebens begleiten und eventuell auch bei der Geburt Ihres Kindes dabei sein. Deshalb sollte von vorneherein ein Vertrauensverhältnis bestehen. Viele Frauen haben vor einer Schwangerschaft nicht weiter darüber nachgedacht, wenn sie lediglich zu Routineuntersuchungen wie Krebsvorsorge, zur Behandlung eines Pilzes oder zur Ausstellung eines Rezepts für die Pille mal schnell in die Praxis kamen. Wir möchten Sie ausdrücklich darin bestärken, in der Wahl dieser Vertrauensperson ganz auf »Ihr Herz« zu hören. Dasselbe gilt natürlich auch bei der Auswahl der Hebamme.

Die Untersuchung
Vor der Untersuchung sollten Sie unbedingt Ihre Blase entleeren, da die Untersuchung sonst schmerzhaft und das Ergebnis nicht genau sein kann. Aber wahrscheinlich werden Sie ja sowieso eine Urinprobe zur Feststellung der Schwangerschaft abgeben. Nach Ansicht der äußeren Geschlechtsorgane der Frau – besonders einer eventuellen Verfärbung, wie bereits bei den Schwangerschaftszeichen erwähnt – wird eine bimanuelle Untersuchung gemacht. Das heißt, die/der Untersuchende führt eine vaginale Untersuchung durch, während sie/er mit der anderen Hand den Bauch abtastet. Dabei drückt sie/er auf den unteren Bauch, um die Gebärmutter tasten und anhand ihrer Größe und Beschaffenheit die Schwangerschaft eventuell bestätigen

zu können. Findet die Untersuchung in einer Frauenarztpraxis statt, ist zu diesem Zeitpunkt eine Arzthelferin wahrscheinlich damit beschäftigt, die zuvor abgegebene Urinprobe zu testen, so dass beide Befunde dann übereinstimmend die Schwangerschaft bestätigen. Nach der bimanuellen Untersuchung wird ein Spekulum in die Scheide der Frau eingeführt. Unserer Meinung nach kennt dies bedauerlicherweise jede Frau, die auch nur einmal eine gynäkologische Untersuchung in einer Praxis erlebt hat. Es gibt Spekula aus Metall und Plastik. Erstere fühlen sich naturgemäß kalt an – also sollten sie vorgewärmt sein. Hierzu gibt es spezielle Vorrichtungen. Bei einem Spekulum aus Kunststoff ist eine vorherige Anwärmung nicht nötig. Sollte die Frau bei einem Arzt, einer Ärztin gelandet sein, die ein kaltes Spekulum in die Scheide einführt, ist dies alleine ein Grund zum sofortigen Arztwechsel.

Fallbeispiel »Muss das wirklich sein?«
Ein junger Mann von 19 Jahren begleitet seine schwangere Freundin zum ersten Mal zur ärztlichen Untersuchung. Gemeinsam kehrt das Paar in sein Elternhaus zurück, wo sich seine Eltern und eine Freundin aufhalten. Der junge Mann ist sehr blass. Und plötzlich bricht es aus ihm heraus: »Es ist ja nicht auszuhalten, was einer Frau bei einer solchen Untersuchung alles an Instrumenten eingeführt wird! Ich konnte es nicht mit ansehen und frage euch (an die Frauen gewandt): Wie haltet ihr das aus?« Seine Freundin lacht und erklärt den Anwesenden, ihr Freund habe ihre Hand halten wollen, um sie zu beruhigen und zu trösten. Dabei sei er es gewesen, der Trost bedurft habe. Sie sei schließlich nicht zum ersten Mal beim Frauenarzt gewesen und kenne die Untersuchungen. Das sei eben so beim Frauenarzt. Damit müsse man sich halt abfinden. Im Anschluss kommt es zu einer langen Diskussion darüber, ob dies zutreffe. Noch nach Jahren warnt der junge Mann Freunde vor dem Besuch beim Frauenarzt: »Das ist kaum mit anzusehen und schwer zu verkraften!« Manche seiner Freunde bestätigen seine Meinung später und entscheiden sich zum Teil dafür, nicht mehr ins Behandlungszimmer zu mitzukommen.

Fachfrauen und -männer sollten hieraus lernen, vor jeder Untersuchung darüber nachzudenken, ob sie wirklich notwendig ist und wenn, dann die Betroffenen über den Grund aufklären.
Während der Spekulumuntersuchung wird die Beschaffenheit der Scheidenwände und der Scheidenmuskulatur im Hinblick auf Auf-

gelockertsein und andersartige Fältelung betrachtet. Und natürlich insbesondere der Muttermund, der in die Scheide ragende Teil der Gebärmutter. Der Muttermund hat vorne die gleiche Verfärbung wie die äußeren Geschlechtsorgane der Frau, deren Farbe sich durch die Schwangerschaft verändert hat. Auch dies weist ja deutlich auf eine bestehende Schwangerschaft hin. Bei einer Erstgebärenden zeigt sich der Muttermund mit einem Grübchen versehen, bei einer Mehrgebärenden mit einen Schlitz. Es kann sein, dass sich am Muttermund eine Ektopie befindet – eine Art kleiner Schürfwunde, die manchmal blutet, manchmal überkrustet ist. Sie rührt von einer hormonellen Zellveränderung her und kommt meistens bei Frauen vor, die längere Zeit Ovulationshemmer (Pille) eingenommen haben. Wir erwähnen die Ektopie, weil es durch sie – in oder außerhalb einer Schwangerschaft – zu leichten Blutungen kommen kann, wenn der Penis des Partners mit ihr in Kontakt gerät. Sollten Sie bei einer Hebamme, Ärztin oder einem Arzt in Behandlung sein, die darauf achten, werden Sie wahrscheinlich sowieso darauf angesprochen werden, denn natürlich ist eine unerklärliche Blutung während der Schwangerschaft eine Belastung für eine Frau. Meistens wird eine drohende Fehlgeburt befürchtet. Also – bei Ektopie nicht in Panik geraten, wenn es nach dem Verkehr zu einer minimalen Blutung kommt.

Bei der Untersuchung einer Schwangeren wird insgesamt eine größere Weite der Scheide und ein höherer Feuchtigkeitsgehalt festgestellt. Viele Frauenärztinnen und -ärzte nutzen die Gelegenheit des bereits eingeführten Spekulums für einen Abstrich vom Muttermund. Das kennen Sie ja bereits aus den Krebsfrüherkennungsuntersuchungen. Mittels dieses Abstrichs wird eine Untersuchung zum Nachweis von Chlamydien durchgeführt *(siehe Mutterpass, Seite 3)*. Weiterhin wird meistens auch noch ein Abstrich zur Krebsfrüherkennung vorgenommen. Der Grund liegt darin, dass sich durch hormonelle Einflüsse in der Schwangerschaft diesbezügliche Messwerte verändern können. Zu diesem frühen Zeitpunkt ist eine genaue Bestimmung des Ergebnisses also noch relativ gut möglich. Sollte der Krebsfrüherkennungstest allerdings positiv sein, also ein für die Frau negatives Ergebnis zu Tage fördern, stellt das eine hohe Belastung für die Frau und damit auch für die Schwangerschaft dar *(siehe Krebsfrüherkennungsuntersuchung, Mutterpass, Seite 5, »e«)*. Wenn die Untersuchung abgeschlossen ist, liegt meistens das Ergebnis des Urintests vor. Sollte die Frau trotz ihrer Erwartung und der ausgebliebenen Menstruation nicht schwanger sein, kann das mehrere Gründe haben. Beispielsweise führt die heutzutage leider sehr verbreitete Krankheit Magersucht zu einem auch längerfristigen Aussetzen der Monatsblutung. Es können aber auch Mineralstoffmangel und/oder andere Ernährungsmängel vorliegen. Erst ab dem 18. Lebensjahr hat sich der Zyklus normalerweise stabilisiert. Frauen ab 38 Jahren müssen auch mit dem Ausbleiben der Regel wegen verfrühten Klimakteriums (Wechseljahre) rechnen. All diese Ursachen sollten gewissenhaft geklärt werden.

Nach Bekanntgabe eines positiven Schwangerschaftsergebnisses wird Ihnen Blut abgenommen. Die dadurch ermittelten Blutwerte werden später im Mutterpass festgehalten. Frauen, die beschließen, die Schwangerschaft abzubrechen, erhalten nicht immer einen Mutterpass. Auch bei ihnen ist eine Feststellung der Blutgruppe, insbesondere des Rhesusfaktors, sehr wichtig wegen einer möglichen Schädigung folgender Kinder. Ausgehändigt bekommt die schwangere Frau ihren Mutterpass erst beim nächsten Termin im Rahmen der Mutterschaftsvorsorge, es sei denn, sie holt ihn vorher schon in der Praxis ab. Der Mutterpass wird nämlich zuerst mit ihrer Blutprobe in ein Labor geschickt. Von dort gelangt er mit den entsprechenden Ergebnissen und Stempeln versehen wieder zu der Hebamme, Frauenärztin oder dem Frauenarzt, die/den die schwangere Frau als ihre Begleitperson gewählt hat. Dieser zweite Termin liegt normalerweise vier Wochen nach dem ersten. Nur wenn Risiken bestehen oder eine Problematik sich abzeichnet, wird die schwangere Frau früher »einbestellt«.

Ein Wort in eigener Sache: Ultraschall

Viele Frauen und Paare, die zur Schwangerschaftsbestätigung beim Arzt sind, möchten sehr gerne etwas Sichtbares von ihrem Kind haben: das erste Foto, auf dem die Eltern zwar meistens nichts erkennen können, weil nur ein geschultes Auge auf dem Ultraschallbild das entstehende Leben ausmachen kann. Dennoch ist es schön, sozusagen einen Beweis in den Händen zu halten. Wir verstehen sehr gut, dass der Wunsch nach einem solchen Foto groß sein kann. Doch vielleicht können Sie Ihre Neugier ein wenig zügeln. Wir empfehlen Ihnen, sich bis zur nächsten Untersuchung zu gedulden, die um die 10. Schwangerschaftswoche herum stattfindet und in der routinemäßig eine Ultraschalluntersuchung vorgenommen wird, da sie in Deutschland zur Mutterschaftsvorsorge gehört.

In der Regel wird, wie gesagt, bei dieser Untersuchung noch kein Ultraschall eingesetzt. Allerdings kommen tatsächlich viele Frauen ausschließlich wegen des Fotos in die frauenärztliche Praxis. Vielleicht, um endlich auch eines vorzeigen zu können. Aber dieses frühe Bild ist weder vom Gesetzgeber noch vom Ausschuss der Krankenkassen, die den Mutterpass drucken lassen und ihren Versicherten zur Verfügung stellen, vorgesehen. Und wir finden das auch richtig so. Leider fordern viele Gynäkologen seit Jahren, den Ultraschall bereits bei der ersten Untersuchung – also noch vor Aushändigung des Mutterpasses – obligatorisch durchzuführen. Sie begründen diese Forderung mit dem Ausschluss bestimmter Behinderungen wie zum Beispiel einer Nackenfurche – sie tritt gehäuft bei Chromosomenveränderungen auf – und anderen Krankheiten, die eine frühzeitige Einleitung weiterer Untersuchungen wie beispielsweise eine Chorionzottenbiopsie oder Amniozentese (Fruchtwasseruntersuchung) bei entsprechendem Verdacht nach sich ziehen *(siehe Pränatale Diagnostik).*

Wir raten Ihnen dringend, auf solche Argumente nicht einzugehen – außer Sie legen aus persönlichen Gründen sehr viel Wert darauf oder haben Gründe, bereits jetzt an eine mögliche Behinderung Ihres Kindes zu denken. Ansonsten genießen Sie einfach die Gewissheit: schwanger. Belasten Sie sich nicht jetzt schon mit solchen Tests. Es werden gegebenenfalls noch genug auf Sie zukommen – leider. Wir werden Ihnen diese alle erklären und vor allem werden wir Ihnen erklären, dass deren Bedeutung häufig hochgespielt wird und die Fehlinterpretationen der Untersuchungsergebnisse manchmal schauderhafter sind als manches Ergebnis. Horchen Sie in sich hinein! Freuen Sie sich! Und lassen Sie sich Ihre Freude nicht schon

Und noch ein Wort zu den werdenden Vätern:
Dass viele von Ihnen vom Ultraschall begeistert sind, ist klar. Schließlich sind nicht Sie es, die das Kind in Ihrem Leib tragen. Sie spüren nicht die ersten zarten Stupser und das später kräftigere Treten. Da ist es doch schön, ein Ultraschallbild mit sich herumtragen zu können. Aber es muss ja nicht gerade beim ersten Besuch in der Frauenarztpraxis gemacht werden – oder? Wie gesagt, in der 10. Woche gehört der Ultraschall zur obligatorischen Untersuchung im Rahmen der Mutterschaftsvorsorge *(siehe Kontroversen zum Thema Ultraschall).*

in diesem frühen Stadium Ihrer Schwangerschaft von irgendwelchen Hiobsbotschaften trüben! Es ist Ihr Kind, Ihre Schwangerschaft. Die Normalität ist ein gesundes Kind. Sie haben genügend zu tun mit der Verarbeitung Ihrer bestehenden Schwangerschaft, ob geplant, erwünscht oder nicht (mehr zum Thema Ultraschall *siehe Mutterpass)*.

Bei der Hebamme

Die Feststellung der Schwangerschaft durch eine Hebamme erfolgt nach den gleichen medizinischen Regeln, die im Mutterpass festgelegt sind. Der Unterschied besteht darin, dass diese Untersuchung sowohl bei der Frau zu Hause vorgenommen werden kann als auch in einer Hebammenpraxis. Manche Hebammen arbeiten eng mit einer Frauenärztin/einem Frauenarzt zusammen und führen dann in der ärztlichen Praxis die Feststellung einer Schwangerschaft durch. Meistens wird die Zusammenarbeit so aufgeteilt, dass bis auf die vaginale und die bimanuelle Untersuchung alle Untersuchungen von der Hebamme vorgenommen werden. Sie unterhält sich auch ausführlich mit der Frau/dem Paar über alle Fragen und Probleme. In der Regel dauert der Termin bei der Hebamme mindestens 30 Minuten. Die Hebamme wird auch Blut abnehmen, den Urin untersuchen und alle anderen nötigen Vorkehrungen treffen. Insbesondere wird sie ein offenes Ohr für Ihre Fragen, Sorgen, Ängste haben und sich Zeit nehmen, Ihnen zuzuhören. Bereits zu diesem frühen Zeitpunkt merken viele Frauen, dass die Hebamme ihnen so beisteht, wie sie im Englischen bezeichnet wird: »midwife«, das bedeutet: mit der Frau.

Ich habe einen Mutterpass – also bin ich schwanger!?

Der Mutterpass beweist es: Die Frau ist schwanger. Schön ordentlich, gestempelt und mit vielen Kästchen für viele Untersuchungsergebnisse. Aber ... meistens weiß die Frau schon vorher, dass sie schwanger ist. Weiß es, noch bevor ihre Regel ausbleibt. Die Feststellung einer Schwangerschaft findet auch heute noch – trotz aller medizinisch-technischen Fortschritte – in den meisten Fällen durch die Frau oder das Paar statt. Dabei werden typische, allgemein bekannte Schwangerschaftsbeschwerden trotzdem häufig erst nach offizieller Bestätigung wahrgenommen und als solche eingeordnet. Bei Frauen, die bereits mehrere Kinder geboren haben, können die Veränderungen, die eine Schwangerschaft sozusagen ankündigen, variieren, und es können immer neue Befindlichkeiten festgestellt werden. Manche Frauen merken nicht nur sehr schnell, dass sie schwanger sind, sie wissen auch ganz genau, wann sie empfangen haben, und können die näheren Umstände, die zur Empfängnis führten, detailliert beschreiben. Unter den werdenden Vätern gibt es auch einige, die wissen, wann »es geklappt hat«.

Fallbeispiel »Das glückliche Paar«
Eine 30-jährige Frau, seit fünf Jahren glücklich in einer festen Partnerschaft, setzt nach jahrelanger Verhütung die Pille ab, weil sie und ihr Mann sich ein Kind wünschen. Das Paar ist gutsituiert und richtet sein Leben langsam, aber stetig darauf ein, hoffentlich bald zu dritt zu sein. Nachdem das Paar vier Monate lang vergeblich »geübt« hat, fährt es in den Urlaub. Und dort – so ist es häufig – »fruchten« die Bemühungen dann. Beide Partner spüren unmittelbar nach dem Verkehr, dass dieses Zusammensein zu einer Empfängnis geführt hat. Die folgenden Tage werden in sehr schöner, harmonischer, »horchender«, also in die Frau hineinhorchender Stimmung verbracht. Das Paar ist sich außerordentlich zugetan, sehr innig und liebevoll miteinander verbunden. Beide haben das Gefühl, etwas Zartes, sich Entwickelndes behüten und beschützen zu wollen und es behutsam wachsen zu lassen in seinem Nest.
Zwei Wochen nach Ausbleiben der Regel macht das Paar in feierlicher Atmosphäre im gemeinsamen Zuhause einen Schwangerschaftstest, den es zuvor in der Apotheke besorgt hat. Hand in Hand warten sie das Ergebnis ab. Als sich das positive Bild abzeichnet, feiern sie das große Ereignis am Abend und gehen essen. Am nächsten Tag lassen sie sich das positive Ergebnis von dem Gynäkologen bestätigen. Auf die Frage, warum sie dies taten, antworten sie: Wir konnten nicht glauben, dass unser großer Wunsch tatsächlich in Erfüllung gehen sollte, und wollten das Ergebnis schriftlich haben, sozusagen offiziell beglaubigt. Dem Paar kam es überhaupt nicht auf den Kontakt zum Arzt an. Beide wollten ihre Ahnung im Ultraschallbild bestätigt sehen. Ultraschallbilder kannten sie bereits von schwangeren Freundinnen

und Verwandten. Das Ultraschallbild ihres Kindes, selbst wenn sie als Laien darauf schwerlich etwas erkennen konnten, war der letztendliche Beweis – obwohl sie es beide unmittelbar nach der Zeugung wussten und der Schwangerschaftstest aus der Apotheke positiv ausgefallen war.

Obwohl dies die vorherrschende Reaktion ist und somit als völlig normal bezeichnet werden kann, erscheint es uns insofern bemerkenswert, als es aufzeigt, dass wir vom technischen Zeitalter geprägten Menschen dazu neigen, unseren eigenen Wahrnehmungen und Gefühlen weniger Glauben zu schenken als dem angeblich technisch Beweisbaren ...

Bezeichnenderweise traten körperliche Beschwerden – wie es häufig der Fall ist – auch bei dieser Frau erst nach der offiziellen schriftlichen Bestätigung der Schwangerschaft auf. Zuvor hatte die Frau keinerlei körperliche Veränderungen an sich festgestellt. Nach Aushändigung des Mutterpasses spannten ihre Brüste, und sie nahm ein ziehendes Gefühl im Unterleib wahr. Und natürlich sah das »schwangere« Paar ab sofort fast nur noch Schwangere und Kinder. Es kam beiden so vor, als wäre alle Welt um sie herum ebenfalls schwanger. Auch dieses selektive Wahrnehmen ist ein oft zu beobachtendes Phänomen.

In der Reihenfolge der Menschen, die die freudige Botschaft erfuhren, ging dieses Paar wie die meisten der von uns Befragten vor. Zuerst wurden die Eltern der Mutter informiert, dann die Schwiegereltern, Freunde und Verwandte. Jahre später noch erinnerte sich das Paar nahezu wörtlich an die Reaktionen auf die Mitteilung des zu erwartenden Nachwuchses – sowohl die positiven als auch die negativen. Besonders überforderte junge Eltern mit Kleinkindern neigen dazu, eine werdende Familie mit Bemerkungen wie: Jetzt wisst ihr dann ja auch bald, wie es ist, einen Schreihals im Haus zu haben, oder: Jetzt versteht ihr bald, warum man Ränder unter den Augen hat, zu »beglückwünschen«.

Bei diesem Paar war – wie bei den meisten anderen – deutlich festzustellen, dass negativ empfundene Reaktionen auf die Mitteilung der Schwangerschaft eigene ambivalente Gefühle verstärken und Ängste und Zweifel auslösen. Die Verunsicherung eines »schwangeren« Paares und insbesondere einer schwangeren Frau ist leicht zu erreichen, denn Schwangerschaft ist häufig gekennzeichnet durch enorme Sensibilität und Labilität. Nicht umsonst wird die Schwangerschaft in der Psychologie mit Krisensituationen wie Tod eines nahe stehenden Menschen oder Scheidung gleichgestellt – also mit einem enorm hohen Stressfaktor belegt. Schwangerschaft ist eine alles in Frage stellende Umbruchsituation und Rollenveränderung. So haben es uns auch unzählige Paare beschrieben, egal, ob sie ihr erstes Kind erwarteten oder bereits Kinder hatten. Schwangerschaft ist ein Ausnahmezustand, in dem manchmal alles, was sonst sicher schien, neu überdacht wird.

Fallbeispiel »Verdrängte Schwangerschaft«
Eine 16-jährige Frau, die wegen ihres jugendliches Alters, häufiger Pilzerkrankungen und eines unregelmäßigen Zyklus keine Ovulationshemmer, sprich Pille, einnimmt und seit zwei Jahren eine gute und stabile Beziehung mit ihrem Freund hat, stellt das Ausbleiben ihrer Regelblutung fest. Dies beunruhigt die junge Frau nicht weiter, da sie an Unregelmäßigkeiten gewöhnt ist. Das Paar verhütet im Übrigen mit Kondomen. Erst als selbst der Zeitpunkt der nächsten Regelblutung überschritten ist, beginnt die junge Frau aufzumerken. Sie misst diesem Zeichen jedoch keine große Bedeutung zu. Auch dass sie morgens unter Appetitlosigkeit und tagsüber häufig unter Kopfschmerzen leidet – was für sie ungewöhnlich ist –, macht sie nicht aufmerksam. Sie bemüht sich nicht einmal, irgendwelche Erklärungen für diese Veränderungen zu finden, sie denkt lieber überhaupt nicht nach, verdrängt die Schwangerschaft, wie sie später selbst feststellt, total. Sogar der veränderte Geruch des Scheidensekrets, den sie wahrnimmt, weil sie wegen ihrer häufigen Pilzerkrankungen daran gewöhnt ist, besonders auf diesen Geruch zu achten, lässt sie nicht an eine Schwangerschaft denken.
Erst als sie eines Mittags ohne vorherige Übelkeit plötzlich erbrechen muss, erschrickt sie nachhaltig. Sie teilt ihrem Freund ihre Beobachtungen mit. Der zweifelt nicht im Geringsten: Du bist schwanger! Die junge Frau weist das weit von sich: Nein, das kann nicht sein! Der Freund zählt alle Anzeichen auf und fügt sie zu dem für ihn nach wie vor logischen Schluss – schwanger – zusammen. Die junge Frau reagiert mit massiver Verärgerung, wobei sie allerdings im Allerinnersten ahnt, dass ihr Freund Recht hat. Der Freund besteht auf einer Klärung der unsicheren Situation und begleitet die junge Frau, die sich anfänglich sehr sträubt, zu einem schon länger feststehenden Termin

bei ihrer Ärztin. Dort stürmt die junge Frau nach der Untersuchung aus dem Sprechzimmer, reißt ihre Jacke von der Garderobe und rennt fort. Ihr Freund holt sie im Treppenhaus ein, wo sie ihm weinend das Ultraschallbild zeigt, auf dem – laut Aussage der Ärztin – das Kind schon deutlich zu sehen ist. Nach und nach gesteht die junge Frau sich ein, dass sie die Schwangerschaft seit Wochen befürchtet hat, aber eben auf keinen Fall wahrhaben wollte – so als ob das Ignorieren der Anzeichen zu einem Verschwinden des Problems führen würde. Denn diese ungewollte Schwangerschaft ist vor allem ein Problem, ein riesengroßes.

Der Freund äußert später, dass er alle Anzeichen von Anfang an in Verbindung mit einer Schwangerschaft gesehen habe – doch die starke, spürbare Ablehnung seiner Freundin habe ihn davon abgehalten, dies zu äußern.

Wir finden es bemerkenswert, dass selbst bei einer Schwangerschaft, die nicht sehnlich erwünscht ist – wie bei unserem ersten Beispiel –, sondern die als Katastrophe betrachtet wird, besonders wenn die werdenden Eltern beide noch zur Schule gehen, der Partner doch etwas ahnt. Das, was bei dem zuvor beschriebenen Paar eine große Freude darstellt, nämlich die Mitteilung des bevorstehenden Ereignisses, ist für dieses sehr junge Paar eine schreckliche Zwangssituation.

Die junge Frau verfiel zunächst in eine Art Schockzustand. Sie sah nur noch schwarz und wusste weder ein noch aus. Später formulierte sie klar, dass ihre einzige Angst die vor ihrer Mutter war. Sie äußerte sich in extremen Schuld- und Schamgefühlen. Es kam ihr so vor, als wäre sie ein kleines Kind, das etwas ausgefressen hatte und nun von den Eltern, besonders der Mutter, gescholten werden würde. Dazu kam eine große Unsicherheit allen und allem gegenüber – besonders natürlich der Zukunft. Immer wieder diskutierte das Paar seine Perspektiven, und schließlich wurden die Eltern des Freundes mit einbezogen. Auch über einen Schwangerschaftsabbruch wurde ausführlich gesprochen. Letztlich entschied sich das Paar, das Kind zu bekommen. Die junge Frau war noch immer unsicher. Als Wendepunkt bezeichnet sie in der Rückschau jenen Moment, in dem sie den Eltern ihres Freundes ihr zweites Ultraschallbild zeigte: Sie lachten und nahmen mich in die Arme, und alle freuten sich so sehr. Und da fühlte ich mich angenommen mit meiner Schwangerschaft und meinem Kind, und es war, als würde ein Knoten in meinem Bauch platzen. Endlich konnte ich wieder durchatmen. So richtig tief und erleichtert durchatmen. Vorher hat sich mein Bauch wie ein Stein angefühlt, eigentlich hatte er nicht das Geringste mit mir zu tun. Von diesem Augenblick an habe ich mich auf mein Kind gefreut.

Hier sehen wir noch einmal sehr deutlich, welch wichtige Rolle das soziale Umfeld für die Akzeptanz einer Schwangerschaft durch die Schwangere spielt – besonders eben, wenn es keine Wunschschwangerschaft ist. Insofern ist dieser Fall exemplarisch, denn die Wichtigkeit der positiven Annahme wird von nahezu allen Frauen und auch deren Partnern bestätigt.

Schwanger – höchstes Glück oder tiefste Verzweiflung

Im Jahr 1997 wurden in der Bundesrepublik Deutschland zirka 800 000 Geburten registriert. Dies bedeutete einen leichten Geburtenanstieg.
Eine Studie, die Anfang der 90er Jahre erstellt wurde, lässt den Schluss zu, dass 50 % aller Schwangerschaften ungeplant sind und von diesen letztlich 25 % als unerwünscht bezeichnet werden. Daraus folgt, dass die Hälfte aller ungeplanten Kinder doch noch zu erwünschten Kindern werden. Rund 20 000 Schwangerschaften pro Jahr entstehen in den alten Bundesländern trotz Pilleneinnahme, und 17 000 sind trotz Spirale zu erwarten.

Ungewollt schwanger, was nun?

Es ist also passiert. Obwohl es eigentlich nicht hätte passieren sollen. Und jetzt? Das Kind bekommen oder nicht? Wir haben die Frauen, die ungewollt schwanger wurden, ausnahmslos verzweifelt erlebt. Oft ziehen sich die Partner der Frauen aus der Entscheidungsfindung zurück. Doch auf dem Weg zur Entscheidung fühlen sich viele Frauen dort, wo es um ihre Gefühle geht, allein gelassen. Dies trifft insbesondere zu, wenn die schwangere Frau im jugendlichen Alter ist. Gerade bei so genannten Teenie-Schwangerschaften ist festzustellen, dass die Entscheidung oftmals von Eltern, vordergründig Müttern, dominiert wird, die dann mit Ärzten und Beratungsstellen verhandeln. Wird auf diesem Wege ein Schwangerschaftsabbruch entschieden – der als Hilfe für die jugendliche Frau gesehen wird, die ja in ihrem Leben »alle Chancen haben«, die Schule abschließen und einen Beruf erlernen soll –, so werden dabei leider oft die Gefühle der jugendlichen Frau übergangen. Vielleicht geschieht dies aus der fälschlichen Meinung heraus, sie damit zu schonen. Dies ist jedoch nicht richtig. Abtreibung ja oder nein – das ist eine extrem bedeutende Entscheidung, die das ganze Leben beeinflusst.

Nicht nur die Geburt und die Erziehung eines Kindes prägen das Leben, eine Abtreibung, die mit Hader und Zweifeln oder ohne gründliche Auseinandersetzung mit den Möglichkeiten vorgenommen wurde, prägt ebenso. Politiker, Abtreibungsgegner und Kirchen unterstellen abtreibenden Frauen Kaltblütigkeit und ziehen Vergleiche, die an Polemik kaum zu übertreffen sind. Ich möchte hier deutlich betonen, dass mir niemals eine Frau begegnete, die »kaltblütig« abgetrieben hat. Ganz im Gegenteil. Aus vielen Gesprächen auch mit älteren und sehr alten Frauen, die den Eingriff in ihrer Jugend vornehmen ließen, weiß ich, dass Fehlgeburten und Abtreibungen nie vergessen werden. Manche Frauen leiden bis an ihr Lebensende, wenn sie eine Abtreibung vornehmen ließen. Schuldgefühle, aber auch Wut und Ärger über die Manipulation durch die Umgebung – Familie, Verwandtschaft, Freunde – sind immer noch herauszuhören.

Wir meinen, die gesamte Gesellschaft ist dazu aufgerufen, die Rahmenbedingungen zu schaffen, damit junge Frauen bei einer ungewollten Schwangerschaft in Ruhe und ohne Druck von außen über die Konsequenzen der Austragung oder Abtreibung des Kindes nachdenken können. Jede Frau muss diese Entscheidung selbst treffen. Ob sie 14 oder 44 Jahre alt ist. Nur wenn sie das Gefühl hat, wirklich Ja zu der einen oder anderen Möglichkeit gesagt zu haben – anstatt gedrängt worden zu sein –, wird sie ein Kind oder eine Abtreibung auch akzeptieren beziehungsweise verarbeiten können. Es ist dringend erforderlich, dass Frauen, die diese schwere Entscheidung für einen Schwangerschaftsabbruch treffen, nicht an den Pranger gestellt werden. Ihr Verhalten darf nicht bewertet werden. Die Frauen brauchen – und je jünger sie sind, desto intensiver – liebevolle Begleitung und Unterstützung, egal, wie sie sich entscheiden. Aber sie selbst müssen entscheiden – nach umfassender, druck- und wertfreier Information.

Ein Gespräch mit einer Hebamme, die konkret über Aussichten und Unterstützungsmöglichkeiten aufklärt – oder auch einfach nur zuhört –, ist häufig sehr hilfreich bei einer Entscheidung für oder gegen ein Kind. Auch Frauen, die bereits Kinder haben, sich aber vielleicht gerade in einer Trennungssituation befinden und mit ihrer aktuellen Schwangerschaft nicht mehr weiterwissen, bedürfen umfassender Fürsorge – und intensiver Gespräche. Manchmal wird eine Schwangerschaft als Allheilmittel für die Lösung aller bestehenden Beziehungsprobleme begrüßt. In manchen Fällen mag das zunächst funktionieren. Funktioniert es aber nicht, ist das Aufwachen alles andere als schön. Und egal, wie es auch gedreht und gewendet werden mag: Eine Entscheidung muss gefällt werden – und zwar von der Frau!

Es gibt heute eine Reihe von Beratungs- und finanziellen Hilfsangeboten, die werdende Mütter und junge Familien in Anspruch nehmen können: Stiftungen, Organisationen, staatliche und kirchliche Einrichtungen. Ob zur Beschaffung der Grundausstattung für Mutter und Kind oder zur Einrichtung des Kinderzimmers beziehungsweise prinzipielle Beihilfe wie etwa Wohngeld *(siehe Anhang)*.

Die Schwangerschaftsvorsorge und der Mutterpass

Der Mutterpass wurde Ende der 60er Jahre eingeführt, um Frauen während der Schwangerschaft zu regelmäßigen Untersuchungen bei Ärztinnen und Ärzten anzuhalten. Zu dieser Zeit ging es vor allem um die Prophylaxe einer Schwangerschaftsvergiftung, wohl so genannt, weil der Körper durch die Schwangerschaft »Vergiftungsreaktionen« zeigte *(siehe Gestose)*. Diese trat damals relativ häufig auf. Durch Vorsorgeuntersuchungen kann ihr heute sehr gut entgegengewirkt werden. Mutterschaftsvorsorge wurde bis dato zum großen Teil von Hebammen durchgeführt – und zwar unentgeltlich, allerdings zu einem späteren Termin als heute üblich, nämlich ab der 28. bis 30. Schwangerschaftswoche. Hebammen finden es unschön, dass diese Tatsache oftmals verschwiegen und der Eindruck vermittelt wird, es gäbe Mutterschaftsvorsorge erst von dem Zeitpunkt an, wo sich die Gynäkologie per Mutterpass um die schwangeren Frauen kümmerte. Lange vor Bestehen des Mutterpasses haben Hebammen werdende Mütter über Risiken aufgeklärt und sie bei Verdacht auf Probleme an Ärzte überwiesen. In Großfamilien kam ohnehin fast ständig eine Hebamme ins Haus und beriet die Frauen in ihrer jeweiligen Situation.

Die Schwangerschaftsvorsorge im Wandel der Zeit

Das Wirkungsfeld der Hebammen reicht zurück bis in eine Zeit, in der es weder Überweisungsscheine noch Desinfektionsmittel oder Narkose gab. Von Schwangerenvorsorge war auch nicht die Rede, wenn Hebammen sich schwangerer Frauen annahmen. Alles war ganz selbstverständlich integriert in den Kreislauf des Lebens, und Hebammen wurden nicht nur bei Problemen rund um Schwangerschaft und Geburt gerufen, sondern man wandte sich auch bei Krankheiten oder Unwägbarkeiten an die so genannten heilkundigen weisen Frauen. Im Tagebuch der englischen Hebamme Martha Ballard ist nachzulesen, dass sie in der Zeit zwischen dem 3. und 24. August 1787 half, vier Kinder zur Welt zu bringen, bei einer Frau Scheinwehen diagnostizierte, 16 »weitere Krankheitsfälle« behandelte und drei Leichen für die Beisetzung vorbereitete. Zur gleichen Zeit stellte sie für einen Nachbarn eine Arznei her, sammelte Heilkräuter und behandelte die Halsentzündung ihres Gatten. Kurzum, Martha Ballard und ihre Kolleginnen waren medizinische Allrounder. Aber damals gab es auch noch keine Ärzteschwemme, und viele waren froh, überhaupt eine heilkundige Person zu kennen.

Durch ihr vielfältiges Aufgabengebiet waren die Hebammen in engem Kontakt mit »ihren« Frauen. Sie kannten sie oft schon von Kindheit an, hatten ihnen vielleicht auf die Welt geholfen, wussten Bescheid über ihr soziales und familiäres Umfeld. Aus diesem Grund konnten sie den gesundheitlichen Zustand und die Lebensumstände der Frauen genau einschätzen – denn sie hatten sozusagen die perfekte Anamnese (Krankengeschichte). Ob die schwangeren Frauen die Ratschläge ihrer Hebammen dann auch beherzigten, sei dahingestellt, denn oftmals mussten sie körperlich schwer arbeiten, und manche Frau gebar ihr Kind während der Feldarbeit.

Die diagnostischen Möglichkeiten der Hebammen waren im Vergleich zu heute natürlich steinzeitlich. Erst seit Erfindung des Stethoskops zu Beginn des 19. Jahrhunderts war es beispielsweise möglich, die Herztöne des Kindes zu hören. In den Städten begann die Einschränkung der Tätigkeit der Hebammen bereits gegen Ende des 16. Jahrhunderts. Junge Ärzte wurden in Geburtshilfe geschult, sie wurde auch an der Universität gelehrt, und dann standen diese studierten Mediziner den traditionellen Hebammen gegenüber, die oftmals nicht einmal lesen konnten, sondern ihre Studienzeit meistens in Zusammenarbeit mit einer erfahrenen Hebamme absolviert hatten. Doch selbstverständlich gab es auch schriftkundige Hebammen wie beispielsweise Marie Bourgois, die bereits 1609 ein Lehrbuch für Hebammen veröffentlichte. Dieses Werk kann als Vorläufer der späteren medizinischen Lehrbücher der Geburtshilfe und Gynäkologie gelten. Doch ein Großteil der praktizierenden Hebammen las es nie, schlichtweg, weil sie es sich nicht leisten oder nicht lesen konnten. Die Ärzteschaft etablierte sich zunehmend in allen traditionellen Arbeitsbereichen der Hebammen, und heutzutage – speziell seit Einführung des Mutterpasses, das heißt seit Honorierung der Mutterschaftsvorsorge durch die Krankenkassen – fühlen sich Frauenärzt(e)innen berufen, die Schwangerenvorsorge durchzuführen. Die Mutterschaftsrichtlinien, die 1966 festgelegt wurden, machen schon durch ihren Namen klar, dass die Schwangerenvorsorge durch Hebammen zu dieser Zeit kaum mehr Bedeutung hatte, lauten sie doch:»Richtlinien des Bundesausschusses der Ärzte und Krankenkassen über die ärztliche Betreuung während der Schwangerschaft und nach der Entbindung«. Anfänglich waren die Inhalte dieser nun hauptsächlich von Ärzten angebotenen einheitlichen Schwangerenvorsorge noch zum großen Teil beratender Natur und unterschieden sich kaum von dem, was Hebammen von jeher anboten. Doch schon in dem 1968 eingeführten Mutterpass fanden sozialmedizinische Belange keinen Platz mehr. Mit der Entwicklung neuer technischer Möglichkeiten wie zum Beispiel des Ultraschalls wurde dieser Bereich immer mehr in den Hintergrund gedrängt. Zwar werden schwangere Frauen heute bestens überwacht, und krankhafte Veränderungen können frühzeitig erkannt und manchmal auch behandelt werden. Doch gerät der menschliche Aspekt in der Schwangerenbetreuung zunehmend ins Abseits.

Eine schwangere Frau ist aber mehr als ein Backofen. Man kann das in ihr wachsende Leben nicht isolieren von ihrer Biografie, ihrem

Körper, ihrem Fühlen, ihren Lebensumständen, ihrer Bildung und ihrem Wertesystem, also von ihrer ganz eigenen Persönlichkeit. Beides bedingt sich. Und deshalb werden wir nicht müde, immer wieder daran zu erinnern, schwangere Frauen wie auch sonst jeden Menschen als Ganzes zu betrachten. Nur wenn man das Ganze im Blick bewahrt, kann man die Zusammenhänge erkennen und eventuellen Fehlentwicklungen vorbeugen.

Der Mutterpass

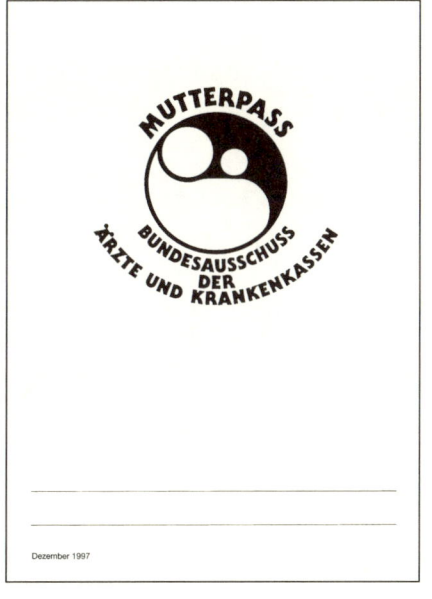

Der Mutterpass wird gedruckt und bezahlt von den Krankenkassen und ihren Versicherten zur Verfügung gestellt. Er ist kein Eigentum des Arztes, sondern er gehört Ihnen. Ausgehändigt bekommen Sie ihn, wie bereits erklärt, meistens um die 10. Schwangerschaftswoche herum, wenn Sie zur Vorsorge in die Arztpraxis bestellt werden oder eben einen Termin mit Ihrer Hebamme haben. Der Mutterpass wird von Ihnen verwaltet, und Sie sollten ihn bitte immer bei sich tragen. Selbstverständlich bringen Sie ihn zu jeder Untersuchung mit. Besonders wichtig ist es, ihn dabeizuhaben, wenn der Zeitpunkt der Geburt näher rückt. Auch wenn Sie während der Schwangerschaft Ihre Ärztin, Hebamme oder Ihren Arzt wechseln, gehört der Mutterpass zu Ihnen. Sollten Sie zur Geburt ein Krankenhaus aufsuchen, zeigen Sie ihn dort ebenfalls vor.

Auf den folgenden Seiten sehen Sie den Mutterpass – Ausgabe ab Dezember 1997 – abgebildet. Wir erklären Ihnen die Bedeutung der einzelnen Einträge beziehungsweise deren Hintergrund. Und wir schlüsseln auf, welche Begriffe wichtig sind, so dass Sie selbst auch gezielt nachfragen können, falls etwas für Sie nicht verständlich ist, entweder weil die Schrift das Sprichwort über Ärztehandschriften bestätigt, oder weil Sie die Erklärung als solche nicht verstehen.

Oder ganz einfach deshalb, weil die an eine Krankengeschichte erinnernde Aufmachung des Dokuments Sie verunsichert. Unsere Intention bei diesem Buch ist, ganz entschieden immer wieder darauf hinzuweisen, dass Schwangerschaft und Geburt die natürlichsten Vorgänge überhaupt sind. Nichtsdestoweniger möchten wir Sie umfassend informieren. Sollten Sie sich jetzt lieber uneingeschränkt und ohne an irgendwelche Komplikationen zu denken, über Ihre Schwangerschaft freuen wollen, überblättern Sie einfach die Erklärung des Mutterpasses und fangen weiter hinten an zu lesen. Oder halten Sie es wie wir: darauf bauen, dass fast alle Schwangerschaften und Geburten normal verlaufen – also mit höchster Wahrscheinlichkeit auch Ihre! Sie können aber bei Bedarf nachschlagen und sich gezielt informieren.

Titelinnenseite

Auf der Titelinnenseite des Mutterpasses finden Sie den Hinweis, dass Schwangerschaft und Geburt natürliche Vorgänge sind und keine Krankheit darstellen, allerdings manchmal mit einem erhöhten Risiko für Mutter und Kind belastet sind. Leider wird der Mutterpass häufig – im Widerspruch zu dieser Einleitung – als Risikopass geführt. Das heißt, der Schwerpunkt liegt auf der Risikodiagnose.

HINWEISE FÜR DIE SCHWANGERE

Schwangerschaft und Geburt sind natürliche Vorgänge und stellen keine Krankheit dar. Manchmal können sie allerdings mit einem erhöhten Risiko für Mutter und Kind belastet sein. Eine sorgfältige Schwangerschaftsbetreuung kann einen großen Teil dieser Risiken zu vermeiden oder rechtzeitig zu erkennen, um Gefahren abzuwenden.

Voraussetzung dafür ist jedoch Ihre regelmäßige Teilnahme an den Vorsorgeuntersuchungen!

Die in Ihrem Mutterpaß aufgeführten Untersuchungen dienen der Gesunderhaltung von Mutter und Kind und entsprechen langjähriger geburtshilflicher Erfahrung und modernen medizinischen Erkenntnissen.

Dieser Mutterpaß enthält die während der Schwangerschaft erhobenen wichtigen Befunde. Er wird Ihnen nach jeder Vorsorgeuntersuchung wieder mitgegeben. Die Angaben im Mutterpaß dienen der Information von Arzt und Hebamme sowie Ihrer und Ihres Kindes Sicherheit.

Der Mutterpaß ist Ihr persönliches Dokument. Sie allein entscheiden darüber, wem er zugänglich gemacht werden soll. Andere (z.B. Arbeitgeber, Behörden) dürfen eine Einsichtnahme nicht verlangen.

Bitte:
● Nutzen Sie die Ihnen gebotenen Möglichkeiten, um sich und Ihrem Kind Sicherheit zu verschaffen!
● Vergessen Sie nicht, dieses Heft zu jeder ärztlichen Untersuchung während der Schwangerschaft, zur Entbindung und zur Untersuchung des Kindes mitzubringen!
● Lassen Sie sich helfen, wenn Sie Sorgen haben!
● Beraten Sie sich mit Ihrem Arzt und befolgen Sie seine Ratschläge!

Stempel des Arztes/ der Klinik/ der mitbetreuenden Hebamme

1	2
3	4

Mein nächster Untersuchungstermin:

Tag	Uhrzeit	Tag	Uhrzeit

1

Schon beim flüchtigen Blättern in diesem Heftchen bestätigt sich dieser Eindruck, es folgt überhaupt kein Hinweis mehr auf den normalen Verlauf einer Schwangerschaft, ganz im Gegenteil: Es werden lediglich Risiken aneinander gereiht.

Seite 1

Auf der ersten Seite befindet sich der *Stempel* des Arztes/der Klinik/der mitbetreuenden Hebamme. Dass die Hebammen überhaupt in dem Mutterpass auftauchen, ist jahrelangen Kämpfen der Hebammenverbände zu verdanken. Immer wieder hat sich die Bundesärztekammer massiv dagegen ausgesprochen, Hebammen im Mutterpass einen Platz einzuräumen, und es gibt Ärzte, die den Namen der Hebamme im Mutterpass überstempeln, durchstreichen, wegtippexen oder zukleben. Das gehört leider nicht auf die Witzseite! Doch nun stehen die Hebammen auch im Mutterpass – seit Dezember 1997 erstmalig.

In den Kästchen für die Stempel sollten Sie unbedingt auch die Telefonnummer der Klinik eintragen, in der Sie gebären möchten, falls Sie sich für eine Klinikgeburt entschieden haben. Bei einer Risikoschwangerschaft vermerken Sie bitte die Telefonnummer der größeren Klinik, die Sie für Notfälle ausgesucht haben. Es ist wichtig, im Bedarfsfall alle Telefonnummern auf einen Blick zu haben und nicht unnötig Zeit damit zu verlieren, hektisch Telefonbücher zu wälzen. Gehen Sie einfach davon aus, dass Entscheidungen schnell getroffen werden müssen, und sorgen Sie persönlich vor – mit dem Eintrag der wichtigen Telefonnummern und Adressen. Gegebenenfalls tragen Sie auch noch die Nummer Ihres Hausarztes oder eines Kinderarztes ein.

Scheuen Sie sich nicht, selbst etwas in den Mutterpass zu schreiben. Er gehört Ihnen! Wenn Ihnen sein Äußeres nicht gefällt, malen Sie ihn an oder bekleben Sie ihn. Behandeln Sie Ihren Mutterpass wie Ihr liebstes Notizbuch. Sie werden im Laufe der Jahre merken, dass Sie immer wieder mal in ihm blättern – auch wenn Ihre Kinder schon erwachsen sind. Wir kennen keine Frau, die ihren Mutterpass weggeworfen hat. Die meisten Frauen assoziieren mit ihrem Mutterpass viele, viele Erinnerungen an die Zeit ihrer Schwangerschaft. Oft fragen auch Kinder nach dem Mutterpass, wenn sie alt genug sind zu wissen, dass es so etwas gibt. Es ist spannend zu sehen, was alles passiert ist, in Zeiten, in denen man so sanft im Fruchtwasser schwamm – und Mami hat sich Blut abzapfen lassen. Wir sind nicht glücklich mit der Optik des Mutterpasses, denn er sieht eher nach medizinischem Dokument als nach liebstem Notizbüchlein aus – aber wie gesagt: Verschönerungen sind keine Grenzen gesetzt! Die nächsten *Untersuchungstermine* können auf der ersten Seite, unterer Teil, eingetragen werden. Merkwürdigerweise bekommen Frauen in Arztpraxen trotzdem noch Zettel mit den nächsten Terminen ausgehändigt. Sie sollten darauf bestehen, dass die Termine in den Mutterpass eingetragen werden, oder sie selbst eintragen. Sonst haben Sie irgendwann keinen kompakten Mutterpass mehr, sondern eine unsägliche Zettelwirtschaft. Einige Firmen bieten übrigens passende Umschläge für den Mutterpass an, die genug Platz lassen für zusätzliches Papier wie beispielsweise auch Ultraschallbilder. Manchmal bekommen Sie diese Umschläge von Ihrer Hebamme, Frauenärztin, Ihrem Frauenarzt.

Seite 2

Auf der zweiten Seite vergessen Sie bitte nicht, bei einer *Namensänderung,* vielleicht durch kürzliche Heirat, diese auch nachträglich zu notieren. Sollten Sie das Feld für die Namensänderung nicht brauchen, empfehlen wir Ihnen, dort den Namen Ihres Partners einzutragen, falls er von Ihrem abweicht. Der Mutterpass ist sozusagen das Mutterdokument für alle nachfolgenden Daten. In der Klinik wird er zur Grundlage für das Kinderuntersuchungsheft und das Ausfüllen von Karteikarten beziehungsweise Datensätzen. Also achten Sie bitte darauf, dass alle Eintragungen im Mutterpass richtig sind, und ändern Sie sie bei Bedarf, sonst haben Sie später die doppelte Arbeit, wenn Sie die Fehler, die durch eine falsche Vorlage entstanden sind, korrigieren müssen. Sie können hier bereits auch vermerken, wie Ihr Kind heißen soll. Die heutige Gesetzeslage lässt Ihnen ja die relativ freie Entscheidung, welchen Familiennamen Ihr Kind tragen soll, und wenn Sie dies bereits im Mutterpass vermerken, erübrigt sich das häufige Nachfragen.

Serologische Untersuchungen: Das bedeutet nichts anderes als die Bestimmung der Blutgruppenzugehörigkeit. Es gibt drei Blutgruppen: A, B und 0. Ihre Blutgruppe wird in das hellrosa Kästchen eingetragen. In dem darunter liegenden, dunkleren Feld wird der Rhesusfaktor vermerkt. Der Rhesusfaktor ist sehr wichtig, besonders wenn er negativ ist, was bedeutet, dass die schwangere Frau nicht über das Merkmal Rhesus verfügt. Ist dagegen der Vater des Kindes »Rhesus-positiv«, kann dies erhebliche Gesundheitsbeeinträchtigungen nach sich ziehen. Denn wenn der Vater Rhesus-positiv hat, ist das Kind in der Regel ebenfalls Rhesus-positiv. Gefahr entsteht dadurch, dass das Rhesus-positive Kind über den Austausch von mütterlichem und kindlichem Blut – meistens während der Geburt, es kann jedoch auch schon davor dazu kommen – seinen positiven Rhesusfaktor an die Mutter weitergibt. Da die Mutter in diesem Fall aber über keinen Rhesusfaktor verfügt – weil sie Rhesus-negativ ist –, entwickelt sie Antikörper gegen den fremden Rhesusfaktor des Kindes. Abwehrkräfte gegen Fremdstoffe zu entwickeln ist die normale Reaktion eines gesunden Körpers gegen »Angreifer«. Sollte der positive Rhesusfaktor des Kindes noch während der Schwangerschaft durch den Blutkreislauf in den Organismus der Mutter gelangen, wird sie bereits in der Schwangerschaft Antikörper gegen den Rhesusfaktor des Kindes bilden. Bei

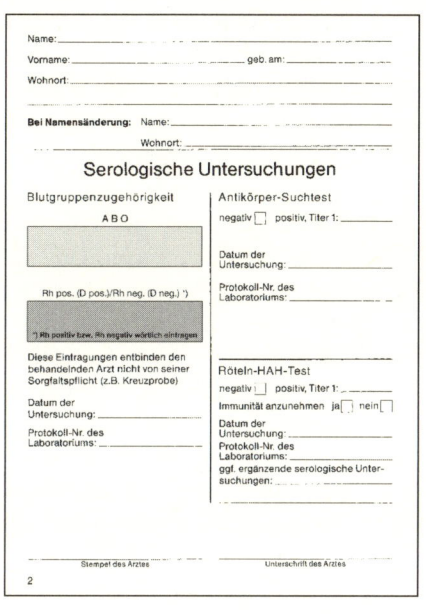

dem über den Mutterkuchen laufenden Blutaustausch zwischen Mutter und Kind können die mütterlichen Antikörper gegen den Rhesusfaktor zum Kind übergehen und dessen Rhesusfaktor angreifen. Dies ist eine lebensbedrohliche Gefahr, die von einer Extremschädigung des Kindes bis zu seinem Absterben führen kann. Früher mussten betroffene Frauen es sozusagen als Schicksalsschlag hinnehmen, wenn sie, ohne Rhesusfaktor, einen Rhesus-positiven Mann hatten und somit eine hohe Wahrscheinlichkeit bestand, ein Rhesus-positives Kind zu bekommen. Heutzutage wird dieser Entwicklung frühzeitig und erfolgreich zunächst durch die Feststellung des Rhesusfaktors zu Beginn der Schwangerschaft vorgebeugt. Dazu ist es hilfreich, den Blutgruppenausweis des werdenden Vaters bei der ersten Schwangerschaftsuntersuchung dabeizuhaben. Sollte der Vater Rhesus-positiv sein, wird stets davon ausgegangen, dass auch das Kind einen Rhesusfaktor haben wird. Die dann folgenden Maßnahmen sind so wirksam, dass es Schädigungen durch Rhesusfaktor bei uns kaum mehr gibt. Zum einen wird der Antikörpersuchtest *(siehe nächster Punkt)* vorgenommen, später auch noch mal wiederholt, um zu sehen, ob es einen Austausch zwischen Mutter und Kind in dem vorher beschriebenen Sinne gegeben hat. Außerdem bekommen Frauen ohne Rhesusfaktor bereits in der Schwangerschaft eine Anti-D-Prophylaxe verabreicht, um eine Antikörperbildung auch unter der Geburt zu verhindern. Nach der Geburt wird die Blutgruppe des Kindes festgestellt, und bei vorhandenem Rhesusfaktor wird der Mutter innerhalb von 72 Stunden eine Anti-D-Prophylaxe verabreicht. Bei außerklinischen Geburten wird diese Untersuchung in einem Labor vorgenommen. (Es gibt überall Labors, die auch am Wochenende geöffnet haben, Ihre Hebamme weiß, wo sie zu finden sind.) Nach Vorliegen des Laborberichts wird die frisch gebackene Mutter dann bei Bedarf von der Hebamme die Anti-D-Prophylaxe erhalten. Auch bei Fehlgeburten oder Abtreibungen muss diese Untersuchung vorgenommen werden, weil es während des Eingriffs oder Abgangs ebenfalls zu einer Sensibilisierung kommen kann, also zu einem Kontakt zwischen mütterlichem und kindlichem Blut.

In sehr seltenen Fällen besteht eine Blutgruppenunverträglichkeit zwischen Mutter und Kind. Im Mutterpass wird auch dieses in dem Kästchen neben der Blutgruppenzugehörigkeit unter *Antikörpersuchtest* vermerkt. Mit diesem Test lässt sich bestimmen, ob die Frau Antikörper, die schädlich für das Kind sein können, in ihrem Blut hat. Falls er positiv ist, das heißt Antikörper vorhanden sind, wird ihr Titer eingetragen. Das bedeutet die Verdünnung beziehungsweise die Konzentration der Antikörper im Blut. Leichter verständlich wird dies gleich bei dem nächststehenden Feld, das da lautet: *Röteln-HAH-Test.* Dort steht – ebenso wie bei *Antikörpersuchtest* – Titer 1:□. Dieses 1:□ meint, je höher der Titer, desto höher der Schutz der Frau und desto wahrscheinlicher, dass sie eine Röteln-Erkrankung durchgemacht hat, vielleicht sogar in den letzten zwei Jahren. Die wenigsten Frauen wissen, dass der Wert der Titerbestimmung im Lauf der Zeit auch abnehmen kann, was den Schutz vor Ansteckung mindert. Ein Röteln-Titer von 1:16 in der ersten Schwangerschaft kann sich bei einer folgenden Schwangerschaft schon in 1:8 gewandelt haben, wenn beispielsweise vier oder fünf Jahre dazwischenliegen. Somit sollte die betreffende Frau besondere Maßnahmen ergreifen, um zu vermeiden, dass sie sich mit Röteln infiziert. Der Röteln-Titer ist umso besser, je höher er ist. Unter dem Stichwort

Röteln-HAH-Test ist deshalb auch unbedingt anzukreuzen, ob Immunität (Schutz) anzunehmen ist. Ab Titer 1:32 können Frauen eine Gefahr für ihr ungeborenes Kind ausschließen. Dies ist natürlich besonders wichtig für diejenigen, die durch ihren Beruf – Erzieherinnen, Lehrerinnen etc. – viel in Kontakt mit Kindern kommen. Sollte die Röteln-Immunität nicht gegeben sein, wird den betroffenen Frauen geraten, alles in ihrer Macht Stehende zu tun, um eine Infektion mit Röteln zu vermeiden. Das ist natürlich schwierig, besonders wenn diese Frauen bereits Kinder haben, die sich im Kindergarten, in der Schule mit Röteln infizieren können. Da die Erkrankung an Röteln manchmal nicht gleich erkannt wird, weil sie auch ohne sensationelle Anzeichen bestehen kann, ist dies eine schwierige Situation. Sollten Sie also einen niedrigen Röteln-Titer aufweisen, suchen Sie beim Verdacht auf eine Infektion sofort, auch am Wochenende, einen Arzt, eine Ärztin auf. Es kann auch Ihr Hausarzt sein. Er/sie wird eine entsprechende Blutuntersuchung veranlassen, anhand der rasch nachgeprüft werden kann, ob eine Infektion stattgefunden hat, und dann können Gegenmaßnahmen durch die Gabe eines Mittels, das den Ausbruch der Krankheit verhindert, ergriffen werden. Nach der Geburt des Kindes sollte die nicht vor Röteln geschützte Frau sich umgehend, das heißt möglichst noch im Wochenbett, gegen Röteln impfen lassen. Zwar verläuft die Krankheit an sich harmlos, doch bei Erstinfektion in der Schwangerschaft kann eine extreme Schädigung des Kindes auftreten, deshalb dieses große Augenmerk auf den Schutz der Mutter und damit des Kindes.

Innerhalb der Mutterschaftsvorsorge generell nicht vorgesehen ist die Untersuchung auf Antikörper gegen *Toxoplasmose* und *Listeriose*. Beide Krankheiten verlaufen bei Erwachsenen wie eine Erkältung oder leichte Grippe. Nur eine erste Infizierung führt in der Schwangerschaft zu Schäden. Hierbei ist festzustellen, dass eine Ansteckung kurz vor dem Geburtstermin die Kinder mehr belastet, das Ausmaß der Schädigung in der Frühschwangerschaft aber wesentlich größer ist. In einigen anderen Ländern werden innerhalb der Schwangerschaft routinemäßig Blutuntersuchungen bezüglich beider Krankheiten vorgenommen. Bitte achten Sie auf oben genannte Symptome beziehungsweise beherzigen Sie nachfolgende Ratschläge, dann kommt es im gesamten Zeitraum der Schwangerschaft nur in sehr seltenen Ausnahmefällen zu einer Infektion. Katzenbesitzerinnen sollten nach Eintritt der Schwangerschaft nie mehr das Katzenklo säubern, also Katzenstreu entfernen, da die Übertragungsrate durch Katzen sehr hoch ist und insbesondere im Katzenkot Krankheitserreger gehäuft vorkommen. Prinzipiell ist ein vorsichtiger, also zurückhaltender Umgang mit Haustieren (Katzen und Hunden) angezeigt. Auf den Verzehr von rohem Fleisch wie Mett, Tartar sollte verzichtet werden. Sollten Sie Fleisch zubereiten, waschen Sie sich unmittelbar danach bitte gründlich die Hände, denn wenn Sie nach der Zubereitung des Fleisches vielleicht den Salat vorbereiten, könnten die Erreger dorthin gelangen. Bei der Gartenarbeit sollten Handschuhe getragen werden, um jede mögliche Berührung mit Kot von Katzen und Hunden zu vermeiden.

Listeriose-Stäbchenbakterien treten gehäuft auf in Weichkäse, unpasteurisierter Milch, fertigem Krautsalat, Pasteten und unsachgemäß zubereitetem Fleisch. Normalerweise werden die Listeriose-Bakterien durch die hohen Temperaturen beim Pasteurisieren zerstört. Doch wenn Nahrung bereits infiziert ist und aufbewahrt wird, vermehren sich die Bakterien weiter. Deshalb sollten Lebensmittel – auch gekühlte – nur innerhalb des Verfallsdatums verzehrt werden. Auch eine Infektion mit Listeriose geht einher mit grippeähnlichen Symptomen. Augenschmerzen, Durchfall und Magenschmerzen können zusätzlich auftreten. Kommt das Kind in Kontakt mit den Erregern, kann dies zu schwersten Schädigungen bis hin zu einer Fehl- oder Totgeburt führen.

Seite 3

Nachweis von Chlamydia-trachomatis-Antigen aus der Zervix: Diese Untersuchung ist relativ neu. Wissenschaftlerinnen und Wissenschaftler haben festgestellt, dass eine bestehende Chlamydieninfektion in der Scheide nicht nur zu einer insgesamt höheren Infektionsbereitschaft führen, sondern auch auf das Kind übertragen werden kann. Schlimmstenfalls kann eine Chlamydieninfektion eine Frühgeburt auslösen. Chlamydien sind eine Art von Bakterien, die noch gar nicht so lange nachgewiesen werden kann. Um sie nachzuweisen, muss ein spezieller Test durchgeführt werden, der heutzutage – da Chlamydien weit verbreitet sind – auch außerhalb der Schwangerschaft oft gemacht wird.

In der Schwangerschaft besteht die Gefahr einer Chlamydieninfektion vor allem darin, dass sie die Zervix, also den Gebärmutterhals, der ja in die Scheide ragt, hinaufwandern, in die Gebärmutter gelangen und somit auch das Kind infizieren könnte. Normalerweise äußert sich eine Chlamydieninfektion in Ausfluss. Viele Frauen nehmen irrtümlicherweise an, dass dieser Ausfluss von einer Pilzinfektion herrühre. Da Chlamydieninfektionen gerne mit Pilzinfektionen einhergehen, wird ohne entsprechenden Test oftmals nur die Pilzinfektion behandelt. Die Untersuchung auf Chlamydien erfolgt mittels eines Abstrichs während der Spekulumeinstellung. Der Arzt, die Ärztin, die Hebamme streift mit einem Watteträger eine Probe am Muttermund ab, die dann im Labor untersucht wird. Sollten Chlamydien nachgewiesen werden, wird die Frau umgehend benachrichtigt und erhält ein Medikament zur Behandlung. Wichtig ist, dass der Partner mitbehandelt wird. Männer haben bei Chlamydieninfektionen oft überhaupt keine Symptome. Trotzdem können sie infiziert sein. Wenn nur ein Partner sich gegen Chlamydien behandeln lässt, der andere Partner aber ebenfalls infiziert ist, kommt es zum so genannten Pingpong-Effekt: der noch infizierte steckt den kurierten Partner immer wieder an (dies gilt auch für viele andere Infektionen).

LSR ist die Abkürzung für Luessuchreaktion, was bedeutet, dass untersucht wird, ob eine Syphilis besteht. Diese Untersuchung wird seit langem durchgeführt, weil Syphilis zu einer extremen Schädigung des Kindes führen würde – einmal ganz abgesehen von der schweren Erkrankung der schwangeren Frau. Das Heimtückische an Syphilis ist, dass die Krankheit jahrelang unerkannt bestehen kann – bis sie ausbricht. Insofern ist die Untersuchung wichtig und sinnvoll, denn eine rechtzeitig entdeckte Syphilis kann gut behandelt werden.

Auf Seite 3 des Mutterpasses befinden sich nun nur noch Kontrollfelder der zuvor besprochenen Untersuchungen. Außerdem der *Nachweis von HBs-Antigen aus dem Serum* – das ist der Nachweis von Hepatitis-B-Erregern, der nach einer ausgeheilten Hepatitis B oder auch nach einer vorschriftsmäßig durchgeführten Impfung positiv ist. Wenn eine Frau an Hepatitis B erkrankt beziehungsweise Virusträgerin ist, hat sie Erreger in ihrem Blut. Sie muss nicht zwingend an Hepatitis B erkranken, dennoch kann sich ihr Kind anstecken, und zwar bereits im Mutterleib. Dem muss entgegengewirkt werden, weshalb zu diesem frühen Zeitpunkt der Nachweis durch Bluttests erbracht werden muss, ob Antikörper gegen Hepatitis B vorliegen oder nicht.

Seite 4
Angaben zu vorangegangenen Schwangerschaften. Sowohl die Tabelle als auch die Besonderheiten beziehen sich lediglich auf die vorangegangenen Schwangerschaften. Häufig werden fälschlicherweise im Feld »Besonderheiten« Aussagen über die bestehende Schwangerschaft gemacht. Dies führt zuweilen zu Irritationen – es kann sein, dass Fachpersonal in Ihrem Mutterpass Informationen sucht, weil Sie gerade nicht in der Lage sind, nähere Auskunft zu geben. Also führen Sie dieses Dokument bitte so genau wie möglich, und achten Sie darauf, dass auf Seite 4 wirklich nur vorangegangene Schwangerschaften beschrieben werden. Wichtig ist ferner, dass unter »Besonderheiten« nicht nur ärztliche Diagnosen stehen, sondern auch die Angaben der Frau selbst. Am besten gehen Sie so vor, dass Sie in der Tabelle die vorangegangenen Schwangerschaften durchnummerieren und diese Nummern im freien Feld »Besonderheiten« dann detaillierter ausführen. Bitte geben Sie jede Schwangerschaft an – auch wenn sie mit einer Fehlgeburt oder einem Abbruch endete. Nachfolgend die Erläuterung der einzelnen Begriffe, die Sie auf dieser Seite finden:
Eine *Spontangeburt* ist jede Geburt, die nicht operativ beendet wurde, also die normale Geburt.
Sectio bedeutet Kaiserschnitt.
Vaginale Operation bezieht sich auf eine Geburtsbeendigung durch Saugglocke oder Zange oder auf eine Scheidenoperation. Auch ein operativer Muttermundverschluss sollte hier vermerkt werden, mit der Angabe, in welcher Schwangerschaftswoche er vorgenommen wurde.
Abort bedeutet Fehlgeburt.
Abruptio bedeutet Abbruch.
EU bedeutet Extrauteringravidität, das heißt, eine Schwangerschaft ist eingetreten, allerdings hat sich die befruchtete Eizelle nicht in der Gebärmutter, sondern meistens im Eileiter eingenistet. Sie kann

sich auch in der Bauchhöhle oder im Zervixkanal, also Gebärmutterhals, einnisten. Dies führt zu massiven Komplikationen, meistens eingeleitet von extremen Bauchschmerzen und schlechtem Allgemeinzustand der schwangeren Frau in der 8. bis 10. Schwangerschaftswoche. In dieser Zeit ist die Frucht bereits zu groß für diesen Teil der Gebärmutter, und der Eileiter droht zu platzen. Deshalb müssen sowohl Eileiter als auch Frucht operativ entfernt werden. Die *Schwangerschaftsdauer* beträgt bei einer normalen Schwangerschaft 40 volle Wochen. Am Ende der 40. Woche liegt der errechnete Geburtstermin *(siehe Errechneter Geburtstermin)*. Im Laufe der Schwangerschaft werden Sie damit vertraut, in Wochen zu rechnen und nicht in den landläufigen 9 Monaten. Anfänglich fällt diese Umrechnung schwer, später sind die Frauen sehr fit darin. Und ihre Partner übrigens auch, die auf die Frage, in welcher Woche sie sich befinden, ohne zu überlegen antworten können. Besonders bei vorausgegangenen Fehl- und Frühgeburten und Übertragungen sollte hier die Schwangerschaftsdauer in Wochen eingetragen werden, weil dadurch Rückschlüsse gezogen werden können auf die jetzt bestehende Schwangerschaft. Wie groß war das Kind bei der vorangegangenen Schwangerschaft, wie weit hatten sich Körper und Gebärmutter darauf eingestellt, wie groß war der eventuelle Eingriff, beispielsweise bei einem Abbruch. Je älter die Schwangerschaft, desto größer natürlich der Eingriff von außen und desto stärker die Auswirkungen auf den Körper, insbesondere die Geburtsorgane der Frau.

Geburtsverlauf – spätestens jetzt merken Sie vielleicht, dass Ihnen auf Seite 4 des Mutterpasses zu wenig Platz zur Verfügung steht! Trotzdem sollten Sie alle Besonderheiten Ihrer Geburten angeben, eventuell auf einem Beiblatt. Haben Sie unter Narkose geboren, wurden schmerzerleichternde Maßnahmen ergriffen, und wenn ja, welche, dauerte die Geburt besonders lange, also über 16 Stunden, etc.?

Angaben zu vorangegangenen Schwangerschaften

Jahr	Ausgang der Schwangerschaften und Geburten (Spontangeburt, Sectio, vag. Operation, Abort, Abruptio, EU, Schwangerschaftsdauer in Wochen, Geburtsverlauf, Komplikationen, Kindsgewicht, Geschlecht):

Besonderheiten

4

Komplikationen bitte alle angeben! Hatten Sie extrem hohen oder niedrigen Blutdruck, wurden irgendwelche schwangerschaftsbedingten Krankheiten festgestellt, lag eine Schwangerschaftsvergiftung vor etc.?

Kindsgewicht, Geschlecht – und wenn Sie noch Platz haben, können Sie hier selbstverständlich die Namen Ihrer bereits geborenen Kinder eintragen.

Seite 5

Ihr *Alter* anzugeben wird Ihnen wohl keine Schwierigkeiten bereiten. Und wie ist es mit dem Gewicht? *Gewicht vor SS-Beginn* ist nicht das Gewicht, das Sie bei der ersten Untersuchung zur Schwangerschaftsfeststellung hatten, als Sie ja schon zirka fünf Wochen schwanger waren. Achten Sie bitte auf den korrekten Eintrag, sollte er in einer Arzt-/Hebammenpraxis vorgenommen werden. Viele Frauen wundern sich, dass auch ihre *Größe* im Mutterpass abgefragt wird. Doch bei einer eventuellen Medikamentengabe oder Narkose wird das Körpervolumen ausgerechnet, und dazu gehören Gewicht und Größe.

Gravida heißt übersetzt Schwangere. *Para* heißt Gebärende. Die Zahl bei Gravida benennt, wie viele Schwangerschaften Sie bereits erlebten; die bei Para wie viele Geburten. Eine Frau, die ihr erstes Kind bekommt und vorher niemals schwanger war, ist eine Erst-Gravida und eine Nullipara. Eine Frau, die ihr erstes Kind bekommt und vorher eine Fehlgeburt hatte, ist eine Zweit-Gravida und eine Nullipara. Eine Frau, die ihr zweites Kind bekommt, ist eine Zweit-Gravida und Erst-Para.

Anamnese (= Krankengeschichte) und allgemeine Befunde/Erste Vorsorge-Untersuchung

1. Familiäre Belastung – Diabetes ist der Fachausdruck für Zuckerkrankheit, *Hypertonie* der für hohen Blutdruck. Bei *Fehlbildungen* wird nach Fehlbildungen gefragt, die in den Familien beider Elternteile vorkamen. Also sowohl in der Familie des Mannes als auch in der Familie der Frau. Wenn Ihnen diesbezüglich etwas bekannt ist, sollten Sie das unbedingt angeben. Zum einen hat man festgestellt, dass Fehlbildungen – zwar zu einem geringen Prozentsatz, doch nachweisbar – familiär gehäuft auftreten können. Zum anderen kann allein das – auch verdrängte – Vorhandensein solcher Fehlbildungen Angst auslösend sein. Füllen Sie den Mutterpass nach bestem Wissen aus. Alles werden Sie vielleicht gar nicht wissen. Es gibt Fehlbildungen – beispielsweise eine Hautveränderung am Rücken bei Tante oder Onkel –, die Sie noch nie gesehen haben, über die nie gesprochen wurde. Dann gibt es Fehlbildungen, an die man sich im Lauf der Jahre einfach gewöhnt hat. Klar hat Onkel Hans sechs Finger, das ist eben Onkel Hans, und den müsstet ihr mal Klavier spielen sehen! Trotzdem – dies ist eine Fehlbildung innerhalb der Familie, die an dieser Stelle in den Mutterpass eingetragen gehört.

Genetische Krankheiten beziehen sich ausschließlich auf Erbkrankheiten, *psychische* sind zum Beispiel Psychosen.

Wir möchten an dieser Stelle nochmals betonen, dass die Auskünfte unter dem Stichwort »familiäre Belastung« auch die Familie des Vaters betreffen. Manchmal ist es für schwangere Frauen schwierig, Auskunft darüber zu bekommen – beispielsweise weil kein Kontakt mehr zu der Familie besteht oder die Partnerschaft beendet ist. Trotzdem: Im Interesse Ihres Kindes sollten Sie versuchen, entsprechende Auskünfte einzuholen.

2. *Frühere eigene schwere Erkrankungen* – hier geben Sie bitte sämtliche organischen Erkrankungen an, die Sie jemals hatten oder noch haben. Da Ihnen auch hier wenig Platz zur Verfügung steht,

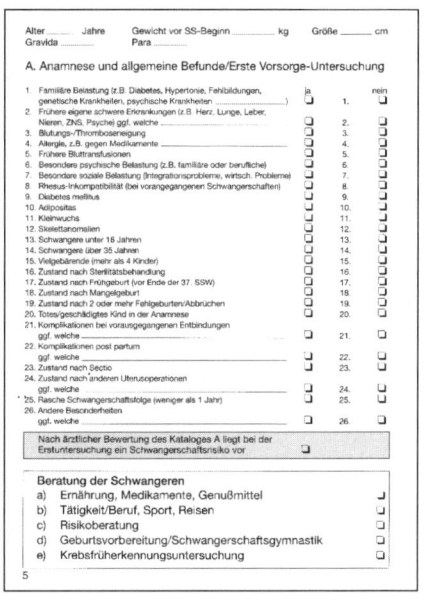

legen Sie bitte gegebenenfalls einen Zettel mit erklärendem Inhalt bei. Geben Sie Seitenzahl und Punkt an, also: Seite 5, Anamnese, Punkt 2. Bei *ZNS* (Zentrales Nervensystem) wird nach Epilepsie, Krampfanfällen etc. gefragt. Bitte nennen Sie zu Ihrem eigenen Schutz alle in Frage kommenden Krankheiten. In manchen Praxen herrscht die Unsitte, dass Arzthelferinnen an der Rezeption und für alle anderen Patientinnen und Wartenden hörbar nach psychischen Erkrankungen fragen. In einer solchen öffentlichen Situation befragt, verneinen dies Frauen in der Regel – auch wenn sie einmal eine psychische Erkrankung hatten. Sie haben ein Recht darauf, diese intimen Fragen nur in einer vertraulichen Umgebung zu beantworten. Also scheuen Sie sich nicht, solche Auskünfte in der Öffentlichkeit zu verweigern. Sie können darauf im Sprechzimmer bei Ihrem Arzt, Ihrer Ärztin oder Hebamme eingehen. Und auch hier gilt, die entsprechende Erkrankung genau zu benennen.

3. *Blutungs- und Thromboseneigung* – dieser Punkt verwirrt manche Frauen, und einige bejahen ihn, ohne dass sie eigentlich in diese Gruppe fallen. Thrombose, also Gefäßverschluss, ist relativ bekannt, und Frauen assoziieren dieses Phänomen im Allgemeinen mit ihren Müttern, Großmüttern oder dem fortgeschrittenen Alter. Hier ist allerdings auch eine Gerinnungsstörung gemeint, das heißt, dass Sie zum Beispiel bei Verletzungen länger bluten als andere Menschen. Sollten Sie zu dieser Gruppe gehören, wissen Sie darüber aber im Normalfall sowieso Bescheid.

4. *Allergie, z. B. gegen Medikamente* – lassen Sie sich nicht von der Erwähnung der Medikamente irritieren. Hier sollten Sie jede Ihnen bekannte Allergie angeben. Von Hausstaub über Tierhaare zu Heuschnupfen etc. Dies ist zum einen wichtig, weil Sie dann einen besonderen Ernährungsplan vorgeschlagen bekommen, zum anderen gestalten Sie in der Schwangerschaft höchstwahrscheinlich das künftige Umfeld Ihres Kindes, und da ist es sinnvoll, sich schon frühzeitig Gedanken zu machen, wie eine allergenarme Umgebung aussehen kann.

5. *Frühere Bluttransfusionen* – nicht zuletzt im Hinblick auf Aids ist hier nicht nur die Angabe der Transfusion, sondern auch die Jahreszahl der Verabreichung von Bedeutung.

6. *Besondere psychische Belastungen (z. B. familiäre oder berufliche)* – dieser Punkt ist eng mit dem folgenden, der Frage nach der sozialen Belastung, verknüpft. Besonders bei Teenie-Schwangerschaften oder Frauen, die wirtschaftlich und/oder sozial in ungesicherten Verhältnissen leben, äußert sich diese Situation oftmals in psychischer Belastung. Die psychische und soziale Belastung besteht unserer Erfahrung nach nicht darin, dass eine Frau beispielsweise besonders jung ist oder in ärmlichen Verhältnissen lebt. Allein die Schwangerschaft kann schon eine psychische Belastung darstellen – vor allem wenn in dieser Zeit sehr intensiv über das bisherige und das folgende Leben nachgedacht wird. Oft führt gerade die Schwangerschaft zu einer starken Auseinandersetzung mit dem eigenen Leben, der Partnerschaft, der Familie, dem Beruf. Manche Konflikte, die bisher eher schwelten, lodern nun hell auf. Das mag an der emo-

tionalen Durchlässigkeit der Schwangeren liegen, es kann aber auch Ausdruck des Bedürfnisses sein, reinen Tisch zu machen; alles Ungeklärte aus dem Weg zu räumen, um das Kind in einer »gereinigten Umgebung« zur Welt zu bringen.

Falls Sie Konflikte benennen können, die Sie als ursächlich für eine psychische Belastung erkennen, tun Sie das bitte. Wir wissen beispielsweise, dass berufstätige Schwangere – besonders in manchen Branchen – unter Diskriminierungen zu leiden haben. Plötzlich werden sie von Kolleginnen und Kollegen nicht mehr ernst genommen. Bei Frauen, die sich stark mit ihrem Beruf identifizieren, kann diese Ausgrenzung zu erheblichen Krisen führen, vor allem natürlich, wenn es auch im privaten Bereich Probleme gibt. Es ist erwiesen, dass psychische Belastungen zu vorzeitigen Wehen führen können. Außerdem wissen wir, dass Frauen mit einer hohen psychischen Belastung vermehrt dazu neigen, einen ungesunden Lebensstil auch während der Schwangerschaft beizubehalten – beispielsweise Nikotinkonsum. Die psychische Belastung in der Schwangerschaft kann unabhängig von der Beziehungssituation sein und auch unabhängig davon, ob es sich um die erste oder fünfte Schwangerschaft handelt, ob die Frau sie als harmonisch oder unharmonisch erlebt, ob sie berufstätig ist oder nicht. Wichtig ist, dass Sie Ihren Zustand offen benennen. Somit kann das betreuende Umfeld ein besonderes Augenmerk auf diese Dinge legen und Sie besser unterstützen. Das Gleiche gilt für:

7. *Besondere soziale Belastungen (Integrationsprobleme, wirtsch. Probleme)* – wobei natürlich klar ist, dass soziale Belastungen nicht auf Integrationsprobleme oder wirtschaftliche Probleme reduziert werden können. Sie können auch aus anderen Gründen bestehen, beispielsweise einer belastenden Wohnsituation oder wenn bereits geborene Kinder sich in einer schwierigen Phase befinden oder erst kürzlich ein nahe stehender Mensch verstorben ist.

8. *Rhesus-Inkompatibilität (bei vorangegangenen Schwangerschaften)* – den Rhesusfaktor haben wir bereits erklärt *(siehe Blutgruppenzugehörigkeit);* hier geht es um die Inkompatibilität, das heißt die Unverträglichkeit von kindlichem und mütterlichem Blut.

9. *Diabetes mellitus* bedeutet Zuckerkrankheit.

10. *Adipositas* heißt auf Deutsch, weniger schön, Fettleibigkeit. Sie wird diagnostiziert bei extremem Übergewicht.

11. *Kleinwuchs* heißt, dass die Körpergröße der Frau unter 1,40 m liegt, was ein krankhaftes Längenwachstum bedeutet und Rück-

schlüsse auf die bei der Geburtshilfe wichtigen Beckenmaße zulässt. Hebammen richten sich im Hinblick auf die Geburt nicht nur nach der Körpergröße, sondern erheben auch noch andere Befunde, einfach im Vorübergehen und nebenbei. So betrachten sie Hände und Füße, deren Größe Rückschlüsse auf die Größenverhältnisse im kleinen Becken (durch dieses muss der kindliche Kopf) zulässt. Ebenso werden so genannte Beckenmaße erhoben, die aus den neuen Mutterpässen nicht mehr ersichtlich sind. Nichtsdestotrotz erheben Hebammen diese Maße, weil sie für die Beurteilung der Größenverhältnisse wiederum einen guten Anhalt bieten. Diese Untersuchung kann durch ein noch so gutes Ultraschallbild nicht ersetzt werden.

Zum Verlauf der Geburt bei einer sehr kleinen Frau können Prognosen erst am Ende der Schwangerschaft und dann auch nur bedingt gemacht werden. Durch die Auflockerung der Gelenke und bindegewebigen Verbindungen des Beckens und die Anpassungsfähigkeit des kindlichen Kopfes an das Becken der Mutter ist jede Vorhersage eine Schätzung und dient lediglich einer höheren Wachsamkeit bei einem Verdacht auf ein eventuelles Missverhältnis zwischen kindlichem Kopf und mütterlichem Becken, führt also nicht automatisch zu einem Kaiserschnitt.

12. Skelettanomalien – damit sind insbesondere Anomalien im knöchernen Becken gemeint, wobei die wenigsten Frauen wissen, ob sie eine Beckenveränderung haben. Der häufigste Befund in diesem Bereich ist der so genannte Beckenschiefstand. In gynäkologischen Praxen ist es meist nicht mehr üblich, den Beckenstand der Frauen zu überprüfen, obwohl dies relativ einfach wäre. Bei Untersuchungen durch Hebammen gehört die Beurteilung des Beckenstandes immer mit dazu. Am Rücken kann man einen Beckenschiefstand übrigens sehr leicht erkennen. Am unteren sichtbaren Ende der Wirbelsäule, also oberhalb des Pos, ist eine Raute zu erkennen, und wenn die gerade ist – vor allem an den beiden sich waagerecht gegenüberliegenden Punkten –, weist das Becken keinen Schiefstand auf. Beckenanomalien entstehen oft als Folge von Unfällen. Also bitte auch hier nachdenken, ob es einmal einen Unfall gegeben hat, bei dem die Wirbelsäule oder das Becken in Mitleidenschaft gezogen wurde. Selbstverständlich sollten Sie prinzipiell alle Wirbelsäulenbeschwerden benennen. Das ist insbesondere wichtig für eine eventuelle Betäubung während der Geburt. Auch wenn Sie einen so genannten Scheuermann haben oder als Kind unter Wachstumsstörungen litten, gehört das hier dokumentiert.

13. Schwangere unter 18 Jahre – die medizinische Begründung für die Aufführung dieses Punktes als Risiko liegt darin, dass der menschliche Körper im Alter von 18 Jahren noch nicht ausgewachsen ist. Deshalb kann eine Schwangerschaft in diesem Alter zu Folgeerkrankungen, zum Beispiel an der Wirbelsäule, führen. Außerdem wird die regelrechte Hormonexplosion während der Schwangerschaft in diesem jungen Alter auch als problematisch eingestuft. Die Erfahrung von Hebammen ist jedoch eher die, dass schwangere Frauen unter 18 Jahre viel weniger körperliche Probleme haben, als allgemein angenommen wird. Auch in unseren Breiten war es vor hundert, zweihundert Jahren noch gang und gäbe, dass junge Frauen mit 15 oder 16 Jahren Mutter wurden – wie es heute beispielsweise bei Naturvölkern und in Entwicklungsländern zu finden ist. Dort werden Mädchen oft mit 14 Jahren verheiratet und erwarten nicht selten mit 15 ihr erstes Kind.

Erstaunlicherweise haben diese frühen Schwangerschaften kaum Auswirkungen auf die Gesundheit der jungen Frauen. Dass Frauen vor Vollendung des 18. Lebensjahres oft sehr problematische Schwangerschaften erleben müssen und es häufig zu so genannten Mangelkindern oder Frühgeburten kommt, liegt unserer Meinung nach primär nicht an einem medizinischen Risiko – also einer Überbeanspruchung des Körpers –, sondern vielmehr am gesellschaftlichen Kontext. Hebammen erleben schwangere Frauen unter 18 Jahre fast durch die Bank als verängstigt und unter enormem Druck stehend. Kein Wunder – wird doch ihre Schwangerschaft überall als Katastrophe bezeichnet. Keine Freude. Niemand gratuliert. Überall Sorgenfalten und Schreckensausrufe: »Sag, dass das nicht wahr ist! Nein! Um Himmels willen!« Versetzt man sich in eine junge Frau hinein, die mit solchen Reaktionen konfrontiert wird, spürt man förmlich, wie sich alles zusammenzieht. Selbst schon total verunsichert und überfordert, erschlägt diese Reaktion in den meisten Fällen auch noch den letzten Rest von Selbstbewusstsein und Kampfwillen. Woher soll die junge schwangere Frau den Mut und die Kraft haben, solchen Negativergüssen etwas entgegenzusetzen? Sie ist doch selbst völlig durcheinander. Am wahrscheinlichsten ist es, dass sie die eigenen – wenn vorhanden – bejahenden Stimmen unterdrückt und sich der Mehrheit beugt, die ihr ja von überall entgegenschallt: »Katastrophe!«

Es ist leicht nachvollziehbar, dass durch diese massive Ablehnung von überall vor allem eines entsteht: Angst. Und die wird auch weiterhin geschürt. Beispielsweise von ärztlicher Seite mit Drohungen wie: »Ihr Körper ist noch nicht in der Lage, ein Kind zu gebären.« Und das kommt dann noch hinzu – zu den Vorhaltungen der Eltern, der Ablehnung des Freundes, der Schadenfreude mancher Gleichaltriger. Bedenkt man die besondere Situation der Schwangeren – wir haben ja schon des Öfteren von dem sensiblen Gefühlszustand gesprochen, in dem das Oberste nach unten gekehrt, das ganze Leben in Frage gestellt wird, und keine positive Reaktion, niemand, der die junge Frau bestärkt, ihr Mut macht, zu ihr hält –, dann wird es wirklich dunkel, zappenduster sozusagen. Wie brennend die Sehnsucht nach Bestärkung ist, haben Hebammen unzählige Male erlebt, wenn junge schwangere Frauen in Tränen ausbrachen, als sie ihnen die normalsten Dinge der Welt sagten: Du hast den gleichen Körper wie eine ältere Frau mit sämtlichen Fortpflanzungsorganen und sämtlichen hormonellen Mechanismen. Vielleicht geht es bei dir ein bisschen langsamer und/oder anders, aber dein Körper reagiert, und er ist in der Lage, ein Kind auszutragen und eine Geburt gut zu überstehen. Erschreckend häufig hören Hebammen dann, dass sie die Ersten waren, die der Frau Mut zusprachen. Egal, wie sie sich später entscheidet – ob sie das Kind gebären oder die Schwangerschaft abbrechen wird –, sie braucht Beistand. Und wenn sie sich entschließt, das Kind auszutragen, so braucht sie Vertrauen in ihren Körper.

Fatalerweise malen in solchen Situationen besonders die Mütter der Frauen, Großmütter und andere weibliche Verwandte regelrecht den Teufel an die Wand. Sie erzählen mit Vorliebe Horrorgeschichten von Geburten, und man kann sich des Eindrucks nicht erwehren, dass eine Geburt selbst von einer gesunden und älteren Frau kaum zu schaffen ist, geschweige denn von einer jungen Frau. Es ist klar, dass solche destruktiven Einflüsse zu Problemen in der Schwangerschaft führen können. Von Depressionen über Beschwerden allgemeiner Art bis zur vorzeitigen Wehentätigkeit. Es ist erwiesen, dass die vorzeitige Wehentätigkeit häufig psychisch ausgelöst wird und beispielsweise unabhängig davon vorkommt, ob eine Frau gut situiert ist oder wie alt sie ist. Vorzeitige Wehen, also Fehl- oder Frühgeburtsbestrebungen, können schon sehr früh in der Schwangerschaft beginnen. Häufig werden sie durch eine unangemessene Lebensführung der jungen schwangeren Frau begünstigt.

Aufgrund dessen sind wir nicht damit einverstanden, dass eine junge Frau nur aus medizinischen Gründen als Risikoschwangere eingeordnet wird. Niemals darf die Rolle des Umfelds unterschätzt werden – egal, ob die junge Frau die Schwangerschaft austrägt oder sich für einen Abbruch entscheidet. Dies sollten sich vor allem die fanatischen Abtreibungsgegner, die sich durch Polemik auszeichnen, durch den Kopf gehen lassen. Gerade von ihnen erfahren junge schwangere Frauen nämlich Diskriminierung und Schuldzuweisung. Und die durch Ablehnung geweckten Ängste führen oftmals zu einer ungesunden Lebensführung beziehungsweise verhindern, dass sie aufgegeben wird. Hier ist nicht nur Nikotin-, sondern auch Alkohol- und/oder Drogenkonsum gemeint. Oder sie lassen eben einen Schwangerschaftsabbruch vornehmen.

14. Schwangere über 35 Jahre – diese Altersgrenze wurde gesetzt, als man feststellte, dass ab dem 35. Lebensjahr ein erhöhtes Risiko für Chromosomenanomalien, insbesondere Trisomie 21 (Down-Syndrom), früher Mongolismus genannt, bestehen kann. Untersuchungen zeigen allerdings, dass im Wesentlichen nur die Möglichkeit, ein Kind mit Down-Syndrom zu bekommen, statistisch mit dem Alter zunimmt. So haben bereits 28-Jährige ein geringfügig höheres Risiko als 20- oder 18-Jährige und 35-Jährige wiederum ein erhöhtes Risiko gegenüber 30-Jährigen. Obwohl nur 30 % aller Kinder mit Down-Syndrom von Frauen geboren werden, die 35 Jahre oder älter sind, entwickeln Schwangere ab 35 oft erhebliche Ängste. Sie glauben, ab diesem Alter steige das Risiko von Chromosomenanomalien massiv an, und überschätzen es maßlos.

Ab dem Alter von 35 Jahren bezahlen Krankenkassen auch die Amniozentese, also die Fruchtwasseruntersuchung. Sie ist kein Muss, sondern ein Kann, doch vielen Frauen kommt der ärztliche Rat, diese Untersuchung machen zu lassen, eher als Muss vor. Gleichzeitig unterliegen manche dem Irrtum, die Fruchtwasseruntersuchung verhelfe ihnen zu einem gesunden Kind. Doch alles, was dieser Befund leisten kann, ist die Auskunft über eine Normabweichung. Nur wenige Erkrankungen des Kindes können durch eine Amniozentese nachgewiesen werden *(siehe Pränatale Diagnostik)*. Dass Ärzte so eindringlich zu dieser Untersuchung raten, ist das Resultat dessen, dass sich mittlerweile auch in Deutschland Gerichte mit Fällen beschäftigen, in denen Frauen, die laut Fruchtwasserbefund eigentlich ein gesundes Kind gebären sollten, ein behindertes Baby bekamen und deshalb ihre Ärzte verklagten. Andererseits gibt es Prozesse gegen Ärzte, die nicht zu dieser Untersuchung rieten, und die Frauen klagen, weil sie sich nicht genügend aufgeklärt fühlten. Wir meinen, dass Prozesse hier fehl am Platz sind, doch viele Frauen beziehungsweise Paare kanalisieren ihre Wut, Trauer und Enttäuschung, ein behindertes Kind bekommen zu haben, damit, dass sie einen Verantwortlichen suchen. Doch eine Fruchtwasseruntersuchung garantiert kein gesundes Kind. Nicht einmal ein »mangelfreies«. Die Fruchtwasseruntersuchung beweist höchstens – und bitte: mit einem Abortrisiko von 1 % nach der Untersuchung und mit manchem falschen Ergebnis! – eine eventuell vorliegende Trisomie 21 oder andere Chromosomenstörung. Dieses sehr komplexe Thema werden wir später noch vertiefen. Denn dabei bleibt in der Regel ungefragt, ob Frauen/Paare überhaupt wünschen, das Kind bei vorliegender Behinderung abzutreiben oder nicht, beziehungsweise noch viel entscheidender: was das für das zukünftige Leben dieser Frauen und Familien bedeutet. Da die Untersuchung erst zwischen 16. und 18. Schwangerschaftswoche stattfinden kann, erhalten die Frauen den Befund erst ab der 20. Schwangerschaftswoche. Das heißt, eine eventuelle Abtreibung findet in der zweiten Hälfte der Schwangerschaft statt. Eine Schwangerschaft dauert 40 Wochen, und wenn das Kind erst in der 20. oder 22. Woche angenommen wird, ist das für beide Seiten sehr, sehr traurig. Mehr als die Hälfte der Schwangerschaft können die Mütter keine Beziehung zu ihrem Kind aufbauen, können sich nicht freuen. Alle positiven Gefühle müssen unterdrückt werden – auch gegen das körperliche Aufbegehren durch die hormonelle Umstrukturierung, das oftmals als mütterlicher Instinkt empfunden wird. All das kann und darf nicht gefühlt werden, um die mögliche spätere Enttäuschung, sprich den Abbruch, überhaupt verkraften zu können. Die gesamte erste Hälfte der Schwangerschaft, in der das ungeborene Leben sich stark entwickelt und auch schon kräftig spürbar ist, muss negiert werden. Diese Frauen sind sozusagen schwanger auf Raten. Welche psychischen Auswirkungen – für Mutter und Kind – das hat, liegt auf der Hand.

15. Vielgebärende (mehr als 5 Kinder) kommen in unseren Breiten sehr selten vor. Das Risiko dieser Frauen liegt darin, dass sich ihre Gebärmutter eventuell in einem »schlafferen« Zustand befindet als die Gebärmutter von Frauen, die nur ein oder zwei Kinder geboren haben, weshalb mit Wehenschwäche zu rechnen ist. Auch eine Lageanomalie (Schräg- oder Querlage) wird begünstigt und kommt häufiger vor. Doch auch bei Zweitgebärenden kann es vorkommen, dass ihre Gebärmuttermuskulatur sozusagen erschlafft ist. Es gibt allerdings genug Frauen, deren Gebärmutter auch nach dem fünften Kind noch in sehr gutem Zustand ist. Dies hängt von vielen Faktoren ab. Vielgebärende tragen ein eventuelles Risiko für sich selbst – in den meisten anderen Risikoklassifizierungen ist ja mehr vom Risiko für das Kind die Rede. Die Problematik für die mit einer schwachen Gebärmutter ausgestattete Frau erhöht sich natürlich, wenn sie zusätzlich unter Krampfadern leidet, zu Thrombose neigt und vielleicht auch noch Raucherin ist. Aber allein die Tatsache »Vielgebärende« ist noch kein Grund zur Beunruhigung. Wichtig ist auch hier: mit der betreuenden Hebamme, Ärztin oder dem Arzt gründlich über alle Fakten und Ängste sprechen und es im Mutterpass dokumentieren.

16. Zustand nach Sterilitätsbehandlung wird in der Regel gar nicht mehr abgefragt und angekreuzt. Nach Sterilitätsbehandlung eintretende Schwangerschaften bedeuten in erster Linie: Wunschkind! Und Wunschkind allein ist ja erst mal kein Risiko – es sei denn, die Ängste und Belastungen des Paares sind so massiv, dass sich ernst zu nehmende psychosomatische Symptome entwickeln. Dass manche Paare, die nun endlich mit dem Wunschkind schwanger sind – vielleicht nach jahrelanger Sterilitätsbehandlung – zu extremer Sorge neigen, ob denn nun auch alles klappt, ist nachvollziehbar. Doch solche Sorgen treten nicht zwingend auf. Hebammen stellen jedoch immer wieder fest, dass Frauen, die dank einer Sterilitätsbehandlung schwanger wurden, sehr technik- und klinikorientiert sind. Sie fühlen sich wohl, wenn sie von viel Fachpersonal umgeben sind. Technische Apparate lösen keine Ängste aus, sondern zuweilen sogar ein Gefühl der Sicherheit – kein Wunder, verdanken diese Frauen ihre Schwangerschaft letztlich dem medizinischen Fortschritt, dem sie sich gerne auch vorbehaltlos anvertrauen.

17. Zustand nach Frühgeburt (vor Ende der 37. SSW = Schwangerschaftswoche) – ein Kreuz allein genügt hier nicht. Es ist wichtig zu wissen, warum und wie oft es zu einer Frühgeburt kam, um Rückschlüsse auf die bestehende Schwangerschaft ziehen zu können. Da es unzählige Ursachen für eine Frühgeburt gibt, beschränken wir uns an dieser Stelle auf die Bitte, Ihre medizinischen Begleitpersonen ausführlich zu informieren.

18. Zustand nach Mangelgeburt – das Kind wird zwar zum erwarteten Termin geboren, seine Körpergröße entspricht auch der Norm, nicht jedoch sein Gewicht. Small-for-date-babies nennt man diese Kinder, übersetzt: für den Termin zu kleine Kinder. Sie sehen aus wie Frühgeburten, manchmal etwas greisenhafter im Gesicht und sehr faltig. Diese Kinder wurden fehl- beziehungsweise mangelernährt. Hier ist es wichtig, dass die Nachgeburt gründlich untersucht wird, um festzustellen, woran die Mangelernährung lag. Nicht nur Rauchen während der Schwangerschaft ist ein Grund für die fehlerhafte Ernährung eines Embryos. Als Mangelgeburt zur Welt gekommene Kinder haben eine sehr gute Prognose bei entsprechend fürsorglicher und gezielter Nachsorge. Zum einen natürlich durch ausgewogene Ernährung, also Stillen, zum anderen auch durch eine liebevolle Mutter-Kind-Bindung. Sollten Mutter und Kind nach der Entbindung keinen Ruhepol finden, sondern in einer psychisch und physisch anstrengenden, unruhigen und unsicheren Umgebung leben, können Mangelkinder jahrelang an diesem Handicap laborieren, ein Krankenhausaufenthalt folgt dem nächsten etc. Häufig sind solche Kinder sehr blass, neigen zu Infektionen, leiden auch unter Hautunreinheiten bis hin zu Ekzemen. Frauen, die ein Mangelkind geboren haben, sollten engmaschig und längerfristig auch zu Hause betreut werden, besonders wenn andere Faktoren wie sozial bedingte Probleme oder Ähnliches hinzukommen.

19. Zustand nach 2 oder mehr Fehlgeburten/Abbrüchen – dies ist ein heikler Punkt. Hatte die Frau, die diese Frage bejaht, eine oder mehrere Fehlgeburten, wird sie sich dazu frei äußern können. Rühren die Fehlgeburten jedoch von Schwangerschaftsabbrüchen her, haben viele Frauen Hemmungen. Wir meinen, dass es niemanden etwas angeht, ob und warum eine Frau eine Schwangerschaft abgebrochen hat. Wenn Sie also beispielsweise in einer Kleinstadt leben und befürchten, Ihre Auskunft, einmal einen Schwangerschaftsabbruch vorgenommen zu haben, könnte irgendwelche nachteiligen Folgen für Sie haben, empfehlen wir Ihnen, den Schwangerschaftsabbruch als Fehlgeburt zu deklarieren. Dazu sollten Sie sich aber vorher informieren, denn natürlich wird bei Bejahung dieses Punktes nachgefragt, was für eine Form der Fehlgeburt es war etc. Wir raten Ihnen, in diesem Punkt eventuell nicht ganz offen oder zumindest sehr vorsichtig zu sein, weil wir immer wieder erleben, dass Frauen diskriminiert werden, wenn »ruchbar« wird, dass sie abgetrieben haben. Sollten Sie Ihre mehr als zwei Schwangerschaftsabbrüche oder eben einen Abbruch, eine Fehlgeburt dem Arzt, der Ärztin oder Hebamme mitteilen, achten Sie bitte darauf, dass dies nicht im Mutterpass dokumentiert wird. Stellen Sie sich vor, eines Tages kommt der Mutterpass einer Person zu Gesicht, der

Sie diese Abtreibung nicht persönlich anvertrauen würden. Dann steht es Schwarz auf Weiß dort, und Sie fangen plötzlich an, sich zu rechtfertigen. Wenn Sie eine Schwangerschaft durch Abbruch beendet haben, wissen Sie, wie belastend diese Entscheidung war. Das genügt. Wenn Sie darüber sprechen wollen – tun Sie das, wann immer Ihnen danach zu Mute ist. Aber schützen Sie sich davor, dass dieses Wissen ohne Ihr Wollen an Dritte gelangt. Medizinisch ist es für den Verlauf einer Schwangerschaft wenig relevant, ob eine vorhergehende Schwangerschaft durch Frühgeburt oder Abbruch beendet wurde. Sollten Sie Ihrer Ärztin, Hebamme oder Ihrem Arzt von Schwangerschaftsabbrüchen berichten, können diese einen Vermerk auf der Patientinnenkarte machen. Im Mutterpass hat ein Abbruch unserer Meinung nach nichts zu suchen, wenn Sie es nicht wollen.

20. Totes/geschädigtes Kind in der Anamnese – hier nur anzukreuzen geht natürlich nicht. Es bedarf weiterer Auskünfte: wann, wo, wie, warum. Und selbstverständlich können diese Details nicht an der Rezeption in der Arztpraxis erfragt werden, sondern nur im vertraulichen, persönlichen Gespräch.

21. Komplikationen bei vorausgegangenen Entbindungen – erinnern Sie sich nicht mehr? Dann schauen Sie doch einfach im Mutterpass Ihrer letzten Schwangerschaft nach – oder im Kinderuntersuchungsheft. Bei diesem Punkt ist es oft auch hilfreich, den Partner zu fragen, denn da er während der Geburt nicht auf das Veratmen von Wehen konzentriert war, kann er sich manchmal detaillierter an die eine oder andere Komplikation erinnern beziehungsweise konnte bei der Erklärung von Komplikationen wahrscheinlich auch besser zuhören. Das Gleiche gilt für:

22. Komplikationen post partum (= nach der Geburt) – fragen Sie Ihren Partner, und nehmen Sie sich Zeit zur Erinnerung.

23. Zustand nach Sectio – meint den Zustand nach Kaiserschnitt.

24. Zustand nach anderen Uterusoperationen – hier wird nach jenen Operationen gefragt, die an der Gebärmutter beziehungsweise den Eileitern vorgenommen wurden. Eine operativ entfernte Zyste am Eierstock ist bei diesem Punkt nicht relevant.

25. Rasche Schwangerschaftsfolge (weniger als 1 Jahr) – in der Regel ist eine so rasche erneute Schwangerschaft ungeplant. Für die Eltern stellt sie prinzipiell eine schwierige Situation dar. Für den Körper der Frau sowieso, da sie beispielsweise nach einer anstrengenden vorhergehenden Schwangerschaft und/oder Geburt diese weder physisch noch psychisch verarbeitet haben wird. Oder es war ursprünglich geplant, dass die Frau bald wieder an ihren Arbeitsplatz zurückkehrt und der Mann Erziehungsurlaub beansprucht. Oder die Frau, das Paar fühlt sich von dem/den ersten Kind(ern) bereits so in Beschlag genommen, dass sie nicht wissen, wie sie noch eines »managen« sollen. Aber auch Wohnungsprobleme oder wirtschaftliche Notlagen können bestehen.

Schwangerschaften in so kurzem Abstand werden fast immer – und besonders von den Frauen – als extrem belastend beurteilt. Je anstrengender die erste Schwangerschaft und Geburt empfunden wurde, desto mehr belastet die nächste. Deshalb ist es gerade bei so rasch aufeinander folgenden Schwangerschaften eine große Hilfe, wenn Schwangerschaft, Geburt und Wochenbett unkompliziert verlaufen sind, wenn ein Rückbildungsgymnastikkurs absolviert und eine gute körperliche Verfassung erreicht wurde. Dennoch haben viele Frauen nach einer längeren Stillzeit (vier bis sechs Monate) den Eindruck, dass sie selber im Soll stehen, weil sie mit ihrer eigenen Ernährung nicht mehr nachkommen und sich daher energie- und kraftlos fühlen. Die Frauen sollten zum Abstillen animiert werden, eventuell auch eine Kur beantragen, um körperlich wieder fit zu werden, sowohl von der Ernährungslage als auch von der Kondition her. Eine gute

> Eine gründliche Anamnese sollte übrigens mindestens 30 Minuten dauern. Wenn Sie das Gefühl haben, Sie brauchen länger, dann lassen Sie sich einen weiteren Termin geben und führen das vertrauliche Gespräch mit Ihrer Hebamme, Ärztin, Ihrem Arzt zu einem anderen Zeitpunkt fort.

Hebammenbetreuung, die die Frau umfassend unterstützt, ist in solchen Fällen wünschenswert! Ein wirkliches medizinisches Risiko besteht allerdings nur, wenn ein Kaiserschnitt oder andere Operationen vorausgegangen sind. Und natürlich ist ebenfalls wichtig: Haben die vorangehenden Schwangerschaften zu Spontangeburten, Fehl- oder Frühgeburten geführt? Nach einer vorausgegangenen Fehlgeburt gilt natürlich etwas anderes: Hier handelt es sich nämlich fast immer um ein geplantes Wunschkind.

26. *Andere Besonderheiten, ggf. welche* – sämtliche Krankheiten oder Befindlichkeiten, die einer Schwangerschaft eventuell nicht zuträglich sind, sollten hier angegeben werden. Außer den vorgenannten Punkten gibt es natürlich noch viele andere, die sich in Verbindung mit einer Schwangerschaft verstärken beziehungs-

weise die Schwangerschaft beeinflussen können. Dazu gehören beispielsweise häufige Infektionen.

Kreuz oder nicht – die Summe der vorgenannten Punkte findet sich in dem Text in dem rot gekennzeichneten Feld unterhalb der Anamnese: »Nach ärztlicher Bewertung des Kataloges A liegt bei der Erstuntersuchung ein Schwangerschaftsrisiko vor«. Hebammen wurden hierbei nicht gefragt. Risikobewertung durch Hebammen kann vom aktuellen ärztlichen Risikokatalog abweichend sein. Nichtsdestoweniger müssen Hebammen bei der Klassifizierung »Risikoschwangerschaft« eine Ärztin/einen Arzt zur Mutterschaftsvorsorge hinzuziehen. Es sei denn, die Frau entscheidet sich dagegen, was sie dann allerdings schriftlich bei ihrer Hebamme hinterlegen sollte.

Seite 5 (unten)
Beratung der Schwangeren – findet in der Regel durch Frauenärzt(e)innen kaum oder unvollständig statt. Besonders in Geburtsvorbereitungskursen, wenn Hebammen das Thema Mutterpass anschneiden und dann Rückfragen von den Frauen kommen, sind sie erstaunt zu hören, dass die Frauen über die folgenden Punkte häufig nicht aufgeklärt wurden. Laut einer Studie erhielt ein Drittel aller werdenden Mütter von ihrem Arzt, ihrer Ärztin keine Tipps für die richtige Ernährung und Lebensweise in der Schwangerschaft. Nur 41 % der Schwangeren, die regelmäßig zur (ärztlichen) Vorsorge gingen, fühlten sich medizinisch ausreichend versorgt. Die Studie kommt zu dem Ergebnis: Gesundheitliche Aufklärung über Lebensweise und Ernährung in der Schwangerschaft, Stillen, Geburtsvorbereitung, Selbstbeobachtung, Schwangerschaftsrisiken und Familienplanung gehören zu den Aufgaben, für die Hebammen besonders geeignet sind und die in ärztlichen Praxen im Allgemeinen nicht im notwendigen Umfang durchgeführt werden.
Gerade die Ernährung während der Schwangerschaft ist von enormer Bedeutung *(siehe Ernährung)*, und es ist bedauerlich, dass Frauen häufig erst spät oder gar nicht darüber aufgeklärt werden. Diese Beratung gehört unbedingt zur Schwangerenvorsorge! Viel zu oft begegnen Hebammen Frauen, denen von ihren Ärzt(inn)en lediglich gesagt wurde: Medikamente meiden und auf Nikotin verzichten. Das war's dann aber auch schon.
Nachfolgend die Aufschlüsselung der einzelnen Punkte:
a) Ernährung, Medikamente, Genussmittel – besonders in den ersten drei Schwangerschaftsmonaten spielt die Ernährung eine wichtige

Rolle. In dieser Zeit wird nämlich der Grundstein gelegt für die Befindlichkeit im letzten Drittel der Schwangerschaft. Und außerdem, noch viel entscheidender: Die Ernährung während der Schwangerschaft ist die Basis für das gesamte Leben des Kindes. Bedenkt man, dass das Kind im Mutterleib ja all seine Organe, seine ganze Konstitution ausbildet, ist offensichtlich, wie ausschlaggebend eine gute, ausgewogene Ernährung ist. Gesundes Essen fördert die Gesundheit, und alles, was die Mutter zu sich nimmt, gelangt in den Organismus des Kindes. In einer Studie wurde herausgefunden, dass eine schlechte Ernährung der Kinder während der Schwangerschaft einen möglichen Herztod im Alter zwischen 40 und 50 Jahren bedingen kann.

Auf nichtverordnete Medikamente sollten Sie selbstredend verzichten, denn sie können die Gesundheit Ihres Kindes schwer schädigen. Unter Genussmitteln versteht man Kaffee, schwarzen Tee, Alkohol, Nikotin und Drogen. Kaffeegenuss sollte auf maximal zwei Tassen täglich beschränkt werden, weil Koffein plazentagängig ist, das heißt über die Plazenta in den kindlichen Blutkreislauf gelangt *(siehe Abusus)*.

b) Tätigkeit/Beruf, Sport, Reisen – bei der Erklärung des Mutterschutzgesetzes werden wir detailliert auf das Thema Beruf eingehen. An dieser Stelle nur so viel: Als berufstätige werdende Mutter sollten Sie sich unbedingt vergewissern, dass Sie an Ihrer Arbeitsstelle keinen schädlichen Stoffen ausgesetzt sind. Auch sollten Sie sich nicht in einer unhygienischen, schmutzigen Umgebung aufhalten. Infektionsgefahren dürfen Sie nicht ausgesetzt sein (z. B. in Kliniken, Labors).

Bei sportlicher Betätigung spüren Sie selbst am besten, was Ihnen gut tut und was nicht. Prinzipiell sollten Sie sich bei Beschwerden schonen und sich nicht zuviel zumuten. Wenn Sie Sportarten betreiben, die zu Verletzungen führen können, sollten Sie diese meiden. Besonders bei so genannten Mannschaftssportarten, die wir lieber Teamsportarten nennen, ist das Verletzungsrisiko oft höher, weil im Eifer des Gefechts schon mal versehentlich ein Bein gestellt wird oder ein Ellenbogen in einer Magengrube landet. Durch die Empfindlichkeit der Brüste verzichten viele Frauen, die vor ihrer Schwangerschaft begeisterte Joggerinnen waren, auch gerne auf ihr Lauftraining, denn selbst mit einem gut sitzenden Sport-BH können die Brüste beim Laufen schmerzen. Aber es gibt ja noch so viele andere Sportarten. Also wechseln Sie gegebenenfalls. Und wenn Sie bisher eher unsportlich waren, nutzen Sie Ihre Schwangerschaft dazu, Ihrem Körper Gutes zu tun. Tägliche Gymnastik, Dehnübungen, Spaziergänge, Walking, Schwimmen, Rad fahren, Tanzen oder Tennis – tun Sie, was Ihnen Freude macht und was Ihnen bekommt, am besten natürlich an der frischen Luft. Manche Frauen entdecken erst während der Schwangerschaft, wie schön es beispielsweise ist, stundenlang, eventuell im stillen Zwiegespräch mit ihrem Kind spazieren zu gehen.

Reisen können Sie am entspanntesten mit der Bahn. Manche schwangeren Frauen vertragen Autofahrten plötzlich nicht mehr, ihnen wird übel. Für alle anderen gilt: Lange Autofahrten können durch die sich unmerklich übertragenden Vibrationen zu einer erhöhten Wehenbereitschaft führen und das Thromboserisiko durch langes Sitzen erhöhen. Deshalb sollten Sie bei längeren Autofahrten für genügend Pausen sorgen. Jede Stunde fünf Minuten oder alle zwei Stunden zehn Minuten sind das Minimum. In diesen Pausen sollten Sie herumgehen, sich strecken und dehnen und frische Luft einatmen.

Fliegen können Sie mit deutschen Fluggesellschaften nur bis zur 30. Schwangerschaftswoche. Danach werden Sie nicht mehr befördert. Schwangere benötigen bei einer Flugreise prinzipiell die Bescheinigung eines Arztes oder einer Ärztin über den errechneten Geburtstermin und in welcher Schwangerschaftswoche sie sich am Flugtermin befinden. Die Bescheinigung einer Hebamme wird von den Fluggesellschaften merkwürdigerweise nicht anerkannt. Grundsätzlich raten wir von Flugreisen ab, besonders wenn Sie einen längeren Flug vor sich hätten oder nach der 30. Schwangerschaftswoche. Auch manche gesunden Menschen leiden im Flugzeug unter Beschwerden; bei schwangeren Frauen kommt die Thromboseneigung hinzu, die bei längerem und beengtem Sitzen gesteigert wird. Sollten Sie unbedingt fliegen müssen – vielleicht sogar in ein Land, in dem Sie mit sehr heißem Klima oder anderen für Sie ungewohnten Umständen konfrontiert sein werden –, erkundigen Sie sich bitte ausführlich, worauf zu achten ist.

c) *Risikoberatung* findet in der Regel statt, allerdings leider massiv in Richtung Angsterzeugung. Die Risikoberatung sollte so vonstatten gehen, wie wir bereits in der Anamnese betonten: In einer ruhigen und vertraulichen Atmosphäre soll der schwangeren Frau alles gründlich und leicht verständlich erklärt werden. Wir empfehlen, falls es Ihnen möglich ist, Ihren Partner hinzuzuziehen. Zuweilen findet die Risikoberatung in einer Arztpraxis so hektisch oder heruntergeleiert oder mit medizinischen Fachausdrücken gespickt statt, dass die schwangere Frau völlig verwirrt und verunsichert ist und die nicht verstandenen Informationen konfus ihrem Partner erzählt, der gleich noch verunsicherter ist, so dass seine Verunsicherung die schwangere Frau zusätzlich verunsichert: Pingpong-Effekt. Eine optimale Risikoberatung bedeutet: klare, leicht verständliche Aussagen mit Aufklärung, wodurch ein Risiko erhöht und wie es gemindert werden kann, oder ob überhaupt eines besteht.

d) Geburtsvorbereitung/Schwangerschaftsgymnastik – darauf werden wir später detailliert eingehen. An dieser Stelle sei nur betont, dass Sie sich frühzeitig um einen Platz in einem Geburtsvorbereitungskurs bemühen sollten. Oft machen Frauenärzt(e)innen ihre Patientinnen erst ab der 26. Woche darauf aufmerksam. Das ist viel zu spät, da Geburtsvorbereitungskurse bei Hebammen langfristig ausgebucht sind. Also kümmern Sie sich selbst und rechtzeitig um einen solchen Kurs, bis zur 12. Woche sollten Sie angemeldet sein. Schwangerschaftsgymnastik ist nicht identisch mit Geburtsvorbereitung und wird in der Regel eher von Krankengymnast(inn)en als von Hebammen angeboten. Viele Frauen buchen parallel zum Geburtsvorbereitungskurs auch einen für Schwangerschaftsgymnastik. Als schwangere Frau haben Sie innerhalb aller gesetzlichen und mancher privaten Krankenkassen Anspruch auf Kostenerstattung von 14 Stunden Geburtsvorbereitung bei einer Hebamme oder Krankengymnastin. Wollen Sie zusätzlich weitere Angebote zur körperlichen Fitness und Entlastung in Anspruch nehmen, wie zum Beispiel Schwangerenschwimmen unter fachlicher Anleitung, Schwangerschafts-Yoga, einen weiteren Paarkurs, müssen Sie die Kosten selber tragen. Sie liegen zwischen 120 und 140 DM.

e) Krebsfrüherkennungsuntersuchung – wird normalerweise durchgeführt beim ersten Besuch in der Frauenarztpraxis, indem ein zusätzlicher Zellabstrich vom Muttermund gemacht und auf Veränderungen in Richtung »Krebs« untersucht wird. Frauen sollten mit darüber entscheiden, ob sie diese Untersuchung wünschen. Dafür spricht die Tatsache, dass in der weiter voranschreitenden Schwangerschaft und im Wochenbett – also über einen langen Zeitraum – kaum noch exakte Befunde erhoben werden können, wegen der Schwangerschaftsveränderungen, und dass bei einem eventuell positiven Befund (für die betroffene Frau also negativen Befund) entsprechende Heilmaßnahmen eingeleitet werden können, allerdings setzen diese häufig das Ende der Schwangerschaft, also deren Abbruch voraus. Dagegen spricht für manche Frauen, dass ein solcher Befund die Gefühle, die die Bestätigung einer Schwangerschaft auslöst, stören kann und eine Therapie, wie gesagt, ohnehin nur außerhalb einer Schwangerschaft durchgeführt werden kann. Positive Befunde werden unterschieden nach ihrem so genannten PAP-Bereich. PAP ist die Klassifizierung der Zellstruktur. Es gibt Gruppe 1 bis 4. Je niedriger die Zahl, desto normaler der Befund. Wird eine Abweichung von der Norm festgestellt, sind engmaschige Kontrollen angezeigt. Auch während der Schwangerschaft und später im Wochenbett wird immer wieder ein Abstrich gemacht, wobei allerdings berücksichtigt werden muss, dass der Befund verfälscht sein kann. Bei der heutigen Vorgehensweise innerhalb der Krebsvorsorgeuntersuchung erhält man durch die stete Kontrolle einen guten Vergleichswert. Sollte über längere Zeit ein relativ hoher PAP bestehen bleiben, wird vom Muttermund eine Gewebeprobe entnommen und histologisch untersucht beziehungsweise wird der vordere Teil des Muttermundes entfernt. Dieser Eingriff heißt Konisation, und meistens ist »die Sache« damit ausgestanden, weil danach keine veränderten Zellstrukturen mehr vorhanden sind. Bei einem bestätigten hohen PAP-Wert ist gründlich abzuwägen, ob ein Abbruch vorgenommen werden sollte, da eine schwangere Frau nicht mit den üblichen Methoden gegen Krebs behandelt werden kann. Hier gilt es, ausführliche Gespräche mit Fachleuten zu führen, so dass die Frau oder das Paar umfassend aufgeklärt wird über Risiken und Folgen bei Austragung oder Abbruch der Schwangerschaft.

Seite 6
B. Besondere Befunde im Schwangerschaftsverlauf – das bezieht sich ausschließlich auf die bestehende Schwangerschaft.
27. Behandlungsbedürftige Allgemeinerkrankungen – leider wird dieser Punkt häufig ignoriert. Haben Sie solche Krankheiten, und wurden sie nicht eingetragen, tun Sie es bitte selbst. Zum Beispiel sind Nierenbeckenentzündungen, Grippe, Blasenentzündungen, Infektionskrankheiten Allgemeinerkrankungen, die auch außerhalb einer Schwangerschaft auftreten. Bitte auch die Art der Behandlung vermerken – zum Beispiel: Penicillineinnahme von ... bis etc.
28. Dauermedikation bedeutet, dass Sie beispielsweise täglich eine oder mehrere Tabletten einnehmen oder wöchentlich eine Spritze bekommen. Dauermedikation bezieht sich auf die Behandlung jener

Krankheiten, die mit konstanter Medikamenteneinnahme gut unter Kontrolle gehalten werden können, also Diabetes, hoher Blutdruck, Schilddrüsenunter-/überfunktion. Bitte ankreuzen und den Namen des Medikamentes notieren.

29. *Abusus* heißt Missbrauch. Jede Form des Missbrauchs von so genannten Genussmitteln und Drogen kann sich schädlich auf das Kind auswirken, ganz abgesehen von den Gesundheitsschäden für die Schwangere selbst.

Nikotin: Schwangere Raucherinnen sollten sich darüber im Klaren sein, dass alle Wirkstoffe des Tabaks über die Blutversorgung direkt zum Kind gelangen. Bei diesem können neben einer geringeren Sauerstoffzufuhr durch Nikotin und andere Schadstoffe auch Intelligenzdefekte entstehen, wie neuere Studien bewiesen haben. Natürlich ist es für eine gewohnheitsmäßige Raucherin sehr schwer, auf Zigaretten zu verzichten. Nicht umsonst gilt Nikotin als extrem süchtig machend. Manche Frauen haben das Glück, dass ihnen als Schwangere beim Rauchen sofort übel wird. Wir kennen mehrere Schwangere, die, noch ehe sie vermuteten, schwanger zu sein, und vor einer offiziellen Bestätigung, plötzlich und für sie selbst überraschend mit dem Gedanken spielten, das Rauchen aufzugeben, weil »es nicht mehr schmeckt«. Andere spüren überhaupt keine Veränderung des Rauchgenusses und müssen also ihren Willen stählen, das Nein zur Zigarette immer wieder auszusprechen. Zwar fällt dies durch das Wissen um die Gesundheit des Kindes leichter, doch ganz so einfach ist es eben auch nicht.

Die Meinung von Fachleuten ist bei diesem Thema nicht eindeutig. Manche raten schwangeren Frauen, ihren Nikotinkonsum langsam zu reduzieren, andere raten dazu, sofort aufzuhören. Leider wird dabei selten auf die Individualität der Frau geachtet. Es gibt keine allgemein gültigen Ratschläge. Allgemein gültig ist lediglich die Verpflichtung des Fachpersonals, auf die erheblichen Schädigungen

B. Besondere Befunde im Schwangerschaftsverlauf
27. Behandlungsbedürftige Allgemeinerkrankungen, ggf. welche

28. Dauermedikation	42. Anämie
29. Abusus	43. Harnwegsinfektion
30. Besondere psychische Belastung	44. Indirekter Coombstest positiv
31. Besondere soziale Belastung	45. Risiko aus anderen serologischen Befunden
32. Blutungen vor der 28. SSW	46. Hypertonie (Blutdruck über 140/90)
33. Blutungen nach der 28. SSW	47. Eiweißausscheidung 1%
34. Placenta praevia	(entsprechend 1000 mg/l) oder mehr
35. Mehrlingsschwangerschaft	48. Mittelgradige - schwere Ödeme
36. Hydramnion	49. Hypotonie
37. Oligohydramnie	50. Gestationsdiabetes
38. Terminunklarheit	51. Einstellungsanomalie
39. Placenta-Insuffizienz	52. Andere Besonderheiten
40. Isthmozervikale Insuffizienz	ggf. welche
41. Vorzeitige Wehentätigkeit	

Terminbestimmung

Zyklus / Letzte Periode
Konzeptionstermin (soweit sicher):
Schwangerschaft festgestellt am: in der SSW

Berechneter Entbindungstermin:

Entbindungstermin (ggf. nach
Verlauf korrigiert)

Kommentar

6

des Kindes und auch der Gesundheit der Frau bei regelmäßigem Zigarettenkonsum hinzuweisen. Die schwangere Frau selbst muss zu der Überzeugung kommen, dass sie mit dem Rauchen aufhören will. Werden ihr alle Zusammenhänge klar, nachvollziehbar und ohne erhobenen Zeigefinger dargestellt, wird ihre Bereitschaft, das Rauchen einzustellen, hoch sein. Raucher und Raucherinnen reagieren auf Frustrationen meistens damit, dass sie sich erst mal »eine anzünden«. Ein erhobener Zeigefinger bedeutet Frustration. Wichtig ist es auch hier, den Partner einzubeziehen. Am besten hört das Paar gemeinsam auf zu rauchen. Damit leistet der Partner auch einen Beitrag zum Verzicht. Zumindest aber sollte er sich das Rauchen im Beisein seiner Partnerin abgewöhnen. Der Verzicht zu zweit ist natürlich leichter. Und er erstreckt sich nicht nur auf die Schwangerschaft. Ganz abgesehen vom Stillen – für Säuglinge ist es auch Gift, wenn sie passiv mitrauchen müssen. Unsere Meinung zu diesem Thema: Schwangere Frauen und ihre Partner sollten sofort versuchen, das Rauchen aufzugeben. Dabei sollten sie aber keinesfalls genötigt werden und sich vielleicht für jede Zigarette, die dann doch noch geraucht wird, rechtfertigen müssen. Auch in Gesellschaft schwangerer Frauen sollte nicht geraucht werden. Besonders haarsträubend ist die manchmal zu beobachtende Situation, dass rauchende Menschen eine schwangere Frau auf die Unverantwortlichkeit hinweisen, die sie begeht, wenn sie ihr Kind mit Nikotin schädigt – und das alles ausgesprochen in einer Qualmwolke! Also – nicht nur reden, sondern handeln: mit vorbildlicher Unterstützung!

Alkohol: In den letzten Jahren hat in der Bevölkerung das Bewusstsein für Schädigungen durch Alkohol zugenommen. Es lässt unserer Meinung nach aber noch zu wünschen übrig. Alkohol erreicht das Kind ungebremst mit der Blutzufuhr – also in voller Konzentration. Wenn Sie einen Blutalkoholgehalt von 0,5 Promille haben, ist dieser Spiegel bei Ihrem Kind um ein Vielfaches höher, denn es hat ja viel weniger Körpergewicht. Die Schädigungen des Kindes können vielfältig sein – geistig und körperlich. Nur 6 % aller Schwangeren leben abstinent! 2200 Kinder werden in Deutschland jedes Jahr mit einer so genannten Alkoholembryopathie (AE) geboren. Das sind Kinder, die ein sehr schweres Schicksal haben, noch ehe sie das Licht der Welt erblicken. Geistig zurückgeblieben, mit Herzfehlern, Anfallsleiden, kleinwüchsig und von typischen Gesichtsdeformationen gebrandmarkt. Voller Entsetzen haben wir vor einigen Jahren in einem »witzigen« Elternbuch eine Schilderung gefunden, in der ein

Ungeborenes sehr heiter und erfreut den Cognac genießt, den die Mutter trinkt. Sollten Sie also auf Festen zu Alkoholkonsum animiert werden – à la: Ein Gläschen in Ehren ... –, lehnen Sie ab. Bitte! Alkohol gelangt über die Nabelschnur ungefiltert von der Plazenta in den Blutkreislauf des Ungeborenen. Dessen winzige Leber ist viel zu unreif, um den Stoff selbständig abzubauen. Auch für die eigene Gesundheit ist es bekömmlicher, Alkohol zu meiden, weil Ihre Organe, auch die Leber, mit der Bewältigung und Einstellung auf die Schwangerschaft reichlich zu tun haben und nicht zusätzlich belastet werden sollten.

Manche schwangere Frauen reagieren – wie zuvor bei Nikotin erläutert – wunderbarerweise mit Übelkeit auf Alkohol, wodurch sich das Problem von alleine löst. Oft werden Hebammen von Frauen gefragt, ob Alkoholgenuss in den ersten Wochen bereits Schädigungen ausgelöst haben kann – also zu dem Zeitpunkt, als die Schwangerschaft noch nicht bekannt war. Für die Schwere alkoholbedingter Erkrankungen von Kindern ist sicher die Häufigkeit und Dauer des Trinkens von Bedeutung. Falls es nicht zu exzessiven Gelagen in der frühen Zeit der Schwangerschaft gekommen ist, sollte nicht von einer Schädigung ausgegangen werden. Aber nach Bekanntwerden der Schwangerschaft: Verzicht, Verzicht – und der muss doch gar nicht so schlimm sein, denken Sie an das Gute, das Sie damit tun. Für sich, für Ihr Kind.

Drogen: Dazu gehören Cannabis, Marihuana, Heroin, Morphium, Ecstasy, LSD etc. Auch hier wird das Kind mitversorgt. Sie können bei Drogenmissbrauch davon ausgehen, dass Ihr Kind mitbetroffen ist und zumindest mit einer Drogenabhängigkeit geboren wird. Es ist schrecklich, wenn ein Säugling an Entzugserscheinungen leidet und das Erste in seinem jungen Leben eine Entziehungskur ist. Schwangere Frauen, die Drogen nehmen, müssen von vorneherein eine Klinikentbindung in einer größeren Einrichtung mit Kinderabteilung einplanen. Dort sollten Sie sich möglichst frühzeitig anmelden und den Ärzt(inn)en ehrliche Auskünfte über Ihren Konsum geben, damit das Kind bestmöglich versorgt werden kann. Die allerbeste Idee ist die Nutzung der Schwangerschaft als Bruch mit dem Drogenkonsum. Dazu ist es ratsam, sich von Fachleuten unterstützen und begleiten zu lassen.

Medikamente: Es gibt einige Medikamente, die in der Schwangerschaft verabreicht werden können. Wir sprechen an dieser Stelle jedoch vom Medikamentenmissbrauch, und die Medikamente, mit denen Missbrauch getrieben wird, gehören normalerweise nicht zur erlaubten Liste. Schwangere Frauen sollten nur Medikamente einnehmen, wenn Beschwerden vorliegen, die mit anderen Maßnahmen wie veränderter Lebensführung und Umstellung der Ernährung, homöopathischen Mitteln, Bädern, Tees etc. nicht zu behandeln sind. Bei Missbrauch sollten Sie wissen, dass fast alle Bestandteile von Medikamenten auch Ihr Kind erreichen und damit entsprechende Schädigungen des kleinen Körpers nach sich ziehen können. Also – auch hier ist die beste Lösung: Verzicht – gegebenenfalls mit fachlicher Begleitung.

Koffeinhaltige Getränke: Hier ist zuerst Kaffee zu nennen, der von vielen Menschen reichlich genossen wird. Sie sollten den Kaffeekonsum einschränken, müssen aber nicht ganz darauf verzichten. Kaffeegenuss kann zu vermehrtem Sodbrennen führen und auch zu heftigen Kindsbewegungen, da Ihr Kind durch das Koffein angeregt wird. Dieselben Auswirkungen können Sie auch nach Genuss von koffeinhaltigen Limonaden spüren. Also – in Maßen genießen und bewusst darauf achten, welche Getränke Koffein enthalten.

30. Besondere psychische Belastung und

31. Besondere soziale Belastung haben wir bereits ausführlich bei der Erklärung der Anamnese bei Seite 5 des Mutterpasses besprochen. Manchmal verändert sich eine psychische oder soziale Belastung im Verlauf der Schwangerschaft, dann bitte hier den aktuellen Stand angeben.

32. Blutungen vor der 28. SSW und

33. Blutungen nach der 28. SSW – die Angabe der 28. Schwangerschaftswoche stammt noch aus jener Zeit, als Kinder in diesem Stadium nicht überlebensfähig waren. Heutzutage müsste diese Einteilung eigentlich nach vorne hin korrigiert werden, denn schon Kinder, die in der 26. SSW geboren werden, haben eine echte Überlebenschance. Bei Blutungen vor der 28. SSW spricht man von Fehlgeburtsbestrebungen, bei Blutungen nach der 28. SSW von Frühgeburtsbestrebungen. Sollten Sie Blutungen haben, müssen Sie sofort in eine Klinik, um dort abzuklären, woher die Blutung rührt. In der Regel werden Sie dann stationär aufgenommen. Dieser Klinikaufenthalt gehört in den Mutterpass eingetragen, und zwar mit Benennung der genauen Diagnose und Therapie *(siehe Frühgeburt).*

34. Placenta praevia – bedeutet ein Schwangerschaftsrisiko, weil der Mutterkuchen, also die Plazenta, nicht oben oder seitlich in der

Gebärmutter lokalisiert ist, sondern nach unten hin zum Muttermund. Liegt eine Placenta praevia vor, kann die Frau nicht spontan gebären, sie muss durch Kaiserschnitt entbunden werden, weil sonst bei der Eröffnung des Muttermundes – also dem Beginn einer normalen Geburt – die Plazenta verletzt würde, was massive Blutungen zur Folge hätte, die nicht nur zum Kindstod, sondern auch zum Tod der Mutter führen würden. Da man von außen nicht sehen kann, ob der Muttermund sich öffnet, heißt dies, dass Frauen mit Placenta praevia sehr gut aufgeklärt werden und wissen müssen, dass sie bei der geringsten Wehentätigkeit sofort eine Hebamme, Ärztin oder einen Arzt aufsuchen müssen, um zu klären, ob der Muttermund noch geschlossen ist. Sollte der Muttermund sich öffnen beziehungsweise wenn bereits eine regelmäßige Wehentätigkeit vorliegt, muss die Frau sofort in die Klinik.

35. Mehrlingsschwangerschaft – hier wäre es schön, wenn auch eingetragen würde, um wie viele Mehrlinge es sich handelt, Zwillinge, Drillinge oder gar Vierlinge ... *(siehe Mehrlinge).*

36. Hydramnion bedeutet zu viel Fruchtwasser, und

37. Oligohydramnie bedeutet zu wenig Fruchtwasser. Normal sind zirka 10 ml in der 9. Schwangerschaftswoche, etwa 1000 ml in der 36. und bis zu 1500 ml in der 40. Schwangerschaftswoche. Das Fruchtwasser dient dem Schutz des Kindes vor Stößen, also mechanischen Verletzungsmöglichkeiten. Auch die Nabelschnur ist durch das freie Schweben im Wasser bestens vor Verletzungen oder Druck geschützt. Somit kann sich das Kind in der warmen, durchsichtigen Flüssigkeit sehr gut bewegen und entwickeln. Wird bei einer Untersuchung zu viel oder zu wenig Fruchtwasser festgestellt, finden weitere Untersuchungen statt, um den Grund hierfür abzuklären. Das kann zum Beispiel eine Konsiliaruntersuchung sein, um in Beratung mit einem hinzugezogenen Kollegen bei einer höher differenzierenden Ultraschalluntersuchung eventuelle Fehlbildungen des Kindes zu bestätigen oder auszuschließen. Häufige Kontrollen sind dann die Regel – bis hin zur stationären Einweisung in eine Schwerpunktklinik. Zu viel Fruchtwasser tritt öfter auf bei Erkrankungen wie Rhesusunverträglichkeit oder Diabetes. Zu wenig Fruchtwasser tritt gehäuft auf bei einer mangelnden Entwicklung des Mutterkuchens, die wiederum zu sehr kleinen Kindern führen kann, so genannten Mangelkindern.

Beide Formen – zu viel und zu wenig Fruchtwasser – sind auch für die schwangeren Frauen selbst an einem sehr runden großen oder eher kleinen Bauch erkennbar. Bei der Vorsorgeuntersuchung ist der Fundusstand *(siehe Gravidogramm)* entweder höher oder niedriger, als es dem Zeitpunkt der Schwangerschaft entspricht.

38. Terminunklarheit – wie bereits erwähnt, basiert der angenommene Geburtstermin gelegentlich auf einem Rechenfehler, oder es fehlten Informationen, um ihn korrekt berechnen zu können. Geht man von einem falschen Geburtstermin aus, stimmen die Untersuchungsergebnisse nicht mit dem »Sollzustand« überein. Manchmal werden Geburten eingeleitet, weil man befürchtet, das Kind sei übertragen – und dann stellt es sich als Frühgeburt heraus. Abgesehen von der nervenaufreibenden Situation, in der die Frau oder das Paar und das Kind dann sind – eine eingeleitete Geburt wird von den meisten Frauen als sehr belastend empfunden und führt somit zu einem »unguten Geburtserlebnis«. Also noch einmal und trotz Ultraschall: Wann könnte »es« passiert sein?

39. Plazentainsuffizienz bedeutet eine Schwäche oder mangelhafte Ausbildung des Mutterkuchens beziehungsweise mangelhafte Arbeit desselben.

40. Isthmozervikale Insuffizienz bedeutet Gebärmutterhalsschwäche. Diese »Schwäche« bezieht sich auf den Verschluss der Gebärmutter nach außen. Sie kann zu unterschiedlichen Zeitpunkten in der Schwangerschaft auftreten und dann ohne Behandlung entweder zu einer Fehl- oder Frühgeburt führen. Die Gründe für eine Gebärmutterhalsschwäche sind vielschichtig; eine vorhergehende Geburt kann die Ursache sein oder ein schlecht durchgeführter Abbruch, eine nicht lange zurückliegende Fehlgeburt etc. In der Regel reicht eine Ruhigstellung der schwangeren Frau aus, also häusliche oder stationäre Bettruhe. In manchen Fällen wird der Gebärmutterhals zusätzlich künstlich gesichert durch Einführung eines Ringes, Pessars. Eine operative Methode – Cerclage, totaler Verschluss – findet in einer Klinik unter Narkose statt. Die schwangere Frau wird anschließend längere Zeit an ein CTG-Gerät, den Cardiotokographen (Herzton-Wehenschreiber), angeschlossen, um eine eventuelle Wehentätigkeit feststellen und behandeln zu können und den Zustand des Kindes zu beobachten.

41. Vorzeitige Wehentätigkeit – damit ist jede regelmäßig andauernde Wehentätigkeit mit Eröffnung des Muttermundes vor der 37. Schwangerschaftswoche gemeint.

42. Anämie bedeutet Blutarmut *(siehe Hb, Mutterschaftspass Seite 7 und 8, Gravidogramm).*

43. *Harnwegsinfektion* – tritt in der Schwangerschaft häufiger auf, weil die Harnröhre sich erweitert und Erreger deshalb leichter eindringen können *(siehe Gravidogramm)*.

44. *Indirekter Coombstest positiv* – ist eine Blutuntersuchung bei der Mutter, die sich auf die Rhesus-Inkompatibilität bezieht. Im indirekten Coombstest wird nach Hinweisen gesucht, ob es eine Schädigung oder Sensibilisierung beim Kind gibt.

45. *Risiko aus anderen serologischen Befunden* – gemeint ist, dass andere Blutuntersuchungen ein Risiko nahe legen.

46. *Hypertonie (Blutdruck über 140/90)* bedeutet hoher Blutdruck und beginnt bei vorgenanntem Wert. Eine erfahrene Fachkraft wird in der Mutterschaftsvorsorge allerdings auch auf eine »relative Hypertonie« achten. Das heißt, einen Blick darauf werfen, ob die Frau nach oben von ihrem eigenen normalen Blutdruckwert abweicht. Auch geringe Veränderungen bedürfen der Aufmerksamkeit im Sinne einer gezielten Beobachtung des weiteren Verlaufs.

47. *Eiweißausscheidung 1% (entsprechend 1000 mg/l) oder mehr* – das ist die Menge an Eiweiß im Urin, ab der ein Verdacht auf eine Krankheit beziehungsweise der Verdacht auf die Entwicklung einer Krankheit gegeben ist, weil die erhöhte Eiweißausscheidung eine Überbelastung der Nieren anzeigt.

48. *Mittelgradige – schwere Ödeme* bedeuten Wassereinlagerungen. Das Phänomen, dass schwangere Frauen zum Termin hin dicke Beine und Füße und manchmal auch geschwollene Hände haben, ist bekannt. Leidet die Frau jedoch schon in einem frühen Schwangerschaftsstadium darunter, sollte eine dementsprechend lindernde Behandlung eingeleitet werden. Besonders wichtig ist hier allerdings wiederum die Aufklärung der betroffenen Frau. Viele Frauen, die unter Ödemen leiden, schränken ihre Flüssigkeitszufuhr ein, weil sie glauben, dann könne sich auch kein Wasser mehr einlagern. Das Gegenteil ist der Fall. Zu geringe Flüssigkeitszufuhr verstärkt die Ödeme und kann zu einer Verschlimmerung führen.

Die drei letztgenannten Punkte *46./47./48.* gemeinsam sind Symptome, also Krankheitszeichen, einer spezifischen Schwangerschaftserkrankung, der so genannten Gestose. Diese Symptome müssen nicht gleichzeitig auftreten, sollten aber immer im Zusammenhang betrachtet werden *(siehe Gestose)*.

49. *Hypotonie* bedeutet niedriger Blutdruck, er tritt besonders häufig bei jungen schwangeren Frauen auf. Ein Blutdruck gilt als niedrig ab 100/60. Frauen, die darunter leiden, sollten Gegenmaßnah-

men, beispielsweise gezielte gymnastische Übungen, ergreifen, weil er in seltenen Fällen zu einer Schädigung des Kindes führen kann. Außerdem beeinträchtigt ein zu niedriger Blutdruck auch das Allgemeinbefinden.

50. Gestationsdiabetes bedeutet Schwangerschaftszucker. Es gibt Frauen, die außerhalb der Schwangerschaft im Stoffwechselbereich keine Schwierigkeiten haben, aber während der Schwangerschaft plötzlich eine Zuckerkrankheit entwickeln. Es ist unbedingt notwendig, dass die betroffenen Frauen darüber aufgeklärt werden, was sie wegen ihrer Zuckererkrankung meiden sollten. Denn ein Gestationsdiabetes hat die gleichen Auswirkungen im letzten Schwangerschaftsdrittel und bei der Geburt wie eine sonst bestehende Zuckerkrankheit. Das heißt, höchstwahrscheinlich wird das Kind sehr groß sein und breite Schultern haben, was bei der Geburt zu Schwierigkeiten führen kann. Ein solches Kind muss gleich von einem Kinderarzt behandelt werden. Aus diesem Grund sollten betroffene Frauen, die eine Hausgeburt möchten, einen Kinderarzt hinzuziehen beziehungsweise eine Klinik aussuchen, in der mit Sicherheit ein Kinderarzt zugegen sein wird.

51. Einstellungsanomalie bezieht sich ausschließlich auf das Verhältnis zwischen kindlichem Kopf und mütterlichem Becken – dazu mehr im weiteren Verlauf dieses Buches.

52. Andere Besonderheiten – hier ist Platz für weitere Merkmale.

Terminbestimmung

Zyklus bezeichnet den Abstand der monatlichen Blutungen. Die meisten Frauen haben einen 28-tägigen Zyklus, und die Blutung *dauert* meist 3 bis 5 Tage, das ist von Frau zu Frau unterschiedlich und hängt auch davon ab, ob sie beispielsweise die Pille nimmt. Wenn die Frau einen anderen Zyklus hat, muss sie das unbedingt angeben, weil bei der üblichen Terminbestimmung der Geburt der erste Tag der letzten Periode zu Grunde gelegt wird. Die Formel zur Bestimmung des Geburtstermins haben wir ja bereits bei der ersten Untersuchung zur Feststellung der Schwangerschaft erläutert.

Die *letzte Periode* meint den ersten Tag der letzten Periode.

Konzeptionstermin (soweit sicher) bedeutet Empfängnistermin.

Schwangerschaft festgestellt am bezieht sich ausschließlich darauf, wann ein Arzt, eine Ärztin oder Hebamme die Schwangerschaft festgestellt hat. Das Datum, an dem die Frau selbst vermutete oder feststellte, schwanger zu sein, kann auch vermerkt werden, unter-

oder oberhalb des »offiziellen« Datums von Hebamme, Arzt oder Ärztin. Schließlich liegt der Verdacht oder die Feststellung der Frau ja vor dem Befund.

Der berechnete Entbindungstermin kann sich im Lauf der Schwangerschaft ändern, deshalb gibt es noch zwei Korrekturfelder, *Entbindungstermin (ggf. nach Verlauf korrigiert)*. In Arztpraxen wird zur Bestimmung des Entbindungstermins fast ausschließlich der Ultraschall eingesetzt. Manche Frauenärzt(e)innen benutzen aber auch – wie Hebammen – das so genannte Gravidarium, das ist eine Scheibe, mit der der Termin »angepeilt« werden kann. Sollte sich Ihr Entbindungstermin ändern, vergessen Sie bitte nicht, sich eine neue Bescheinigung darüber ausstellen zu lassen, denn sechs Wochen vor dem Entbindungstermin beginnt Ihr Mutterschutz, und der fällt dann auch auf einen anderen Tag. Die Bescheinigung stellen Hebammen und Ärzt(e)innen aus.

Seite 7 und 8
Gravidogramm heißt Übersicht über den Verlauf der Schwangerschaft, hier anhand der notwendigen Vorsorgeuntersuchungen, die in den Mutterschaftsrichtlinien festgelegt sind.
Zweiter Ak-Suchtest (24.–27. SSW) am: bedeutet, dass noch einmal ein Antikörpersuchtest, wie bereits zu Beginn der Schwangerschaft, durchgeführt wird, um eine eventuelle Entwicklung von Antikörpern feststellen und darauf reagieren zu können.
Anti-D-Prophylaxe (28.–30. SSW) am: Eine Frau mit negativem Rhesusfaktor sollte mit darauf achten, dass sie die Anti-D-Prophylaxe verabreicht bekommt. Wir haben ja bereits erklärt, dass eine Gefahr besteht, wenn eine Rhesus-negative Mutter ein Rhesus-positives Kind bekommt, weil sie gegen den Rhesusfaktor des Kindes Antikörper bilden kann *(siehe Blutuntersuchungen)*. Deshalb wird der Rhesusfaktor gleich zu Beginn der Schwangerschaft getestet. Sollte eine Rhesusunverträglichkeit bestehen, wird die werdende Mutter in der 28.–30. Schwangerschaftswoche eine Spritze in den Gesäßmuskel erhalten, die die Antikörperbildung verhindert. Innerhalb von 72 Stunden nach der Geburt erhält die Frau eine weitere Spritze, falls das Kind Rhesus-positiv ist.
Untersuchung auf Hepatitis B (32.–40. SSW) am: Hepatitis B verbreitet sich immer mehr in der Bevölkerung, was auch zusammenhängt mit der Lust auf Reisen in ferne Länder – manchmal haben die heimkehrenden Urlauber sozusagen Hepatitis B im Gepäck und

wissen es nicht, denn die Inkubationszeit ist lang. Inkubationszeit wird jener Zeitraum genannt, der zwischen Ansteckung und Ausbrechen der Krankheit, also den ersten Symptomen, vergeht. In letzter Zeit kommt es – eben durch die Verbreitung von Hepatitis B – immer wieder vor, dass sich Frauen während der Schwangerschaft anstecken. Dies hat auch Auswirkungen auf das Kind, es infiziert sich nämlich noch im Mutterleib. Wegen der hohen Verbreitung gehört die Impfung gegen Hepatitis B inzwischen zu den von der Deutschen Impfkommission empfohlenen Impfungen für Säuglinge. Eine infizierte schwangere Frau muss sich sofort in Behandlung

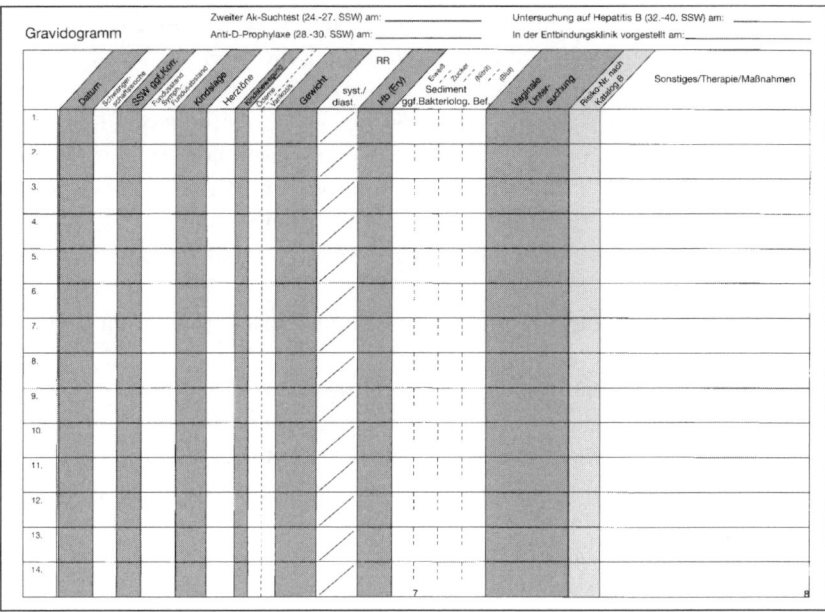

begeben und sich darauf einstellen, dass die Geburt ihres Kindes in einer Klinik mit angeschlossener Kinderabteilung erfolgen wird. Nach der Geburt wird das Kind auf eine angeborene Infektion untersucht und entsprechend behandelt.

In der Entbindungsklinik vorgestellt am: geht davon aus, dass die schwangere Frau sich relativ früh für den Ort entscheidet, wo sie gebären möchte. In der Regel ist es jedoch so, dass die Frauen oder Paare sich oft mehrere Entbindungskliniken, Geburtshäuser etc. anschauen und überlegen, ob überhaupt Klinikgeburt, ob sie von Arzt/Ärztin oder Hebamme begleitet werden möchten, ehe sie sich entscheiden. Der Mutterpass bietet hier nicht genug Platz, das kennen wir ja schon. Die Führung durch eine Klinik mit der Erläuterung der Möglichkeiten in diesem Haus ist übrigens kostenlos.

Das *Gravidogramm* zeigt dunkle und helle Felder im Wechsel und ein rotes Feld.

Datum der Untersuchung.

Schwangerschaftswoche – hier wird eingetragen, in welcher Woche sich die schwangere Frau befindet. Entweder nur die Woche oder Tag und Woche. 28/2 bedeutet beispielsweise: zweiter Tag der 28. Schwangerschaftswoche.

SSW ggf. Korr. – falls eine Korrektur der SSW (= Schwangerschaftswoche) nötig ist, bedingt durch äußerliche oder Ultraschalluntersuchung, wird diese hier eingetragen.

Fundusstand, Symph.-Fundusabstand – beim Fundusstand wird der obere Teil der Gebärmutter mittels eines speziellen Handgriffs festgestellt. Der Fundus befindet sich in der 24. SSW am Nabel, in der 40. SSW zwei Querfinger unter dem Rippenbogen. Am höchsten ist der Stand des Fundus in der 36. SSW, da reicht er bis zum Rippenbogen.

Symph. (Symphyse = Verbindungsfuge zwischen rechtem und linkem Schambein)-Fundusabstand – laienhaft ausgedrückt ist das Schambein die knöcherne Verbindung zwischen den Beckenknochen, bekannt auch als Schamfuge. Der Abstand vom oberen Rand der Symphyse bis zum oberen Rand der Gebärmutter wird regelmäßig bei den Terminen zur Mutterschaftsvorsorge gemessen. Somit sieht man, ob die Schwangerschaft »in der Zeit« ist, das Kind regelgerecht wächst und sich zeitgerecht entwickelt, ob die Gebärmutter normal groß oder kleiner oder größer ist etc. Beide Werte – Fundusstand und Symphyse-Fundusabstand – geben hilfreiche Hinweise auf das Wachstum und die Entwicklung des Kindes.

Die *Kindslage* spielt erst ab der 28. bis 30. Schwangerschaftswoche eine Rolle. Bis zu dieser Zeit hat das Kind nämlich noch genug Platz, sich zu drehen. Wenn es dann jedoch auf die Geburt zugeht, sollte das Kind allmählich in die »Startposition« kommen (Schädellage). Manche Kinder drehen sich sehr frühzeitig in eine Lage, aus der heraus eine normale Geburt erschwert oder unmöglich ist – beispielsweise die Querlage. Dies kommt selten beim ersten oder zweiten Kind einer Frau vor, häufiger bei Vielgebärenden, deren Gebärmutterwände oft nicht mehr die Straffheit früherer Zeiten haben, weshalb das Kind nach Lust und Laune »herumturnen« kann. Aus diesem Grund spüren Mehrgebärende Kindsbewegungen auch früher und intensiver als Erstgebärende.

Eine Besorgnis erregende und häufig vorkommende Kindslage ist die Beckenendlage, auch Steißlage genannt. Hierbei führt das Kind nicht den Kopf als Erstes Richtung »Ausgang«, sondern meistens den Po oder auch Füße und Po. Die Ursachen sind vielfältig, manche Kinder haben sich nicht rechtzeitig vor dem nächsten Wachstumsschub gedreht oder drehen können, in manchen Familien kommen Beckenendlagen gehäuft vor. Die Folge für die meisten Erstgebärenden ist heutzutage oftmals ein

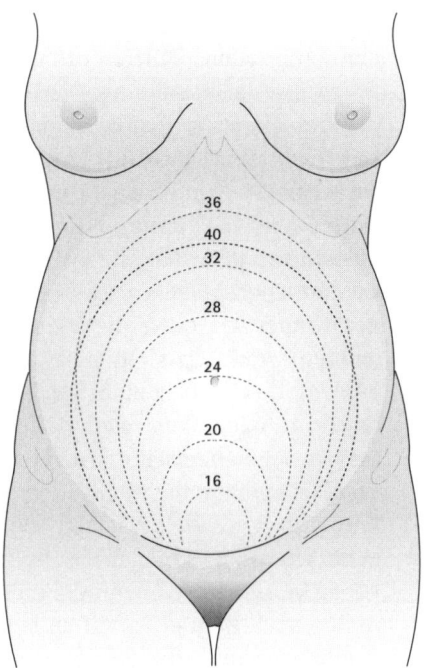

Größenwachstum der Gebärmutter in der Schwangerschaft.

frühzeitig, also vor Einsetzen der Geburtswehen, vorgenommener Kaiserschnitt. Es gibt allerdings Kliniken, in denen nicht obligatorisch die normale Geburt verhindert, sondern, unter Bereitschaft eines Operationsteams, die normale Geburt gefördert wird. Bei Mehrgebärenden mit vorhergehender Spontangeburt ist der Spielraum ohnehin größer, weshalb hier auch in Kliniken häufiger eine normale Geburt angestrebt wird. Betroffene Frauen sollten unbedingt mehrere Meinungen einholen! Die normale Kindslage wird als Schädellage bezeichnet. Eingetragen wird in diesem Kästchen des Mutterpasses entweder SL = Schädellage oder QL = Querlage oder BEL = Beckenendlage, auch BE genannt.

Herztöne meint die Herztöne des Kindes. Ab der 13./14. Schwangerschaftswoche können die Herztöne mit einem so genannten Doppler, einem Gerät mit Verstärkerfunktion, nicht nur von den Untersuchenden, sondern auch von der schwangeren Frau und ihrem Partner gehört werden. Hebammen verwenden meistens ein Herztonstethoskop. Die Leitfähigkeit der Herztonrohre ist so gut, dass neben den Herztönen auch das Nabelschnurgeräusch abgehört werden kann, ebenso Differenzen, Nebengeräusche etc. Somit ist das Herztonstethoskop ein ausgezeichnetes Instrument, um die Gesundheit des Kindes zu beobachten.

Der Nachteil ist, dass nur eine Person lauschen kann. Die Herztonfrequenz des Kindes liegt zwischen 120 und 160 Schlägen pro Minute. Wenn die Herztöne unter 120 fallen oder über 160 steigen, muss dies aufmerksam weiter beobachtet werden. Mit Hilfe eines Cardiotokographen, kurz CTG genannt, können sowohl die Herztöne des Kindes als auch die Wehentätigkeit der Frau aufgezeichnet werden, wodurch sichtbar wird, inwieweit sich beide bedingen. Wehentätigkeit führt zu Stress beim Kind, das mit einer Herztonveränderung nach oben reagiert. Die CTG-Aufzeichnung ist ab der 30. bis 32. Schwangerschaftswoche üblich und wird in der Praxis oder von Hebammen auch bei Ihnen zu Hause durchgeführt. Sollte eine Frau vorzeitige Wehen haben oder besteht der Verdacht darauf, wird auch schon zu einem früheren Zeitpunkt eine CTG-Aufzeichnung gemacht, um die Wehentätigkeit zu bestätigen oder auszuschließen und je nach Befund darauf zu reagieren.

Kindsbewegung – das bezieht sich darauf, ob bei der äußeren Untersuchung der schwangeren Frau Kindsbewegungen festgestellt wurden. Die Angaben der Frau über Kindsbewegungen werden dabei nicht berücksichtigt. Trotzdem ein paar Sätze dazu: Mehrgebärende erleben die Kindsbewegungen früher, weil die Gebärmuttermuskulatur nicht mehr ganz so straff ist wie beim ersten Kind und sie sie eher als solche erkennen. Erstgebärende spüren meistens um die 20. Woche herum erstmals Kindsbewegungen. Manchmal dauert es eine Weile, bis sie das komische Gefühl im Bauch als Kindsbewegung erkennen. Wenn ich mich an meine Zeit als Hebammenschülerin erinnere, konnte ich damals partout nicht begreifen, warum Frauen Kindsbewegungen anfänglich nicht als solche einordnen können. Sie müssen doch spüren, wenn sich das Kind zum ersten Mal bewegt, dachte ich immer. Hintergrund dieser Frage ist, dass man vom ersten Spüren des Kindes auch Rückschlüsse auf den Geburtstermin ziehen kann. Im Volksmund heißt es, fünf Monate nach der ersten Kindsbewegung im Mutterleib bewegt sich das Kind dann »an der Luft«. Erst während meiner ersten Schwangerschaft begriff ich, warum es so schwer ist, Kindsbewegungen richtig einzuordnen. Oftmals empfinden schwangere Frauen die ersten Kindsbewegungen wie ein Zusammenziehen des Bauches an einer Stelle, häufig in regelmäßigen Abständen. Manche Frauen sagen, es fühle sich an wie im Bauch aufsteigende Luftblasen. Andere Frauen finden gar keine Worte für dieses ungewohnte Gefühl, das gelegentlich mit Verdauungsproblemen in Zusammenhang gebracht wird. Doch wenn dieses Gefühl dann immer wiederkehrt, horchen die Frauen in sich hinein – und dann wissen sie plötzlich klar und eindeutig, wer da klopft. Ist diese Erkenntnis erst einmal gewonnen, können die Frauen fast immer angeben, wann sie das Gefühl zum ersten Mal hatten.

Die Kindsbewegungen werden im Laufe der Schwangerschaft immer intensiver – bis zur 36. Schwangerschaftswoche. Ab da werden sie weniger und anders. Denn nun hat das Kind nicht mehr uneingeschränkt Platz. Arme und Beine können noch bewegt werden, Ganzkörperturnübungen sind jedoch nicht mehr möglich. Oft nennen Frauen diese Bewegungen von Armen und Beinen auch »boxen«. Manchmal beunruhigt es schwangere Frauen, wenn sie längere Zeit nichts von ihrem Kind »hören«. Doch die Kinder schlafen viel oder ruhen vor sich hin und melden sich nicht. Interessanterweise entwickeln die Kinder schon im Mutterleib einen Rhythmus zwischen Ruhe, sanfter Bewegung und viel Bewegung. Am deutlichsten wird die Kindsbewegung meist abends im Bett wahrgenommen. Zum einen mag das daran liegen, dass die schwangere Frau dort entspannt ist und auch besser in sich hineinhorchen kann. Zum anderen spürt das Kind vielleicht gerade durch die Ruhe der Mutter einen verstärkten Bewegungsdrang. Wenn der Geburtstermin näher rückt und die Kinder sich allmählich in Position begeben, also in die geburtsgerechte Schädellage, kann dies unter Umständen anstrengend und auch schmerzhaft für die schwangere Frau sein. Sollten Sie spüren, dass Ihr Kind sich auf den Weg macht, legen Sie sich hin, am besten mit höher gelagertem Becken. Und dann warten Sie in Ruhe ab, bis Ihr Kind seinen Purzelbaum geschafft hat. Hebammen hören gelegentlich von Frauen, dass sie ihr Kind zu einer Lageveränderung »überreden« konnten.

Fallbeispiel: Drehung im Mutterleib
Eine schwangere Frau hatte eine Beckenvenenthrombose entwickelt, das Kind lag so ungünstig, dass es auf die Beckenvene drückte. Eine halbe Nacht lang redete die Frau mit dem Kind in ihrem Leib. Sehr intensiv bat sie es, diese Stellung aufzugeben, die ihnen beiden nicht gut täte. Und siehe da – am nächsten Morgen hatte das Kind seinen

Rücken auf die andere Seite gelegt, die Beckenvenenthrombose war am Abklingen und trat auch im Verlauf der weiteren Schwangerschaft nicht mehr auf.

Dies ist nur ein Beispiel dafür, wie eine Mutter es durch ihren intensiven Kontakt mit dem Kind geschafft hat, dass es seine Position veränderte. Wir sehen in dem Bericht dieser Mutter auch neuere Forschungen im Bereich der Zwiesprache zwischen Mutter und Kind in der Schwangerschaft bestätigt. Die so genannte pränatale (vorgeburtliche) Interaktion zwischen Müttern und Kindern bekommt nach neueren Erkenntnissen von Wissenschaftlerinnen und Wissenschaftlern immer mehr Bedeutung. Doch letztlich beweisen sie damit nur, was viele werdende Mütter seit Jahrtausenden intuitiv wissen und tun. Trotzdem ist es ganz schön, die Weisheit von Müttern auch wissenschaftlich bestätigt zu sehen. Fatal ist allerdings immer der Umkehrschluss nach dem Motto: Du hast mit deinem Kind in der Schwangerschaft nicht gesprochen, dich ihm nicht zugewandt, und dafür kriegst du jetzt die Quittung! Nahezu alle werdenden Mütter sprechen mit ihren Kindern. Das vergessen sie häufig nach der Geburt, wenn das Kind dann endlich wirklich da ist und ein Gesicht hat und berührt werden kann. Auch Frauen, die ihre Schwangerschaft vor der Umwelt geheim halten oder leugnen, halten Zwiesprache mit ihrem Bauch.

Wenn das Kind in der geburtsgerechten Lage, also Schädellage, liegt, hat es den Rücken immer noch auf der rechten oder linken Seite. Auf der Seite, wo sich der Rücken des Kindes befindet, gibt es weniger Kindsbewegungen. Diese Seite fühlt sich beim darüber Streicheln auch runder und glatter an als die andere. Es ist übrigens eine große Freude, sich den Umriss des Kindes auf den Bauch zeichnen zu lassen. In Geburtsvorbereitungskursen gehört es zu den Lieblingsspielen der Frauen. Mit Lippenstift oder Kajal werden nach ein paar Handgriffen, mit denen ertastet wird, wo sich Arme, Beine, Kopf, Po und Rücken des Kindes befinden, die Konturen auf den Bauch gemalt. Klar, dass die Frauen es dann kaum erwarten können, zu Hause dem werdenden Vater zu zeigen: schau mal! Der greift dann meistens als Erstes zum Fotoapparat.

Ödeme sind Wassereinlagerungen. Viele schwangere Frauen leiden darunter. Ödeme gibt es in unterschiedlichen Stärken: leichte Ödeme, sie sind normal, insbesondere in heißen Sommermonaten, mittelschwere und schwere Ödeme. Ferner gibt es die so genannten versteckten Ödeme, also Wassereinlagerungen, die die Frauen zuerst gar nicht als solche wahrnehmen. Sie äußern sich in häufig einschlafenden Händen und Armen, auch nachts. Hebammen fordern bei diesem Symptom die Frauen und auch ihre Partner auf, gründlich das Gesicht zu beobachten. Denn manchmal sind die Wassereinlagerungen im Gesicht deutlicher sichtbar als an den Füßen, Beinen, Händen, vor allem morgens. Gelegentlich treten sie auch nur im Gesicht auf. Frauen, die unter Ödemen leiden oder den Verdacht darauf haben, sollten, um dies von einer Ärztin, Hebamme, einem Arzt überprüfen zu lassen, dazu niemals einen Vormittagstermin verabreden. Ödeme sind in der Regel in den frühen Morgenstunden bis zum Mittag wesentlich geringfügiger als gegen Abend. Also lassen Sie sich den Termin nachmittags oder am frühen Abend geben, und verbringen Sie den Tag bis zum Termin, wie Sie es gewohnt sind. So kann am besten festgestellt werden, wie Ihr Körper nach den üblichen Tagesbelastungen reagiert und in welcher Stärke sich Ödeme entwickeln.

Bei mittelgradigen bis schweren Ödemen sind auf jeden Fall Umstellungen in der Ernährung und der Lebensführung angesagt, um weitere Komplikationen zu vermeiden. In der Praxis zeigt sich immer wieder, dass die Führung eines Ernährungsprotokolls über die letzten zwei, drei Tage und dessen anschließende Auswertung mit Veränderungsvorschlägen durch eine Fachfrau, einen Fachmann gute Erfolge erzielt. Es kommt bereits dadurch häufig zu einer Minderung der Ödementwicklung und vor allem einer Verhinderung von gesteigerten Blutdruckwerten und/oder Eiweißausscheidung im Urin. Wichtig hier: eine sorgfältige, kontinuierliche Begleitung, möglichst durch eine Fachperson, die frühzeitig wirksame Ratschläge erteilt und praktische Tipps für die Umsetzung gibt *(siehe auch Ernährung und Gestose)*.

Varicosis heißt ausgedehnte Krampfadernentwicklung und betrifft 30 % der Erstgebärenden und 50 % der Mehrgebärenden. Krampfadern verstärken sich innerhalb einer Schwangerschaft bei den meisten Frauen. Durch die schwangerschaftsbedingten Kreislauf- und Gefäßveränderungen wird die Neubildung oder Verstärkung vorhandener Krampfadern sehr begünstigt. Auch das höhere Gewicht trägt hierzu bei. Krampfadern entwickeln sich in Venen, die das Blut aus dem Körper zum Herzen zurücktransportieren. Venen haben keine eigene Muskulatur. Der Rücktransport des Blutes aus den Beinen erfolgt zum Beispiel einerseits durch den vorhandenen

Blutdruck, der allerdings in den Venen wesentlich niedriger ist als in den Arterien. Andererseits wird der Transport unterstützt durch die umgebende Muskulatur, in der die Venen eingebettet sind. Nun wird auch verständlich, dass Muskelbewegungen die Arbeit der Venen unterstützen und Staus vermeiden helfen. Krampfadern gibt es übrigens nicht nur an den Beinen, auch im äußeren Schambereich können sie auftreten. Sollte Fachpersonal dies feststellen, ist es sinnvoll, die Frau darüber aufzuklären, denn wenn sie selbst »versehentlich« diese Entdeckung macht, wird sie wahrscheinlich zuerst einmal erschrecken und die Krampfadern nicht als solche erkennen, da sie an dieser Stelle auch mit viel Phantasie eigentlich nicht vermutet werden. Krampfadern sind mal mehr, mal weniger durchblutet, sie erscheinen mal dicker und mal dünner. Die Neigung zu Krampfadern tritt familiär gehäuft auf, das heißt, wenn ein Elternteil Krampfadern entwickelt hat, muss auch die Tochter damit rechnen und sollte frühzeitig mit vorbeugenden Maßnahmen beginnen *(siehe Schwangerschaftsbeschwerden, 1. Trimenon)*. Krampfadern können übrigens auch am After auftreten, als Hämorrhoiden, die besonders bei hartem Stuhlgang schmerzen können.

Gewicht – in den meisten Büchern wird das »Schwangerschaftsgewicht« auf 12 kg festgelegt. Es gab aber auch schon Zeiten, da wurde mit 6 bis 8 kg Gewichtszunahme »gewuchert«. Nach neuesten Forschungen auf dem Gebiet der Ernährung ist dies allerdings nicht mehr richtig. Bei der Feststellung des Gewichts muss die Konstitution der schwangeren Frau zu Grunde gelegt werden. Ist sie untergewichtig, normalgewichtig oder übergewichtig? Dies spielt auch eine Rolle, da herausgefunden wurde, dass Frauen ebenso wie außerhalb der Schwangerschaft – je nach Typ – unterschiedlich zunehmen. In Relation zum Ausgangsgewicht muss dann individuell die Gewichtszunahme der Frau in der Schwangerschaft beurteilt werden. Auch muss berücksichtigt werden, ob die schwangere Frau eben erst aufgehört hat zu rauchen. Dies führt oft zu einer zusätzlichen Gewichtszunahme. Übrigens variiert auch der Zeitpunkt der Gewichtszunahme. Es gibt Frauen, die in den ersten drei Schwangerschaftsmonaten bereits gut zunehmen, andere nehmen zuerst einmal ab, wieder andere nehmen erst ab der 18., 19. Schwangerschaftswoche zu.

Die Gewichtszunahme erfolgt nicht regelmäßig, sondern in Schüben. Typisch sind deutliche Zunahmen um die 12. bis 14. SSW, die 22. bis 24. SSW sowie ein sehr deutlicher Schub um die 28. bis

30. SSW herum. Kontinuierlich und sehr schnell nehmen Sie von der zirka 36. Woche bis zum Termin zu. Wenn Sie in der Hebammen- oder ärztlichen Praxis auf die geeichte Waage steigen, achten Sie bitte darauf, dass Sie jedes Mal ungefähr gleich schwere Kleidung tragen. Also nicht einmal in der Ritterinnenrüstung und beim nächsten Mal im kleinen Schwarzen. Empfehlenswert ist es auch, sich regelmäßig zu Hause zu wiegen, und sollten Sie dabei große Schwankungen feststellen, bringen Sie diese bitte der Sie betreuenden Fachperson zur Kenntnis. Eine deutliche Gewichtszunahme kann auch auf versteckte Wassereinlagerungen hinweisen. Auf jeden Fall sollten Sie eine ausführliche und verständliche Aufklärung über eine angemessene Ernährung bekommen. Ansonsten gilt: Lassen Sie sich von Ihrem Gewicht nicht übermäßig belasten.

RR syst./diast. – RR steht für Blutdruck, und zwar systolisch, also den ersten Wert betreffend, und diastolisch, den zweiten Wert betreffend. In der Schwangerschaft, und eigentlich auch sonst, sollte der systolische Wert nicht über 140 und der diastolische nicht über 90 steigen. Der Normalwert bei Frauen zwischen 20 und 40 Jahren beträgt 120/80. Aber auch 110/70 liegt durchaus im Rahmen. Manche schwangeren Frauen leiden unter niedrigem Blutdruck. Man weiß mittlerweile, dass sich niedriger Blutdruck nicht nur auf die Befindlichkeit der Mutter, sondern auch auf das Kind auswirken kann. Der niedrige Blutdruck in der Schwangerschaft kommt – wie die Neigung zu Thrombosen und Krampfadern – einfach ausgedrückt vom veränderten Blutfluss. Dieser resultiert aus einem geringeren Gefäßwiderstand der Venen, besonders in den Beinen oder auch Armen. Beeinflusst durch die größere Blutmenge, die es zu transportieren gilt, kann es zu Stauungen in den Beinen oder auch einem Gefühl des plötzlichen »Absackens« bei schnellem Aufstehen aus liegender oder sitzender Haltung kommen. Letzteres sollten Sie vermeiden sowie im Stehen immer die Beinmuskulatur bewegen.

Obwohl der niedrige Blutdruck auf den ersten Blick nicht so gefährlich erscheint wie der hohe, sollte auch er regelmäßig kontrolliert werden. Allerdings halten wir nichts von der Unsitte, Frauen, die unter hohem Blutdruck leiden, womöglich täglich in die Arztpraxis einzubestellen, um den Blutdruck zu kontrollieren. Allein der Weg zur Arztpraxis – vielleicht sogar mit dem Fahrrad, dann die Treppen hoch – steigert den Blutdruck. Außerdem wird die Blutdruck-

Tipps bei niedrigem Blutdruck
Es gibt viele einfache Methoden, den Blutdruck zu steigern! Beispielsweise Bewegung, am besten an der frischen Luft. Da manche Frauen mit niedrigem Blutdruck oft auch über Schwindelgefühle klagen, ist es manchmal nicht so leicht, »in die Gänge zu kommen«, weil ganz automatisch eine ruhende beziehungsweise liegende Stellung bevorzugt wird. Um dem niedrigen Blutdruck »Dampf« zu machen, empfiehlt es sich, lauwarm – oder besser kalt – zu duschen. Und zwar aufsteigend bis zu den Knien oder über den ganzen Körper, am besten gleich morgens. Sollten Sie, weil Sie vielleicht gerade am Arbeitsplatz sind, kein Badezimmer benutzen können, versuchen Sie es mit der Mini-Dusche: Lassen Sie kaltes Wasser von den Handgelenken innen über die Pulsadern bis zu den Ellenbogen laufen. Sie werden überrascht sein, wie schnell Sie in Schwung kommen!
Auf keinen Fall sollten Sie den leider auch heute noch oft zu hörenden Ratschlag befolgen, ein Gläschen Sekt zu trinken, um den Kreislauf auf Touren zu bringen. Zwar steigert Sekt das Wohlbefinden, weil er den Blutdruck anhebt, doch Sekt ist Alkohol und sollte wie Nikotin gemieden werden. Jeder Tropfen Alkohol erreicht Ihr Kind! Alkohol und Nikotin sind absolut plazentagängig! Bei niedrigem Blutdruck haben wir sehr gute Erfahrung mit Weißdorn gemacht. Weißdorn ist in Drageeform, als Tee oder als Saft erhältlich, und viele Frauen berichteten von der belebenden Wirkung dieser Pflanze.

kontrolle subjektiv als Stress empfunden, und Stress treibt den Blutdruck zusätzlich in die Höhe. Also: tägliche ärztliche Blutdruckkontrolle in der Praxis kann zu verfälschten Werten führen. Vielleicht finden Sie eine Ärztin oder einen Arzt, die/der bei Ihnen zu Hause vorbeikommt. Oder eben eine Hebamme. Für Hebammen ist es nichts Ungewöhnliches, Frauen zu Hause zu untersuchen. In den eigenen vier Wänden wird der Blutdruckwert durch die entspannte Situation dann auch aussagekräftiger sein als der in einer Praxis ermittelte.

Selbstverständlich können Frauen auch selber regelmäßig, am besten täglich, ihren Blutdruck messen und die Ergebnisse bei einem wöchentlichen Besuch in der Hebammen- oder Arztpraxis vorlegen. Falls die Blutdruckwerte mit einschlägigen Maßnahmen wie mehr Ruhe, Krankschreibung, Ernährungsveränderungen und Ähnlichem nicht sinken, muss mit Medikamenten behandelt werden. Es gibt blutdrucksenkende Mittel, die in der Schwangerschaft eingenommen werden können. Selbstverständlich stehen alle anderen Maßnahmen an erster Stelle *(siehe Gestose)* und dürfen auch unter Medikamenteneinnahme nicht vernachlässigt werden.

Hb (ery) steht für Hämoglobin. Der Hämoglobinwert wird zwei- oder dreimal während der Schwangerschaft bestimmt. Einmal zu Beginn, dann zu einem späteren Zeitpunkt, und sollte er sich da als niedrig herausgestellt haben, noch einmal zur Kontrolle nach der Durchführung wirksamer Maßnahmen. Viele Menschen empfinden die Blutentnahme aus einem Finger als unangenehm. Deshalb wird heutzutage oft Blut aus dem Ohrläppchen entnommen. Das Hämoglobin ist ein Bestandteil der roten Blutkörperchen (Erythrozyten), der wesentlich ist für den Sauerstofftransport aus der Lunge zu den Körperzellen. Der Normalwert bei schwangeren Frauen liegt bei ca. 11–13 g%. Sollte dieser unterschritten sein, erfolgt in der Regel eine nochmalige Blutabnahme zwecks genauer Untersuchung des Blutbildes sowie eine Therapie mit Eisenpräparaten. Man spricht bei einem Hämoglobinmangel von einer Anämie oder Eisenmangelanämie. In der Schwangerschaft handelt es sich jedoch meistens nicht um einen Mangel, sondern eine Aufnahmestörung durch den Körper. Sie können also unter Umständen reichlich Eisen zuführen, Ihr Körper verarbeitet es aber nicht. Eine Frau, die selbst sehr wenig Hämoglobin bildet, wird ihrem Kind auch keinen strotzenden Hämoglobinhaushalt mitgeben. Dem Mangel kann abgeholfen werden, indem Sie gleichzeitig mit eisenhaltigen Nahrungsmitteln reichlich Vitamin C zu sich nehmen. Sollten Sie ein medizinisches Präparat, also Eisentabletten, zur Hämoglobinbildung verschrieben bekommen, müssen Sie mit Verstopfung rechnen.

Ein sehr wirkungsvoller »Geheimtipp«, um gute Hämoglobinwerte zu erhalten, ist die tägliche Einnahme von Haferflocken und Orangensaft. Ein Esslöffel pro Tag genügt. In einer Studie wurde festgestellt, dass Frauen, die dies konsequent durchführten, einen wesentlich besseren Hb-Wert hatten als die Vergleichsgruppe. Außerdem: weder Haferflocken noch Orangensaft führen zu Verstopfung! Ein wirksames Mittel zur Steigerung des Hämoglobinwertes ist auch Kräuterblutsaft. Zusätzlich sorgt Kräuterblutsaft für eine gute Vitaminversorgung. Außerdem: viel rotes Gemüse roh essen, beispielsweise rote Paprika und Roiboos- oder Massaitee und grünen Tee trinken. Sie werden überrascht feststellen, wie schnell sich Ihre Werte ändern und eventuelle Müdigkeit, Antriebslosigkeit und ein wegen der Blässe »krankes Aussehen« sich verbessern. Eine mütterliche Anämie muss auf jeden Fall beachtet und mit entsprechenden Maßnahmen behandelt werden, da sie auch mit Müdigkeit und anderen Beschwerden einhergeht und das Kind negativ beeinflusst.

Sediment ggf. Bakteriolog. Bef. bezieht sich mit seinen vier Unterpunkten Eiweiß, Zucker, Nitrit und Blut auf die Urinuntersuchung. Sediment nennt man die festen Bestandteile im Urin. Das mag Ihnen merkwürdig vorkommen, da Urin ja flüssig wahrgenommen wird. Allerdings befinden sich auch im gesunden Urin feste Bestandteile. Sie sollten eine bestimmte Anzahl nicht überschreiten. Tun sie es doch, sind weitere Untersuchungen notwendig.

Eiweiß hat im Urin nichts zu suchen, und sollte es dennoch nachgewiesen werden, kann dies ein Hinweis darauf sein, dass die betreffende Frau an einer Schwangerschaftsvergiftung *(siehe Gestose)* leidet, die mit hohem Blutdruck, Eiweißausscheidung und Ödemen einhergeht. Falls Eiweiß im Urin entdeckt wurde, trägt die Hebamme, Ärztin oder der Arzt im Mutterpass ein, zwei oder drei Kreuze ein, wobei drei Kreuze sozusagen Alarmstufe Rot anzeigen, während ein Kreuz »schwach positiv« bedeutet. Alarmstufe Rot kommt selten vor und ist natürlich behandlungsbedürftig. Wenn überhaupt Eiweiß im Urin auftaucht, dann eher zum Ende der Schwangerschaft.

Genauso ist es bei *Zucker,* dem nächsten abgefragten Wert. Bei der Anamnese haben wir ja schon ausführlich den so genannten Schwangerschaftsdiabetes erläutert und auch dargelegt, dass er beträchtliche Auswirkungen auf den Verlauf der Geburt und das Kind haben kann. Deshalb ist es wichtig, diese Untersuchung mehrmals vorzunehmen. Sollte ein positiver Wert ermittelt werden – auch hier, je nach Höhe, ein, zwei oder drei Kreuzchen –, überlegen

Wichtig: Mittelstrahlurin
Bei jeder Untersuchung im Rahmen der Mutterschaftsvorsorge werden Sie gebeten, Mittelstrahlurin abzugeben. Vor dem Entleeren der Harnblase sollten die Hände mit Wasser und Seife gereinigt, danach die Schamlippen mit den Fingern gespreizt und mit Wasser, einem sauberen Tuch oder Tupfer von vorne nach hinten abgewischt werden. Und das in einem Zug, ohne noch mal nachzutupfen. Das sind die besten Voraussetzungen, um einen klaren Befund aus dem Mittelstrahlurin zu erhalten, der folgendermaßen zu gewinnen ist: Das erste Drittel Urin plätschert ins Klo, beim zweiten Drittel treffen Sie in das Gefäß, das man Ihnen vor dem Toilettenbesuch gab, und der Rest landet wieder in der Kloschüssel. Das ist keine Schikane oder getarntes Schließmuskeltraining, sondern der Mittelstrahlurin gewährleistet die aufschlussreichsten Untersuchungsergebnisse, da der Urin auf diese Weise am saubersten zu gewinnen ist.

Sie bitte, was Sie gegessen haben. Ich erinnere mich da an eine Frau, deren Urinuntersuchung in der 26. Schwangerschaftswoche zu zwei Kreuzchen führte. Die betreffende Frau grinste bloß: »Kein Wunder, dass ich Zucker im Urin habe! Ich war doch vor der Urinprobe bei meiner Freundin zum Frühstück. Und ich habe so viel Appetit gehabt, dass ich drei Brötchen mit dick Nutella, ein Stück Sahnetorte und zwei Tassen Kakao mit Sahne und Zucker verdrückt habe.« Nach so einem opulenten Frühstück hätte auch jeder andere Mensch Zucker im Urin.

Nitrit meint den Nachweis von Bakterien im Urin. Vorhandene Bakterien weisen auf Blasen- oder Niereninfekte hin. Meistens sind solche Infekte mit Schmerzen beim Wasserlassen verbunden, und die Frauen merken, wenn es sie »erwischt« hat. Blasenentzündungen treten in der Schwangerschaft häufiger auf durch die hormonell bedingte Weiterstellung der Harnröhre. Es gibt aber

Wichtig
Sollten Sie mit dem Befund Zucker im Urin konfrontiert sein, nicht gleich die Maßnahmen diskutieren, sondern die letzten Mahlzeiten überdenken. Dann bei der nächsten Untersuchung, die bald erfolgen sollte, möglichst am nächsten Tag, vorher nicht zum Frühstück zur Freundin, sondern nüchtern Urin abgeben (und danach zur Freundin).

auch Frauen, die eine so genannte asymptomatische Bakteriurie (Bakterien ohne Symptome wie Brennen beim Wasserlassen etc.) haben. Diese ist deswegen als heimtückisch zu bezeichnen, weil sie überhaupt keine Beschwerden macht und die betroffenen Frauen eventuell über Jahre nichts davon wissen, während die asymptomatische Bakteriurie in dieser Zeit sozusagen in aller Ruhe, weil unentdeckt, das ganze harnableitende System, Nieren, Blase, Harnleiter, schädigen kann. Sollte hier ein positiver Befund vorliegen, ist es unbedingt erforderlich, weitere Untersuchungen durchzuführen. Das heißt, eine erneute Urinprobe wird in ein Labor geschickt, wo der möglichst sterile Urin gründlich untersucht wird. Steriler Urin wird mit einem Katheter direkt aus der Harnblase entnommen. Eine Bakteriurie ist immer behandlungsbedürftig mit Antibiotika, nach deren Einnahme umgehend eine Kontrolle erfolgen sollte. Auch eine Bakteriurie ohne Beschwerden ist zu behandeln!

Blut hat im Urin nichts zu suchen und ist immer behandlungs- und kontrollbedürftig.

Vaginale Untersuchung ist die Untersuchung durch die Scheide, und eingetragen werden die erhobenen Befunde. Beispielsweise »Po. erh. MM geschl.« Die Portio (vorderer, in die Scheide ragender Anteil des Gebärmutterhalses) zeigt gegebenenfalls bei der vaginalen Untersuchung die ersten Anzeichen von Eröffnungswehen, indem sie sich lockert und in ihrer Stellung verändert. Normalerweise ist sie nach hinten, also zum Kreuzbein gerichtet (sakral). Zur Geburt hin und unter Einfluss von Wehen zentriert sie sich, das heißt, sie kommt sozusagen nach vorne in Richtung Scheidenausgang. MM bedeutet Muttermund (in der Mitte der Portio mündet der Zervixkanal = Gebärmutterhalskanal). Dieser ist bis zur Geburt verschlossen, öffnet sich unter Wehentätigkeit und gibt dann den Schleimpfropf frei, der den Muttermund innen verschließt. Dieser Schleimpfropf ist quasi wie ein Korken, der die Gebärmutter nach außen verschließt *(siehe Verhütung, Zyklus)*. Wenn der Muttermund sich zum Geburtstermin hin unter Weheneinfluss öffnet, merken Frauen das häufig daran, dass etwas Schleim abgeht und sie im Stehen ein Druckgefühl Richtung Boden haben. Der abgehende Schleim weist eine andere Konsistenz als Ausfluss auf und wird von den Frauen auch nicht mit Ausfluss, wie etwa bei Pilzerkrankungen, verwechselt. Der Schleimpfropf wird außerhalb einer Schwangerschaft zur Zeit des Eisprungs in der Mitte des monatlichen Zyklus etwas dünnflüssiger und kann durch den dann minimal geöffneten Muttermund abgehen.

Derselbe Vorgang, allerdings länger und intensiver, kommt bei Eröffnung des Muttermundes durch Wehentätigkeit in der Schwangerschaft und unter der Geburt in Gang. Die Entdeckung von Zervixschleim ist häufig Auslöser für einen außerplanmäßigen Besuch bei der Hebamme oder in der Arztpraxis. Manchmal kommt es auch zu blutendem Schleimabgang. Dann wird eine Spekulumeinstellung gemacht, um zu sehen, woher die Blutung rührt – ob tatsächlich aus dem Muttermund oder ob beispielsweise nur eine Ektopie, also eine kleine Schürfwunde, vorliegt. Es erleichtert die Diagnose, wenn die Frauen eine Slipeinlage getragen haben, die sie dem Fachpersonal zeigen, manchmal ist dann keine Spekulumeinstellung nötig. Gelegentlich kommt es nach vaginalen Untersuchungen auch zu einer leichten Blutung, vor allem gegen Ende der Schwangerschaft. Ruhe bewahren, die betreffende Fachperson kontaktieren und fragen, ob die Untersuchung die Ursache sein kann. Wenn ja, wieder abwarten. In Ruhe!

> *Wichtig*
> Bei Schleimabgang vor der 38. Schwangerschaftswoche sollten Sie sofort bei der Sie betreuenden Fachperson vorstellig werden. Denn der Schleimabgang zeigt ja deutlich, dass eine Eröffnung des Muttermundes vorliegt und damit bereits Eröffnungswehen vorhanden waren.

Nach der 38. Schwangerschaftswoche kann der Schleimabgang mal mehr, mal weniger stark sein. Er zeigt Ihnen, dass sich Ihr Körper langsam auf die Geburt vorbereitet.

Normalerweise lautet der Befund unter »vaginale Untersuchung« bis zur Geburt: Portio erhalten, MM geschlossen. Um die Geburt herum kann dann auch dort stehen: Portio zentriert, verkürzt, MM für 1 Finger durchgängig. Der Muttermund öffnet sich unter der Geburt vollends, das heißt zirka 10 cm (vollständige Eröffnung).

Prinzipiell sind vaginale Untersuchungen vor der 32. Woche nicht nötig, es sei denn, die Frau gibt an, vorzeitige Wehen zu haben. Normalerweise reichen die äußeren Untersuchungsmethoden völlig aus, um den Tonus, also den Spannungszustand der Gebärmutter, zu bestimmen, und durch gezieltes Nachfragen bei der Frau ergibt sich ein »rundes« Bild, das keine zusätzliche Vaginaluntersuchung nötig macht. Trotzdem werden in gynäkologischen Praxen nahezu alle schwangeren Frauen vaginal untersucht. Das liegt vielleicht daran, dass häufig nicht die Zeit ist, eine gründliche Anamnese zu erheben und sich in der Diagnose immer wieder ausgiebig auf sie zu beziehen, so dass Ärzt(e)innen glauben, nicht auf die vaginale Untersuchung verzichten zu können.

Außerdem betreuen Frauenärzt(e)innen häufig viele schwangere Frauen gleichzeitig; somit wäre nachvollziehbar, wenn sie nicht mit jeder Geschichte ihrer vielleicht 300 Patientinnen vertraut sind und deshalb lieber mal schnell durch eine vaginale Untersuchung kontrollieren, ob der Muttermund geschlossen ist, als eine äußere Untersuchung vorzunehmen und mit der Frau ausführlicher über ihr Befinden zu sprechen.

Ab der 30. Woche sollte den Frauen die Kletterexpedition auf den gynäkologischen Stuhl erspart und sie auf einer Liege untersucht werden. Bei Verdacht auf Infektionen der Scheide oder vorzeitigen Wehen ist eine vaginale Untersuchung natürlich notwendig.

Risiko-Nr. nach Katalog B. Wurden auf Seite 6 des Mutterpasses besondere Befunde erhoben, werden diese hier eingetragen ... theoretisch. Meistens fehlt die Eintragung dort. So gibt es gelegentlich Frauen, die laut Mutterpass-Befragung Risikoschwangere sind – und es selbst nicht mal wissen, vielleicht erst aufmerken werden, wenn sie mehr als dreimal mit Ultraschall untersucht werden.

Sonstiges/Therapie/Maßnahmen an dieser Stelle hat das betreuende Fachpersonal die Möglichkeit, Besonderheiten einzutragen – eventuell Ergebnisse von Blutuntersuchungen etc. Ob hier etwas eingetragen wird, liegt im Ermessen der Hebammen und Ärzt(e)innen. Hebammen achten in der Regel darauf, alle Eintragungen im Mutterpass mit den schwangeren Frauen durchzusprechen. In Arztpraxen fehlt dazu leider manchmal die Zeit. Da sitzt die Ärztin, der Arzt am Schreibtisch und notiert – für die Frau nicht zu erkennen – irgendetwas in irgendeine Spalte des Mutterpasses, dann bekommt die Frau den Mutterpass in die Hand gedrückt und wird verabschiedet, weil der schriftliche Eintrag ja normalerweise nach der Untersuchung, das heißt am Ende der »Sprechzeit«, gemacht wird.

Im Treppenhaus, Auto oder in der U-Bahn oder erst zu Hause schlägt die Frau den Mutterpass auf und findet in dieser Rubrik Angaben, die sie nicht versteht. Entweder weil sie die Schrift nicht lesen kann, oder weil es sich um medizinische Fachausdrücke handelt oder um Abkürzungen beziehungsweise um alles zusammen.

Wenn dann der werdende Vater wissen möchte, wie die Untersuchung verlaufen ist und vielleicht auch den Mutterpass durchblättert, ist eine kleine Unstimmigkeit oftmals vorprogrammiert, denn er fragt, was der Eintrag bedeutet. »Das weiß ich nicht«, sagt die Frau. »Aber das musst du doch wissen«, erwidert der Mann. Die Frau zuckt mit den Achseln. »Du warst schließlich dort«, sagt der Mann. »Ja schon«, sagt die Frau. »Aber ...« »Und warum hast du nicht gefragt, wenn du dort warst?« »Ich wollte ja, aber es ging alles so schnell« ...

Der »Vater« dieses Gesprächs ist natürlich die Sorge. Sie kann relativ leicht aus dem Weg geräumt werden, indem Sie selbst oder Sie beide als Paar so lange in einer Arztpraxis sitzen bleiben, bis sämtliche Einträge zu Ihrer Zufriedenheit erklärt wurden. Und sollten Ihnen zu Hause Fragen einfallen, scheuen Sie sich nicht davor, mit einem Spickzettel in die Sprechstunde zu kommen und sich dort alles ausführlich beantworten zu lassen. Übrigens: Bei einer Studie, Emslandprojekt, stellte sich heraus, dass von 374 durch Hebammen betreuten Schwangeren 177 Beratungsgespräche mit dem Inhalt »Erläuterung und Vertiefung ärztlicher Anweisungen/Befunde« stattgefunden haben!

Seite 9
Besonderheiten zu den Katalogen A. und B. – ist die Zusammenfassung einer eventuellen Risikoanamnese und Befunderhebung im Lauf der Schwangerschaft. Bitte achten Sie darauf, dass hier alle relevanten Eintragungen vorgenommen werden.
Stationäre Behandlung während der Schwangerschaft fehlt manchmal als Eintrag im Mutterpass, wenn er beispielsweise im Krankenhaus nicht vorgelegt wurde. Lassen Sie dies bitte nachtragen.
Cardiotokographische Befunde sind diejenigen aus der Herzton- und Wehenaufzeichnung. Den meisten Frauen sind diese Befunde gegen Ende der

Besonderheiten zu den Katalogen A. und B.
(einschließlich veranlaßter Maßnahmen)

Stationäre Behandlung während der Schwangerschaft

von/bis	Klinik	Diagnose	Therapie

Cardiotokographische Befunde

Datum	Rechn. SSW	Beurteilung

9

Schwangerschaft wohlbekannt, allerdings unter dem Kürzel »CTG«, oder sie sagen Herztonkontrolle des Kindes. Es ist beeindruckend, den Herzschlag des Kindes zu hören, und die meisten Frauen können sich jederzeit an ihn erinnern. Manche Frauen denken bei dieser raschen Tonfolge an ein galoppierendes Pferd. Der Herzschlag eines Kindes im Mutterleib ist ungefähr doppelt so schnell wie der eines Erwachsenen, nämlich 120 bis 160 Schläge pro Minute. Gelegentlich sagt eine Frau beim Anlegen eines CTG: Mein Kind mag das nicht. Oder: Es wird sich jetzt dann gleich verstecken. Oder: Immer wenn das CTG droht, bewegt sich mein Kind so, wie sonst nie. Dies legt die Vermutung nahe, das Kind weiche den Knöpfen aus. Wissenschaftlich ist das nicht zu belegen. Viele Hebammen berichteten uns von solchen Erlebnissen. In einer normal verlaufenden Schwangerschaft ist das CTG eigentlich überflüssig. Lediglich bei Verdacht auf vorzeitige Wehentätigkeit oder der Notwendigkeit, einen Herztonverlauf des Kindes zu dokumentieren, um einen zusätzlichen Anhalt für dessen Befinden zu bekommen, ist eine CTG-Untersuchung angezeigt. Es kommt zum Beispiel vor, dass Schwangere besorgt sind, weil sie über längere Zeit – vielleicht einen Tag lang – bewusst keine Kindsbewegungen gespürt haben. Mittels einer längeren Herztonkontrolle können diese Frauen meistens beruhigt werden. Am Verlauf der Herztonkurve ist übrigens auch festzustellen, ob das Kind gerade schläft *(siehe Kindsbewegungen)*. Bei Frauen, die eine sehr feste, dicke Bauchdecke haben, ist der CTG-Befund oft verfälscht, was zusammen mit schlecht platzierten Knöpfen zu völlig untauglichen Ergebnissen führen kann.

Bitte vergessen Sie nie: Das CTG ist eine von mehreren Untersuchungsmöglichkeiten der momentanen – also im Moment der Aufzeichnung – Befindlichkeit des Kindes in Bezug auf Geschwindigkeit und Regelmäßigkeit der Herztöne, Reaktionen auf Kindsbewegungen und/oder Wehen. Des Weiteren wird mit dieser Aufzeichnungsmethode ermittelt, ob Wehentätigkeit vorliegt. Hierzu wird die Tatsache, dass die Gebärmutter ihren Spannungszustand bei Wehen verändert, genutzt. Das CTG sagt nichts über die Empfindung der Frau – also ob die Wehe schmerzhaft ist –, es gibt nur ungefähre Hinweise, da es die Häufigkeit der Wehen und deren Abstände aufzeichnet. Leider kommt es vor, dass versucht wird, Frauen ihr subjektives Empfinden mit Hinweis auf das CTG-Ergebnis auszureden. Die Frau sagt, was sie empfindet. Das Fachpersonal

So funktioniert das CTG

Durch einen Tonaufnehmer (Knopf von zirka 6 cm Durchmesser), der auf das Herztonzentrum des Kindes auf dem Bauch der Mutter befestigt wird, werden die Herztöne des Kindes mittels Ultraschallwellen aufgenommen und auf einer Kurve aufgezeichnet. Parallel dazu wird ein Druckaufnehmer von der gleichen Größe aufgelegt. Hiermit wird der Grundtonus (= normaler Spannungszustand) der Gebärmutter und Abweichungen hiervon nach oben (= Wehentätigkeit) registriert und auf derselben Kurve wie die Herztöne des Kindes aufgezeichnet. Befestigt werden die beiden »Knöpfe« mit Pflasterstreifen oder Gummigürteln. In manchen Einrichtungen werden auch hautfreundlichere Verbandsschläuche verwendet. Fragen Sie bei Bedarf hiernach, es ist nicht sehr angenehm, lange Pflasterstreifen abgezogen zu bekommen oder 30 Minuten und länger einen Gummigürtel zu tragen.

Da die beiden Knöpfe leider häufig nicht sachgemäß platziert sind, sollte ein negatives Ergebnis immer kontrolliert werden. Nur wenn dem CTG eine sorgfältige Untersuchung mit exakter Lokalisierung sowohl des Wehen- als auch des Herztonzentrums vorangeht, ist ein eindeutiges Ergebnis gewährleistet. Das heißt, die/der Untersuchende muss zuerst herausfinden, wo der Rücken des Kindes liegt; auf dieser Seite wird er/sie auch das Herztonzentrum finden, und nur dort ist die Aufzeichnung optimal. Außerdem muss ermittelt werden, wo das Wehenzentrum liegt. Bei der Untersuchung sollte die Frau nicht auf dem Rücken liegen, da das zu einem Abdrücken der unteren Hohlvene *(siehe Vena cava)* führen kann, sondern in Seitenlage. Sie kann aber auch sitzen – beispielsweise auf einem Gymnastikball. Es gibt auch CTG-Geräte mit Fernüberwachung, mit denen sich die Frauen während der Aufzeichnung in der Praxis frei bewegen können.

Eine ordnungsgemäß durchgeführte CTG-Kontrolle dauert mindestens 30 Minuten. Hebammen erleben häufig, dass Frauen Kontrollstreifen vorzeigen, die lediglich einen Zeitraum von 15 oder 20 Minuten aufweisen. Ein solcher CTG-Befund ist praktisch wertlos. Frauen sollten, wenn sie am Cardiotokographen »hängen« und bemerken, dass die Herztöne ihres Kindes plötzlich schlechter zu hören sind – wahrscheinlich durch Kindsbewegungen – oder Nebengeräusche auftreten, sich sofort melden, damit die Platzierung der Knöpfe eventuell korrigiert werden kann und nicht nach 30 Minuten noch mal von vorne angefangen werden muss. Falls häufige CTG-Kontrollen nötig sind, Lesestoff mitnehmen!

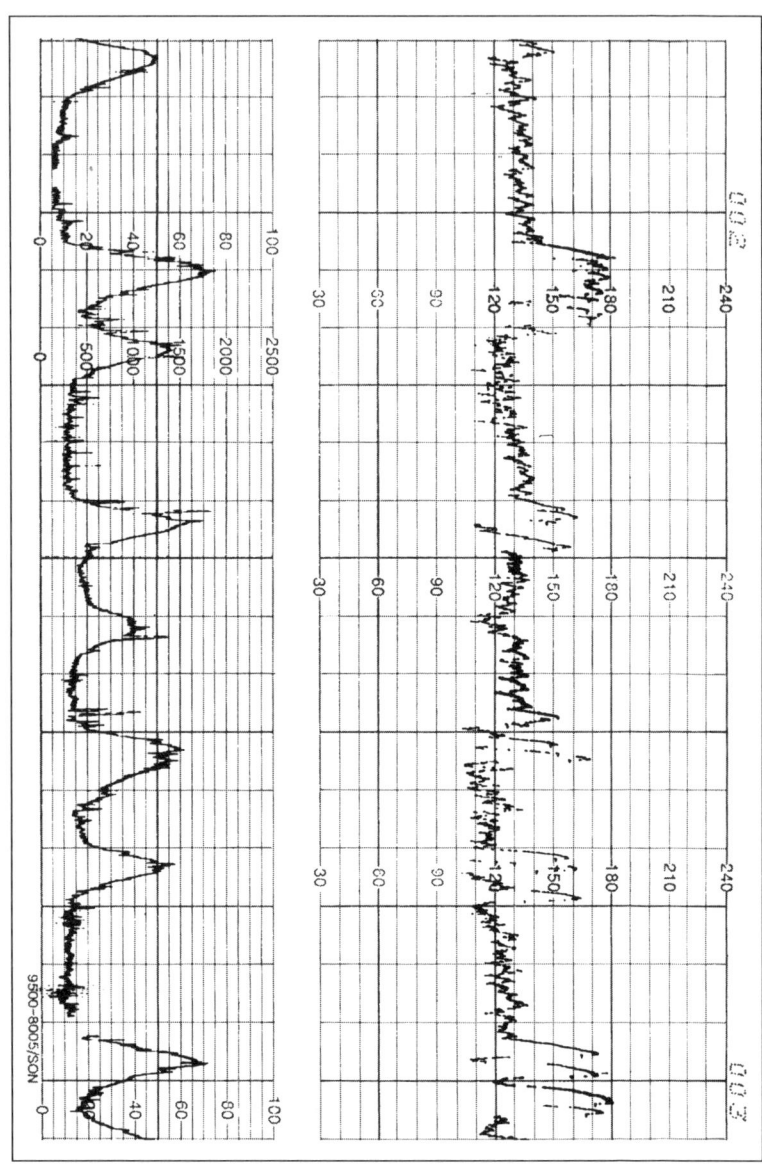

Normales CTG bei unregelmäßigen Wehen. Oben die kindlichen Herztöne zwischen 120 und 160 Schlägen/Minute. Nach den Wehen zeigt sich ein normaler Anstieg. Unten: Wehen ca. alle 3–4 Minuten, schön zu sehen: kurzer Höhepunkt = sofortiger Abfall nach Erreichen der größten Wehenstärke, die kleinen Zäckchen zeigen die Atmung der Frau. (Aus: CTG-Training, Susan M. Gauge, Christine Henderson, Georg Thieme Verlag, Stuttgart 1996)

144 Schwangerschaft

widerspricht: Das kann nicht sein, weil das CTG ... Setzen Sie sich gegen solche Kommentare unbedingt zur Wehr. Das CTG ist ein technisches Gerät, und daher ist seine Aussage immer als zweitrangig einzustufen. Ihr Empfinden ist ausschlaggebend. Und das lassen Sie sich bitte nicht wegbeweisen. Wenn Sie also Wehen haben und das CTG keine Wehen aufzeichnet, weshalb man Ihnen erklärt, Sie würden sich die Wehen einbilden, bestehen Sie auf Ihrem Empfinden. Denken Sie daran, wie hoch die Fehlerquote bei der Platzierung der Knöpfe ist und wie leicht ein Befund durch eine feste Bauchdecke verfälscht wird. Das Fachpersonal sollte dahingehend geschult sein, dass es niemals die Aussage einer Frau in Zweifel zieht, sondern bei Unklarheiten immer zuerst die Qualität der CTG-Untersuchung in Frage stellt.

Seite 10 und 11
Bevor wir nun die nächsten Seiten des Mutterpasses – die Befunde bei den Ultraschalluntersuchungen – aufschlüsseln, möchten wir Kontroversen zum Thema Ultraschall nicht unberücksichtigt lassen.

Exkurs zum Thema Ultraschall

In Deutschland ist die Haltung zum Ultraschall die positivste weltweit. In den meisten anderen europäischen Ländern und auch in den USA werden Ultraschalluntersuchungen bei Schwangeren in der Regel nur bei Verdacht auf Fehlentwicklungen vorgenommen. Laut Mutterschaftsrichtlinien findet bei uns die erste Ultraschalluntersuchung zwischen der 9. und 12. Woche statt, die zweite zwischen 20. und 22. Woche, hierbei sollen mögliche anatomische Fehlbildungen des Fetus festgestellt werden, und die dritte Untersuchung zwischen 30. und 32. Woche soll über den prinzipiellen Entwicklungsstand des Kindes Aufschluss geben und klären, ob genügend Fruchtwasser vorhanden ist. Die Anzahl der Ultraschalluntersuchungen sollte bei normalem Schwangerschaftsverlauf drei auf keinen Fall überschreiten. Drei Untersuchungen sind in der Regel nicht einmal nötig, da fast alle Schwangerschaften normal verlaufen. Um mehrere Ultraschalluntersuchungen durchzuführen, muss eine Schwangerschaft zur »Risikoschwangerschaft« erklärt werden. Diese rechtfertigt dann eine Reihe weiterer Untersuchungen, die mit den Krankenkassen abgerechnet werden können.

Die Sonographie, also der Ultraschall, wurde in den siebziger Jahren im Rahmen der Schwangerenvorsorge ursprünglich für besonders gefährdete Schwangere entwickelt. 1979 führte Deutschland als erstes Land der Welt die routinemäßige Ultraschalluntersuchung für jede Schwangere ein. In keinem Land der Welt wird so viel »geschallt« wie in Deutschland. Wir wissen, dass manche Frauen während einer Schwangerschaft 15 bis 20 Mal mit Ultraschall untersucht wurden. Warum? Um Risiken auszuschließen, heißt es von Seiten der Ultraschall-Befürworter. Dass der Ultraschall selbst eventuell ein Risiko darstellt, wird genauso verschwiegen wie die Tatsache, dass die diagnostische Treffsicherheit zu wünschen übrig lässt. Denn bei nur etwa fünf Prozent der Verdachtsmomente auf leichte oder schwerwiegende Krankheiten oder Behinderungen bestätigen sich diese im weiteren Verlauf der Schwangerschaft. Das ist doch schön, mag die eine, der andere im ersten Moment denken. Doch was für eine Belastung eine solche Fehldiagnose für eine schwangere Frau darstellt, wird dabei oft übersehen. Viele Frauen und Familien stürzen durch Panikmache in tiefe Verzweiflung, die vielleicht Komplikationen auslöst, die nicht hätten sein müssen.

Was ist die Konsequenz für eine werdende Mutter, wenn sie eine Diagnose wie »Fehlbildung der Füße« oder »zu großer Kopf« erhält?

Datum	SSW (LR)	SSW korrigiert	I. Screening 9.-12. SSW				FS	SSL	BPD	(korrektur 1 (en Ma8))
			Intrauteriner Sitz:	○ ja ○ nein	Zeitgerechte	○ ja ○ nein				
			Embryo darstellbar:	○ ja ○ nein	Entwicklung:	○ Kontrolle				
			Herzaktion:	○ ja ○ nein						
			V.a. Mehrlinge:	○ nein ○ ja	Konsiliaruntersuchung					Bemerkungen:
			Auffälligkeiten:	○ nein ○ ja	veranlaßt:	○ nein ○ ja				
			(z.B. dorsonuchales Ödem)							

Datum	SSW (LR)	SSW korrigiert	II. Screening 19.-22. SSW		Kontrollbedürftige Befunde hinsichtlich		BPD	FOD/KU	ATD	APD/AU	FL/HL
			Einling:	○ ja ○ nein	Fruchtwassermenge:	○ nein ○ ja					
			Lebenszeichen:	○ ja ○ nein	körperl. Entwicklung:	○ nein ○ ja					
			Plazentalok./-struktur:	○ normal ○ Kontrolle	Körperumriß:	○ nein ○ ja					
			Kommentar:		fetale Strukturen:	○ nein ○ ja					
					Herztätigkeit:	○ nein ○ ja	Bemerkungen:				(biometrie II (4 Maße))
			Zeitgerechte		Bewegung:	○ nein ○ ja					
			Entwicklung:	○ ja ○ nein ○ Kontrolle	Konsiliaruntersuchung						
					veranlaßt:	○ nein ○ ja					

Datum	SSW (LR)	III. Screening 29.-32. SSW		Kontrollbedürftige Befunde hinsichtlich		BPD	FOD/KU	ATD	APD/AU	FL/HL
		Einling:	○ ja ○ nein	Fruchtwassermenge:	○ nein ○ ja					
		Kindslage:		körperl. Entwicklung:	○ nein ○ ja					
		Lebenszeichen:	○ ja ○ nein	Körperumriß:	○ nein ○ ja					
		Plazentalok./-struktur:	○ normal ○ Kontrolle	fetale Strukturen:	○ nein ○ ja					
		Kommentar:		Herztätigkeit:	○ nein ○ ja	Bemerkungen:				(biometrie III (4 Maße))
				Bewegung:	○ nein ○ ja					
		Zeitgerechte		Konsiliaruntersuchung						
		Entwicklung	○ ja ○ nein ○ Kontrolle	veranlaßt:	○ nein ○ ja					

10   11

So laut das Loblied auf den Ultraschall gesungen wird, könnte man fast meinen, die Diagnose käme einer Therapie gleich. Damit wird übertönt, dass es für die meisten gravierenden Fehlbildungen keine Therapie gibt, sondern die bittere Entscheidung: Behinderung des Kindes oder Abbrechen der Schwangerschaft. Und was ist, wenn die »Behinderung« aus sechs statt fünf Fingern besteht? Oder was heißt es, wenn der Verdacht geäußert wird, das Kind könne sich nicht normal entwickelt haben – und das alles, wohlgemerkt, vor dem Hintergrund sehr häufiger Fehldiagnosen. Mir sind in meiner langjährigen Praxis unzählige verzweifelte Mütter begegnet, die laut Ultraschalldiagnose ein fehlentwickeltes Kind austrugen. Natürlich war die Freude überschwänglich, wenn sich die Diagnose später als falsch herausstellte. Was diese Frauen/Paare während der Schwangerschaft durchmachten, lässt sich auch ohne viel Phantasie nachvollziehen. Da die Entwicklung eines Ungeborenen sich keiner DIN-Norm unterwirft – bei einem Kind wächst der Kopf schneller, als die Norm es vorschreibt, ein anderes ist insgesamt kleiner –, sind auch »erfahrene Ultraschaller« vor Fehlinterpretationen nicht gefeit. Es gibt unendliche Variationen zum Normwert, und jede kleine Abweichung kann eine schwangere Frau in entsetzliche Krisen stürzen. Immer mehr Frauen/Paare entscheiden deshalb, auf Ultraschall weitestgehend zu verzichten. Es gibt allerdings Situationen, in denen die Ultraschalldiagnose sehr hilfreich ist, beispielsweise wenn Blutungen auftreten, die Gebärmutter verhältnismäßig klein oder groß ist oder die schwangere Frau die Bewegungen ihres Kindes nicht deutlich spüren kann. Bei solchen und anderen Fragen kann die Ultraschalldiagnose Klarheit schaffen. Manchmal hilft es Schwangeren auch, »zu ihrem Kind zu finden«, wenn sie es per Ultraschall sehen. Immer wieder kommt es vor, dass Frauen, die die Schwangerschaft zuerst ablehnten, sich nach dem Ultraschallbild anders entscheiden. Wir meinen, dass Ultraschall eine gute Sache ist – wenn er sinnvoll eingesetzt wird. Und was sinnvoll bedeutet, das müssen Sie nach gründlicher Aufklärung ganz allein entscheiden. Lassen Sie sich dabei nicht von »Hightech-Ärzt(inn)en« verunsichern, ob und wie oft Sie sich »schallen« lassen! Nachfolgend noch ein paar Fakten zu diesem »heißen« Thema.

> Eine amerikanische Studie, an der mehr als 15 000 schwangere Frauen beteiligt waren, zeigt, dass der routinemäßig eingesetzte Ultraschall weder auf den Verlauf von Schwangerschaft und Geburt noch auf die Frühgeburtlichkeit oder gar auf die Gesundheit des Neugeborenen einen günstigen Einfluss hat. Der Anteil der Problemgeburten blieb bei 5 %, egal, ob Ultraschall routinemäßig durchgeführt wurde oder nur aufgrund bestimmter Verdachtsmomente. Also 95 % normale Geburten!

Die Unschädlichkeit von Ultraschalluntersuchungen ist definitiv nicht bewiesen. Auch bei den Röntgenstrahlen hat es zirka 50 Jahre gedauert, bis Schäden nachgewiesen werden konnten. Gerade der vaginale Ultraschall, bei dem der Ultraschallkopf nicht auf den Bauch der Frau gelegt wird, um die Gebärmutter zu betrachten, sondern ein Ultraschallstab in die Scheide eingeführt wird, scheint bedenklich. Gebärmutter und Eierstöcke werden bei diesem Verfahren durch die Scheide betrachtet. Dabei sind die Organe zwar besser dargestellt, doch die Ultraschallwellen lösen eine chemische Reaktion aus, die zur Überwärmung führen kann, das heißt: Erhöhung der Temperatur in der Scheide. Sollte die Untersuchung etwas länger dauern, kann dadurch eine Fehlgeburt ausgelöst werden.

Wir möchten betonen, dass die Untersuchung der Gebärmutter ohne weiteres auch durch Tasten gründlich erfolgen kann und eine Ultraschalluntersuchung in den meisten Fällen bei gesunden Schwangeren nicht notwendig ist. Leider erleben Hebammen immer wieder, dass Frauenärzt(e)innen in der Ausbildung das Tasten gar nicht mehr erlernen. Warum auch, gehört doch der Ultraschall in jede Gynäkologenpraxis. Und was man abbilden kann, braucht man doch nicht zu erfühlen – schließlich sind wir nicht im Mittelalter. Leider, möchten wir da manchmal entgegnen. Mit dieser Einstellung beeinflusst ein Arzt, eine Ärztin sowohl die eigene Intuition als auch die der schwangeren Frau. Vor dem Einsatz der Technik sollte immer das Erfühlen und Ertasten stehen. Und erst bei regelwidrigen Befunden sollte die Technik eingesetzt werden, und zwar gezielt und ohne sie überzubewerten. Leider zwingen manche Ärzt(e)innen ihren schwangeren Patientinnen den Ultraschall regelrecht auf, beziehungsweise stören mit seiner Hilfe die intuitive Verbindung zwischen Mutter und Kind. Anstatt die Frau dazu zu ermutigen, ihre eigenen Körperempfindungen wahrzunehmen und sie ernst zu nehmen, wird ein dritter, »sachlicher und unbestechlicher« Beobachter zwischengeschaltet: der Ultraschallmonitor. Und die Frau richtet ihre Aufmerksamkeit auf ein verschwommenes Bild. Das also ist ihr Kind. Nein, sagen wir. Ist es nicht. Ihr Kind ist das, was Sie fühlen. In sich. Nicht außerhalb Ihres Leibes auf irgendeinem Monitor. Sie brauchen kein Ultraschallgerät und keinen Frauenarzt, keine Frauenärztin und keine Hebamme, um Ihr Kind zu spüren. Sie sind schwanger. Sie sind nicht die erste schwangere Frau, und es gibt viele Länder auf der Welt, in denen Frauen nicht einmal wissen, was Ultraschall ist, und trotzdem die Fähigkeit beweisen, gesunde, kräftige Babys zu gebären.

Es gibt aber auch Frauen und Paare, die ihren betreuenden Ärzt(inn)en Ultraschalluntersuchungen abringen, und das gelegentlich in kurzen Zeitabständen. Wagt der Arzt, die Ärztin, Einspruch zu erheben – da es keinen Grund für die Untersuchung gibt –, kommt es vor, dass er/sie hört: Wenn Sie es nicht tun, gehen wir eben zu einem anderen Arzt. Oder es wird auf einen anderen Arzt, eine andere Ärztin verwiesen: Herr/Frau Dr. Sowieso macht das aber! Besonders beliebt bei solchen Frauen und Paaren sind jene Praxen, in denen sie nicht nur ein Ultraschallfoto bekommen, sondern gleich ein Video. Eva Schindele zitiert in ihrem Buch »Schwangerschaft zwischen guter Hoffnung und medizinischem Risiko« einen Vater, der begeistert vom ersten Ultraschallerlebnis berichtet: »Die Ultraschall-Technologie ist, da bin ich sicher, besonders von Männern begrüßt worden: Wir können nie fühlen, wie das Kind in uns wächst, aber nun haben wir zumindest die Möglichkeit, etwas von dem Mysterium mit eigenen Augen zu sehen.« Dass das »mit eigenen Augen Sehen« auch Risiken birgt, wird hier übersehen, und Ärzt(e)innen werden massiv unter Druck gesetzt, die Wünsche der Frauen und Paare gefälligst zu erfüllen.

Unserer Meinung nach sollten während der Schwangerschaft niemals vaginale Ultraschalluntersuchungen vorgenommen werden. Die heute eingesetzten Ultraschallgeräte bringen klare Befunde auch beim herkömmlichen Ultraschall durch die Bauchdecke der Frau. Sollte man Ihnen eine vaginale Ultraschalluntersuchung nahe legen, fragen Sie bitte detailliert nach, wozu. Einmal abgesehen von der zuvor erwähnten möglichen Erwärmung der Scheide, kennen wir keine schwangere Frau, die es als angenehm empfindet, einen mit einem Kondom überzogenen vibratorähnlichen Stab in die Scheide eingeführt zu bekommen. Wie gesagt: zur Darstellung des Embryos und seiner einzelnen Organe genügt eine normale Ultraschalluntersuchung. Manche Ärzt(e)innen bevorzugen gerade beim ersten Screening vaginal durchgeführte Ultraschalluntersuchungen. Es mag altmodisch klingen, doch uns kommt es vor, als würde sich hier regelrecht unverschämt und unter dem Deckmantel des weißen Kittels über die Intimsphäre der Frau hinweggesetzt, die immer und gerade innerhalb der Schwangerschaft besonders geachtet werden sollte. Wir sind prinzipiell gegen vaginal durchgeführte Ultraschalluntersuchungen, auch außerhalb der Schwangerschaft, außer bei spezieller Indikation. Uns sind Fälle bekannt, da wurden bei leichten Pilzinfektionen fünfminütige vaginale Ultraschalluntersuchungen durchgeführt! Eine Pilzinfektion begründet in der Regel nicht mal eine Ultraschalluntersuchung über die Bauchdecke.

Fallbeispiel 1 zu Ultraschalldiagnose
Eine 30-jährige Krankenschwester, die ihr erstes Kind durch Kaiserschnitt bekam, erwartet ihr zweites Kind. Da sie in ihrer ersten Schwangerschaft unter starker Krampfadernausbildung mit Thrombosegefahr – also Gefäßverschluss durch Entwicklung von Blut-

gerinnseln – zu leiden hatte, wird sie prophylaktisch mit Aspirin behandelt. In den letzten Jahren hat sich Aspirin nämlich als sehr wirksames Mittel zur Vermeidung von Thrombosen herausgestellt, allerdings darf es natürlich nur auf ärztliche Empfehlung eingenommen werden. Während einer Vorsorgeuntersuchung entdeckt die Frauenärztin eine Unstimmigkeit und teilt der Frau mit, ihr Kind habe laut Ultraschalluntersuchung einen von der Norm abweichenden biparietalen Kopfdurchmesser, also der Abstand vom rechten zum linken Scheitelbein des Kindes sei zu groß. Dies müsse genauer untersucht werden, und zwar mit einem hochauflösenden Ultraschallgerät in der nächstgelegenen Universitätsklinik, wofür die Frauenärztin auch sofort einen Überweisungsschein ausstellt. Auf die ängstliche Frage der Frau, was ein zu großer Kopf zu bedeuten habe, bestätigt die Frauenärztin den insgeheim gehegten Verdacht der Frau, dass es sich um einen Wasserkopf handeln könne. Obwohl die Frau völlig durcheinander ist, wird sie dennoch zügig verabschiedet.

Völlig konfus weiß die Frau nicht, was sie tun soll, und stürmt dann regelrecht in die Praxis ihrer Hebamme, die zufälligerweise gerade Sprechstunde hat. Nachdem die Hebamme die Frau erst einmal so beruhigt hat, dass sie überhaupt wieder aufnahmefähig ist, erklärt sie, dass es unter Aspirintherapie häufiger zu Normabweichungen beim biparietalen Kopfdurchmesser kommt. Die Untersuchung in der Universitätsklinik sei ratsam, doch die Frau solle unbedingt mit ihrem Partner zu diesem Termin fahren und auch mit sehr langen Wartezeiten rechnen. Da die Schwerpunktkliniken dermaßen überlaufen sind, kann es nämlich vorkommen, dass Frauen über Nacht stationär aufgenommen werden, um am nächsten Morgen gleich weiter warten zu können. Etwas weniger konfus verlässt die Frau die Hebamme und fährt drei Tage später zu dem Termin in die Universitätsklinik. Dort wird die Vermutung der Hebamme bestätigt, dass der relativ minimal vergrößerte biparietale Kopfdurchmesser durch die Aspirintherapie bedingt ist. Kein Wasserkopf! Sofort nach der Diagnose ruft die Frau ihre Hebamme an und bedankt sich herzlich für die Beratung. Das Kind kommt termingerecht, gesund und durch eine spontane Geburt auf die Welt.

Fallbeispiel 2 zu Ultraschalldiagnose
Eine 34-jährige Frau ist zum dritten Mal schwanger. Das erste Kind kam gesund auf die Welt, das zweite war eine Fehlgeburt. Die Verarbeitung dieser Fehlgeburt gestaltete sich sehr schwierig für die

Frau. Ein Jahr nach der Fehlgeburt ist sie wieder schwanger. Die ersten 12 Wochen dieser Schwangerschaft lebt sie sehr vorsichtig und befindet sich in einem Zustand des Abwartens, ob denn diesmal alles gut gehe. Als sie die 12. Woche ohne Komplikationen erreicht hat, ist sie beruhigt und entspannt sich allmählich. Dennoch sucht sie häufig ihren Frauenarzt auf, auch außerhalb der Vorsorgeuntersuchungen, um immer wieder mal nachsehen zu lassen, ob alles in Ordnung sei. Das ist übrigens ein typisches Verhalten für Frauen nach einer Fehlgeburt. Die Frau meldet sich bei ihrer Hebamme zum Geburtsvorbereitungskurs an, beginnt zu Hause umzuräumen und freut sich mit ihrem Mann und ihrem Kind darauf, nun bald zu viert zu sein.

Dieses Glück wird in der 32. Schwangerschaftswoche getrübt. Während einer Vorsorgeuntersuchung stellt der Arzt fest, dass das Kind, ein Mädchen, einen vergrößerten Eierstock unten rechts habe, weshalb die Frau zu einer detaillierten Untersuchung in die Universitätsklinik überwiesen wird. Viel mehr wird der Frau nicht gesagt. Da ihr Mann auf Dienstreise ist und sie ein sehr gutes Verhältnis zu ihrer Hebamme hat, sucht sie diese sofort auf. Die Hebamme fängt erst mal den ersten Ansturm ab. Dann erklärt sie, was bei dem Termin in der Universitätsklinik geschehen wird. Als die Hebamme erfährt, dass dieser Termin erst in acht Tagen stattfinden soll, sorgt sie telefonisch dafür, dass die Untersuchung früher erfolgt. Außerdem bemüht sich die Hebamme, auf der Stelle einen Termin zu einer weiteren Ultraschalluntersuchung zu vereinbaren.

Diese Vorgehensweise ist sehr sinnvoll! Bei Unklarheiten immer eine zweite Diagnose einholen, besonders eben, was Ultraschall betrifft, da die Fehlinterpretationen hier relativ hoch sind. Termine zu gründlicheren Untersuchungen in einer größeren Klinik sollten so rasch wie möglich stattfinden. Es ist ein grauenvoller Zustand, sozusagen in der Schwebe zu hängen, und dieser Zustand sollte so kurz wie möglich sein.

Die Hebamme rät der Frau, zur Geburt nun doch nicht in die zuvor ausgewählte Klinik zu gehen, sondern in eine Schwerpunktklinik mit Kinderabteilung und Kinderchirurgie, damit das Kind unmittelbar nach der Geburt von Fachleuten untersucht und gegebenenfalls operiert werden kann, ohne dass Mutter und Kind getrennt werden. Sie empfiehlt der Frau eine diesbezügliche Klinik. Obwohl es Freitagabend ist und alle Frauenarztpraxen mittlerweile geschlossen haben, gelingt es der Hebamme, zur sofortigen Einholung einer zweiten Meinung, in einer nahe gelegenen Klinik bei einem versierten Frauenarzt mit großer Erfahrung bei Ultraschalluntersuchungen einen Termin für den nächsten Tag, Samstag, zu erhalten. Dieser Termin findet jedoch nicht statt, denn durch die Aufregung entwickeln sich nachts vorzeitige Wehen bei der Frau, und sie fährt selbst in die nächstgelegene größere Klinik mit angeschlossener Kinderklinik.

In der Klinik werden zuerst die vorzeitigen Wehen behandelt, die unserer Meinung nach klar aus der psychischen Befindlichkeit der Frau resultieren. Nachdem die Wehentätigkeit gut behandelt worden ist, wird die Frau per Ultraschall untersucht. Dabei wird festgestellt, dass das Mädchen gar kein Mädchen, sondern ein Junge ist und als solcher natürlich keinen Eierstock hat, der größer sein kann. Nach zwei Wochen wird die Frau aus der Klinik entlassen. Der ursprünglich mit der Spezialklinik vereinbarte Termin zur Ultraschalluntersuchung mit einem hochauflösenden Gerät wurde storniert, da die zweite klinische Untersuchung ja keine Fehlbildung oder Fehlanlage des Kindes ergab. Die Frau ist sehr erleichtert, dass die Diagnose ihres Frauenarztes sich als falsch herausstellte und sieht der Zukunft wieder mit glücklicher Erwartung entgegen. Da sie die Betreuung in der Klinik, in der auch ihre frühzeitigen Wehen behandelt wurden, als sehr gut empfand, entscheidet sie sich dazu, dort zu gebären.

Auf Rat ihrer Hebamme hin nimmt sie Kontakt zu dem leitenden Kinderarzt dieser Klinik auf und spricht die erste Diagnose und deren Aufhebung mit ihm durch. Man kommt überein, dass zur Geburt ein Kinderarzt anwesend sein wird, der das Kind unmittelbar nach der Geburt untersucht, damit alle Unklarheiten ausgeräumt sind. Die Geburt selbst verläuft schnell und schön für die Frau und ihren Partner. Die Untersuchung des Kindes ergibt eine Fehlentwicklung innerhalb des Nierenbereichs, die dann in der Universitätsklinik bestätigt wird. In keiner Klinik werden die Eltern ausreichend über die weitere Vorgehensweise aufgeklärt. Sie wenden sich an ihre Hebamme und den Kinderarzt, der bei der Geburt anwesend war. Die Hebamme rät wiederum, eine zweite beziehungsweise dritte Meinung einzuholen. Der Mann ist sehr wütend über die Wischiwaschi-Diagnosen, die seine Frau und auch ihn in psychische Wechselbäder stürzen, und das, obwohl die Geräte doch angeblich »todsicher« sind. Die Hebamme rät dem Paar, das Kind als normal zu betrachten und mit ihm umzugehen wie mit einem normalen Kind. Im Moment bestehe ja kein akuter

Handlungsbedarf, und nun sei es zuerst mal wichtig, dass Ruhe ein-kehre. Das Paar beherzigt diesen Ratschlag und erholt sich auch ein wenig von all dem Stress.

Durch Vermittlung der Hebamme findet dann bald ein Termin bei einem Kinderarzt mit großer diagnostischer Erfahrung im Ultra-schallbereich, insbesondere der Nieren, statt. Nun wird festgestellt, dass ganz eindeutig eine häufig vorkommende Fehlbildung der rech-ten Niere besteht, die sofort operiert werden sollte. Von der Uni-versitätsklinik hatten die Eltern einen weiteren Untersuchungstermin in vier Wochen bekommen. Doch dieses Abwarten war für sie kaum auszuhalten. Quälende Fragen. Wie ist es, wenn ein so kleines Kind eventuell operiert wird, was kann passieren etc. Wäre das Paar gut aufgeklärt worden, hätte es sicher nicht so viele Ängste aushalten müssen, denn nur das Fremde, das Unbekannte, macht einem Angst. Es ist sehr schade, dass immer wieder an medizinisches Personal ap-pelliert werden muss, Betroffenen in ihrer Sprache vorhandene Krankheiten, Fehlbildungen und was auch immer zu erklären, inklusi-ve der Vorgehensweise, wie nun mit einem Kind – wie hier mit bevor-stehender Nierenoperation – umgegangen werden sollte. Nach der Diagnose des zweiten Kinderarztes, zu dem die Eltern auch Vertrauen haben, wird mit einer Spezialklinik in größerer Entfernung Kontakt aufgenommen. Dort wird das Paar vier Tage später gründlich auf-geklärt, welche Konsequenzen die Operation für das Kind haben könnte, wie sich die Mutter verhalten und was sie einpacken solle, dass sie beispielsweise eine Milchpumpe brauche, da sie ihr narko-tisiertes Kind ja nicht stillen könne usw. Im Anschluss an dieses Gespräch sorgt die Hebamme dafür, dass das Paar mit einem ande-ren Paar zusammentrifft, das eine ähnliche Geschichte mit seinem ersten Kind hinter sich gebracht hat. Dies alles führt dazu, dass das Paar ruhig und gut vorbereitet in die weiter entfernte Uni-versitätsklinik fährt und nach gut überstandener Operation zwei Wochen später als glückliches Elternpaar eines nun gesunden Kin-des nach Hause zurückkehrt, um sein normales Leben beginnen zu können.

Hier sehen wir viele Punkte, die verbessert werden müssen und kön-nen. Und dass trotz hochmoderner Geräte und bestgeschultem Fach-personal immer wieder Fehldiagnosen auftreten.
Nach dieser »Abschweifung« zurück zum Mutterpass und den Ultra-schalluntersuchungen im Rahmen der Mutterschaftsvorsorge.

Ultraschalluntersuchungen
Bemerkungen bezieht sich auf Allgemeines.
Datum meint den Untersuchungstag. *SSW (LR)* bedeutet Schwangerschaftswoche und letzte Regelblutung.
SSW korrigiert bezieht sich auf eine Veränderung in der Terminbestimmung durch Untersuchung oder neue Anhaltspunkte.

Wichtig
Jede Diagnose, die bedrohlich ist, überprüfen lassen. Das gilt sowohl für die Frau als auch das Kind. Immer eine zweite Meinung einholen! Und sich begleiten lassen. Vom Partner, von einer Hebamme. Von Menschen, die Ruhe in das Chaos bringen. Das ist enorm wichtig, besonders in der Schwangerschaft. Wir kennen viele, wo Stress durch Fehldiagnose zu vorzeitiger Wehentätigkeit führte. Also: erst mal tief durchatmen, dann Fakten sammeln, sich aufklären lassen, die zweite Untersuchung abwarten – und dann weitersehen. Schritt für Schritt. Und niemals eine Diagnose auf Anhieb glauben und womöglich als Urteil annehmen.

I. Screening 9.–12. SSW – beim *intrauterinen Sitz* geht es darum, ob sich der Embryo in der Gebärmutter befindet. Selten kommt es nämlich zu Extrauteringraviditäten, so genannten Bauchhöhlenschwangerschaften. Jene finden sich allerdings meistens im Eileiter, der die Verbindung zwischen Eierstock und Gebärmutter ist. Die Befruchtung einer Eizelle geschieht im Eileiter. Im Normalfall wandert das befruchtete Ei dann in die Gebärmutter, wo es sich einnistet. Wenn diese Wanderung unterbleibt, kommt es zu einer Eileiterschwangerschaft. Sie ist nicht austragbar, das heißt, irgendwann innerhalb der ersten drei Monate endet sie. Betroffene Frauen haben dann heftige Unterbauchschmerzen und eine Blutung, weshalb eine vorherige Diagnose sinnvoll ist. Eine Eileiterschwangerschaft macht stets einen operativen Eingriff nötig, da der Eileiter mit entfernt werden muss, weil er durch die falsch eingenistete Schwangerschaft verletzt wurde.
Embryo darstellbar bedeutet, ob und wie man den Embryo erkennen kann. Als Embryo bezeichnet man das Kind im medizinischen Umfeld übrigens lediglich während der ersten drei Monate.
Herzaktion bedeutet, ob sie erkennbar ist.
V. a. Mehrlinge bedeutet Verdacht auf Mehrlinge. Es könnten ja zwei oder drei Kinder sein. Nach Sterilitätsbehandlungen kommt

dies häufiger vor, auch Vierlinge oder gar Fünflinge gibt es immer öfter.

Auffälligkeiten – hier möchten wir Sie noch einmal ausdrücklich daran erinnern, den Mutterpass unmittelbar nach Aushändigung durch Arzt, Ärztin zu prüfen. Denn wenn beispielsweise bei Auffälligkeiten Ja angekreuzt ist und Sie nicht wissen, was das bedeutet, wird es Sie beunruhigen. Scheuen Sie bitte auch nicht davor zurück, für den nächsten Tag einen erneuten Termin zu vereinbaren, den Sie dann gegebenenfalls mit Ihrem Partner gemeinsam wahrnehmen können, um sich unklare Befunde verständlich erklären zu lassen.

Zeitgerechte Entwicklung bezieht sich auf die Entwicklung des Kindes.

Kontrolle ebenso.

Konsiliaruntersuchung veranlasst bedeutet, dass der/die behandelnde Arzt/Ärztin die schwangere Frau in eine Klinik, eventuell Universitätsklinik, überweist, in der die technischen Möglichkeiten zu einer gründlicheren Ultraschalluntersuchung bestehen, da der erhobene Befund Unklarheiten aufweist, die überprüft werden sollten.

FS, SSL und *BPD* sind drei Messwerte *(siehe Normkurven für den fetalen Wachstumsverlauf, Mutterpass Seite 13)*, die darüber Aufschluss geben, welche Größe der Embryo zu diesem Zeitpunkt hat. Diese drei Messwerte werden mit Normtabellen verglichen, in denen festgelegt ist, welche Größen zu welcher Zeit »im Rahmen« liegen. Anhand der Messwerte kann der errechnete Geburtstermin bestätigt oder korrigiert werden.

II. Screening 19.–22. SSW unterscheidet sich von dem ersten Screening, ist aber identisch mit dem dritten.

Einling kann zu diesem Zeitpunkt klar erkannt werden.

Lebenszeichen meint Herzaktion und Bewegungen des Kindes.

Plazentalok./-struktur – hierbei wird ein Blick darauf geworfen, wo in der Gebärmutter die Plazenta, also der Mutterkuchen, platziert ist. Im oberen Teil, rechts oder links oder ob, wie bei Placenta praevia erklärt, der Mutterkuchen vor dem Muttermund liegt. Durch die sehr ausgereiften Ultraschallgeräte neuester Zeit kann auch die Struktur der Plazenta mittlerweile gut beurteilt werden. Sie gibt Aufschluss darüber, ob die Blutversorgung des Kindes optimal gewährleistet ist oder ob Störungen auftreten, also die Ernährungssituation unzureichend ist. Dies kann auch mit der Lebensführung der schwangeren Frau zusammenhängen. Raucht und/oder trinkt sie, oder ist sie als Passivraucherin häufig Nikotinschwaden ausgesetzt? Oder leidet sie selbst an Mangelernährung? Es ist erwiesen, dass eine schlechte Ernährungssituation besonders in den ersten drei Schwangerschaftsmonaten zu Störungen bei der Plazentaanlage führen kann.

Hier auch wieder die Frage nach der *zeitgerechten Entwicklung.*

Kontrollbedürftige Befunde hinsichtlich Fruchtwassermenge – am Ende der Schwangerschaft beträgt die Fruchtwassermenge zirka 1,5 Liter *(siehe Hydramnion beziehungsweise Oligohydramnie).* Es wird geprüft, ob eventuell zu viel oder zu wenig Fruchtwasser vorhanden ist. Bitte hier und bei den folgenden Punkten nachfragen, wenn Sie etwas nicht verstanden haben.

Körperliche Entwicklung bezieht sich wie *Körperumriss, fetale Strukturen, Herztätigkeit* und *Bewegung* auf das Kind.

Bei Unklarheiten hier wiederum die Möglichkeit, eine *Konsiliaruntersuchung* zu veranlassen.

Das Kästchen rechts ist im Gegensatz zum ersten Screening um zwei Werte erweitert. Es handelt sich um Messwerte von Kopf, Beinen, Brustkorb und Bauch des Kindes. Diese Messwerte können wiederum den errechneten Geburtstermin korrigieren. Doch bitte sehen Sie Ultraschallergebnisse niemals absolut, sondern immer im Gesamtzusammenhang. Befunde aus Ultraschalluntersuchungen sind Teil einer Summe – niemals die Summe. Wenn es um den Geburtstermin geht, dann ist es genauso wichtig, an den ersten Tag der letzten Periode, den eventuellen Konzeptionstermin und den Zeitpunkt der erstmals gespürten Kindsbewegungen zu denken. Viele Frauen neigen dazu, sich hauptsächlich auf den Ultraschall zu verlassen – gerade, was den Entbindungstermin betrifft. Aus unserer langjährigen Praxis wissen wir, dass dies eine falsche Fährte ist. Also geben Sie dem Ultraschall den Stellenwert, den er haben sollte. Er ist ein Puzzleteilchen, aber niemals ausschlaggebend. Im zweiten Screening gibt es übrigens noch mal die Chance, das Kind ganz zu sehen. Wenn es größer wird, ist das nicht mehr möglich. Die Werte des zweiten Screenings ergeben von allen erhobenen Befunden aus den Ultraschalluntersuchungen den besten Anhaltspunkt zur Bestätigung des Geburtstermins.

III. Screening 29.–32. SSW unterscheidet sich nicht vom zweiten Screening.

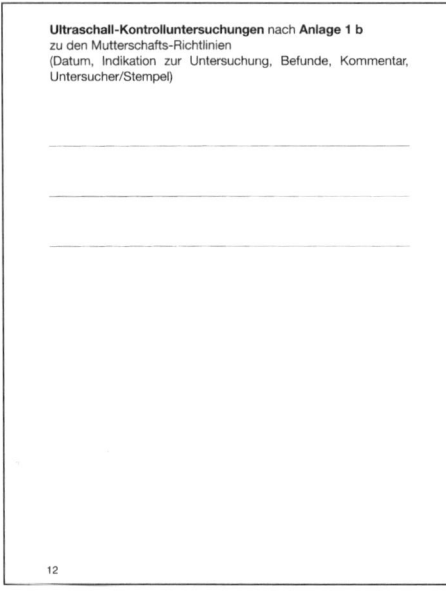

Ultraschall-Kontrolluntersuchungen nach Anlage 1 b
zu den Mutterschafts-Richtlinien
(Datum, Indikation zur Untersuchung, Befunde, Kommentar,
Untersucher/Stempel)

12

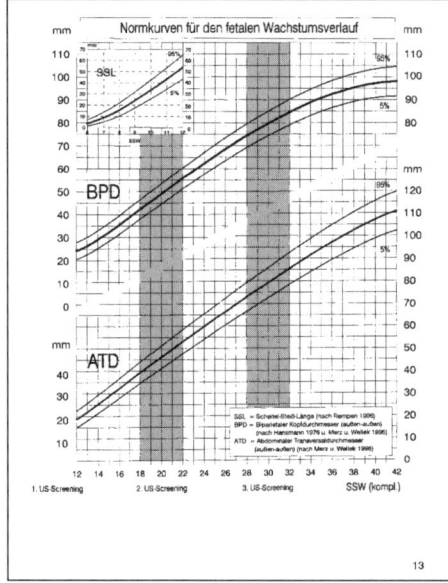

Normkurven für den fetalen Wachstumsverlauf

13

Seite 12
Ultraschall-Kontrollunter-
suchungen nach Anlage 1b –
sind nur nötig, wenn Risiken
bestehen. Wir gehen davon
aus, dass Sie darüber bestens
und ausführlichst aufgeklärt
werden. Andernfalls fragen Sie
bitte nach!

Seite 13
Normkurven für den fetalen
Wachstumsverlauf – hier werden die verschiedenen Messwerte eingetragen. Die des
ersten Screenings stehen am
Anfang, die Kästchen für das
zweite und dritte Screening
sind rosa abgehoben. Für jeden
Messwert gibt es eine Norm,
also einen Durchschnittswert
mit einer Toleranzgrenze nach
oben und nach unten.
SSL ist die Scheitel-Steiß-
Länge des Kindes, es wird vom
Kopf bis zum Po gemessen.
BPD bezeichnet den biparietalen Kopfdurchmesser außen,
gemessen wird von einem
Scheitelbein zum anderen, diese Messung wird auch nach
der Geburt durchgeführt. *ATD*
bedeutet abdominaler Transver-
saldurchmesser und ist schlicht
und einfach der Durchmesser
des Bauches. Anhand dieser
drei Werte und ihrer Relation
zueinander kann ein eventuell verzögertes Wachstum festgestellt
werden, und auch der errechnete Geburtstermin kann sich nach hinten oder vorne verschieben. Aber wie gesagt: Ultraschall ist nur ein

Wert in einer Summe von vielen anderen. Niemals der Technik den höchsten Stellenwert geben. Ihre Wahrnehmungen sind gleichwertig – mindestens! Außerdem: es gibt große Menschen mit kleinen Köpfen ...

Seite 14
Weiterführende Ultraschalluntersuchungen ... – pathologisch heißt krankhaft. Physiologisch bezeichnet im Gegensatz dazu den körperlich normalen Verlauf. Sollte hier etwas eingetragen werden, muss die schwangere Frau natürlich bestens aufgeklärt werden, denn es gibt pathologische Befunde, die Entscheidungen nach sich ziehen können, die nicht nur ihre Zukunft, sondern auch die ihres Partners, ihrer gesamten Familie maßgeblich beeinflussen. Selbstverständlich sollte die Aufklärung in der Sprache der betreffenden Frau stattfinden, also nicht in »Medizinerlatein«. Leider ist es in unserer Gesellschaft noch immer so, dass die mit Fremdwörtern oder Fachausdrücken gespickte Sprache einen kompetenten Eindruck vermittelt. Doch häufig dient diese Sprache auch dazu, sich dahinter zu verstecken, und oftmals erfährt man bei Rückfragen die Unfähigkeit der erklärenden Personen, sich verständlich auszudrücken.

Datum, Indikation, Befunde sowie ein entsprechender Kommentar sind ebenfalls bei den weiterführenden Ultraschalluntersuchungen einzutragen, ehe sie gestempelt werden.

Dopplersonographische Untersuchungen nach Anlage 1d (bezieht sich auf die Mutterschaftsrichtlinien). Dieses Feld hat die gleiche Struktur wie das darüber liegende und ist ebenfalls gewissenhaft auszufüllen. Sonographisch heißt per Ultraschall. Doppler bezeichnet ein Gerät, mit dem es möglich ist, den Blutfluss innerhalb der Plazenta und auch beim Kind selber zu beurteilen. Bei bestehendem

> **Weiterführende Ultraschall-Untersuchungen** zur Abklärung und Überwachung pathologischer Befunde nach **Anlage 1 c** zu den Mutterschafts-Richtlinien
> (Datum, Indikation zur Untersuchung, Befunde, Kommentar, Untersucher/Stempel)
>
> **Dopplersonographische** Untersuchungen nach **Anlage 1 d**
> (Datum, Indikation zur Untersuchung, Befunde, Kommentar, Untersucher/Stempel)
>
> 14

Verdacht auf Störungen kann die dopplersonographische Untersuchung wichtige Hinweise auf die Art einer Störung geben. Sie wird meistens in überregionalen Schwerpunktkliniken beziehungsweise Universitätskliniken vorgenommen *(siehe Konsiliaruntersuchung)*.

Ein Bekenntnis in eigener Sache

»Eine meiner schwersten ›Übungen‹ als Hebamme erfuhr ich, als ich mich gerade selbständig gemacht hatte. Ich war durch meine jahrelange klinische Tätigkeit angefüllt mit medizinischen Fachausdrücken. Dass die mir bei meinem Kontakt mit schwangeren Frauen nicht halfen, ganz im Gegenteil, den Kontakt eher erschwerten, merkte ich schnell. So musste ich das gewohnte Fachvokabular Stück für Stück erst einmal übersetzen und in leicht verständliche Bilder bringen. Dabei merkte ich, wie wichtig es ist, Sensibilität für die Frau, der ich etwas erkläre, zu entwickeln. Nur wenn ich ihre Sprache spreche, kann ich sie auch wirklich erreichen.

Die andere Seite dieser ›Sprachverwirrung‹ war jene, dass ich gelegentlich feststellen musste, als Hebamme in meiner fachlichen Qualifikation von Ärzten, Ärztinnen oder anderen medizinischen Kooperationspartnern nicht mehr als kompetent anerkannt zu werden, wenn ich die Fachsprache mied. Ich ›outete‹ mich sozusagen als Laiin – bloß, weil ich mich um eine verständliche Ausdrucksweise bemühte. Es dauerte tatsächlich eine Weile, bis sich die Fachsprache und die Sprache, mit der ich mit schwangeren Frauen und Paaren kommuniziere, eingependelt hatten. Doch ganz ohne Zweifel sehe ich meine Aufgabe darin, das Wissen, das ich als Fachfrau habe, in übersetzter Form an andere weiterzugeben. Das ist meiner Meinung nach übrigens die Aufgabe aller Fachleute. Denn dafür sind sie ja vom Fach. Damit sie anderen, die es nicht sind, übersetzen können.«

Seite 15

Abschlussuntersuchung/Epikrise – Epikrise heißt Verlauf. Also die Beschreibung des Verlaufs von Geburt und frühem Wochenbett. Diese Seite des Mutterpasses wird erst nach der Geburt ausgefüllt. Sie ist dreigeteilt in Schwangerschaft, Geburt und Wochenbett. Unter *Schwangerschaft* wird nochmals nach dem Alter der Frau gefragt, ob sie allein stehend und deutscher Abstammung ist. Im Folgenden wird abgefragt, wie viele Schwangerschaften und Geburten die Frau bisher erlebte und wie viele Vorsorgeuntersuchungen sie hatte – es sollten zehn sein –, das Datum der Erstuntersuchung in der Schwangerschaft und ob sich die Schwangere vor ihrer Entbindung in der Klinik vorgestellt hat. Es wird manchmal vergessen einzutragen, ob die Frau einen stationären Aufenthalt ante partum, das heißt vor der Geburt, hatte, und wenn ja, für wie viele Wochen. Am Ende dieses Drittels werden die Risikobefunde laut Katalog A/B eingetragen.

Das zweite Drittel der Seite beginnt mit dem Datum der *Geburt* und der Feststellung, ob extern entbunden wurde. Extern bedeutet, die Frau hat ihr Kind auf dem Weg in die Klinik, zu Hause oder in einem Geburtshaus bekommen – nicht jedoch in der Klinik. Wegen der zunehmenden Häufigkeit von Mehrlingsgeburten ist im Mutterpass gleich noch Platz

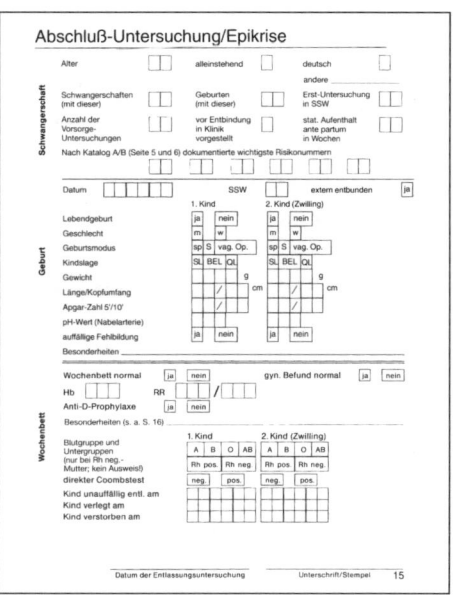

für einen Zwilling. Die folgenden Kästchen beziehen sich alle auf das Kind und die Geburt. Der Geburtsmodus (Geburtsart): sp bedeutet Spontangeburt, S bedeutet Sectio, also Kaiserschnitt, und vaginale Operationen sind Zangenentbindungen oder Geburten mit Hilfe einer Saugglocke. Die Kindslage betrifft SL – Schädellage, BEL – Beckenendlage beziehungsweise QL – Querlage. Die *Apgar-Zahl* wird mit zwei Zeiten, nämlich 5'/10' (Minuten), eingetragen. Diese Werte nennen die Befindlichkeit des Kindes fünf und zehn Minuten nach der Geburt. Anhand von fünf Kriterien wird dabei eine Gesamtpunktzahl errechnet. Die beste liegt bei zehn, und meistens steht in diesem Kästchen auch 10/10, was bedeutet, das Kind hat die Geburt prächtig überstanden, ist fit und hat optimale Befunde in allen fünf Erhebungsbereichen. Liegt die Zahl unter 7, ist eine Kontrolle vonnöten. Der Wert sollte immer aufsteigend sein. Ergibt die Untersuchung nach fünf Minuten beispielsweise eine 7 und die nach zehn Minuten eine 10, dann hat sich das Kind in dieser Zeit vom Geburtsstress erholt. Sollte der Wert absteigend sein, ist also das Befinden des Kindes in den ersten fünf Minuten besser als nach zehn Minuten, hat das Kind Anpassungsstörungen, die durch vielerlei Faktoren ausgelöst sein können, und wird in der Regel ärztlich betreut. Der *pH-Wert* misst, vereinfacht ausgedrückt, den Sauerstoffgehalt des Blutes beim Kind während der Geburt, und zwar durch Blutentnahme aus der Nabelschnur. Weder Frau noch Kind spüren das, da die Nabelschnur nicht schmerzempfindlich ist. Der beste pH-Wert liegt um 7,20. Sollte er davon abweichen, ist eine Kontrolle angezeigt.

Auffällige Fehlbildungen ist sehr unpräzise formuliert. Gemeint sind kongenitale (angeborene) grobstrukturelle Abnormitäten einzelner oder mehrerer Organe, die auf eine Störung während der Embryonalentwicklung zurückzuführen sind. Der überwiegende Teil der

Apgar-Schema						
Kriterien	0 Punkte	1 Punkt	2 Punkte	1 min.	5 min.	10 min.
Herzfrequenz	nicht hörbar	< 100 spm	> 100 spm			
Atmung	keine	unregelmäßig, flach, langsam	regelmäßig, schreiend			
Muskeltonus	schlaff	träge, wenig Bewegungen	aktiv, voller Beugetonus			
Reflexerregung z. B. Absaugen	keine Reaktion	vermind. Reaktion, Grimasse	Schrei, Abwehr			
Hautfarbe	zyanotisch oder blaß	Körper rosig, Extremitäten blau	rosig			
Gesamtpunkte:						

Bewertung:

APGAR	Bezeichnung des klinischen Zustandes
9–10	optimal lebensfrisch
7–8	noch lebensfrisch
5–6	leichter Depressionszustand
3–4	mittelgradiger Depressionszustand
0–2	schwerer Depressionszustand

Fehlbildungen hat innere Ursachen, also spontane Entgleisungen, Mutationen in den beteiligten Zellen oder Zellmutationen bei vorhergehenden Generationen. Ein geringer Teil ist auf äußere Ursachen zurückzuführen wie Medikamenteneinnahme, chemische Substanzen, Strahlung, Infektionen usw. Die genetisch bedingten Fehlbildungen sind von Fehlbildungen durch äußerliche Ursachen oft nicht zu unterscheiden. Defekte an inneren Organen wie angeborene Herzfehler, Nierenfehlbildungen etc., sind nur bei ausgeprägter funktioneller Konsequenz bereits bei der Geburt zu erkennen. Häufig treten Fehlbildungen in charakteristischer Kombination an verschiedenen Organen auf, zum Beispiel *Fehlbildungssyndrome* wie bei Röteln oder Toxoplasmose. Die im Kasten angegebenen Minimalwerte zeigen deutlich,

Insgesamt treten bei 1 bis 4 % der Kinder Fehlbildungen auf, davon sind Herzfehler 1 bis 9 Promille
Anenzephalie (das Kind wird ohne Schädeldecke und Gehirn geboren) 0,6 bis 4,6 Promille
Spina bifida (offener Rücken) 0,2 bis 4,1 Promille
Klumpfuß 0,6 bis 3,95 Promille
Hüftgelenksluxation 0,7 bis 3,4 Promille
Spaltbildung (Lippen-Kiefer-Gaumenspalte) 0,8 bis 3 Promille
Polydaktylie (mehrere Finger) 0,6 bis 2,4 Promille
Hydrozephalus (Wasserkopf) 0,5 bis 1,8 Promille

wie hysterisch mit Fehlbildungen umgegangen wird. Was in der Auflistung fehlt, sind die so genannten Alkoholembryopathien. Das heißt Schädigungen der Kinder durch Alkoholmissbrauch der Mütter. 2200 Kinder werden in Deutschland pro Jahr mit einer Alkoholembryopathie geboren. Bei 800 000 Geburten jährlich macht dies einen Prozentsatz von 0,25 aus. Sie sehen, er liegt wesentlich höher als der aller vorgenannten Fehlbildungen. Wesentlich höher als der Prozent- bzw. Promillesatz für angeborene Erkrankungen, auch mit geistiger Behinderung oder Chromosomenveränderungen. Für die Therapie von alkoholkranken Frauen braucht es keine technisch aufwendigen Geräte, sondern Zuwendung und Unterstützung, was nicht so spektakulär und lukrativ wie aufwendige technische Untersuchungen ist.

Natürlich ist der bereits öfter erwähnte sechste Finger oder Zeh eine auffällige Fehlbildung. Doch auch schon ein Kinngrübchen wird als auffällige Fehlbildung bezeichnet. Sollte hier etwas angekreuzt sein, ist es wichtig, dass umgehend mit einem Kinderarzt, einer Kinderärztin besprochen wird, wie gravierend diese Fehlbildung ist und was man gegebenenfalls dagegen tun kann. In der Presse werden Fehlbildungen gelegentlich als Schlagzeile missbraucht. Wie leicht es ist, die eine oder andere zu beheben, wird nicht publiziert. Ein sechster Finger oder Zeh beispielsweise wird abgebunden und verkümmert dann einfach. Es bleibt nichts zurück, niemand wird erkennen können, dass das Kind mit sechs Fingern zur Welt kam, und das Kind selbst wird den Verlust seines sechsten Fingers auch nicht als schmerzhaft erleben. Und Kinngrübchen sind doch auch ganz niedlich, oder?

Das letzte Drittel dieser Seite ist dem *Wochenbett* gewidmet. Am besten verläuft es natürlich »normal«, wie auch der gyn. Befund, der nach einer Abschluss-Vaginaluntersuchung erhoben wird. Falls es einen Dammschnitt gegeben hat, wird die Heilung der Naht bewertet, und auch sonstige eventuelle Geburtsverletzungen werden noch einmal abschließend begutachtet. Bei außerklinischen Geburten – zu Hause oder im Geburtshaus – gibt es meistens keine vaginale Abschlussuntersuchung, außer es liegt ein echter Grund vor, den wir uns jedoch kaum vorstellen können. So früh nach der Geburt haben viele Frauen große Angst vor einer vaginalen Untersuchung. Beim heute üblichen Entlassungstag aus der Klinik heißt das, die Frauen müssen am 3. Tag nach der Geburt eine vaginale Untersuchung über sich ergehen lassen, eventuell sogar eine Spekulumeinstellung. Die meisten Frauen fühlen sich davon – einmal abgesehen von den Schmerzen, besonders wenn eine Dammverletzung vorliegt – innerlich sehr getroffen und verletzt.

Wir sehen überhaupt keine Begründung für eine vaginale Abschlussuntersuchung, die letztendlich sogar Infektionen im Wochenbett verursachen kann, weil dabei Erreger in die Gebärmutter eindringen können. Neuerdings verbreitet sich sogar die Sitte, Frauen anzuraten, zwischen sechstem und zehntem Tag eine weitere Untersuchung bei ihrer Frauenärztin, ihrem Frauenarzt durchführen zu lassen. Sollte die Frau während dieser Zeit eine kontinuierliche Wochenbett-Betreuung durch eine Hebamme erfahren, gibt es dazu erst recht keinen Grund. Wir möchten an dieser Stelle an alle Fachpersonen appellieren, die besondere Situation der Frau nach der Geburt zu berücksichtigen und gründlich zu erwägen, ob eine solche Untersuchung erforderlich ist. Wird die Frau von einer Hebamme im Wochenbett begleitet, ist sie auf jeden Fall überflüssig.

Den *Hb-Wert* haben wir beim Gravidogramm schon ausführlich besprochen. Im Wochenbett kommt es häufig vor, dass der Hb-Wert abfällt. Das liegt zum einen an der allgemeinen Umstellung des Körpers von schwanger auf nichtschwanger, zum anderen ist es bei der Geburt zu Blutverlust gekommen, auch eine leichte Geburt geht mit mehr oder weniger starkem Blutverlust einher. Wenn der Hb einen Wert von 11 unterschreitet, sollte ein Augenmerk auf die Ernährung gelegt werden, dazu mehr im entsprechenden Kapitel.

RR betrifft den Blutdruck und *Anti-D-Prophylaxe* die Rhesusfaktor-Prophylaxe, die innerhalb von 72 Stunden nach der Geburt injiziert werden muss, wenn eine Rhesus-negative Mutter ein Rhesus-positives Kind geboren hat. Und auch hier wieder Platz für Besonderheiten. Danach werden die Werte des Kindes abgefragt.

Beachten Sie bitte, dass die Bestimmung der Blutgruppe und -untergruppen inklusive Rhesusfaktor kein gültiger Blutgruppenausweis für das Kind ist. Bei Rhesus-negativen Müttern mit Rhesus-positiven Kindern wird per Blutuntersuchung festgestellt, ob Antikörper gebildet wurden und bereits vom Kind zur Mutter übergetreten sind. Der direkte Coombstest bedeutet, dass das Blut des Kindes darauf untersucht wird, ob sich dort bereits Antikörper gegen den Rhesusfaktor – übertragen durch die Mutter – finden lassen. Ganz zum Schluss noch die Frage nach der Entlassung, Verlegung, Datum, Unterschrift, Stempel.

Seite 16

2. *Untersuchung nach Entbindung (6.–8. Woche)* beginnt mit Besonderheiten im Wochenbett. Diese späte Untersuchung findet obligatorisch statt und ist in den Mutterschaftsrichtlinien verankert. Das Wochenbett dauert nämlich nicht drei, sechs oder zehn Tage, sondern acht Wochen. Die Abschlussuntersuchung wird zumeist von dem Arzt, der Ärztin oder Hebamme vorgenommen, der/die die Frau während der Schwangerschaft und Geburt betreute. Im Kapitel Wochenbett kommen wir detailliert auf die wichtige Zeit als Wöchnerin zu sprechen. Wieder werden der gynäkologische Befund, der Hb-Wert und der Blutdruck ermittelt. Ferner wird der Urin auf Zucker und Eiweiß untersucht. Sediment meint die festen Bestandteile des Urins – Sie erinnern sich? Besonderheiten werden vermerkt. Dann die Frage, ob die Mutter stillt, nicht stillt oder abgestillt hat. Dies ist die einzige Zeile, in der Stillen im Mutterpass vorkommt, und das ist zu wenig. Sinnvoll wäre es zum Beispiel, dort

einzutragen, ob die Mutter sowohl stillt als auch zufüttert. Natürlich ebenso, wie lange sie gestillt hat, und falls sie wegen auftretender Probleme abgestillt hat, sollten diese benannt werden.

Der Mutterpass endet mit Angaben über das Kind. Für das Kind wurde schon bei der Geburt ein Vorsorgeuntersuchungsheft angelegt. Die erste Vorsorgeuntersuchung findet direkt nach der Geburt am Geburtsort statt und wird von der Hebamme, Ärztin oder dem Arzt durchgeführt. Die zweite Untersuchung findet bei der Entlassung von Mutter und Kind aus der Klinik statt, sollte aber vorzugsweise zwischen sechstem und siebtem Lebenstag des Kindes vorgenommen werden. In der Regel sind die Frauen zu diesem Termin bereits zu Hause.

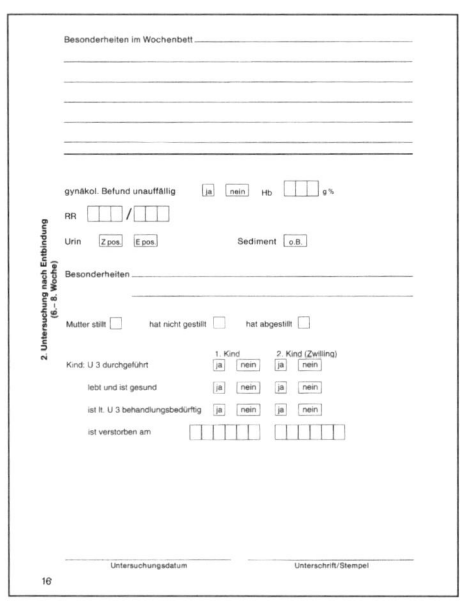

Es ist sehr empfehlenswert, so früh wie möglich mit einem Kinderarzt einen Termin abzusprechen, wann er zu einem Hausbesuch kommen kann. Unserer Meinung nach hat eine Wöchnerin in diesem frühen Wochenbett mit ihrem sehr jungen Säugling nichts verloren in einer meistens überfüllten, kinderärztlichen Praxis. Zwar gibt es Kinderärzt(e)innen, die eine extra Vorsorgesprechstunde eingerichtet haben, um die Gefahr der Ansteckung der Neugeborenen durch die anderen kleinen Patienten zu vermeiden, doch trotzdem ist es besser, Mutter und Kind zu Hause aufzusuchen. In seiner gewohnten Umgebung ist das Kind meistens auch ruhiger und fühlt sich geborgener. Die Hebamme, die die Frau und das Kind während der Wochenbettzeit betreut, sollte wenn möglich auch zu dem Termin kommen. Da sie die Schwangerschaftsgeschichte und die Familiensituation gut kennt, kann sie das Kind dem Kinderarzt, der Kinderärztin sozusagen vorstellen. Außerdem hat sie zuweilen die Funktion einer Vermittlerin zwischen Arzt, Ärztin und Mutter, weil sie sehr darauf achten wird, dass alle Befunde deutlich erklärt werden. Und schließlich bringt sie die Waage mit, auf der das Kind im Rahmen der Untersuchung gewogen wird.

Die U3, die im Mutterpass dokumentiert wird, findet zwischen 4. und 6. Lebenswoche des Kindes statt und im Anschluss daran die letzte Untersuchung der Mutter im Rahmen der Mutterschaftsrichtlinien. Über 90 % der Kinder sind gesund. Sollte ein Kind laut U3 behandlungsbedürftig sein, ist Ja oder Nein eine zu globale Eintragung, denn auch ein Kind, das beispielsweise einen Infekt hat oder eine Nagelbettentzündung, die im Säuglingsalter häufiger vorkommt, ist behandlungsbedürftig. Deshalb bitte vermerken, um welche Erkrankung es sich handelt.

Und dann machen wir einen Sprung zu Untersuchungsdatum, Unterschrift und Stempel.

Danach folgt noch ein weiterer Sprung, und wir beenden das Thema der medizinischen Einschränkungen mit einem Zwischenspiel zum Thema Risiko.

Von der guten Hoffnung zum medizinischen Risiko

Da haben Sie nun ein Buch gekauft, das von einer Hebamme verfasst wurde, weil Sie finden, dass Schwangerschaft und Geburt die natürlichsten Vorgänge überhaupt sind. Und dann werden Sie seitenweise mit Medizin und Risiko und Vorsicht und Gefahr und Achtung konfrontiert. Doch wir haben uns nun mal zum Ziel gesetzt, ein sehr umfassendes Buch über Schwangerschaft, Geburt und Wochenbett zu schreiben. Und da diese in Deutschland an die Mutterschaftsrichtlinien gekoppelt sind, können wir gar nicht anders, wenn wir Sie gründlich informieren wollen – und das wollen wir!

Vielleicht gehören Sie zu jenen Menschen, die Bücher schön ordentlich von vorne nach hinten lesen. Somit wissen Sie jetzt bestens Bescheid über all die Risiken, die mit dem Mutterpass ausgeschlossen werden sollen. Wahrscheinlich haben Sie gelegentlich ein ziemlich mulmiges Gefühl gehabt. Da haben Sie sich zuerst mal unbeschwert über Ihre Schwangerschaft gefreut und im Keller vielleicht schon nach Ihren Stricknadeln gesucht ... obwohl Sie Stricken in der Schule immer hassten. Da haben Sie sich vielleicht am Kinderspielplatz auf eine Bank gesetzt und dem Trubel im Sandkasten zugeschaut. Da haben Sie sich vielleicht überlegt, dass Sie eine Wiege schreinern könnten, weil Sie doch eigentlich schon immer mal was schreinern wollten – und dann seitenlange Beschreibungen von Risiken. Da gerät die große Freude schnell ins Hintertreffen. Das ist die Kehrseite des »sicheren« Mutterpasses. Vor lauter Risikominimierung für das Kind wird die Befindlichkeit der Mutter, des Paares vergessen. Es erscheint uns als großes Manko, dass die Gefühlslage der Frau während der Schwangerschaft so wenig berücksichtigt wird. Denn wenn das Kind auf der Welt ist, wissen plötzlich alle, dass die Gefühlslage der Eltern entscheidend zum Gedeihen des Kindes beiträgt. Das aber wiederum wird in der Schwangerschaft sträflich vernachlässigt, ja geradezu ins Gegenteil verkehrt, indem die Mütter und Eltern hochgradig verunsichert werden. Auch im Sinne einer glücklichen Mutter-Kind-Bindung ganz zu Anfang des Lebens des Kindes kommt uns dies paradox vor. Im ersten Lebensjahr eines Menschen entwickelt sich das Urvertrauen. Damit ist das Vertrauen ins Leben, in andere Menschen, kurz in die ganze Welt gemeint. Wir fragen uns, wie beispielsweise ein während der Schwangerschaft völlig verunsichertes Elternpaar ruckzuck nach der Geburt das Vertrauen aufbringen soll, das es dem Kind weitergeben möchte. Vertrauen wächst. Eine Schwangerschaft dauert, wie der Volksmund sagt, neun Monate. Das ist eine gute Zeitspanne, um zueinander zu wachsen. Ungestört. Ohne Druck von außen. Ohne das dauernde Schüren neuer Einschränkungen und Ängste.

Wir begrüßen die Schwangerenvorsorge in ihrer Funktion als Risikominderung. Unendlich viel ist dem medizinischen Fortschritt zu verdanken. Aber die Gewichtung innerhalb der Schwangerenvorsorge ist nicht in der Balance. Unserer Meinung nach werden die seelischen und sozialen Belange der schwangeren Frauen viel zu wenig berücksichtigt. Und damit auch ihr Einfluss auf das Kind, das spätere Zusammenleben. Besonders aufgrund der Tatsache, dass nicht alle Kinder Wunschkinder sind, spielt dies eine wichtige Rolle. Wunderbarerweise findet im Verlauf der Schwangerschaft in der Regel eine Akzeptanz statt, auch die des zuerst unerwünschten Kindes, und wenn es dann da ist, ist meistens schon vergessen, dass »es« eigentlich gar nicht geplant war. Akzeptiert die Frau die Schwangerschaft, kann es meistens auch der Partner. Und so wachsen alle drei oder vier oder fünf zusammen, nach und nach. Das gilt es zu stärken. Nicht zu verunsichern!

Wir meinen, dass innerhalb der Mutterschutzrichtlinien die helle Seite, das Bejahende fehlt. Deshalb machen wir an dieser Stelle frank und frei kräftig Werbung für die Begleitung schwangerer Frauen durch Hebammen. Entweder ergänzend oder rundum. Denn bei der Betreuung durch Hebammen spielt das Drumherum die Rolle, die es verdient. Es ist der Boden, auf dem die schwangere Frau steht. Davon einmal abgesehen, empfinden es viele Frauen als sehr angenehm, dass Hebammen auch Hausbesuche machen. In ihrer eigenen Umgebung untersucht, fühlen sie sich wohler und eher »gesund«, als wenn sie einen Termin bei einer Ärztin, einem Arzt wahrnehmen. Durch den Besuch bei der schwangeren Frau lernt die Hebamme diese auch viel besser kennen. Sie weiß Bescheid über ihr Umfeld, ihre Familie. Besonders wenn eine Hausgeburt geplant ist, wird sich die Hebamme mit den häuslichen Gegebenheiten vertraut machen. Man kann eine schwangere Frau nicht isoliert von ihrer sonstigen Lebenssituation betrachten. Ist ihre Beziehung glücklich oder nicht, hat sie vielleicht keinen Partner, lebt sie in sehr beengten räumlichen Verhältnissen, gibt es finanzielle Probleme – das alles hat Auswirkungen auf die Schwangerschaft, die Geburt und auch das ganze spätere Leben der Familie. Wir wissen natürlich, dass es sehr gute Frauenärzt(e)innen gibt. Trotzdem! Wir finden, die Hebamme gehört einfach dazu, wenn es um Schwangerschaft, Geburt, Wochenbett geht. Und sei's nur drum, dass sie das ausgleicht, was im Mutterpass fehlt, dass sie die Frauen beruhigt, ihnen Risiken erklärt und sie »wieder auf die Erde« bringt.

Rund 67 % aller Schwangerschaften gelten als Risikoschwangerschaften
In Deutschland ist es ja leider so, dass praktisch jede Schwangerschaft als riskant eingestuft wird. Wenn beispielsweise eine schwangere Frau in der neunten Woche eine leichte Blutung hat, die dann aber von selbst wieder aufhört, wird sie trotzdem zur Risikoschwangeren. Unabhängig davon, wie gut es ihr geht. Egal, dass sie überhaupt keine Beschwerden mehr hat. Den Stempel Risikoschwangere trägt sie weiter. Bis zur Geburt. Und auch beim nächsten Kind kommt diese leichte Blutung wieder ins Gespräch. Bei solchen Vorkommnissen fragen wir uns: Muss das so sein? Es ist ja nicht der Stempel »Risikoschwangere«. Es ist die Angst, die für die Frau, das Paar damit verbunden ist. Trotz der ärztlichen Mutter-

schaftsrichtlinien ist es beispielsweise nicht gelungen, die Frühgeburtenrate zu senken! Doch alle Maßnahmen geschehen unter dem wunderbaren Deckmantel »Sicherheit«. Wir tun das alles nur zu Ihrer Sicherheit, bei uns haben Sie die höchste Sicherheit, ich verspreche Ihnen eine sichere Geburt – wenn Sie das hören, dann sollten Sie aufmerken! Sicherheit gibt es nicht. Im ganzen Leben nicht. Und Schwangerschaft und Geburt gehören zum Leben.

Es gibt nur eine Sicherheit, die wirklich hilft. Das ist die innere Sicherheit, Ihr Gefühl. Und die bekommen Sie nicht, wenn Sie sich an Hightech anschließen lassen. Ganz im Gegenteil. Sie werden immer unsicherer. Immer kleiner. In unserer zivilisierten Welt mit bester Hygiene und bester Ernährung sollte es für keine »normale« Frau ein gesundheitliches Risiko darstellen, schwanger zu sein. Mit normal meinen wir einen guten Ernährungs- und Allgemeinzustand; Letzterer bezieht sich unbedingt auch auf die psychische und soziale Befindlichkeit der Frau. Unsere vorbildlich gute Ausgangssituation, was Hygiene und Ernährung betrifft, hat dazu geführt, dass innerhalb einer Schwangerschaft nicht mehr die Mutter, sondern das Kind den Mittelpunkt bildet. In den Entwicklungsländern ist das anders. Weil dort die Müttersterblichkeit hoch ist, steht die Gesundheit der Frau im Vordergrund. Die Müttersterblichkeit ist aber nicht so hoch, weil es keinen Ultraschall gibt, sondern weil die Ernährungslage und auch die hygienischen Verhältnisse oftmals katastrophal sind. Wir denken nicht an Luxus, wenn wir uns unter die Dusche stellen. Aber es gibt mehr als genug Länder, wo Menschen unter Wassermangel leiden und sich vielleicht mal eine Tasse Wasser »vom Munde absparen«, um sich zu waschen. Selbstredend sind diese Menschen krankheitsanfälliger. Somit haben die Segnungen unserer Zivilisation eine maßgebliche Auswirkung auf die drastische Senkung der Müttersterblichkeit.

Hinzu kommen die Fortschritte der Medizin sowie die Möglichkeiten zur Verhütung, wodurch vermieden wird, dass Frauen zwischen dem 16. Lebensjahr und den Wechseljahren ständig schwanger sind, was eine enorme körperliche Belastung darstellt und oftmals zu Komplikationen führt, von der psychischen Überlastung einmal ganz zu schweigen. In unseren Breiten haben wir auch nicht mit chronischen Infektionskrankheiten wie Tuberkulose oder Malaria zu kämpfen. Dafür gibt es Zivilisationskrankheiten wie Übergewicht, Diabetes, Rückenbeschwerden, die aber keine lebensbedrohlichen Gefahren für eine schwangere Frau darstellen. Trotzdem ist es nicht richtig, dass schwangere Frauen erst an zweiter Stelle, hinter den Kindern, stehen. Vor lauter medizinischen Möglichkeiten für die Kinder werden die Frauen oft vergessen. Wer aber die Mütter vergisst, vergisst letztlich die Kinder und den Grundsatz: Geht es der Mutter gut, geht es auch dem Kind gut!

Eva Schindele, die mit »Schwangerschaft zwischen guter Hoffnung und medizinischem Risiko« ein starkes und empfehlenswertes Buch zu diesem Thema geschrieben hat: *»Der Ratschlag meiner Hebamme, es mir gut gehen zu lassen, in mich hineinzuhorchen und meine innere Uhr ernst zu nehmen, entspricht nicht der heute üblichen Art, mit Schwangeren umzugehen. Denn seit nach dem Zweiten Weltkrieg Schwangerschaft und Geburt aus den Händen der Hebammen fast gänzlich in den Verantwortungsbereich der Gynäkologie übergegangen sind, hat sich auch die Sicht darauf verändert. Innerhalb weniger Jahrzehnte hat die Medizin es geschafft, die anderen Umstände zu einem riskanten biologischen Zustand umzudeuten, zu einer Komplikation, die unter ärztlicher Kontrolle gehalten werden muss. In jeder Schwangerschaft und bei jeder Geburt reproduzieren Mediziner die Gefährlichkeit dieses Zustands aufs Neue – gleichsam, um ihr eigenes Engagement zu rechtfertigen.*

So hat sich aus der Vorsorge für die schwangere Frau innerhalb weniger Jahre ein medizinischer Check-up entwickelt, der vor allem den sich entwickelnden Fötus im Auge hat und darüber die Frau immer mehr vergisst. Und die Kontrolle hat ihr autoritäres Gesicht weitgehend verloren, denn die Frauen konnten zum Mitspielen motiviert werden. Inzwischen scheinen schwangere Frauen »ihrem Arzt« sogar mehr zu trauen als ihrer eigenen Wahrnehmung. Nur noch 9 % aller Schwangeren gesteht sich eigenständige Entscheidungen zu, was ihr Verhalten in der Schwangerschaft und unter der Geburt betrifft. 90 % sehen ausschließlich »ihren« Frauenarzt als kompetenten Entscheidungsträger an. Ende der 80er Jahre gingen Frauen im Verlauf einer Schwangerschaft durchschnittlich 14 mal, Frauen der Mittel- oder Oberschicht tendenziell noch weitaus häufiger zum Frauenarzt. Frauen verknüpfen oft hohe Erwartungen mit dem Besuch beim Gynäkologen: Er ist es, der ihnen ein gesundes Kind zu garantieren scheint – natürlich nur, wenn sie, die Frauen, sich vorbehaltlos in seine Obhut begeben. Vor allem durch die Einführung des Risikobegriffes in die Gynäkologie ist es Ärzten gelungen, die Frauen an sich zu binden und von sich abhängig zu machen. Oder ist es etwa nicht verantwortungslos, ein Risiko auszuschließen?«

Fatal ist, dass die schwangere Frau sich dem Arzt, der Ärztin ja in allerbester Absicht anvertraut. Alles, was sie möchte, ist, ein gesundes Kind zur Welt zu bringen. Und wenn eine ausgebildete Fachkraft ihr sagt, was sie dazu tun muss, wird sie sich höchstwahrscheinlich danach richten. Liebe macht blind, sagt ein altes Sprichwort. Viele Frauen werden aus Liebe zu ihrem ungeborenen Kind blind – was den Blick nach innen betrifft. Umgeben von Hightech sind sie regelrecht geblendet und können nicht mehr sehen, dass sie es sind, die am allerbesten wissen, was in ihnen vorgeht. Bezüglich des Befindens ihres Kindes sind sie die Fachfrauen – und erst recht für ihren eigenen Körper, ihre Seele. Und deren Zustand ist maßgeblich für die Entwicklung des Kindes. Doch der Glaube an die Medizin und ihre Wunder – der sich mit zunehmender Technisierung ja stetig erhöht, bald ist nichts mehr unmöglich – ist zu einer Art Religion geworden oder hat die Religion ersetzt. Nicht mehr Gott wird um Beistand gebeten, auch nicht mehr der Gott in Weiß, der ist höchstens noch Papst in unserer zeitgenössischen Hierarchie, in der der Name des einzig wahren Gottes Technik lautet.

Die schwangere Frau wird in diesem Credo zu einer Art intrauterinem Versorgungssystem. Mit biochemischen Messungen, Ultraschallwellen und Herztonwehenschreiber wird das »fetale Umfeld« sozusagen überwacht. Die seelische Befindlichkeit der schwangeren Frau spielt dabei keine Rolle, schlimmer noch: sie selbst ordnet sie der Technik unter und spaltet sozusagen ihren Bauch ab. Es ist unbestritten: Schwangerschaft ist eine enorme Anstrengung auch für den Organismus einer gesunden Frau, und es kann immer zu Komplikationen kommen. Aber die Schwangerschaft als solche von vorneherein als Risiko zu bezeichnen, halten wir für gefährlich. Dabei wird der Schwangerschaft nämlich jegliche Natürlichkeit abgesprochen. Kein Wunder, ist sie doch einigen Forschern, die sich geradezu besessen davon zeigen, das menschliche Leben nicht nur zu begreifen, sondern zu kontrollieren, in ihrer »Eigenständigkeit« ein Dorn im Auge. Nicht zu vergessen, es handelt sich hier um ein Phänomen, das Frauen vorbehalten ist. Aber die Schwangerschaft ist ein autarker Zustand, das große Geheimnis des Lebens wächst einfach unkontrolliert vor sich hin, und zwar im Körper einer Frau. Eine Reihe von Psychoanalytiker(inne)n hat ausgeführt, dass die angebliche Minderwertigkeit alles Weiblichen, die zu dessen Unterdrückung führte, auch mit der Fähigkeit des Gebärens zu erklären sei. Denn die Macht über neues Leben mache Angst. Die Angst werde nicht wahrgenommen und verarbeitet, sondern verdrängt und in getarnter Form bekämpft, wobei sie selbst beziehungsweise das, was hinter ihr stünde, was sie auslöse, zum Feind werde. So kann der Elan, mit dem hauptsächlich männliche Wissenschaftler immer neue Geräte erfinden, um Schwangerschaften zu kontrollieren, durchaus auch als Angstreaktion benannt werden. In dem Moment, wo sich schwangere Frauen der (männlichen) Kontrolle unterwerfen, ist das erwünschte Ungleichgewicht des Patriarchats wiederhergestellt. Die Motive sind komplex und wie ein buntes Stückwerk verschiedenster Interessengruppen zu einer gefährlichen Hängebrücke verknüpft, die viele Löcher aufweist und die unbeschadet zu überqueren Sache der Frauen ist. Auch wirtschaftliche Interessen spielen eine nicht unerhebliche Rolle. Mit Schwangeren kann man Geld machen. Mit Risikoschwangeren noch mehr Geld. Und mit technischen Geräten, die ein Risiko angeblich ausschließen, erst recht viel Geld.

Zum Glück merken immer mehr Frauen, was hier »gespielt« wird. Häufig allerdings nicht beim ersten Kind. Meistens müssen die Frauen einmal in den Kreislauf der Maschinerie geraten, um es beim nächsten Mal besser zu wissen oder überhaupt zu wissen, was gut für sie ist. Heimtückischerweise birgt die technische Schwangerschaftsüberwachung das Risiko, süchtig zu machen. Das Verhängnis ist vergleichbar mit der Abhängigkeit von der Waage bei Diäten. Die Diät wird begonnen, es wird morgens gewogen, dann abends und morgens, und bei vielen Frauen ist es eines Tages so weit, dass die Anzeige der Waage ihr Lebensgefühl dominiert. Eine schwangere Frau, die einen negativen Befund erhalten hat – und sei er noch so geringfügig, wie beispielsweise eine minimale Abweichung eines Blutwertes –, wird unbedingt einen erneuten Test machen lassen, um dieses »negative« Ergebnis in ein positives umzuwandeln, und dann vielleicht noch mal einen, um sich zu vergewissern, dass das positive Ergebnis auch wirklich positiv geblieben ist. Und so schraubt sich die Spirale immer schneller und enger empor – bis zur Geburt.

Wir möchten Sie darin bestärken, auch einmal Nein zu sagen. Lehnen Sie es ab, dass man Ihnen einen Stempel aufdrückt. Dann werden Sie sich auch besser wehren können. Stellen Sie sich vor, ein Formel-1-Pilot sagt zu Ihnen: »Im Straßenverkehr sind Sie eine Null.« Glauben Sie das? Laufen Sie rum und erzählen überall: »Übrigens, im Straßenverkehr bin ich eine Null.« Sie glauben doch auch nicht, was man Ihnen sonst alles erzählt. »Ja, aber«, werden Sie einwenden, »es geht ja nicht um mich, es geht doch um mein Kind, und wenn der Arzt, die Ärztin mir sagt, dass ich eine Risikoschwangere bin, dann will ich doch erst recht alles tun, um meinem Kind nicht zu schaden.« Sicher, sagen wir. Aber Sie, vor allem Sie sind für Ihr Kind verantwortlich. Klar ist das eine große psychische Belastung, und es erscheint verlockend, sie auf Ärzt(e)innen abzuwälzen oder mit ihnen zu teilen – aber das ist nicht möglich! Das fängt schon damit an, dass Sie allein entscheiden müssen, ob Sie ein Kind austragen wollen. Sie werden es nähren und behüten, kosen und behutsam wachsen lassen. Spätestens nach dem Wochenbett sind Sie sowieso auf sich gestellt. Und im Grunde sind Sie es jetzt schon. Das ist auch gut so. Weil Ihr Kind bei Ihnen am besten aufgehoben ist. In Ihrer Intuition, Ihrer Liebe und Fürsorge. Sie sind der allererste für Ihr Kind zuständige Mensch. Vertrauen Sie sich! Zusätzlich leben Sie in einem Land, in dem Sie den höchsten Stand technischer Möglichkeiten zur Verfügung haben. Der medizinische Fortschritt ist unbestritten in unzähligen Fällen lebensrettend für Mutter und Kind. Aber manchmal eben auch nicht. Wenn mit Spatzen auf Kanonen geschossen wird. Wenn er übertrieben wird. Wenn er nicht richtig eingesetzt wird. Also: Sie haben die Wahl. Lassen Sie nicht jemand anders für Sie wählen.

Wir wollen nicht, dass Sie zur Mutterschaftsvorsorge gehörende oder anderweitige Untersuchungen ablehnen. Wir möchten lediglich, dass Sie trotzdem einen klaren Kopf bewahren und dass Sie nachfragen. Seien Sie ruhig lästig. Verlangen Sie Aufklärung. Lassen Sie sich erklären, warum Ihr behandelnder Arzt, Ihre Ärztin, Ihre Hebamme welche Untersuchungen für nötig hält. Verlangen Sie, über jede Untersuchung informiert zu werden. Uns sind Fälle bekannt, da erfuhren Frauen von Tests, denen sie nie zugestimmt hatten, aber da schon mal eine Blutprobe genommen wurde, hat man halt den Test auch noch gleich mitgemacht. Es gibt viele Frauenärzte und Frauenärztinnnen, die bemüht sind, mit ihren Patientinnen zusammen den jeweils individuellen Mittelweg zwischen Natur und Technik zu finden. Unterstützen Sie diese Ärzt(e)innen. Wechseln Sie Ärzt(e)innen, bei denen Sie sich nicht wohl fühlen. Lassen Sie sich keine Angst machen. Umgeben Sie sich mit Menschen, die Ihnen Mut zusprechen. Und machen Sie sich selbst Mut. Übernehmen Sie die Verantwortung: für sich und für Ihr Kind.

Was bedeutet eigentlich Risikoschwangerschaft?

Im Mutterpass werden 52 Risiken aufgeführt, die als Indikatoren für eine mögliche Gefährdung von Mutter und Kind gelten: von Risiken, die aus der Lebens- oder Krankengeschichte der Frau resultieren, bis zum Alter – vor dem 18. und nach dem 35. Lebensjahr gilt eine Frau automatisch als Risikoschwangere, egal wie gesund sie sich fühlt und ist, aber auch Komplikationen bei früheren Geburten oder Mehrlingsgeburten sowie Unklarheiten über den Entbindungstermin oder psychische Erkrankungen, soziale Probleme etc. führen zur Feststellung einer Risikoschwangerschaft.

Die Ausgaben der Schwangerenvorsorge sind im Laufe der letzten 20 Jahre um 500 % gestiegen. Immer mehr diagnostische Instrumentarien wurden eingeführt – Vaginalultraschall, Dopplersonographie, Triple-Test –, und es kommen ständig neue hinzu. Darüber hinaus werden 20 % der Frauen zusätzlich zur ambulanten Betreuung auch noch zur stationären Behandlung ins Krankenhaus überwiesen, und im Durchschnitt werden 8,8 Medikamente pro Schwangerschaft verordnet, wovon jede fünfte Medikamentengabe als höchst problematisch einzuschätzen ist. Untersuchungen zeigen, dass es einen direkten Zusammenhang zwischen der zunehmenden Dichte an ärztlicher Versorgung und dem Anstieg an Risikoschwangerschaften gibt. Seltsam, dass Deutschland, das Land mit dem weltweit dichtesten Netz medizinisch-apparativer Schwangerschaftsvorsorge, die weltweit höchste Zahl an Risikoschwangeren aufweist. 60 bis 80 % aller Schwangerschaften werden in die Risikokategorie eingestuft. Wir warten auf die ersten Witze à la: Treffen sich zwei Schwangere, sagt die eine zur anderen: Was, du bist keine Risikoschwangere? Oh wie schrecklich, möchtest du darüber sprechen ...

Kann es sein, dass für die von Ärzt(inn)en vorgenommene Einordnung – die Schwangere hat ja dabei nichts zu melden – mitunter keine medizinischen Gründe ausschlaggebend sind, sondern wirtschaftliche Interessen im Vordergrund stehen? Schließlich ermöglicht es die Kategorie Risikoschwangere, wesentlich mehr diagnostische Verfahren und therapeutische Maßnahmen abzurechnen. In den Niederlanden liegt die Zahl der Risikoschwangeren bei 20 %. Wir glauben nicht, dass schwangere Niederländerinnen sich großartig von schwangeren Deutschen unterscheiden. Die Kriterien, wo die Risiken liegen, unterscheiden sich. In den Niederlanden gelten

Schwangerschaft und Geburt als natürliche Lebensereignisse, die übrigens von Hebammen begleitet werden. Zu einem Facharzt, einer Fachärztin wird nur überwiesen, wenn Komplikationen auftauchen. Während einer Studie traten bei 30 % jener Frauen, bei denen im Schwangerschaftsverlauf keine Risiken diagnostiziert wurden, trotzdem bei der Geburt Komplikationen auf. Mindestens 50 % der zuvor als Risikoschwangere eingestuften Frauen erlebten eine normale Geburt. Also – wie sicher ist das Risiko? Die Zahlen sprechen für sich. Risiko ist Risiko. Und bedenkt man, dass schon bei einer »normalen« Schwangerschaft rund 190 Einzeluntersuchungen vorgeschrieben sind, ist es wohl keine besondere Leistung, in dem einen oder anderen Fall nicht der Norm zu entsprechen. Mal ist der Blutdruck zu niedrig, mal der Eisenwert – und so geht es dahin. Und dann soll vielleicht auch noch etwas Spezielles kontrolliert werden. Der Kopfdurchmesser Ihres Kindes liegt etwas unter der Norm, hört eine Schwangere da vielleicht, und schon bekommt sie einen Überweisungsschein in eine Spezialklinik ausgehändigt, wo sich der Kopfdurchmesser zwar als normal herausstellt, dafür wird ein fraglicher Herzfehler festgestellt. So schraubt sich die Angst-Kontrolle-Spirale immer schneller hoch. Jedes Ergebnis, das angeblich nicht der Norm entspricht, stresst die schwangere Frau. Macht ihr Angst. Verunsichert sie. Und natürlich denkt eine derart verunsicherte Frau nicht daran, dass viele Tests hohe Fehlerquoten aufweisen. Sie selbst ist der Fehler. An ihr liegt es. Bei ihr stimmt was nicht. Und damit alles wieder ins Lot kommt, muss sie noch eifriger zum Onkel Doktor laufen. Panik bricht aus. Der eigene Körper wird schon lange nicht mehr gespürt. Alles wie abgeschnitten. Weiter. Zum nächsten Arzt. Angst. Nicht mehr schlafen können. Kind, bleib bei mir. Lieber Gott, hilf! Angst. Kein Atem mehr. Alles wie zugeschnürt. Und immer Herzrasen.

Dieser Risikofaktor, der aus der Art der Kontrolle entsteht, hat keinen Platz in der Auflistung! Aber er, gerade er ist häufig ausschlaggebend für krankhafte Entwicklungen wie vorzeitige Wehen, hohen Blutdruck etc. Wir sind davon überzeugt, dass eine ausgeglichene Gemütsverfassung der Mutter sehr viel zum Wohle des Kindes beiträgt. So wie wir schon oft Müttern geraten haben, die sich zu Hause nicht ausgelastet fühlten, aber unsicher waren, ob sie trotz des Kindes wieder arbeiten sollten, weil sie befürchteten, dies könne zu Defiziten bei ihren Kindern führen: ausgefüllte, glückliche Mütter sind die beste Voraussetzung für glückliche Kinder.

Fallbeispiel »Das hätten Sie sich mal früher überlegen sollen«
Als 37-jährige Erstgebärende wird die schwangere Frau von ihrem
Frauenarzt mit der Bemerkung »Das hätten Sie sich mal früher überlegen sollen!« abgefertigt. Statt ihr zu gratulieren, benimmt er sich,
als könne sie sich jetzt schon um einen Platz in einem Behindertenkindergarten bewerben. Nach dem ersten Schock wechselt die Frau
den Arzt und macht sich kundig. Sie erfährt, dass ihr Risiko, ein behindertes Kind zur Welt zu bringen, zwar höher als das einer 30-Jäh-
rigen ist, doch der Behindertenkindergarten ist kein Thema. »Zuerst
konnte ich das gar nicht glauben. Also dass das Risiko eigentlich doch
recht gering ist. Natürlich – es ist da, aber doch nicht in dem Ausmaß, in dem ich selbst es glaubte. Schon als ich den Schwangerschaftstest zu Hause machte, war mein erster Gedanke, dass ich doch
schon 37 bin ... Irgendwie hatte ich eine Uhr im Kopf. Und die hat ge-
tickt. Beunruhigend. Ich weiß nicht, woher das kam. Das war einfach
da. Wahrscheinlich, weil man das in den Medien immer hört. Ab 35 –
Risiko!«
Die schwangere Frau bezieht ihren Partner sehr stark in ihre Überlegungen mit ein. »Das war mir sehr wichtig, denn schließlich ist es
unser Kind. Aber mein Alter.« Doch die durchschlagende Erkenntnis,
die sie dann die Schwangerschaft so richtig genießen lässt, erlangt
sie nicht durch die Bücher, die sie liest. »Ich habe mir in dieser Zeit
ziemlich viele Gedanken über mein Leben gemacht. Immer wieder
fragte ich mich, ob ich nicht zu alt sei. Nicht für die Schwangerschaft
oder Geburt. Sondern ich dachte, wenn ich 50 bin, kommt das Kind
gerade mal in die Pubertät. Aber dann dachte ich an meine Mutter,
die mich mit 18 gekriegt hat. Und die war nicht so verständnisvoll,
wie ich sie mir gewünscht hätte, obwohl sie erst 30 war, als ich in die
Pubertät kam. Das war also kein Grund.
Ausschlaggebend war für mich die Erkenntnis, dass es in meinem
Leben bis dato noch keinen richtigen Zeitpunkt für ein Kind gegeben
hatte. Zuerst war ich in der Ausbildung, dann ging meine Beziehung
kaputt, dann war ich ein paar Jahre Single. Und mit diesen Gedanken
bin ich zu der Erkenntnis gekommen, die es mir geradezu schlagartig
ermöglicht hat, mich überhaupt nicht mehr als Risikogebärende zu
fühlen. Ich dachte mir nämlich, wenn ich das Kind während meines
Studiums oder während meine Beziehung in die Brüche ging bekommen hätte – dann hätte ich selbst mich als Risiko eingestuft. Jetzt
aber fühlte ich mich sicher im Sattel. Nicht nur in der Beziehung.
Auch finanziell und menschlich. Mit 37 stehe ich doch ganz anders

im Leben. Da habe ich doch genug Höhen und Tiefen erlebt, um einen neuen Menschen mit innerer Gelassenheit auf seinem Lebensweg zu begleiten.«

»Schwangerschaft ist eine Zeit der Hoffnungen, des Wachsens und Werdens«, schreibt Eva Schindele in ihrem Buch »Schwangerschaft zwischen guter Hoffnung und medizinischem Risiko«. Und sie führt weiter aus: »Die Angst vor den Risiken hat die gute Hoffnung verdrängt.«
Wir fügen hinzu: Holen Sie sich die gute Hoffnung zurück!

Typische Begleiterscheinungen und Beschwerden in der Zeit der Anpassung

Durch den veränderten Stoffwechsel und die veränderte hormonelle Situation in der Schwangerschaft kann es zu Schwangerschaftsbeschwerden kommen, die, je nach Stadium der Schwangerschaft, unterschiedlich ausfallen können. Manche Beschwerden sind zu Beginn der Schwangerschaft relativ schwach. Doch oftmals verstärken sie sich im Lauf der Zeit, wie zum Beispiel das Sodbrennen. Aus diesem Grund gehen wir ausführlich auf einige der am häufigsten erlebten Begleiterscheinungen ein. Wenn Sie sich frühzeitig daran gewöhnen, manche Ihrer Gewohnheiten aufzugeben oder umzustellen, werden Sie die Beschwerden höchstwahrscheinlich relativ gut in den Griff bekommen, was Ihnen wiederum Wohlbefinden im weiteren Verlauf Ihrer Schwangerschaft bescheren wird. Und dass Sie sich wohl fühlen, obwohl Ihr Körper Schwerstarbeit leistet, das ist unser großes Anliegen, dabei wollen wir Ihnen zur Seite stehen: indem wir Ihnen alle nötigen Informationen geben, damit Sie selbst »Fachfrau« Ihres eigenen Körpers werden. Das heißt, wenn irgendein Symptom auftaucht, müssen Sie nicht aufstöhnen: »Oje, was ist das jetzt!«, sondern Sie wissen, was Ihr Körper leistet und warum es zu diesem oder jenem »Wehwehchen« kommt. Abgesehen davon gilt immer: Ihr Körper hat sämtliche Voraussetzungen, ein Kind zu gebären. Er schafft das ganz ohne Ihren Kopf. Sie machen es sich insgesamt wesentlich leichter, wenn Sie Ihre Empfindungen dazu nutzen, Ihren Körper zu verstehen, zu erfühlen und anzunehmen.

Ihr Körper wird es Ihnen danken und Ihre Seele auch – weil Sie sich dann viel »runder« fühlen werden.

Wir erwähnten bereits einige typische Erkennungszeichen der beginnenden Schwangerschaft wie Übelkeit, Erbrechen, Kreislaufschwäche, Müdigkeit etc. Sie werden ausgelöst durch die totale hormonelle Umstellung und die unglaubliche Arbeit, die Ihr Körper in dieser Zeit leisten muss, um nach der Befruchtung alle Voraussetzungen für eine gelungene Schwangerschaft von 9 Monaten zu schaffen – bis hin zur Vorbereitung auf das Stillen, die bereits jetzt beginnt. Schwangerschaftsbegleiterscheinungen sind immer Reaktionen des Körpers auf die enormen Veränderungen. Sie haben nichts mit Krankheiten zu tun, obwohl schwangere Frauen mit extremen Begleiterscheinungen sich durchaus krank fühlen können. Aber: Vorbeugung ist möglich. Deshalb erklären wir im Folgenden die üblichsten Erscheinungen und zeigen auch Linderungsmöglichkeiten auf.

Wir sprechen hier im Übrigen lieber von Begleiterscheinungen einer Schwangerschaft als von Beschwerden, die nicht jede Frau erlebt und erleben muss. Alle Erscheinungen können bei einer Frau in einer Schwangerschaft auftreten und bei der nächsten Schwangerschaft ausbleiben. Oder die Frau hat niemals welche. Oder sie hat nur manchmal eine. Hieraus Rückschlüsse auf die Befindlichkeit des Kindes, den Schwangerschaftsverlauf oder das Geschlecht des Kindes zu ziehen, wäre die falsche Fährte. Das Auftreten von Begleiterscheinungen ist von vielen Faktoren abhängig. Diese können sowohl körperlicher als auch seelischer Natur sein. Im Umkehrschluss ist allerdings nicht davon auszugehen, dass eine Frau, die sich bereits lange ein Kind gewünscht hat und nun endlich schwanger ist, keine Beschwerden haben wird und eine ungewollte Schwangerschaft zu massiven Beschwerden führen würde. Glauben Sie niemandem, die oder der Ihnen solche Ammenmärchen erzählt – die leider noch immer sehr verbreitet sind.

Müdigkeit

Große Müdigkeit ist vielen schwangeren Frauen eigen. Kein Wunder, dass den Leistungen, die der Körper einer schwangeren Frau vollbringt, oftmals mit einem erhöhten Schlafbedürfnis Rechnung getragen wird. Hinzu kommt der relative Eisenmangel, der in den meisten Schwangerschaften besteht. Ein weiterer Punkt ist die Neigung zu niedrigem Blutdruck. Und auch die veränderte Stoffwechsellage, durch die sich schwangere Frauen öfter mal im Bereich der Unterzuckerung befinden, löst Müdigkeit aus. Die Höchstleistung des schwangeren Körpers ist an keine feste Arbeitszeit gebunden. Es gibt weder Nachtruhe noch freie Wochenenden. Rund um die Uhr leistet der Körper ein Maximum, um das neu entstehende Leben mit dem Besten zu versorgen. Auch wenn Sie schlafen, ist Ihr Körper permanent damit beschäftigt, die besten Bedingungen für Ihr Kind zu schaffen. Das führt naturgemäß dazu, dass Sie müder sind als sonst. Und das ist auch gut so, denn in den Ruhephasen schöpft Ihr Körper neue Kräfte. Auf keinen Fall sollten Sie Ihrem erhöhten Schlafbedürfnis entgegenwirken oder sich zwingen, wach zu bleiben. Also balancieren Sie den hohen Energiebedarf aus, indem Sie mit Schlaf entspannen.

Wir wissen, dass das in unserer heutigen Gesellschaft nicht immer leicht zu verwirklichen ist. Bei uns gelten jene Menschen als besonders dynamisch und lebenstüchtig, die mit denkbar wenig Schlaf auskommen und trotzdem immer topfit, ausgeruht und hocheffizient arbeitsfähig sind. Angewohnheiten, wie etwa einen Mittagsschlaf zu halten, sind regelrecht verpönt. Das sollte Sie nicht weiter interessieren, ganz im Gegenteil: Der Mittagsschlaf ist unbedingt zu empfehlen – nicht nur für kleine Kinder und alte Leute. Wenn wir den Biorhythmus des menschlichen Organismus betrachten, sehen wir deutlich, dass es nicht nur abends zu einem Leistungsabfall kommt, sondern auch tagsüber. Der signifikanteste Leistungsabfall liegt in der Mittagszeit. Verstärkt wird er natürlich durch ein opulentes Mittagsmahl. Doch die mittägliche Müdigkeit ist nicht abhängig davon, ob und wie viel gegessen wird. Auch wenn Menschen zu Mittag nichts oder nur einen Apfel essen – um diese Zeit hätte der Körper gern ein Päuschen. Das hat überhaupt nichts damit zu tun, dem »inneren Schweinehund« nachzugeben oder sich auf die faule Haut zu legen. Es ist sogar sinnvoll, denn nach einer kurzen Ruhepause ist der Körper wieder viel leistungsfähiger und auch im Einklang mit dem eigenen Biorhythmus. Den zu beherzigen heißt, gesund zu leben.

Als schwangere Frau sollten Sie sich mit einem Mittagsschläfchen anfreunden. Eine halbe bis eine Stunde genügt. Haben Sie bereits Kinder, womöglich sogar ein Kleinkind, wird dieses sich riesig darüber freuen, wenn Mami sich auch hinlegt. Und größeren Kindern signalisiert dieser Mittagsschlaf der Mutter, dass sich etwas verändert. So werden sie schon in diesem frühen Stadium auf jene Veränderungen vorbereitet, die ein neues Familienmitglied mit sich bringt – und das sind erheblich viele. Mami putzt also nach dem Mittagessen nicht mehr die Küche auf Hochglanz, sondern weicht höchstens Töpfe ein – und dann legt sie sich hin. Berufstätige schwangere Frauen sollten sich spätestens ab Beginn des Mutterschutzes dem Mittagsschläfchen widmen. Es lohnt sich, dieses Bedürfnis energisch durchzusetzen. Ihr Körper wird es Ihnen danken. Gleich nach dem Schläfchen und im ganzen weiteren Verlauf Ihrer Schwangerschaft. Sorgen Sie dafür, dass Sie gar nicht erst an den Rand der Erschöpfung gelangen. Nehmen Sie sich, was Ihr Körper braucht. Nur ein gesunder Körper arbeitet optimal.

Übelkeit und Erbrechen

Dieser Ratschlag wird Ihnen auch bei der schwangerschaftsbedingten Übelkeit und bei Schwangerschaftserbrechen helfen. Erstere kommt häufig vor, doch nicht bei allen Frauen. Manche Frauen sind regelrecht beunruhigt darüber, dass sie weder unter Übelkeit noch unter morgendlichem Erbrechen leiden. Die so genannte Brechschwelle, also die Neigung des Körpers, mit Ekel, der bis zum Erbrechen führen kann, zu reagieren, ist herabgesetzt. Viele Frauen leiden auch unter einer latenten Übelkeit, ohne erbrechen zu müssen. Das kann schon morgens beginnen. Sie fühlen sich wie zerschlagen und glauben, wegen ihres Schwindelgefühls kaum aufstehen zu können. Hierbei spielen niedriger Blutdruck, veränderter Stoffwechsel und eine eventuelle Unterzuckerung gemeinsam eine Rolle. Sollten Sie sich morgens im wahrsten Sinne des Wortes übel fühlen, heißt die erste Maßnahme: etwas trinken. Am besten, Sie lassen sich gleich nach dem Aufwachen etwas bringen oder sorgen beim Zubettgehen dafür, dass Sie etwas in Griffnähe haben. Das kann Wasser sein, aber auch Saft oder Trinkjoghurt. Trinken Sie bitte in kleinen Schlucken, nicht zu hastig – und im Liegen beziehungsweise in liegender Position. Sie werden schnell merken, wie gut Ihnen das tut. Wegen der hohen Geruchsempfindlichkeit schwangerer Frauen empfiehlt es sich, sofort nach dem Aufwachen für Frischluftzufuhr zu sorgen. Also in frischer Luft den Joghurt oder was auch immer trinken – so steigen die Chancen, dass Sie die erste kleine Mahlzeit bei sich behalten.

Es gibt viele Frauen, bei denen die morgendliche Übelkeit mit Erbrechen einhergeht. Auch hier ist es ratsam, die erste Mahlzeit im Bett einzunehmen. Das kann ein Apfel sein, ein Stück Zwieback, je nachdem, worauf Sie Lust haben. Am allerschönsten ist es natürlich, wenn Sie eine liebevolle Person mit der Wunscherfüllung beauftragen. Aber Sie können auch hier wieder für sich selbst sorgen, indem Sie beim Zubettgehen ans Aufwachen denken und etwas bereitstellen. Scheuen Sie sich nicht, zwei, drei Alternativen auf dem Nachtkästchen zu lagern oder sich bringen zu lassen, und vielleicht auch noch die Zeitung. Und dann gehen Sie den Tag ganz gemütlich und in aller Ruhe an. Zum einen werden Ihre Familienmitglieder dadurch wieder auf die anstehende große Veränderung vorbereitet. Zum anderen wird Ihnen dies unglaublich gut tun.

Sollten Sie berufstätig sein oder morgens viel zu erledigen haben, weil Sie vielleicht Kinder schulfertig machen müssen: Lassen Sie den Wecker eine Viertelstunde früher klingeln. Es lohnt sich! Der ganze Tag beginnt anders, wenn Sie sich diese Ruhe am Morgen gönnen. Meistens fällt das Aufstehen danach viel leichter, und oft sind Schwindelgefühle und Übelkeit damit erst einmal gebannt. Die Ruhe am Morgen ist auch außerhalb der Schwangerschaft empfehlenswert, denn der Start in den Tag prägt seinen Verlauf. Die Schwangerschaft ist eine wunderbare Gelegenheit »umzustellen«, bewusster zu leben. Und als schwangere Frau brauchen Sie nun mal Ruhe. Sie müssen Ihren Lebensrhythmus ändern, wenn Sie den Anforderungen Ihres Körpers gerecht werden wollen. Selbst wenn Sie Ihren Körper in mühsam abgerungenen Teilerfolgen immer wieder mal »besiegen«. Letztlich behält der Körper Recht, und Sie haben für das ganze Leben nur einen zur Verfügung. Also: Tun Sie Ihr Möglichstes und probieren Sie auch mal Dinge, die Ihnen bisher abstrus vorkamen, um Ihre Schwangerschaft entspannt zu erleben. Horchen Sie in sich hinein, und Sie werden merken, wie gut es Ihnen tut, im allgemeinen Lebenstempo einen Gang zurückzuschalten. Tempo hat nichts mit Qualität zu tun – ganz im Gegenteil!

Es kann aber genauso sein, dass Sie gar kein Bedürfnis verspüren, einen Gang zurückzuschalten. Und ungehalten reagieren, wenn Ihnen andere erzählen, was Sie alles tun beziehungsweise nicht tun sollten. Manche schwangeren Frauen können es nicht ausstehen, wenn sie sozusagen in Watte gepackt werden – besonders von ihren Partnern, die womöglich entsetzt aufspringen, wenn sie ihre Frau »dabei ertappen«, die Wäsche aufhängen zu wollen. »Das sollst du doch nicht tun! Ich mach das schon!« »Ich bin doch nicht krank, sondern schwanger!«, mag da die eine oder andere Frau entnervt erwidern.

Wenn Sie das Glück oder Pech haben, einen überfürsorglichen Partner an Ihrer Seite zu wissen, klären Sie ihn darüber auf, dass Sie selbst am besten wissen, was Sie tun und unterlassen können. Wir schreiben Glück oder Pech, weil es viele Frauen gibt, die eine solche Fürsorge sehr schätzen und darin besondere Liebesbeweise sehen. Es gibt aber eben auch andere Frauen. Und die finden es überhaupt nicht toll, wenn sie sozusagen entmündigt werden.

Bei Übelkeit und Erbrechen ist immer wieder ein Phänomen zu beobachten: Sogar Frauen, die sich außerhalb der Schwangerschaft todkrank fühlen, wenn sie erbrechen müssen, haben überhaupt keine Probleme mit dem Erbrechen während der Schwangerschaft. Sie stehen vom Tisch auf, gehen zur Toilette, übergeben sich, machen sich frisch, kehren an den Tisch zurück und nehmen weiter am gesellschaftlichen Beisammensein teil, so als wäre nichts geschehen. Höchstens die Sorge, wegen des Erbrechens stark abzunehmen, belastet sie. Das Kind ist nicht gefährdet, wenn es in den ersten drei Schwangerschaftsmonaten zu einer leichten Gewichtsabnahme kommt – allerdings darf sie nicht zu gravierend sein. Die Neigung zum Erbrechen kann auch zu Appetitlosigkeit führen, die sozusagen das Erbrechen durch gar nichts Essen vermeidet. Erfreulicherweise hält das Erbrechen nicht die ganze Schwangerschaft über an. Meistens verschwindet es in der 12. Woche. Und bis dahin zeigt es Ihnen, dass die Schwangerschaft durch Ihre Hormone gut geschützt ist. Wenn die Ernährungslage insgesamt so schlecht ist, dass wichtige Mineralien und Vitamine fehlen – das hat aber nichts

> Oft werden Hebammen von verunsicherten Frauen gefragt, ob Schwangere wirklich keine Wäsche aufhängen, keine Fenster putzen sollen. Die Frauen beziehen sich auf Erzählungen, Schwangere sollten sich nicht strecken, da das zu einer Nabelschnurumschlingung beim Kind führen könnte. Physikalisch betrachtet besteht eine solche Gefahr nicht, es liegen auch keine schulmedizinischen Erkenntnisse über Zusammenhänge zwischen Wäscheaufhängen und Nabelschnurumschlingung vor. Die Frauen wissen manchmal nicht, ob sie sich von ihrem besorgten Umfeld überstimmen lassen sollten oder nicht. Unser Rat: »Tun Sie, was Ihnen gut tut.«

mit dem Gewicht zu tun –, kann es zu einer Störung in der Anlage des Mutterkuchens kommen, die sich in der 25., 26. Schwangerschaftswoche mit den Symptomen einer Gestose *(siehe dort)* ausdrücken kann.

Vorbeugen können Frauen, indem sie gesunde Getränke in kleinen Schlucken zu sich nehmen. Außerdem sollten die Ernährungsgewohnheiten dahingehend umgestellt werden, dass nicht eine oder zwei große Mahlzeiten pro Tag zu sich genommen werden, sondern viele kleine, über den Tag verteilt. Eine Mahlzeit kann auch nur aus einem Apfel, einem Joghurt bestehen. Manche Frauen mit Neigung zu Erbrechen vertragen flüssige Nahrung besser als feste. Bei dem heutigen Lebensmittelangebot ist es kein Problem, hier etwas Passendes zu finden. Auch werden eher frische als gekochte Speisen vertragen. Also rohes Obst, rohes Gemüse. Das hat den Nebeneffekt,

---

Tee hilft oft

Vielen Frauen mit Neigung zu Übelkeit und/oder Erbrechen helfen Tees. Welche? Diejenigen, die ihnen schmecken. Am besten, Sie gehen in einen Teeladen und schnuppern drauflos. Ihre Nase wird Ihnen signalisieren, was gut für Sie ist. Wahrscheinlich wird es entweder Fenchel/Kümmel sein oder ein zitronenhaltiger Tee. Fast alle schwangeren Frauen bevorzugen in den ersten Wochen erfrischende Düfte und Geschmacksrichtungen wie Zitrone, Limone, Apfelsine, Pfefferminze, Melisse. Pfefferminztee mit Zitrone kann zum absoluten Renner und zum Lieblingsgetränk Nummer 1 werden. Fenchel, Kümmel und Anis haben eine beruhigende Komponente, insbesondere auf den Magen-Darm-Trakt. Nehmen Sie bei der Auswahl der Tees deren Duft tief in sich auf und spüren nach, welche Rückmeldung Sie von Ihrem Körper bekommen. Ist sie positiv, werden Sie den Tee sicher gut vertragen. Verlassen Sie sich auf Ihre Nase!

---

sich besonders gesund zu ernähren. Unbedingt ist darauf zu achten, dass genügend Mineralstoffe und Vitamine aufgenommen werden. Den Joghurt also mit Körnern, Leinsamen etc. anreichern. Die meisten Frauen haben während der ersten Schwangerschaft mehr Probleme, die Ernährung umzustellen, als während folgender. Ein kinderloses Paar oder eine Single-Frau ernährt sich in der Regel anders als ein Paar oder eine Frau mit Kind. Es ist selten, dass berufstätige Paare oder Frauen ohne Kind jeden Tag aufwendig kochen. Sobald das Kind auf der Welt ist, ändert sich der Speiseplan. Und natürlich ändern sich auch die Essgewohnheiten. Für Kinder muss man kochen. Deren Hunger ist nicht auf später zu vertrösten. Jetzt gleich, heißt es da. Und regelmäßig. Sonst wird's ungemütlich!

Unstillbares Erbrechen (Hyperemesis)

Das Erbrechen während der Schwangerschaft kann sich ausweiten bis hin zum unstillbaren Erbrechen, das heißt, im Extremfall kann überhaupt keine feste Nahrung mehr behalten werden. Starkes Schwangerschaftserbrechen gehört zwar zu den Schwangerschaftserkrankungen, kommt aber relativ selten vor und macht eine Behandlung durch Fachkräfte erforderlich. Trotz vieler Forschungen ist bis heute noch nicht geklärt, warum es dazu kommt, man geht allerdings davon aus, dass die Psyche eine nicht unerhebliche Rolle spielen kann, denn oftmals verschwinden die Symptome nach einer Einweisung in die Klinik – ohne dass irgendwelche therapeutischen Maßnahmen ergriffen wurden. Das ständige Erbrechen belastet nicht nur die Frau, sondern auch das Kind, denn es besteht die Gefahr einer Unterernährung.

Bevor die betroffene Frau an eine Klinik überwiesen wird, gibt es eine Reihe von Alternativen, die ausprobiert werden können. Zum einen homöopathische Mittel. Erkundigen Sie sich bei Fachleuten danach. Zum anderen ist ein Augenmerk auf das persönliche Umfeld zu richten. Was belastet die schwangere Frau? Lebt sie in einer konfliktreichen Beziehung oder in sehr beengten Wohnverhältnissen, hat sie finanzielle Probleme oder psychischen Stress, leidet sie unter Ängsten die zukünftige Rollenveränderung als Mutter betreffend? Manche Frauen »schlucken« im wahrsten Sinne des Wortes jede Menge Angst und Ärger »runter«. Und ihr Körper wehrt sich mit Erbrechen dagegen. In ganz schlimmen Fällen kann auch Flüssigkeit nicht mehr behalten werden.

Wenn sich der Zustand der Frauen in der Klinik schlagartig bessert, ist anzunehmen, dass es Probleme in ihrem Umfeld gibt, seien sie privat oder beruflich. Diese Frauen brauchen konsequente Betreuung – vor allem Gespräche. Sie brauchen Menschen, die ihnen zuhören und dabei helfen, Lösungen zu finden. Sehr wichtig ist es, den Partner – falls vorhanden – einzubeziehen. Gemeinsam muss überlegt werden, wie das Umfeld so verändert werden kann, dass sich die schwangere Frau wieder wohl fühlt. Das können ganz banale Veränderungen sein. Etwa die Umgestaltung eines Zimmers im gemeinsamen Zuhause, so dass die Frau ihr »Nest« als behaglich empfindet. Das kann eine andere Einstellung zum eigenen Lebenstempo sein – also verstärkt darauf zu achten, es sich gut gehen zu lassen. Sind bereits Kinder vorhanden, sollte überlegt werden, ob bei der Krankenkasse eine Haushaltshilfe beantragt wird; dazu ist die Bescheinigung einer Hebamme, Ärztin oder eines Arztes nötig. Sollten die Probleme vom Arbeitsplatz der Frau herrühren, muss dort etwas verändert werden. Es gibt Lösungen! Man muss sich nur bemühen herauszufinden, »wo der Hase im Pfeffer liegt«.

Gelüste

Es gibt Frauen, die außerhalb der Schwangerschaft allein beim Gedanken an Pistazien mit Ekel reagierten, und plötzlich erleben sie eine unglaubliche Lust auf Pistazien. Ihr Körper signalisiert: Ich brauche bestimmte Inhaltsstoffe, die in Pistazien enthalten sind, also jetzt bitte schön sofortige Pistazienzufuhr! Solchen Gelüsten sollten Sie unbedingt nachgeben! Wenn Sie stattdessen beschließen, keine Pistazien zu essen, weil Sie, um welche zu besorgen, jemanden bitten oder das Haus verlassen müssten, und etwas anderes essen, werden Sie sich aller Wahrscheinlichkeit nach betrogen fühlen. Ihr Körper will nun mal Pistazien. Da ist er wie ein kleines Kind, das körperliche Bedürfnisse viel direkter spürt und deren umgehende Erfüllung verlangt. Bei einem Kind haben Sie vielleicht die Chance, es irgendwann abzulenken. Wenn Ihr Körper etwas signalisiert, haben Sie dagegen keine Chance. Also: Essen Sie mit Freude und essen Sie das, wonach Ihnen ist ... außer Nahrungsmittel mit viel raffiniertem Zucker, aber dazu kommen wir noch. Sie werden feststellen, dass Sie weniger erbrechen müssen, wenn Sie Ihre Körpersignale ernst nehmen. Ist ja auch logisch, oder!? Wenn der Körper Pistazien will und Sie ihn mit Rote Bete füttern, weil das so gesund und Eisen bildend ist – spuckt er es unter Umständen wieder aus. Keine Rote Bete! Pistazien! Sofort!

Heißhunger

Und damit sind wir bei einem weiteren Phänomen, das auch unter den Sammelbegriff Schwangerschaftszeichen fällt, nämlich plötzliche Anfälle von Heißhunger. Das kennen sehr viele Schwangere. Wir haben den Heißhunger bereits erwähnt, als wir von den ungewöhnlichen Nahrungszusammenstellungen sprachen, in denen Schwangere es zu wahren Meisterinnen bringen können. Eine Heißhungerattacke kann als recht quälend empfunden werden. Es müssen auf der Stelle bestimmte Nahrungsmittel her! Mehrfach haben wir von schwangeren Frauen Aussprüche gehört wie: »Eigentlich esse ich ununterbrochen. Und wenn ich gerade mal nicht esse, denke ich ans Essen.« Hat die schwangere Frau erst kürzlich mit dem Rauchen aufgehört, kann sich das Essen rund um die Uhr noch zuspitzen. Sie »muss« dann permanent essen oder irgendetwas knabbern. Sie kann sich nicht konzentrieren. Dreh- und Angelpunkt ist das Essen. In der Schwangerschaft hält das Sättigungsgefühl wegen des veränderten Zuckerstoffwechsels nicht so lange an wie außerhalb der Schwangerschaft. Andererseits verbleibt die Nahrung länger im Magen. Obwohl der Magen noch gefüllt ist, verspürt eine unter Heißhunger leidende Frau bereits wieder Hunger. Jetzt und sofort. Unbedingt! »Leider« schreit der Heißhunger meistens nach Süßem. Das korrespondiert mit der Neigung zur Unterzuckerung. Und leider müssen wir Sie bitten, diesem speziellen Heißhunger nach Süßem einen Riegel vorzuschieben, also keinen Schokoriegel einzuschieben, beziehungsweise zwischen Süß und Süß zu unterscheiden. »Ja, wie soll ich denn bitte schön meinen Heißhunger nach Süßem in den Griff kriegen«, mögen Sie nun denken. So schwierig ist es gar nicht! Lassen Sie ihn erst gar nicht anwachsen. Beugen Sie vor. Ihre Mahlzeiten sollten immer eine süße Komponente enthalten. Schließen Sie die Mahlzeiten gezielt damit ab. Essen Sie Joghurt mit Honig. Oder Karotten, die Sie bitte sehr lange kauen, dann entwickeln sie nämlich einen süßen Geschmack; das Gleiche gilt für Vollkornbrot. Sie merken, worauf wir hinauswollen? Genau: Schokolade meiden! Im Hinblick auf eine gute Ernährung sollten Sie keinen bis wenig raffinierten Zucker zu sich nehmen. Und der ist nun mal in Schokolade, Schokoriegeln etc. enthalten. Und das reichlich. Also versuchen Sie, Ihre Lust auf Süßes umzuleiten und ihr vorzubeugen.

Was Sie davon haben? Eine Menge! Zum einen werden Sie wesentlich weniger Probleme mit der Verdauung haben. Zum anderen kriegen Sie vielleicht kein Sodbrennen. Und außerdem keine Pickel. Im Ernst: Einige Frauen, die außerhalb der Schwangerschaft eine Pfirsichhaut hatten, neigen in der Schwangerschaft plötzlich zu Pickeln

Die Pickel können durch Verzehr von Schokolade sprießen – besonders bei Heißhungerattacken wird Schokolade zuweilen geradezu pfundweise konsumiert. Diesem Konsum folgt dann gegebenenfalls eine Verstärkung der Verstopfung, mit der in der Schwangerschaft ohnehin zu rechnen ist. Die unregelmäßige Darmentleerung führt zu einer Ansammlung von Giftstoffen im Körper, die dieser eigentlich gerne loswerden würde, und zwar über den Darm. Klappt dies nicht, sucht sich der Körper einen anderen Weg der Ausscheidung – also die Haut. Am besten merken Sie sich: Schokolade macht Pickel und verstopft. Und dann mischen Sie sich einen Joghurt mit Honig und Körnern. Sie werden oft Gelegenheit dazu haben, Verzicht zu üben, denn Heißhungeranfälle begleiten viele Frauen während der gesamten Schwangerschaft – und auch während der Stillzeit, besonders wenn das Kind gerade vermehrt wächst und ein hoher Bedarf an Muttermilch vorhanden ist. Da werden die Zusammenhänge zwischen Geben und Nehmen des Körpers recht deutlich. Ein »armer« Körper kann nur wenig geben, ein »reicher« Körper kann gut und leicht abgeben und fühlt sich dabei auch noch gut. Aber nicht, weil er mit Schokoriegeln vollgestopft ist! Als süße Komponente beziehungsweise Zwischenmahlzeit sind auch mit Mineralwasser verdünnte Fruchtsäfte zu empfehlen. Außerdem ausnahmsweise mal Traubenzuckerdragees. Sie werden die Wirkung sofort spüren. Und Sie können stolz auf sich sein, wenn Sie Ihren Heißhunger auf Süßes wieder mal erfolgreich umgeleitet haben.

Verstopfung

Die bereits angesprochene Verlangsamung in der Magen-Darm-Passage ist auch dafür verantwortlich, dass Frauen, die außerhalb der Schwangerschaft keine Verdauungsprobleme hatten, zu Verstopfung neigen. Der Stuhlgang erfolgt nicht mehr täglich, sondern alle zwei oder drei Tage. Er ist vielleicht mit Schmerzen verbunden, weil der Stuhl sehr hart ist, was die Bildung von Hämorrhoiden fördern kann. Dem ist sofort und absolut Paroli zu bieten! Regelmäßiger Stuhlgang bedeutet: einmal täglich. Wenn Sie all die bereits beschriebenen gesunden Maßnahmen beherzigen, haben Sie schon sehr viel dazu beigetragen, dass die tägliche Darmentleerung klappt. Sie ist enorm wichtig, da dabei jene Stoffe ausgeschieden werden, die der Körper nicht benötigt und die ihm schaden.

In unserer Gesellschaft ist alles, was mit Stuhlgang zu tun hat, mit einem Tabu belegt. Dabei wird übersehen, wie wichtig dieser natürliche Reinigungsprozess ist. Abfallprodukte scheidet der Körper einfach aus. Sicherlich haben Sie auch etwas dagegen, wenn der Mülleimer über Tage nicht geleert wird. Er vergiftet die Atmosphäre. Und so ist es auch mit einem verstopften Darm. Den können Sie als Schwangere überhaupt nicht brauchen, weil er Ihren Organismus zusätzlich belastet. Sollten Sie trotz gesunder Lebensweise – dazu gehört auch Bewegung an der frischen Luft – Probleme mit der Verdauung haben, vielleicht auch, weil Sie zu rauchen aufgehört haben und Ihr Körper daran gewöhnt ist, nach der Morgenzigarette zur Sitzung gebeten zu werden, beziehungsweise weil Sie keinen Kaffee mehr trinken, dieser Ihnen aber als Darmstimulans diente, müssen Sie andere Maßnahmen ergreifen. Die Trinkmenge von zwei bis drei Litern, gerne mehr, bitte niemals unterschreiten.

Dass Sie sich ballaststoffreich ernähren, setzen wir voraus. Weichen Sie abends drei oder vier Trockenpflaumen ein und essen Sie sie zum Frühstück, mit oder ohne Müsli. Auch Leinsamen können Sie über Nacht in Wasser einweichen und morgens als erste Mahlzeit essen, mit oder ohne Joghurt.

Manche Frauen haben sehr gute Erfahrung damit gemacht, morgens einige Schlucke lauwarmes Wasser zu trinken. Und ansonsten gilt: strikte Darmerziehung. Das heißt, jeden Tag zur gleichen Zeit die Toilette aufsuchen und hartnäckig bleiben. Liegt bereits eine Verstopfung vor, können Sie es auch mit einem warmen Bauchwickel versuchen – auf keinen Fall eine Wärmflasche, da sie im Gegensatz zum Bauchwickel, der Körpertemperatur hat, meistens sehr heiß gefüllt wird und durch die starke Wärmeerzeugung im Bauchbereich wehenauslösend wirken könnte. Die Wärmflasche muss aber nicht auf die Ersatzbank, während der Schwangerschaft ist ihr Platz der untere Bereich des Rückens. Trinken Sie eine Tasse Kaffee oder einen Espresso und konzentrieren sich danach in Ruhe und mit Zeit auf Ihre Verdauung. Des Weiteren können Sie es mit Milchzucker probieren, den Sie in Drogerien und Apotheken erhalten. Rühren Sie den Milchzucker in Tee, Kaffee Joghurt. Milchzucker ist ein gutes Mittel, die Verdauung in Schwung zu bringen, ohne den Darm abhängig zu machen – was bei herkömmlichen Abführmitteln in kürzester Zeit geschieht.

Sollte alles nichts helfen, sprechen Sie bitte mit Ihrer Hebamme, Ärztin oder Ihrem Arzt über Ihre Verdauungsschwierigkeiten.

Und noch mal zu unserem neuen Lieblingsthema Pickel: Eine ungenügende Verdauung kann auch dazu führen. Meistens lösen sich die Pickel in Luft auf, wenn die Verdauung wieder klappt.
Leider bessert sich die Neigung zur Verstopfung im Lauf der Schwangerschaft nicht, eher im Gegenteil: Durch die stetig wachsende Gebärmutter wird der Darm immer mehr eingeengt und verschoben, und es fällt ihm immer schwerer, seiner Aufgabe nachzukommen. Auch im Wochenbett ist der Darm noch eine Weile damit beschäftigt, sich den wiederum stark veränderten Raumverhältnissen anzupassen. Hier sehen Sie erneut deutlich, wie Ihr ganzer Körper in die Schwangerschaft involviert ist, wie viel mehr gearbeitet, sich umgestellt, umstrukturiert wird – damit Ihr Kind wachsen und gedeihen kann.

Hämorrhoiden

Das sind Krampfadern (Varizen). Sie sollten wegen der Beschwerden, die sie hervorrufen, und ihrer Neigung zur Vergrößerung unbedingt mit einer entsprechenden Salbe behandelt werden. Sollten sie in der Schwangerschaft erstmals auftreten, verschwinden sie meist im späteren Wochenbett. Ein gutes Mittel, um die Beschwerden wie Brennen und Jucken zu lindern, sind Nasentropfen! Ja, Sie lesen ganz richtig. Nasentropfen wirken schleimhautabschwellend, was auch bei Hämorrhoiden als sehr wohltuend empfunden wird.

Blähungen

Zu Blähungen und Völlegefühl kommt es oft schon sehr früh in der Schwangerschaft, auch wenn »von außen« noch nichts zu sehen ist. Die darunter leidenden Frauen klagen darüber, sich übermäßig dick und voll – kurzum aufgebläht – zu fühlen. Verstärkt tritt dies in der zweiten Tageshälfte auf, insbesondere gegen Abend. Besonders wichtig ist hier natürlich die regelmäßige Darmentleerung. Außerdem sollten Sie sich nicht in einengende Kleidung zwängen. Selbst wenn Sie sich am Morgen schlank und rank vorkommen – sollten Sie zu Blähungen neigen, denken Sie an die zweite Tageshälfte, und greifen Sie lieber zu Kleidungsstücken, die ein bisschen weiter sind. Manche Frauen helfen sich damit, dass sie den obersten Knopf der Hose, des Rocks öffnen und mit einem Gummiband und einer Schlaufe die

Weite des Kleidungsstücks vergrößern. Mit einem weiten Oberteil, das locker über Hose oder Rock fällt, ist von dem Trick mit der Schlaufe nichts zu sehen. Zu Hause werden Sie wahrscheinlich sowieso bequeme Kleidung tragen. Und legen Sie die Beine hoch, so oft wie möglich. Oder legen Sie sich ein wenig hin und ruhen aus, wenn Sie nach Hause kommen. Selbstredend sollte die Schwangerschaft nicht auf der Couch oder im Bett verbracht werden, sie ist schließlich keine Krankheit – dennoch ist sie ein ruhebedürftiger Ausnahmezustand.

Pilzinfektionen

In der Schwangerschaft sind Frauen besonders empfänglich für Pilzerkrankungen. Nachgewiesen werden Pilzinfektionen durch einen Abstrich. In der Scheide herrschen normalerweise saure Verhältnisse. Das ist die natürliche Schutzfunktion vor Infektionen, die ab der Pubertät einsetzt. Die sauren Verhältnisse vergällen es Pilzen und anderen Bakterien, es sich im Scheidenmilieu gemütlich zu machen. Übrigens ist die Scheidenflora einer gesunden Frau 200mal sauberer als jede durchschnittliche menschliche Mundhöhle. Das saure Scheidenmilieu wird hergestellt von den dort angesiedelten Milchsäurebakterien.

In der Schwangerschaft verändert sich die natürliche Schutzbarriere der Scheidenflora. Bedingt durch hormonelle Einflüsse ist das Scheidenklima nicht sauer wie sonst, sondern eher alkalisch. Deshalb besteht in der Schwangerschaft eine erhöhte Gefahr, sich eine Pilzinfektion »einzufangen«. Meistens stellen die betroffenen Frauen durch Jucken, Brennen und vermehrten Ausfluss, der auch unangenehm riechen kann, fest, dass sie einen Pilz haben. Mit Scheidenzäpfchen ist er jedoch sehr gut zu behandeln. Unbedingt sollte der Partner mitbehandelt werden, sonst droht ein Pingpong-Effekt. Bis zum Abklingen der Beschwerden und gegebenenfalls einer Kontrolluntersuchung sollte auf Geschlechtsverkehr verzichtet beziehungsweise Kondome benutzt werden. Hartnäckigen, also immer wiederkehrenden Pilzerkrankungen sollte mit einer speziellen Ernährung vorgebeugt werden. Pilze lieben Süßigkeiten – leider! Wichtig ist ferner die Hygiene. Am besten immer Unterwäsche aus reiner Baumwolle tragen. Beim Ausziehen sollte die Unterwäsche niemals den Fußboden berühren und bis zur nächsten Wäsche in einem besonderen Behältnis gelagert werden. Dies gilt vor allem, wenn die Frau mit mehreren Menschen einen Haushalt teilt. Es ist vorteilhaft, die eigene Wäsche eine Weile in »Quarantäne« zu halten und eventuell auch getrennt von der anderen zu waschen. Hierzu gibt es Spezialwaschmittel.

Manche Frauen mit Neigung zu Pilzerkrankungen »füttern« ihre Scheide wöchentlich einmal mit Joghurt, der Milchsäurebakterien enthält. Entweder mit einem Tampon oder mit einer Spritze, deren Spitze Sie mit einem Brotmesser absäbeln. Es empfiehlt sich, dies vor dem Schlafen und im Liegen vorzunehmen und eine Binde in den Slip zu legen. Das ist ein sehr gutes Rezept, die natürliche Scheidenflora zu unterstützen, besonders in Zeiten, in denen sie – beispielsweise durch häufiges Schwimmen in Seen oder Freibädern – verstärkt Angriffen von Pilzen und anderen Bakterien ausgesetzt ist. Prinzipiell wird die gesunde Scheidenflora damit fertig. Doch was zu viel ist, ist zu viel. Außerdem spielt auch die sonstige Verfassung der Frau – und ihr Zyklus – eine Rolle dabei, wie hoch ihre Abwehrkräfte gerade sind, und das schwankt nun mal. Eine weitere Möglichkeit, Pilzinfektionen zu begegnen, sind Sitzbäder mit Teebaumöl.

> *Sitzbad mit Teebaumöl*
> Auf zirka 5 Liter Wasser geben Sie 10 Tropfen Teebaumöl. Achten Sie darauf, reines Teebaumöl zu verwenden, das Sie in der Apotheke, in Reformhäusern oder auch von Ihrer Hebamme bekommen. Dauer der Sitzung: 10 Minuten. Sie sollte täglich durchgeführt werden. Ein Sitzbad können Sie im Bidet oder in der Badewanne oder einer großen Schüssel veranstalten. Teebaumöl können Sie auch dem letzten Spülgang der Waschmaschine beigeben.

Häufiger Harndrang

Viele schwangere Frauen leiden bereits frühzeitig unter häufigem Harndrang *(siehe Die ersten Schwangerschaftszeichen)*. Die Ursache dafür ist nicht gänzlich erforscht, man nimmt an, dass Lageveränderungen im Unterbauch dafür verantwortlich sind, die Harnblase also verschoben wird – auch wenn von außen noch nichts von der Schwangerschaft zu sehen ist. Außerdem spielen hormonelle Veränderungen eine Rolle. Progesteron erweitert die Gefäße, und auch die Harnröhre erweitert sich in der Schwangerschaft. Da die Strecke zwischen Harnblase und Ausgang der Harnröhre relativ kurz ist, kann das Empfinden einer erweiterten Harnröhre leicht als Harndrang gedeutet werden. Im Lauf der Schwangerschaft nimmt der Harndrang oft zu. Insbesondere im zweiten und dritten Trimenon suchen Frauen häufig die Toilette auf, wenn auch die abgegebene Menge Urin jeweils gering ist. Durch die Verschiebung der Harnblase nach vorne und oben ergibt sich auch eine geringere Füllkapazität. Im Wochenbett wird die Harnblase dann wieder an ihren ursprünglichen Platz zurückkehren.

Um die Harnblase zu entlasten, sollten Sie sich beim Wasserlassen unbedingt richtig auf die Toilette setzen. Viele Frauen setzen sich nur flüchtig auf die vordere Rundung oder sitzen bloß mal schnell mit einer Pobacke. Bitte setzen oder hocken Sie sich hin, wenn gerade keine Ihnen angenehme Toilette zur Verfügung steht, und entleeren Sie Ihre Blase bewusst. Keinesfalls sollten Sie nur so viel Wasser lassen, wie es Ihnen gerade nötig erscheint, und dann zwischendurch »abklemmen«. Die Blase ist immer vollständig zu entleeren! Wenn Sie wesentlich weniger abgeben, als Sie getrunken haben, haben Sie wahrscheinlich viel geschwitzt; das reduziert die Harnmenge deutlich. Sollten Sie in Fünf-Minuten-Abständen das Gefühl haben, die Toilette aufsuchen zu müssen, nehmen Sie sich Zeit, ein wenig länger dort zu verweilen. Entspannen Sie sich und lassen Sie es laufen – bis die Harnblase wirklich leer ist. Wenn Sie das Gefühl haben, dass es nur noch tröpfelt, beugen Sie den Oberkörper nach hinten oder vorne, um durch die veränderte Körperstellung vielleicht noch ein bisschen Urin loszuwerden. Leider stellen Hebammen immer wieder fest, dass Frauen beim Wasserlassen das Gefühl haben, »es« schnell hinter sich bringen zu wollen. Doch »es« alle paar Minuten tun zu müssen, ist auch nicht angenehm. Also bitte, versuchen Sie es mal bewusst, anstatt husch-husch. Es ist eine Möglichkeit, den häufigen Harndrang einzuschränken. Außerdem beugen Sie einer so genannten Restharnbildung vor. Bei oftmaligem Verbleiben von Restharn in der Blase besteht die Gefahr einer Bakteriurie (Bakterien im Urin) oder Blasenentzündung.

Sodbrennen

Jede dritte Schwangere leidet unter Sodbrennen. Das liegt an dem veränderten Verschluss des Mageneingangs und an der veränderten

Verweildauer der Nahrung im Magen. Sodbrennen ist ein äußerst unangenehmes, das Lebensgefühl deutlich beeinträchtigendes Phänomen. Häufig beginnt es bereits früh in der Schwangerschaft und kann dann immer stärker werden. Deshalb sollten Sie sich frühzeitig mit Gegenmaßnahmen vertraut machen. Wahrscheinlich werden Sie sie auch gerne beherzigen – denn Sodbrennen ist schlichtweg scheußlich. Grundsätzlich gilt: lieber mehrere kleine Mahlzeiten zu sich nehmen als zwei bis drei große. Und dies konsequent, von Beginn der Schwangerschaft an. Gewöhnen Sie sich also bitte die Suppe plus drei Kartoffeln plus Gemüse plus Schnitzel plus Salat plus Nachtisch zu Mittag ab. Lassen Sie den Mittelteil ausfallen, begnügen Sie sich mit Suppe und Nachtisch, und genießen Sie mehrere kleine Mahlzeiten.

Außerhalb der Schwangerschaft gilt die Regel, nach 20 Uhr nichts mehr zu essen. In der Schwangerschaft sollten Sie nach 19 Uhr nur noch leichte Kost wie Obst oder Joghurt zu sich nehmen. Auf keinen Fall sollten Sie »richtige« Mahlzeiten nach 19 Uhr zu sich nehmen. Sie belasten Ihren Magen, und sobald Sie liegen, bekommen Sie Sodbrennen. Bei manchen Frauen geht Sodbrennen einher mit Völle- und/oder Druckgefühl. Die Rückenlage sollten Sie prinzipiell meiden. Lieber mit erhöhtem Oberkörper beziehungsweise auf der Seite liegen; die meisten Schwangeren bevorzugen übrigens die rechte Seite. Es gibt viele Tipps zur Vermeidung von Sodbrennen. Fatal ist, dass ein Tipp manchmal Abhilfe schafft, beim nächsten Mal aber nicht mehr, dann müssen Sie erneut herausfinden, was hilft. Kohlensäurehaltige Getränke sind ebenso zu vermeiden wie fette Speisen und Süßigkeiten. Leider! Wir wissen, dass es besonders zu Beginn der Schwangerschaft schwer fällt, den Heißhunger auf Süßes umzuleiten. Doch wenn Sie dadurch belohnt werden, dass das Sodbrennen vermindert auftritt oder ganz verschwindet, werden Sie es wahrscheinlich gerne tun.

Kaffee, schwarzer Tee und Fruchtsäfte können das Sodbrennen ebenfalls verstärken. Zwei, drei Karotten, so lange gekaut, bis sie ihren süßen Geschmack entfaltet haben, helfen manchen Frauen. Oder Sie können drei bis vier Haselnüsse sehr, sehr lange kauen. Bei manchen Frauen wirkt dies Wunder. Bei anderen Frauen besteht das Wunder in ein bis zwei Schlucken lauwarmem Wasser vor jeder (!) Nahrungszufuhr. Wieder anderen Frauen hilft es, eine halbe gekochte Salzkartoffel oder Pellkartoffel zu essen. Es gibt aber auch Frauen, die auf ein bis zwei Schluck Milch schwören. Andere schreien hier entsetzt auf: »Um Himmels willen, Milch macht Sodbrennen noch schlimmer!« Also – probieren Sie alles aus, und hören Sie sich um, was Ihnen andere raten. Sodbrennen gehört nicht zu jenen Beschwerden, die über einen Kamm zu scheren sind. Wenn Sie Glück haben, finden Sie schnell ein Gegenmittel, wenn Sie Pech haben, dauert es länger. Wenn Sie Glück haben, ist das Gegenmittel während der ganzen Schwangerschaft wirksam, wenn Sie Pech haben, wirkt es nur über einen bestimmten Zeitraum. Es kann passieren, dass Sie wochenlang keinen Kaffee vertragen haben, plötzlich meldet Ihr Körper einen unendlichen Kaffeedurst. Trinken Sie eine Tasse. In der Regel weiß Ihr Körper, was er gerade braucht. Sie haben naturgemäß Ekelgefühle bei dem, was Sie nicht vertragen, und Lust auf das, was Ihnen bekömmlich ist – außer Süßigkeiten in großen Mengen.

Häufige Erkältungskrankheiten

Während der gesamten Schwangerschaft sind Frauen sehr anfällig für Erkältungskrankheiten. Das liegt daran, dass das Immunsystem durch die Schwangerschaft schwächer reagiert als sonst. Es neigt in der Schwangerschaft nämlich dazu, überarbeitet zu sein, und kann sich dann nicht um all die Erreger kümmern, die es sonst mit links wegsteckt. Hinzu kommt, dass keine Medikamente eingenommen werden sollen, die das Immunsystem außerhalb der Schwanger-

Auf Medikamenteneinnahme sollte während der gesamten Schwangerschaft und Stillzeit verzichtet werden. Medikamente können über den Mutterkuchen oder die Muttermilch zum Kind gelangen und es schädigen. Sollten Sie aufgrund bestimmter Erkrankungen wie beispielsweise Diabetes oder einer Schilddrüsenüber-/-unterfunktion Medikamente einnehmen müssen, achten Sie bitte auf regelmäßige Kontrollen, bei denen Ihr »Spiegel« immer wieder neu und auf die Schwangerschaft abgestimmt wird.

schaft vielleicht auf Trab bringen. Auch Nasentropfen gehören übrigens zu den Medikamenten. Sie sollten gemieden werden – insbesondere, wenn sie Ephedrin enthalten. Aber zum Glück gibt es ja noch die guten alten Hausmittel. Manche schwangere Frau entdeckt sie in ihrer Schwangerschaft wieder oder neu. Oft stecken die altbewährten Rezepte gegen Erkältungskrankheiten Tablettenschachteln in die Tasche! Natürlich können Sie auch gar nichts unternehmen und sich schonen. Dennoch: ein Schnupfen kann sehr lästig sein, und wegen eines Schnupfens eine Woche nicht zur Arbeit zu gehen oder der fünfköpfigen Familie den Rücken zu kehren – das ist nicht jederfraus Sache.

Schnupfen

Bei Schnupfen raten wir, eine Zwiebel klein zu hacken und sie neben das Bett zu stellen. Sie werden staunen, wie schnell Ihnen dies im Schlaf und über Nacht Linderung verschafft. Kopfschmerzen, die häufig als Begleiterscheinung hinzukommen, verschwinden, und die Nase wird wieder frei. Wann haben Sie eigentlich zum letzten Mal Zwiebelsuppe gekocht? Bei einer Erkältung ist ein guter Zeitpunkt dafür. Schälen Sie viele Zwiebeln. Merken Sie, wie Ihre Nase zu laufen beginnt? Die Selbstreinigung der Nase wird angekurbelt, die überschüssige Schleimproduktion, die durch die Bekämpfung der Viren entsteht, kommt ins Fließen – Ihre Beschwerden werden leichter. Auch schluckweises, über den Tag verteiltes Trinken von Schlüsselblumentee hilft.

Husten

Bei Husten können Sie einen sanften Erkältungsbalsam auf Brust und Rücken verteilen. Oder haben Sie noch ein paar Zwiebeln übrig? Dann schneiden und kochen Sie die und gießen sie mit heißem

Wasser auf. Fertig ist der Zwiebeltee. Es sei Ihnen ein Löffel Honig dazu vergönnt! Husten kann in der späteren Schwangerschaft sehr unangenehm sein, weil er Druck auf den Beckenboden ausübt und dadurch auch zu unkontrolliertem Urinabgang führen kann.

Bronchitis

Bei Bronchitis gelten die gleichen Maßnahmen wie bei Husten, zusätzlich können Sie einen Umschlag aus gekochten Kartoffeln über Nacht um Ihre Brust legen. Aber auch ein Tuch mit Lavendelöl und Zitronensaft – diesmal aber kalt – schafft Abhilfe. Dann gibt es noch den Schmalz-Muskat-Wickel. Dazu nehmen Sie ein großes Tuch, falten es, bis Sie einen Streifen erhalten, der auf Ihren Oberkörper passt, bestreichen ihn mit Schweineschmalz und bestreuen das Ganze mit frisch geriebener Muskatnuss. Um die Brust befestigen, Wollschal darüber, und Sie werden sich wundern, wie schnell sich alles löst!

Halsschmerzen

Bei Halsschmerzen ist es sehr wirksam, Knoblauchzehen zu

Wichtig

Immer warm anziehen, besonders auf warme Füße achten und eventuell ab ins Bett. Wenn Sie dort einen Strauß frischen Thymian stehen haben oder Erkältungsöl in eine Duftlampe geben, werden Sie auch hierdurch Linderung erhalten.

Je früher Sie mit den Maßnahmen gegen Erkältung beginnen, desto günstiger und kürzer wird sich deren Verlauf gestalten. Es gibt Antibiotika, die in der Schwangerschaft eingenommen werden dürfen. Doch bei einer mit Antibiotika behandelten Erkältung steht die nächste Erkältung meistens schon ein paar Wochen später vor der Tür. Außerdem helfen Antibiotika gegen Bakterien, nicht gegen Viren. Also bitte, packen Sie sich lieber warm ein und die Symptome frühzeitig mit gezielten Maßnahmen an.

kauen. Wir wissen, dass das zu Einsamkeit führen kann, aber vielleicht kaut Ihr Partner/Ihre Familie ja mit. Es ist nachgewiesen, dass Knoblauch eine antibiotische Wirkung entfaltet.

Zahnprobleme

Nun wandern wir im Verdauungssystem ganz nach oben, zu den Zähnen. »Jede Schwangerschaft kostet einen Zahn«, hieß es früher.

Das ist nicht richtig – vorausgesetzt, Sie beugen vor. Durch den erhöhten Kalziumbedarf in der Schwangerschaft kann es zu einem Kalziummangel kommen, und unter dem leiden vor allem die Zähne. Karies und im schlimmsten Fall der Verlust eines Zahnes sind die Folgen, die – übrigens auch nach der Schwangerschaft noch auftreten können.

Zahnfleischbluten
Außerdem leiden manche schwangere Frauen unter Zahnfleischbluten. Das ist bedingt durch die Auflockerung des Gewebes und die veränderte Durchblutung – auch des Zahnfleisches. Erschrecken Sie bitte nicht darüber – es ist völlig normal, und Sie können einiges ausprobieren, um dem abzuhelfen. Zum einen sollten Sie sich eine neue Zahnbürste zulegen, und zwar eine weichere. Hatten Sie vorher eine harte Bürste, nehmen Sie nun eine mittlere, und hatten Sie

Wichtig
Dreimal täglich Zähneputzen ist das Minimum. Also nehmen Sie sich bitte Ihre Zahnputzutensilien mit an den Arbeitsplatz, oder besorgen Sie sich ein Taschenzahnpflegeset, damit Sie auch unterwegs gut ausgerüstet sind. Wenn Sie an Munddusche und Zahnseide gewöhnt sind, fahren Sie fort wie bisher. Oder Sie nehmen das zusätzlich in Ihr Programm auf. Sollte Ihnen die Überwindung zum Zähneputzen manchmal schwer fallen, denken Sie einfach an die Vorbildfunktion, die Sie in Zukunft – oder vielleicht auch jetzt schon – innehaben. Kinder, die sehen, dass optimale Zahnhygiene zum Alltag gehört, lernen frühzeitig, ihre Zähne zu pflegen. Regelmäßige Zahnarzttermine sollten auch in der Schwangerschaft eingehalten werden: mindestens einmal sollten Sie zum Zahnarzt.

eine mittlere, nehmen Sie eine weiche. Hilft das nichts, besorgen Sie sich bitte in der Apotheke eine Zahnbürste aus Dachshaar, die Sie – wie alle Zahnbürsten – nach sechs Wochen durch eine neue ersetzen. Dachshaar ist extrem weich und belastet Ihr Zahnfleisch nicht. Zusätzlich können Sie die Zahncreme wechseln.

Erbrechen beim Zähneputzen
Wir haben ja bereits erwähnt, dass einige schwangere Frauen Probleme mit Fremdkörpern im Mund haben. Besonders beim Zähne-

putzen kann dies zu Übelkeit führen. Wenn nun noch ein bestimmter Zahnpastageschmack hinzukommt, kann es sein, dass erbrochen werden muss. Vorbeugend sollten Sie hier erst nach der ersten Mahlzeit – die Sie eventuell sogar im Bett einnehmen – Ihre Zähne putzen.

Um eine Zahncreme zu finden, die Ihnen mundet, sollten Sie vorher einen Riechtest machen. Da das in Geschäften nicht möglich ist, schnuppern Sie bei Freundinnen und wann immer Sie die Gelegenheit dazu haben. In Naturkostläden werden Zahncremes angeboten, die auf anderer Basis hergestellt sind als jene, die es in Supermärkten und Drogerien gibt. Sie sind zwar ein bisschen teurer, aber ein Versuch lohnt sich allemal. Und dann sind Sie optimal ausgestattet und können sich dem widmen, worauf es ankommt: der Zahnpflege.

Ischiasbeschwerden

Meistens erst im zweiten Drittel der Schwangerschaft, gelegentlich auch schon früher, leiden manche Frauen unter Ischiasbeschwerden. Ursache ist die immer mehr Platz einnehmende Gebärmutter. Außerhalb der Schwangerschaft ist der Bauchraum eigentlich auch schon ganz gut ausgefüllt. Aber nun müssen sich alle Körperorgane verschieben und anpassen. Und das Kind wächst und wächst – und drückt somit gelegentlich auf den Ischiasnerv, oder die verdrängten Organe und der Darm wehren sich gegen diese Beengung, und es wird »zurückgezwickt«. Auch die Nerven, die längs der Wirbelsäule verlaufen, können dadurch in Mitleidenschaft gezogen werden, dass sich in der schwangeren Gebärmutter Druckverhältnisse einstellen, die einer wohligen Befindlichkeit der Frau im Wege stehen. Frauen mit Ischiasbeschwerden kann von schulmedizinischer Seite kaum geholfen werden. Beim Geburtsvorbereitungskurs werden Sie wahrscheinlich Übungen erlernen, die sehr lindernd wirken können. Da es bis zum Kursbeginn noch eine Weile dauert: Wenden Sie sich an eine krankengymnastische Fachkraft oder Ihre Hebamme, und lassen Sie sich Übungen zeigen, die den Schmerz besänftigen beziehungsweise abklingen lassen. Sollte Ihre Hebamme homöopathisch oder in Akupunktur geschult sein, kann sie, oder eben eine andere Fachkraft, Ihnen vielleicht auf diesem Wege zusätzlich helfen. Auf keinen Fall sollten Sie Ischiasbeschwerden mit Wärme behandeln.

Und außerdem sollten Sie sich nicht auf die Couch legen – dann kommen Sie nämlich irgendwann tatsächlich nicht mehr hoch. Lieber aktiv bleiben, sprich: die Couch meiden!

Ziehen in den Leisten

Einige Frauen leiden ab der 10. bis 12. Schwangerschaftswoche vermehrt unter einem Ziehen in den Leisten, ein- oder beidseitig. Der Grund liegt darin, dass sich die Gebärmutter inzwischen so vergrößert hat, dass sie sich aus dem kleinen Becken nach oben in den unteren Bauchraum aufrichtet und somit auch zu tasten ist. Die Gebärmutter hängt, vergleichbar mit einem Fesselballon, im kleinen Becken und ist dort mit Bändern verankert. Diese Bänder sind hinten an der unteren Wirbelsäule befestigt, an den Seiten an den seitlichen Beckenknochen und vorne über die so genannten Mutterbänder, die durch die Leisten an der Schamfuge vorbei nach vorne verlaufen. Die Mutterbänder sind außerhalb der Schwangerschaft locker und haben keine Haltefunktion. Diese entsteht erst nach Eintreten einer Schwangerschaft, wenn sich um die 12. Woche herum die Gebärmutter aus dem kleinen Becken nach oben streckt. Da die Bänder mit wachsender Gebärmutter immer mehr beansprucht und auch gedehnt werden, kann es zu einem Ziehen in den Leisten kommen. Das ist völlig normal und nicht behandlungsbedürftig. Lindernd wirkt es, die Sitzposition häufig zu wechseln. Manche Frauen laufen gerne ein wenig herum, andere wiederum bewegen sich lieber gar nicht. Finden Sie heraus, was Ihnen am besten bekommt. Der Schneidersitz ist übrigens eine von vielen Frauen bevorzugte Stellung bei Ziehen in den Leisten.

Schwere, müde Beine

Manche Frauen klagen in der Schwangerschaft über schwere Beine. Wir haben dies bereits beim niedrigen Blutdruck und den Krampfadern/Varicosis besprochen. 30 % aller Erstgebärenden und 50 % aller Mehrgebärenden neigen zur Bildung von Krampfadern. Am besten, Sie wehren den Anfängen frühzeitig. Dazu gibt es mehrere Möglichkeiten. Sehr wirksam ist die tägliche, am besten vier- oder fünfmalige Massage der Beine, und zwar von unten nach oben. Niemals zurückstreichen, immer wieder unten beginnen. Auch das Abduschen der Beine ist eine gute Prophylaxe. Dazu setzen Sie sich auf den Badewannenrand – Sie können natürlich auch stehen bleiben – und richten den lauwarmen oder noch viel besser kalten Wasserstrahl zuerst auf die Füße, dann die Unterschenkel und Knie. Wasserstrahl weg von den Beinen und erneut von vorne, das heißt bei den Zehen beginnen.

Und noch etwas: Nicht nur Frauen mit Krampfadern, alle Schwangeren und eigentlich auch die Nichtschwangeren sollten es vermeiden, beim Sitzen die Beine übereinander zu schlagen. Wir wissen, dass diese Gewohnheit schwer aufzugeben ist, doch wenn Sie darauf achten, immer einen Hocker in der Nähe zu haben, auf den Sie Ihre Beine legen können, werden Sie merken, dass Ihnen das gut tut.

Auf die Schuhe kommt es an
Die Beine hören mit den Füßen auf und die stecken meistens in Schuhen. Ihr Schuhwerk sollte sich der Schwangerschaft ebenso anpassen wie Ihre restliche Kleidung. Sie wissen ja inzwischen, wie Krampfadern und Thrombosen entstehen, und werden eng und hoch geschnürte Stiefel sowie einschnürende Strümpfe im Schrank lassen. Schuhe mit Absatz können Sie weiterhin tragen – wenn Sie damit zurechtkommen. In der Schwangerschaft tritt häufig das Phänomen auf, dass Frauen unsicher gehen. Sie stolpern Bordsteinkanten hoch, vertreten sich beim Treppensteigen fast den Fuß und knicken auch auf ebener Straße immer wieder mal um. Ich weiß nicht, warum ich so trampelig bin, mag die eine oder andere denken, denn dass diese Stolpereien mit der Schwangerschaft zu tun haben, steht in kaum einem Ratgeber. Doch sämtliche Bänder und Gelenke sind durch die hormonelle Umstellung aufgelockert. Die schwangere Frau spürt diese Auflockerung nicht – nur die Auswirkungen. Und die gehen einher mit einem Gefühl der Unsicherheit. Dort, wo eine Frau früher in hochhackigen Pumps flott über die Straße rannte, ehe die Ampel umschaltete, bleibt sie nun lieber stehen. Sie rast auch Treppen nicht im gewohnten Schwung hinunter. Doch keine Sorge, diese Unsicherheit bleibt nicht! Und Sie können sie ausgleichen, indem Sie Schuhe tragen, in denen Sie sich sicher fühlen. Das müssen keine plumpen Straßentreter sein. Bitte nehmen Sie sich Zeit zum Schuhkaufen, und zwar in der zweiten Tageshälfte, weil die Füße dann größer sind als morgens.

Überhaupt sollten Sie die Beine so oft wie möglich hochlegen. Egal, wo Sie sind. Lassen Sie sich bei Kaffeekränzchen oder ruhig auch bei Besprechungen eine Kiste oder sonst irgendetwas geben und legen Sie die Beine darauf. Im Mutterschutzgesetz ist übrigens das Recht schwangerer Frauen verankert, am Arbeitsplatz die Beine hochzulegen.

Um die Venen zu animieren, ist es auch hilfreich, regelmäßig so genannte Pumpübungen zu machen, die die Venen in ihrer Tätigkeit, das Blut zum Herzen zurückzutransportieren, unterstützen. Dabei drücken Sie die Füße kräftig nach unten und ziehen sie kräftig wieder hoch. Denken Sie dabei ans Autofahren: Sie drücken abwechselnd mit dem rechten oder linken Fuß ein Pedal und ziehen den anderen Fuß hoch. Und natürlich ist Spazierengehen eine hervorragende Medizin – nicht nur für die Venen! Das Tragen von Stützstrümpfen und in schweren Fällen von Arzt, Ärztin verschriebenen Kompressionsstrümpfen kann zusätzlich helfen. Deren Effektivität ist allerdings in Studien nicht bewiesen. Es gibt mittlerweile auch Strumpfhosen, sogar farbige. Ein Rezept dafür können Sie in einem orthopädischen Fachgeschäft einlösen. Es kann sein, dass Ihre Größe nicht vorrätig ist und erst angefertigt werden muss. Verschrieben bekommen Sie nur eine einzige Hose oder ein Paar Strümpfe, denn deren Preis ist nicht unerheblich. Beim ersten Mal und nach der Wäsche sollten Sie sich beim Anziehen Zeit nehmen, denn es dauert erfahrungsgemäß recht lange! Frauen, die während der Schwangerschaft viel stehen müssen, tragen manchmal gerne Stützstrümpfe.

Empfindliche Brüste

Die Brüste werden häufig sofort mit Schwangerschaftsbeschwerden in Verbindung gebracht. Wie bereits bei den Schwangerschaftszeichen besprochen, können sie sehr schnell wachsen, was zu einer Berührungsempfindlichkeit führen kann. Einziges Gegenmittel: Berührungen vermeiden. Manche Frauen finden es angenehm, einen BH zu tragen, andere fühlen sich darin eingezwängt. Es gibt keinen Grund, einen BH zu tragen, und keinen Grund, darauf zu verzichten. Tun Sie das, womit Sie sich am wohlsten fühlen. Durch einen BH wird die Brust nicht gehalten, außer Sie tragen einen Schwangerschafts-BH, und wer den jemals gesehen hat, wird wahrscheinlich darauf verzichten, er »modelliert« nämlich nicht nur die Brüste, sondern den ganzen Oberkörper. Zur Vorbereitung auf das Stillen ist es im Übrigen besser, wenn die Brustwarzen sich in der Schwangerschaft an der Kleidung reiben können und nicht dauernd »in Watte gepackt« und geschont werden. Das Phänomen der Berührungsempfindlichkeit der Brüste wird nicht – wie viele andere Begleiterscheinungen – im Verlauf der Schwangerschaft stärker. Es kann ganz verschwinden, taucht mal wieder auf und verschwindet wieder. So genannte Dehnungsstreifen können an den Brüsten frühzeitig auftreten. Deshalb nicht erst ab dem 5., 6. Monat die Haut der Brüste besonders pflegen, sondern schon jetzt.

Hautveränderungen

Fast alle Frauen erleben eine Hautveränderung im Sinne einer veränderten Hautfärbung auf dem Bauch. In der Mitte des Bauches tritt bei diesen Frauen eine braune Linie auf. Diese Linie ist normalerweise weiß. Jeder Mensch hat sie. Durch den höheren Pigmentgehalt dieser Linie in der Schwangerschaft wird sie dunkler. Bei manchen Frauen nur ein wenig, bei anderen sehr stark. Ich habe die Beobachtung gemacht, dass je dunkler die Färbung der Haut der Frauen, desto dunkler wird auch das Kind sein. Doch hierzu gibt es bisher keine Untersuchungen.

Verstärkte Pigmentierung
Die Pigmentierung der Haut kann in der Schwangerschaft zunehmen. Neue Muttermale können entstehen und bestehende können sich verändern. Das ist unbedingt beobachtungswürdig. Frauen, die viele Muttermale haben, sollten zwischendurch mal zum Hautarzt, zur Hautärztin gehen und sie fachkundig betrachten lassen. Dass die Linie, die über die Mitte des Bauches verläuft, so wie die Brustwarzenhöfe dunkler wird, haben wir bereits erwähnt.
Manche Frauen erleben darüber hinaus eine Hautveränderung im Gesicht, wo dunkle Flecken auftauchen. Diese können durch Make-up gut kaschiert werden. Keine Sorge: Im Verlauf des Wochenbetts verschwindet diese dunkle Pigmentierung wieder. Natürlich können Sie Ihr gewohntes Make-up beibehalten. Allerdings kann es sein, dass sich Ihr Hauttyp in der Schwangerschaft verändert. Trockene Haut kann sich in fettige und fettige in trockene verwandeln. Dar-

auf sollten Sie mit entsprechender Umstellung in der Pflege reagieren. Und auch hier gilt: Testen Sie neue Produkte, ehe Sie sie auftragen. Es kann aber auch sein, dass sich Ihre Gesichtshaut plötzlich rötet oder mit Spannungsgefühlen reagiert. Das heißt, dass Ihre Haut mit der Pflege, die Sie Ihr zukommen lassen, nicht einverstanden ist. Selbst wenn Sie diese Pflege seit fünf Jahren auftragen und wunderbar damit zurechtkamen: In der Schwangerschaft ist eben alles anders.

Schwangerschaftsstreifen
Einige Frauen entwickeln so genannte Schwangerschaftsstreifen. Sie entstehen durch Bindegewebsveränderungen, das heißt durch die plötzlich Dehnung der Haut, weshalb diese Streifen korrekterweise als Dehnungsstreifen bezeichnet werden sollen. Die elastischen Fasern der Haut können nicht schnell genug mitwachsen, was zu einem Reißen der oberen Haut führt. Dehnungsstreifen kommen auch außerhalb der Schwangerschaft und bei Männern vor. Besonders Menschen mit schwachem Bindegewebe kennen Dehnungsstreifen. Ihnen kann vorgebeugt und »zu Leibe gerückt« werden durch Hautpflege, gesunde Ernährung und Massagen. Zunächst sind diese Streifen übrigens rot. Sie können nicht nur am Bauch auftreten, sondern auch an den Brüsten, besonders wenn die Brüste zu Beginn der Schwangerschaft sehr schnell wachsen. Leider bilden sich Dehnungsstreifen nie wieder zurück. Allerdings verändert sich ihre Farbe. Das anfängliche Rot verschwindet, und es bleibt narbiges Bindegewebe, das weiß erscheint. Insbesondere bei einer Bräunung der Haut sind diese Streifen dann als weiße Striche sichtbar. Somit hat manche Frau eine lebenslange Erinnerung an ihre Schwangerschaft in die Haut eintätowiert. Und wie es mit Tätowierungen so ist – die einen mögen sie, die anderen nicht. Schwangerschaftsstreifen sind kein Grund zum Unglücklichsein. Es gibt doch auch sonst Narben, auf die man stolz ist. Weil sie zeigen, dass man etwas gemeistert hat.
Wir meinen, wenn Sie selbst zu diesen paar Strichen stehen können, werden sie anderen gar nicht auffallen. Sie gehören dann einfach zu Ihnen. Wie Ihre blauen oder braunen Augen. Zu diesem Thema haben wir kürzlich einen sehr schönen Dialog in einem Film gehört, den wir Ihnen nicht vorenthalten möchten: Die Hauptdarstellerin, Anfang 40, fühlt sich wegen ihrer Dehnungsstreifen unattraktiv und geniert sich, im Bikini aufzutreten. Später lernt sie einen Mann ken-

nen, mit dem sie eine Bootsfahrt unternimmt. Blauer Himmel, Meer, ein schöner Mann – die Frau wirft alle ihre Bedenken über Bord und badet im Meer. Nackt. Als sie wieder auf das Schiff geklettert ist, küsst der Mann ihren ganzen Körper, insbesondere die Dehnungsstreifen. Auf ihre Verwunderung hin erklärt er: Das sind die Narben des Lebens. Du hast sie bekommen, weil du Leben geboren hast. Sie sind schön. Du bist schön.

Gestose

Die Gestose ist eine Schwangerschaftserkrankung, die wir in der Besprechung des Mutterpasses bereits mehrfach erwähnt haben. Sie wird auch als Präeklampsie oder als Schwangerschaftsvergiftung bezeichnet. Eine Gestose tritt häufiger bei erstgebärenden Frauen auf, doch auch Mehrgebärende können an ihr erkranken. Viele Frauen, die in ihrer ersten Schwangerschaft an einer Gestose litten, hatten bei folgenden Schwangerschaften nie mehr Beschwerden, die in diese Richtung wiesen.

Das Krankheitsbild der Gestose setzt sich aus drei Einzelbeschwerden zusammen und gilt als durch die Schwangerschaft verursachte »Stoffwechselentgleisung«. Die als am unangenehmsten empfundene Erscheinung sind dabei *Ödeme*, also Wassereinlagerungen, wie im Mutterpass bereits besprochen. Ödeme können an den verschiedensten Körperstellen auftreten, auch im Gesicht; meistens beginnen sie bei den Füßen und Unterschenkeln und betreffen dann auch Arme und Hände. Das zweite Krankheitsmerkmal betrifft die *Eiweißausscheidung im Urin*, was bedeutet, dass die Nierenfunktion eingeschränkt ist – wie ebenfalls bei der Erklärung des Mutterpasses geschildert. Das dritte Symptom ist der *Anstieg des Blutdrucks*. Zur Erinnerung: In der Schwangerschaft liegt der Normwert bei zirka 110/70 bis 140/85.

Ödeme

An Ödemen können wir den Unterschied zwischen normalen Veränderungen in der Schwangerschaft und krankhaften deutlich erkennen. Der Körper hat – durch Östrogene bedingt – die Neigung, Wasser zurückzuhalten. Einige Frauen spüren diese auch zum Zeitpunkt des Eisprungs. Eine Ödembildung in den Beinen und Füßen ist insbesondere im letzten Drittel der Schwangerschaft normal. Viele schwangere Frauen kennen beispielsweise abends geschwollene Füße. Wenn Wassereinlagerungen jedoch früher und massiv auftreten, sollten sie von einer Fachfrau, einem Fachmann begutachtet werden, um frühzeitig Gegenmaßnahmen einleiten zu können.

Bei der Entwicklung des Mutterkuchens haben wir ausgeführt, dass sich dort eine gewisse Struktur bilden muss, um einer Mangelernährungslage vorzubeugen, da sie eine Gestose bedingen kann. Man könnte glauben, in unserer Gesellschaft sei Mangelernährung kein Thema, doch Mangel bedeutet auch einseitige Ernährung, sprich das Fehlen bestimmter Mineralstoffe wie zum Beispiel Zink oder Magnesium *(siehe Ernährung)*. Oder anders ausgedrückt: Fast Food, Kartoffelchips, Coca Cola und gelegentlich mal – wegen der Gurken- und Tomatenscheibe – ein Hamburger. Wenn Sie bedenken, dass der Mutterkuchen bereits zu einem sehr frühen Zeitpunkt der Schwangerschaft angelegt wird, wissen Sie, dass bestehende Defizite später kaum mehr ausgebügelt werden können. Allerdings mündet eine solche Mangelernährung nicht zwingend in einer Gestose.

Im Falle schwerer Ödeme sind die Füße nicht nur am Abend geschwollen, sondern oft schon ab mittags, so dass Schuhe nicht mehr passen und eine oder gar zwei Nummern größer gekauft werden müssen. Wenn der Ehering nicht mehr passt, also tragen Sie ihn zum Beispiel an einer Kette um den Hals. Entfernen Sie ihn und andere Ringe, sobald Sie merken, dass Ihre Finger anschwellen. Manche Frauen kriegen die Ringe nur noch nach mehreren Versuchen zu unterschiedlichsten Tageszeiten mit Seifenlauge oder Öl ab!

Wegen des verstärkten Auftretens der Ödeme in der zweiten Tageshälfte sollten Sie Termine bei Fachkräften auch zu diesem Zeitpunkt verabreden, damit sich Ärzt(e)innen oder Hebammen das beste Bild von Ihrem Zustand machen und mit Ihnen zusammen Möglichkeiten zur Abhilfe besprechen können. Beim Auftreten einer Gestose sollten Hebammen und Ärzt(e)innen eng zusammenarbeiten. Das heißt, dass Sie bei einer bisher ausschließlichen Hebammenbetreuung parallel auch einen Arzt, eine Ärztin hinzuziehen sollten und bei einer ausschließlich ärztlichen Betreuung eine Hebamme.

Erhöhter Blutdruck
Dass engmaschige Blutdruckkontrollen bei der Neigung zu hohem Blutdruck angezeigt sind, haben wir bereits erwähnt, ebenso, dass es unsinnig ist, Frauen mit hohem Blutdruck zur täglichen Kontrolle in

die Arztpraxis zu bestellen, weil schon der Weg zur Praxis den Blutdruck hochtreiben und die Kontrollsituation zusätzlich blutdrucksteigernd wirken kann. Bevor blutdrucksenkende Medikamente verschrieben werden, sollte unbedingt nachgeforscht werden, wie sich die Gesamtsituation der Frau darstellt. Selbstredend ist dies bei einer Betreuung durch eine Hebamme in den meisten Fällen leichter zu besprechen als in einer Arztpraxis.

Psychischer Stress kann zu einer Gestose führen
Der Blutdruck wird unter anderem gesteigert durch hormonelle Einflüsse. Ein wesentliches Hormon dabei ist das so genannte Adrenalin, das in der Nebenniere gebildet wird. Adrenalin ist maßgeblich an verschiedensten Körperreaktionen beteiligt und beeinflusst auch das vegetative Nervensystem. Es wird auch als Stresshormon oder Fight/Flight-Hormon bezeichnet und bei starken Erregungszuständen, Angst, Wut etc., ausgeschüttet. Um einen Wutanfall nachträglich zu beschreiben, erklären viele Menschen: »Da ist mein Adrenalinspiegel in die Höhe geschnellt.« Die Ausschüttung des Hormons sagt aber nichts darüber aus, wie die betreffende Person auf sie reagiert. Es gibt Menschen, die explodieren regelrecht. Andere weinen. Wieder anderen merkt man überhaupt nichts an – äußerlich. Dennoch könnte man eine Steigerung des Blutdrucks feststellen – hervorgerufen eben durch die Adrenalinausschüttung. Es kann also sein, dass eine schwangere Frau unter höchstem Stress steht, dies aber von ihrer Umgebung nicht wahrgenommen wird. Häufig kommt es am Arbeitsplatz zu solchen Stresssituationen, wenn die schwangere Frau sich sozusagen unter Rechtfertigungsdruck befindet, weil sie »die Firma im Stich lässt«.
Stressauslösend wirken aber auch finanzielle Probleme, ein geplanter Umzug und besonders die Ablehnung des Kindes durch sie selbst oder den Partner beziehungsweise ambivalente Gefühle der Schwangerschaft gegenüber. Adrenalin steht nicht für sich allein. Es spielt ebenso eine Rolle als Instrument im Orchester der Hormone wie die Sexualhormone. Als Botenstoffe korrespondieren sämtliche Hormone im Organismus miteinander. Adrenalin hat also eine Wirkung auf die Schwangerschaftshormone, und die Schwangerschaftshormone beeinflussen die Ausschüttung von Adrenalin. Wegen der Hemmung, die das Adrenalin bei den Plazentahormonen auslöst, kommt es auch immer wieder dazu, dass Frauen, die unter großem Stress stehen, zu vorzeitigen Wehen neigen. Und so gelangen wir zu einer

ganz wesentlichen möglichen Ursache für die Gestose: die psychische Situation der schwangeren Frau.

Verschiedene Studien belegen, dass insbesondere Probleme in der Rollenfindung – von der jungen Frau zur Mutter – Angst vor der Verantwortung und vor der möglicherweise eigenen Unzulänglichkeit, prinzipielle Überforderung sowie Schwierigkeiten in der Partnerschaft und eine unsichere Perspektive das ganze Leben betreffend den Weg für eine Gestose bereiten können. Andere Überlegungen gehen in die Richtung, dass Frauen, die sich im Innersten nicht sicher sind, ob sie das Kind zum jetzigen Zeitpunkt wirklich wollen, eine stärkere Disposition zu einer Gestose haben. Da die Erforschung psychosomatischer Krankheiten lange vernachlässigt wurde, fehlen jedoch die »Beweise«. Viele Hebammen sind allerdings überzeugt von der maßgeblichen Rolle der Psyche beim Auftreten einer Gestose. Wohlgemerkt – bei vielen, nicht bei allen Frauen. Diese Meinung basiert auf den intensiven Gesprächen, die Hebammen mit an Gestose leidenden Frauen immer wieder führen. Wir haben ja schon oft darauf hingewiesen, dass die Betreuung durch eine Hebamme in diesem Bereich in der Regel umfassender ist als die, die ein Frauenarzt, eine Frauenärztin normalerweise zu leisten in der Lage ist. Und wenn sich dann die Hebamme ausführlich mit der Frau unterhält – das heißt vor allem: ihr zuhört –, kommen oftmals Probleme ans Licht, die der Frau bisher noch gar nicht so richtig bewusst waren. Hilfreich sind dabei natürlich gezielte Fragen seitens der Hebamme. Wie sieht das Umfeld der Frau aus? Wie würde das Umfeld aussehen, das sie sich erträumt? Wo klaffen Wunsch und Realität auseinander? Wie schafft sie es, diesen Graben zu überbrücken? Welche Unterstützung wird ihr von ihrem Partner, ihrer Familie und ihren Freunden und Freundinnen zuteil? Gibt es in ihrer Vergangenheit traumatische Erlebnisse, die sie bisher nicht bewältigt hat oder die in der Schwangerschaft neu aufflammen?

Zugegeben: diese Fragen sind sehr persönlich. Und Gespräche mit einer Hebamme können keineswegs therapeutische Maßnahmen ersetzen. Dennoch sind sie oft ein guter Ausgangspunkt, um dann eventuell weitergehende Hilfe zu suchen. Wichtig ist es herauszufinden, was jetzt im Moment geändert werden sollte, damit sich die Frau mit sich und ihrer Umgebung wieder vermehrt im Einklang fühlt – ja vielleicht ist ihr nicht einmal bewusst, dass sie sich nicht wohl fühlt. Häufig zeigen lediglich ein bis zwei intensive Gespräche

mit betroffenen Frauen schon Wirkung: die Symptome, insbesondere den Blutdruck oder vorzeitige Wehen betreffend, lassen nach.
Unserer Meinung nach können solche Gespräche sehr wohltuend
sein. Endlich einmal ein Gegenüber zu haben, das wirklich zuhört
und Anteil nimmt – das ist in unserer Gesellschaft leider keine
Selbstverständlichkeit. Wir reden zwar alle ununterbrochen – und
das genügt noch gar nicht, es müssen Radios und Fernsehgeräte
laufen, wir sind umgeben von einem permanenten Wortbrei, und
jeder möchte selbst noch »etwas ablassen«, also senden. Empfangsbereit zeigen sich immer weniger Menschen. Leider auch in Beziehungen. Sogar bei jungen Paaren dominiert der Fernseher oftmals
die Unterhaltung. Insofern ist es kein Wunder, dass die vertraute
Gesprächssituation mit einer Fachfrau zu einem inneren Loslassen
führen kann, das dann auch klärt, wo unbedingt genauer hingese-
hen werden muss, um Lösungen zu finden.
Unmittelbare Hilfe leisten auch individuelle Ernährungspläne. Doch
bei Frauen, die sich psychisch sehr unter Druck fühlen, sollten
intensive Gespräche und Zuwendung weiterhin die Hauptrolle spielen. Das Wohlbefinden der Mutter steuert den Verlauf der Schwangerschaft und der Geburt maßgeblich. Manchmal ist es auch ange-
raten, den Partner und/oder die Familie der Frau mit hinzuzuziehen
und gemeinsam nach Lösungsmöglichkeiten und Entlastungen für
die Frau zu suchen. Vielleicht kann die betreffende Frau ihre Bedürfnisse nicht formulieren. Vielleicht schämt sie sich, wenn sie
nicht »reibungslos funktioniert«. Vielleicht fühlt sie sich einfach von
allem und allen überfordert. Wenn dann eine Hebamme oder eine
andere vertraute Person an ihrer Seite ist und sie dabei unterstützt,
den Mut zu finden, ihre Probleme anzusprechen, reagieren Partner
und Familie oft erschrocken – weil sie gar nichts von dem Druck,
unter dem die Frau steht, mitbekommen haben.
Sollten Sie keine Person Ihres Vertrauens finden, können Sie sich
auch an die Selbsthilfegruppe Gestosefrauen wenden, deren Adresse
wir im Anhang abdrucken. Dort finden Sie auf jeden Fall kompetente Ansprechpartnerinnen. Sollten Sie das Gefühl haben, Sie können
sich niemandem anvertrauen, dann versuchen Sie sich selbst die
beste Freundin zu sein und überlegen Sie gründlich, ob, und wenn
ja, wo und warum Sie sich übermäßig belastet fühlen. Häufig
kommt einfach alles zusammen. Probleme in der Partnerschaft, im
Beruf, in finanziellen Belangen, vielleicht noch ein schwer erkrank-
ter Elternteil. Also Probleme, die auch außerhalb der Schwanger-

schaft schon mehr als genug Belastungen darstellen. Es gibt Lösungen und Wege, Sie zu entlasten! Und wenn es ein Wutanfall ist – oder Weinen. Auf jeden Fall: Druck ablassen!

Regelmäßige Kontrollen sind wichtig
Die Erscheinung eines einzigen Symptoms wie Ödeme oder Blutdruckanstieg oder Eiweiß im Urin bedeutet bei entsprechender Intensität bereits, dass eine Gestose besteht – also wenn deutliche Ödeme sichtbar und tastbar sind, wenn deutlich Eiweiß im Urin vorhanden ist, nicht nur eine Spur, oder wenn ein deutlicher Blutdruckanstieg ersichtlich ist, der sich auch bei Blutdruckkontrollen bestätigt, also nicht nur bei Erregungszuständen punktuell auftritt. Sollte lediglich ein Symptom vorliegen, heißt das nicht, dass es dabei bleibt. Auch die anderen beiden Symptome können sich »dazugesellen«. Sollten Sie also beispielsweise unter Ödemen leiden, achten Sie bitte darauf, dass Ihre Urin- und Blutdruckwerte kontrolliert werden. Manche Frauen hatten wochen-, monatelang lediglich eine der drei angesprochenen Beschwerden – und plötzlich traten die beiden anderen Symptome zusätzlich auf. Aus diesem Grund ist die Selbstbeobachtung hier so wichtig. Wenn Sie schon wissen, dass Sie an einer Gestose leiden oder dazu tendieren, sollten Sie sich sehr genau beobachten, denn bei einer extremen Verschlechterung kann eine medikamentöse Therapie nötig werden – und in ganz seltenen Fällen auch der stationäre Aufenthalt in einer Klinik.

Vorbeugende Maßnahmen
Die organischen Ursachen für diese Erkrankung sind noch nicht eindeutig geklärt. Einige sprechen von einer Überlastungsanzeige des mütterlichen Körpers, auch seelischer Art. Jahrelang ging man davon aus, dass sie durch eine Veränderung des Stoffwechsels im Natriumhaushalt bedingt wäre, weshalb zu salzarmer beziehungsweise salzloser Ernährung geraten wurde. Obwohl diese Vermutung heutzutage widerlegt ist, raten manche Fachpersonen noch immer zu salzarmer Kost – und auch in Veröffentlichungen älteren Datums ist dies zu lesen. Bitte vergessen Sie das! Sie können mit Salz so umgehen wie immer beziehungsweise in vernünftigem Maß; Sie sollten allerdings jodhaltiges Salz verwenden.
Den zweiten Ratschlag, der unter Gestose leidenden Frauen früher häufig und heute gelegentlich gegeben wird, können Sie ebenso vergessen: Diät – entweder zwei bis drei Tage nur Reis oder Reis mit

Obst oder einen wöchentlichen Obst- beziehungsweise Safttag. Die Ursache für diese Empfehlung liegt in der entwässernden Wirkung solcher Diäten. Frauen, die diese Hungertage durchstanden, fühlten sich danach in der Regel nicht besser, sondern eher schlechter, da sie leicht in den Bereich der Unterzuckerung kamen und diese Diät als sehr belastend empfanden.

Was also können Sie tun? Eigentlich nichts Besonderes, außer: sich sehr gesund ernähren und sich so verhalten, wie wir es an vielen Stellen in diesem Buch bereits empfohlen haben, also: Immer wieder mal einen Gang zurückschalten und die Beine hochlegen. Das Becken sollte – am besten mit Hilfe eines Kissens – höher gelagert sein als der Kopf. Am Arbeitsplatz wird diese bequeme Haltung nicht durchzusetzen sein – schade eigentlich! –, aber Frauen, die unter ausgeprägten Wassereinlagerungen leiden, sind meistens nicht an ihrem Arbeitsplatz anzutreffen. Schwere Ödeme bedürfen engmaschiger Kontrolle, und die sollte immer einhergehen mit Blutdruckmessung und Urinkontrolle.

Außerdem sollte die tägliche Trinkmenge gesteigert werden. Sie lesen ganz richtig: mehr trinken – trotz der Wassereinlagerungen. Viele Frauen sitzen dem Trugschluss auf, Wassereinlagerungen zum Verschwinden zu bringen, indem sie so wenig wie möglich trinken. Das Gegenteil ist der Fall! Sie werden noch mehr Wasser einlagern und weitere Befindlichkeitsstörungen entwickeln. Um die Nieren anzuregen, ist es erforderlich, die tägliche Trinkmenge von 2 bis 3 Litern auf mindestens 3 Liter zu steigern, und zwar schon bei beginnenden Wassereinlagerungen. »Wie soll ich das denn schaffen, so viel zu trinken?« werden Hebammen oft von Frauen gefragt, und diese fragen zurück, zu welchen Gelegenheiten die Frauen im Normalfall trinken. Meistens stellt sich dann heraus, dass sie das Trinken schlichtweg vergessen. Dem kann abgeholfen werden, indem viele Flaschen kohlensäurereduziertes oder -freies Wasser in der Wohnung und am Arbeitsplatz verteilt werden. Neben dem Bett, in der Küche, auf dem Couchtisch, in der Werkstatt, im Bad etc. Je mehr Flaschen herumstehen, desto öfter denken die Frauen daran zu trinken.

Entwässernde Lebensmittel
Zur Entwässerung eignen sich auch bestimmte Gemüse- und Obstsorten, die in die gewohnte, gute Ernährung integriert werden können. Ananas unterstützt die Entwässerung vortrefflich. Es gibt Frauen,

die in ihrer Schwangerschaft so viel Ananas essen, dass sie danach keine mehr sehen können, doch der Erfolg hat sie durchhalten lassen. Auch rohe Birnen sind ein gutes Mittel zur Entwässerung, und wenn keine frischen erhältlich sind, auch eingelegte Birnen. Frisches Obst und Gemüse sollte immer bevorzugt werden. Spargel ist allgemein als entwässernd bekannt und sehr zu empfehlen. Sie wissen ja: Der Geruch des Urins verändert sich nach Spargelverzehr. Manchmal kommt es zu dem Phänomen, dass schwangere Frauen einiges, was ihnen sonst geläufig ist, vergessen und daher womöglich beunruhigt sind. Der Verzehr von Roter Bete kann ebenfalls zu einer Veränderung des Urins führen, und zwar nicht den Geruch, sondern die Farbe betreffend. Taucht Rot auf und haben Sie Rote Bete gegessen, denken Sie also bitte nicht, es sei Blut.

Eiweiß im Urin
Neben der Steigerung der Trinkmenge ist bei dem Symptom der Eiweißausscheidung im Urin auch unbedingt auf ausreichende Eiweißzufuhr zu achten. Sie lesen ganz richtig! Leider wird auch heute noch von manchen Ärzt(inn)en und Hebammen zu einer Reduzierung der Eiweißaufnahme geraten – bitte ignorieren Sie solche Ratschläge. Wenn Sie Ihre Eiweißaufnahme reduzieren, reduzieren Sie damit automatisch Ihr Gesamtkörpereiweiß. Das ist sowieso nicht besonders hoch, und besonders in der Schwangerschaft sollten Sie durch ausreichende Eiweißzufuhr den erhöhten Bedarf Ihres Körpers decken. Nehmen Sie bitte ausreichend Milchprodukte zu sich, also Quark, Käse, Joghurt. Die Gesamtstoffwechsellage wird wesentlich gesteuert vom im Organismus befindlichen Eiweiß, und die Plazenta in ihrer Funktion als Ernährerin des Kindes ist auch auf den optimalen Eiweißspiegel angewiesen.

Fallbeispiel »Joghurttraum«
Während des Verfassens dieses Kapitels hörte ich von einer Frau, die in der 36. Woche nach einer ausgeprägten Gestose, die bereits in der 20. Woche begann, ihr drittes Kind geboren hatte. Die Ärztin hatte der Frau nicht nur geraten, die tägliche Trinkmenge auf einen Liter zu beschränken, sondern zusätzlich auch noch die strikte Reduzierung der Eiweißzufuhr empfohlen. Die Frau tat sich äußerst schwer mit dieser Verordnung, denn sie litt sowohl unter großem Durst als auch unter wahnsinnigem Heißhunger auf Joghurt, der so vehement war, dass sie von Joghurt träumte: Häuser voller Joghurt, durch die sie sich

durchessen konnte. Hier sehen wir wieder sehr deutlich: Der Körper verlangt nach dem, was er braucht (Ausnahme: Schokolade!). Da die Frau eine brave Patientin war und nicht auf ihren Körper, sondern ihre Ärztin hörte, eskalierte die Gestose dergestalt, dass eine Plazentainsuffizienz drohte, die von der Frau in letzter Minute durch den Wechsel der Ärztin abgewendet werden konnte. Plazentainsuffizienz bedeutet, dass die Plazenta nur noch mangelhaft arbeitet. Meistens führt dies zu so genannten Mangelkindern. Diese Kinder kommen oftmals zum errechneten Termin zur Welt – doch sie sind mangelhaft ernährt und ähneln Frühgeborenen. Manche dieser Kinder haben ein Geburtsgewicht von unter 4 Pfund. Mangelkinder haben jedoch eine sehr gute Chance, das wieder aufzuholen, wenn sie »hochgepäppelt« werden.

Im Zweifelsfall eine zweite Meinung einholen
Sollten Sie mit Ratschlägen konfrontiert werden, die Sie nach der Lektüre dieses Buches irritieren, suchen Sie bitte eine zweite Fachkraft auf – auch eine Ernährungsberaterin ist angezeigt – und sprechen Sie mit einer Hebamme oder wenden Sie sich an die Selbsthilfegruppe Gestosefrauen, dort gibt es auch regelmäßig telefonische Sprechzeiten.
Am wichtigsten ist es jedoch, dass Sie selbst sich aufmerksam beobachten. Sie wissen nun, worauf Sie zu achten haben. Sollten sich irgendwelche Symptome verstärken oder eben alle drei auftauchen, dann halten Sie ein vertrauliches Gespräch mit sich selbst, werden Sie sich klar darüber, wie es Ihnen gerade geht – im Sinne einer Standortbestimmung –, und dann kümmern Sie sich bitte um eine gute fachliche Betreuung.

> *Maßnahmen, um eine Gestose frühzeitig zu bannen*
> 1. Aufklärung der Frau, des Partners
> 2. Umfassende Betreuung mit Aufmerksamkeit gegenüber der Gesamtsituation
> 3. Kontinuierliche Beobachtung aller drei Symptome

Wichtig sind regelmäßige Vorsorgeuntersuchungen
Die Gestose ist eine weltweit auftretende Erkrankung. Sie findet sich in allen Kulturen. Bei uns ist sie in ausgeprägter Form so gut wie »ausgestorben«. Durch die Vorsorgeuntersuchungen, die bei jeder schwangeren Frau in Deutschland – und auch in anderen westlichen

Ländern – durchgeführt werden, wird eine Gestose in den allermeisten Fällen so frühzeitig erkannt, dass sie nicht zu einer lebensbedrohlichen Gefahr für Mutter und Kind wird. Die Gefahr liegt zum einen in der Unterversorgung – bis hin zur Nichtversorgung – des Kindes durch die Plazenta. Zum anderen kann auch die Mutter schwer erkranken und nach der Geburt noch an den Folgen einer Gestose leiden.

Eklampsie

Die nichterkannte und nichtbehandelte Gestose mündet in einer Eklampsie, und zwar unabhängig davon, wie viele Symptome einer Gestose bereits ausgebrochen sind. Die Eklampsie ist ein Krampfanfall, durchaus vergleichbar mit einem epileptischen Anfall. Die Krampfschwelle bei unter ausgeprägter Gestose leidenden Frauen ist so stark herabgesetzt, dass selbst ein geringfügiger Anlass wie etwa das Geräusch einer vom Tisch fallenden Gabel zu einem Krampf führen kann. Meistens sind von solchen Krämpfen Hände, Füße und die Gesichtsmuskulatur betroffen. Dann gibt es nur eines zu tun: Sofort den Rettungsdienst alarmieren und in die Klinik – und zwar mit Blaulicht. Ein Krampfanfall der Mutter führt zu einer Unterversorgung des Kindes, weil durch den Krampf die Blutversorgung der Plazenta gestört wird. Außerdem werden bei jedem Krampf Gehirnzellen vernichtet, und wie Sie wahrscheinlich wissen, bilden sich abgestorbene Gehirnzellen nie mehr nach, so wie beispielsweise Hautzellen. In unseren Breiten kennen Ärzt(e)innen und Hebammen die Eskalation einer Gestose meistens nur theoretisch. In meiner jahrzehntelangen Tätigkeit als Hebamme habe ich lediglich eine Patientin mit Eklampsie zu Gesicht bekommen – und das liegt nun auch schon viele Jahre zurück.

Fallbeispiel »Es fängt schon wieder an!«
Aus dem Notarztwagen wurde das Krankenhaus informiert: Eine 25-jährige Erstgebärende sei in Ohnmacht gefallen und würde demnächst eintreffen. Als die Frau in den Kreißsaal gefahren wurde, war sie ansprechbar und wirkte völlig normal und gefasst. Kein Zeichen deutete auf eine Gestose. Selbst der gynäkologischen Assistenzärztin, die zufällig Dienst hatte und im Notarztwagen mitgefahren war, war nichts aufgefallen. Der Ehemann der Frau erholte sich auch schnell

von dem Schrecken, und nach etwa zehn Minuten scherzte er mit seiner Frau. Die Hebamme fragte die beiden, wie es zu der Ohnmacht gekommen sei. »Sie ist plötzlich umgekippt«, erwiderte der Mann, »aber einen niedrigen Blutdruck hat sie ja schon immer.« Aus dem Mutterpass der Frau wurde ersichtlich, dass sie vom gynäkologischen Chefarzt der Klinik betreut wurde, weshalb das Klinikpersonal sie in guten Händen wähnte. Die Hebamme stellte jedoch fest, dass die Blutdruckwerte der Frau ab der sechsten Woche kontinuierlich gestiegen waren. Zwar minimal, dennoch unübersehbar von einem zuerst sehr niedrigen zu normalem und schließlich hohem Blutdruck. Die letzte Blutdruckkontrolle lag einige Wochen zurück. Die Frau war nicht über die Notwendigkeit steter Kontrollen aufgeklärt worden und wusste auch nichts von der Gefahr einer drohenden Gestose.

Die Untersuchung der Frau ergab, dass keine Wehentätigkeit vorlag und es dem Kind gut ging. Auch die Frau machte einen erholten Eindruck. Die Hebamme, die zu diesem Zeitpunkt zwei weitere Frauen betreute, hörte plötzlich durch die offene Tür des Zimmers, in dem die Frau mit ihrem Mann alleine war: »Es fängt schon wieder an!« Sie stürzte in das Zimmer und sah sofort, dass die Frau einen Krampfanfall hatte. Nachdem sie alle Fachärzt(e)innen – der Gynäkologie, Anästhesie, Kinderheilkunde – informiert und erste Schutzmaßnahmen bei der Frau ergriffen hatte, damit sie sich nicht auf die Zunge biss, verletzte etc. – bereitete sie den Kaiserschnitt vor. Das Kind kam gesund zur Welt, wurde allerdings zur Beobachtung in die angeschlossene Kinderklinik gebracht. Die Frau verblieb die nächsten 24 Stunden auf der Intensivstation, denn auch nach einer Geburt kann es zu Krampfanfällen kommen. In einem Gespräch mit dem Mann erfuhr die Hebamme dann, dass sich bei dem fälschlicherweise für eine Ohnmacht gehaltenen Krampfanfall die Finger der Frau verkrampft hätten – »genauso, wie es dann im Kreißsaal passierte«.

Ein Krampfanfall ist etwas anderes als eine Ohnmacht! Das deutlichste Zeichen ist die Verkrampfung der Finger, Zehen, Hände und des Gesichts. Sollten Sie irgendwann solche Zeichen wahrnehmen, ist das Notarztwagen- oder Krankenhauspersonal unbedingt darauf aufmerksam zu machen! Hätte das Paar in vorstehendem Beispiel deutlich zwischen Krampfanfall und Ohnmacht unterscheiden können, wäre es aller Wahrscheinlichkeit nicht zu dem zweiten Krampfanfall gekommen, da der Kaiserschnitt dann unmittelbar nach Eintreffen der Frau im Kreißsaal vorgenommen worden wäre. Jeder Krampfanfall birgt die Gefahr der Unterversorgung des Kindes und gefährdet vor allem auch die Mutter! Obwohl die Frau allen Untersuchungen der Mutterschaftsvorsorge gewissenhaft nachkam, und obwohl ein deutlicher Blutdruckanstieg ersichtlich war, wurde die Gestose nicht erkannt.

Hoher Blutdruck bedeutet nicht Gestose. Es gibt Frauen, die haben auch außerhalb der Schwangerschaft hohen Blutdruck. Doch wenn der Blutdruck innerhalb der Schwangerschaft kontinuierlich ansteigt, ist eine Gestose in Erwägung zu ziehen. Sollte Fachpersonal nicht auf diese Idee kommt, muss die betreffende Frau – wie vorstehend ausführlich dargelegt – ein besonderes Augenmerk darauf richten und gegebenenfalls eine zweite Fachkraft konsultieren. Dies ist besonders wichtig in Anbetracht dessen, dass eine Gestose manchmal nicht leicht zu diagnostizieren ist. Die Frau in vorgenanntem Beispiel wies weder Ödeme auf – wobei es übrigens auch versteckte Ödeme gibt, die von außen nicht sichtbar sind – noch Eiweißausscheidung im Urin. Doch es hätte eine kontinuierliche Blutdrucküberwachung geben müssen, und vor allem hätte die Frau in die Beobachtung einbezogen werden sollen. Sie hätte über das Krankheitsbild und die Gefahren einer Gestose aufgeklärt werden müssen. Gefahren, die bis zum Tod der Frau hätten führen können, wie es heute in den so genannten Entwicklungsländern noch häufig vorkommt. Auch eine lebenslänglich bestehende Epilepsie oder Nierenschäden können sich aus einer Eklampsie entwickeln. Hinweise dafür können auch Augenflimmern sowie ausgeprägte Gedächtnisstörungen sein.

HELLP-Syndrom

Seit einigen Jahren kennen wir eine weitere alternative Form der Gestose: das HELLP-Syndrom. Diese Erkrankung führt zu extremen Störungen des Leberstoffwechsels und zu einem veränderten Blutbild durch Verringerung der Thrombozyten, also der Blutplättchen. Betroffene Frauen verspüren im oberen rechten Bauchbereich oft ein starkes Druckgefühl oder Schmerzen. Bei Auftreten derartiger Beschwerden müssen Leberwerte und die Anzahl der Thrombozyten bestimmt werden.

Denken Sie am Ende dieser umfangreichen Aufzählung von Begleiterscheinungen nicht: Das kann ja noch heiter werden! Sicher wäre es sehr unangenehm, wenn alle auf einmal sozusagen über Sie hereinbrechen würden. Dem ist aber nicht so! Einige Stunden oder zwei bis drei Tage können sie auftreten, dann verschwinden sie wieder. Und sie lassen sich mit den vorstehenden Maßnahmen wirklich gut in den Griff bekommen. Wichtig ist, dass Sie bereits jetzt lernen, konsequent auf die Signale Ihres Körpers zu hören – dann haben Sie nämlich einen großen Kredit für einen guten Verlauf der Schwangerschaft.

Körperpflege in der Schwangerschaft

Während der Schwangerschaft wird der Körper enorm beansprucht und verdient daher eine Extraportion Pflege – vor allem der Brust- und Bauchbereich.

Hautpflege

Die Haut leistet während der Schwangerschaft ebenfalls Enormes. Sie dehnt sich unglaublich aus – besonders im Brust- und Bauchbereich. Oft geht diese Ausdehnung einher mit einem Gefühl des Juckens. Die Haut signalisiert: Achtung! Hier gibt es gleich eine Überdehnung. Auf dieses Zeichen sollten Sie reagieren und sich um die entsprechende Stelle kümmern. Ob Bauch, Nabel, Po, Hüfte oder Oberschenkel – beantworten Sie die Bitte Ihres Körpers um Pflege und Unterstützung. Zur Massage müssen Sie nicht unbedingt für die Schwangerschaft hergestellte Öle verwenden. Es reicht, wenn Sie eine normale Lotion benutzen. Allerdings sollte sie rückfettend sein, da die Haut in der Schwangerschaft meistens trockener ist als sonst. Das Öl oder die Lotion massieren Sie in gewohnter Weise mit kreisenden Bewegungen ein. Wegen der Durchblutungsanregung ist die tägliche Massage zu empfehlen, besonders am Bauch, Po und den Oberschenkeln – den so genannten Problemzonen, die viel Zuwendung vertragen.
Natürlich ist es eine besondere Freude, sich massieren zu lassen. Scheuen Sie sich nicht davor, einer vertrauten Person das Massage-

öl in die Hand zu drücken. Sie haben das Recht dazu, an Ihre Umwelt zu appellieren, Ihnen etwas Gutes zu tun – wenn sie schon nicht von selbst darauf kommt oder der Mut fehlt, weil man Ihnen nicht zu nahe treten möchte. Holen Sie sich, was Ihnen zusteht! Als schwangere Frau müssen Sie schon genügend Verzicht leisten, und es ist nur gerecht, wenn Sie dafür verwöhnt und belohnt werden.

Besonders die so genannte Zupfmassage, die das Gewebe strafft und dafür sorgt, dass es gut mit dem ausgedehnten Volumen klarkommt, wird von vielen Frauen als überaus angenehm empfunden. Sie können sich die Zupfmassage selbst geben oder sich geben lassen. Man nimmt mit zwei Fingern und Daumen eine Hautfalte hoch und lässt sie wieder los. Hochziehen und fallen lassen – zupfen Sie einmal über den ganzen Körper. Anfangs ist das zwar ein wenig irritierend, doch es gibt ein sehr schönes und anregendes Körpergefühl, und die Haut fühlt sich anschließend weich und gut durchblutet an. Bitte nicht an der trockenen Haut herumzupfen, sondern zuerst Öl oder Körperlotion auftragen und dann zehn bis fünfzehn Minuten massieren.

Wenn die Haut juckt
Bei manchen Frauen wird der Juckreiz in der Schwangerschaft so stark, dass sie sich über Nacht blutig kratzen, besonders am Bauch. Ein gutes Gegenmittel ist die Massage des Bauchs, der Oberschenkel und Beine mit Waschhandschuhen aus Frottee. Sie sollten an der Luft oder auf dem Heizkörper getrocknet sein, damit sie schön rau sind. Massage-/Saunahandschuhe sind nicht zu empfehlen, da sie zu hart sind. Ziehen Sie je einen Waschhandschuh über eine Hand und streichen Sie über die Haut – oder lassen Sie streichen. Das kann eine halbe Stunde oder länger dauern und wird von allen Frauen als sehr angenehm empfunden. Und es lindert den Juckreiz sofort.

Öfter mal ein Bad nehmen
Die meisten Frauen lieben es, während ihrer Schwangerschaft Vollbäder zu nehmen. Nur nicht zu heiß sollten die Bäder sein und nicht zu lange dauern. Wenn Sie keine Badewanne haben, laden Sie sich bei Ihrer Familie oder einer Freundin zum Baden ein, und lassen Sie sich etwas zu trinken servieren. Wetten, die Freundin freut sich, dass sie Sie verwöhnen darf? Mit entsprechenden Badezusätzen können Sie auch diverse Beschwerden lindern, ob Sie nun gerade unter Übelkeit oder einer verstopften Nase leiden. Für die Psyche ist ein Vollbad allemal eine Wohltat.

Haarpflege

Die Haare blühen bei den meisten Frauen in der Schwangerschaft regelrecht auf. Und meistens freuen sich die Frauen über die voluminöse Haarpracht. Der normale Haarausfall reduziert sich nämlich. Sie haben im wahrsten Sinne des Wortes mehr Haare auf dem Kopf als sonst. Sprödes Haar wird glänzend und weich. Beachten Sie bei der Haarpflege, was Sie auch bei der Hautpflege beachten, also dass Sie den Duft Ihrer Produkte gerne riechen. Tönen und/oder Färben sollten Sie die Haare jetzt nicht. Wir wissen, dass das manchen Frauen schwer fällt, doch über die Kopfhaut können Bestandteile der chemischen Substanzen in den Körper und über den Mutterkuchen bis zum Kind gelangen.

Die Kleiderfrage – Hauptsache bequem und trotzdem chic

Manche Frauen kaufen sich sehr frühzeitig so genannte Umstandsmode – auch »wenn man noch gar nichts sieht«. Einfach, weil sie es schön finden und es Ausdruck ihrer Freude ist, schwanger zu sein.

Andere Frauen schieben das hinaus und halten sich in der Zwischenzeit an die weite Kleidung, die sie sowieso im Schrank haben. Und wieder andere Frauen lehnen es prinzipiell ab, sich spezielle Umstandsmode zu kaufen. Stattdessen besorgen sie sich ein paar weite Hosen mit Gummizug und weite Blusen und Pullover. Viele Frauen entwickeln eine Druckempfindlichkeit im Bauchbereich – auch wenn die Schwangerschaft noch sehr jung ist. Besonders sehr schlanke Frauen stellen manchmal bereits früh in der Schwangerschaft fest, dass ihre Garderobe nicht mehr passt – obwohl überhaupt kein Bäuchlein zu sehen ist. Würden sie ihren Hüftumfang früher gemessen haben und jetzt wieder messen, könnten sie feststellen, dass er zugenommen hat. Manchmal beginnt der Körper durch die hormonelle Umstellung frühzeitig mit einer Beckenweitung, das heißt, das Becken dehnt sich ein wenig in die Breite aus, und die Hosen und Röcke lassen sich nicht mehr schließen. Hier hilft der Trick mit der Gummischlaufe, den wir bereits empfohlen haben.

Sollten Sie sich neue Kleidung kaufen, bedenken Sie bitte, dass nur die wenigsten Frauen Kleidergröße 36 behalten und dass sich Bauch- und Hüftumfang nach der Geburt nicht in Luft auflösen. Sie befinden sich dann zuerst einmal im Wochenbett, und aller Wahrscheinlichkeit nach stillen Sie, und Ihr Körper braucht Reserven. Und selbst wenn Sie dann wieder Ihr Idealgewicht erreichen, kann es sein, dass Sie trotzdem eine Kleidergröße mehr brauchen als früher – weil Ihr Becken breiter geworden ist. Also kaufen Sie nicht nur im Hinblick auf die Schwangerschaft, sondern auch im Hinblick auf die Zeit nach der Geburt ein. Umstandsmode ist meistens sehr viel teurer als Normalkleidung, und nicht jede Frau verfügt über die finanziellen Mittel, sich damit auszustatten. Die meisten leihen sich Kleidung im Freundes- und Verwandtenkreis, die manchmal jahrelang herumkreist – ebenso wie die Anfangsbabykleidung und -ausstattung. Zum Glück gibt es das Modediktat nicht mehr; erlaubt ist, was gefällt, und Ihrer Phantasie sind keine Grenzen gesetzt! Gerade schwangere Frauen erleben wir in dieser Frage unglaublich kreativ. Selbst das kleine Schwarze muss nicht im Schrank bleiben – mit einer Jacke oder einer hübsch drapierten Schärpe wird es sozusagen in andere Umstände gebracht. Es ist möglich, sogar bis zum Ende der Schwangerschaft mit normalen Oberteilen – also weiten T-Shirts und Pullovern – auszukommen. Kritisch wird es bei Hosen, die in der ersten Zeit noch – mit einem Gummiband um das Knopfloch geschlungen und dann geschlossen – getragen werden können.

Spätestens ab der 20. Schwangerschaftswoche reichen diese Erweiterungen nicht mehr aus. Manche Frauen kaufen sich eine bequeme Umstandshose. Und dann sind sie meistens recht überrascht über die Weitstellungsmöglichkeiten solcher Hosen, die mit Gummis und Bändern für verschiedene Größen geeignet sind, und können sich nicht vorstellen, dass sie mal über einen Meter Leibesumfang verfügen werden ... aber warten Sie's ab! Es ist erstaunlich, wie schön kugelrund Ihr Bauch noch werden wird, und vielleicht haben Sie Spaß daran, das fotografisch zu dokumentieren, Monat für Monat. Geschickte Näherinnen schneiden aus ihren Lieblingsjeans im Vorderteil einen Halbkreis heraus und ersetzen ihn durch einen elastischen Stoff, der oben mit einem Gummizug versehen wird – fertig ist die Umstandshose. Weite Herrenoberhemden sind im Sommer bei schwangeren Frauen sehr beliebt und können auch problemlos über Leggings getragen werden. Sie sehen, Sie müssen nicht hunderte Mark oder Euro ausgeben, um kleidungsmäßig bequem, günstig und auch chic bis zum Termin zu kommen.

Unterwäsche

Bei der Unterwäsche brauchen Sie ebenfalls andere Größen – besonders im Wochenbett! Auswahl an Unterwäsche gibt es genug, das fängt bei der Form an und geht über die Farbe bis zum Gewebe. Manche Frauen bevorzugen wegen des hübschen Aussehens Unterwäsche aus Stoffen, die nur bei 30 Grad gewaschen werden können. Davon raten wir ab. Zum einen steigen Pilzinfektionen allgemein stetig an, zum anderen sind schwangere Frauen besonders empfänglich für Pilz- und andere Infektionen. Deshalb sollte die Unterwäsche bei 60 Grad gewaschen werden können. Aber es gibt auch sexy Unterwäsche aus Baumwolle!

Ernährung in der Schwangerschaft

Um es gleich vorwegzunehmen: Als Schwangere müssen Sie nicht für zwei essen. Es geht nicht um die Menge, sondern um die Qualität Ihrer Nahrung. Denn das, was Sie jetzt essen, bildet die Grundlage für die körperliche Konstitution Ihres Kindes. Deshalb ist die richtige Ernährung in der Schwangerschaft so wichtig. Dazu gehört, dass Sie einige wesentliche Mineralien in vermehrter Konzentration zu sich nehmen. Auf keinen Fall sollten Sie während der Schwangerschaft an eine Reduktionsdiät denken oder sich Völlereien hingeben. Fünf kleinere Mahlzeiten pro Tag sind ideal, besonders bei Übelkeit oder – gegen Ende der Schwangerschaft – wegen der Einengung des Magens. Der tägliche Kalorienbedarf in der Schwangerschaft liegt bei zirka 2300 kcal.

Fast jede Frau erlebt übrigens zu Beginn der Schwangerschaft, und dann immer wieder mal zwischendurch, drastische Veränderungen in ihren Essensgelüsten. Lange Zeit wurde dies ausschließlich mit der Hormonumstellung erklärt. Häufig ist jedoch zu beobachten, dass Schwangere, genauso wie Kinder, ein nahezu untrügliches Gefühl für jene Speisen haben, die ihr Körper benötigt. Hebammen erleben oft, dass Frauen über einige Tage hinweg immer wieder sehr salziges Essen zu sich nehmen – und dann stellt sich bei einer Vorsorgeuntersuchung heraus, dass diese Frauen unter einem Salzmangel leiden. Den haben sie unbewusst schon erkannt und sind dabei, ihn zu beheben. Salzmangel kann sich sowohl belastend auf den Schwangerschaftsverlauf als auch auf die Entwicklung des Kindes auswirken. Das weiß die schwangere Frau – ohne sich darüber bewusst zu sein. So wie eine schwangere Frau auch sonst unendlich viel weiß. Deshalb möchten wir Sie noch einmal auffordern, auf Ihre innere Stimme zu hören. Die ist Ihr bester Wegweiser! Abgesehen davon erzählen Sie es aber bitte den Sie betreuenden Personen, wenn Sie eine grundlegende Änderung Ihres Essverhaltens bemerken. Auf der Suche nach dem Warum kann ein Speiseplan sehr hilfreich sein, in dem Sie notieren, was Sie alles gegessen haben.

Wichtig ist eine ausgewogene Ernährung

Eine ausgewogene Ernährung bedeutet vor allem ausreichend eiweiß- und vitaminreiche Kost. Lebensmittel wie Milch und Milchprodukte, Kartoffeln und Vollkorn, Grüngemüse, Zitrusfrüchte, Fisch und – wenn Sie keine Vegetarierin sind – mageres Fleisch sollten regelmäßig auf dem Speiseplan vertreten sein. Absolut verzichten sollten Sie während der Schwangerschaft auf rohes Fleisch wie

Mett, Tartar, Steaks und Rohmilch – Letzteres wegen der Gefahr von Toxoplasmose und Listeriose *(siehe Mutterpass)*. Wenn Sie es gewöhnt sind, sich vegetarisch zu ernähren, decken Sie Ihren Eiweißbedarf weiterhin durch pflanzliches Eiweiß. Sollten Sie zu jenen Vegetarierinnen gehören, die auch Milchprodukte meiden, nehmen Sie bitte zusätzlich Kalzium, Vitamin D und B2 auf. (Im Anhang finden Sie eine Nährwert-Tabelle mit Informationen über den täglichen Mehrbedarf während der Schwangerschaft und Stillzeit.) Wenn Sie es sich finanziell leisten können, kaufen Sie bitte qualitativ hochwertige Nahrungsmittel, also naturbelassene, die den höchsten Nährwert haben. Vergewissern Sie sich ruhig, ob die Hersteller dieser Nahrungsmittel auch den entsprechenden Nachweis beibringen können. Da Sie die einzige Nahrungsquelle für Ihr Kind sind, macht es Ihnen vielleicht sogar Spaß, beim Einkaufen besonders auf die Qualität zu achten. Meiden Sie Konserven. Richten Sie sich nach dem, was die Jahreszeit gerade zu bieten hat, so erhalten Sie frisches Obst und Gemüse. Raffinierte Lebensmittel wie weißes Mehl und weißer Zucker haben sämtliche Nährstoffe verloren und sind lediglich »leere« Kalorien. Greifen Sie zu Vollkornbrot, Vollkornteigwaren und Vollkornmehl und lassen Sie die angereicherten raffinierten Erzeugnisse links liegen.

Richtig essen auch bei Berufstätigkeit

Das Essverhalten zivilisierter Menschen ist häufig durch den Arbeitsalltag bestimmt. Viele Menschen frühstücken nicht zu Hause, kaufen sich auf dem Weg zum Arbeitsplatz schnell irgendwas, das sie dann im Büro so nebenbei essen. Warme Mahlzeiten werden oft erst abends zubereitet, zum Teil auch telefonisch bestellt und nach Hause geliefert, so wie Hamburger und/oder Pizza. Da fast alle Erstgebärenden und viele Mehrgebärende bis zur 34. Schwangerschaftswoche berufstätig sind, unterliegen auch sie diesem Rhythmus. Hebammen werden oft gefragt, wie denn angemessene Ernährung und Berufstätigkeit miteinander zu vereinbaren seien. Wenn wir da an die berühmt-berüchtigten Brigitte-Diäten denken, deren strikte Einhaltung die Frauen trotz Berufstätigkeit auch schafften, sind wir überzeugt, dass eine ausgewogene Ernährung am Arbeitsplatz kein Problem sein dürfte. Sollten Sie Vorgesetzte haben, die das Gesicht verziehen, wenn Sie in der Büroküche Karotten schälen, dann bieten

Sie ihnen ruhig an, mitzumachen. Eine gesunde Ernährung ist für jeden Menschen ein langfristiges Plus.

Dazu gehört auch das Wie. Essen zwischen Tür und Angel ist zu vermeiden. Die gesunde Ernährung beginnt mit einem zu Hause und in ruhiger, entspannter Stimmung eingenommenen Frühstück. Für das zweite Frühstück sollten Obst, Joghurt oder Vollkornbrot vorgesehen werden. In vielen Kantinen wird inzwischen auch Vollwertkost angeboten, nutzen Sie das (s. oben). Warme Mahlzeiten sollten nicht zu spät abends gegessen werden und ausgewogen zusammengestellt sein. Für Naschereien zwischendurch sollten Alternativen zu Süßigkeiten gefunden werden, wie zum Beispiel Reiscracker, Obst etc. Am besten ist es, Sie nutzen Ihre Schwangerschaft zu einer prinzipiellen Ernährungsumstellung, wenn Sie nicht sowieso schon so gesund leben.

Nahrungszufuhr vor, während und nach der Geburt

Gegen Ende der Schwangerschaft mögen die meisten Frauen nicht mehr viel essen. Manche leiden sogar unter Appetitlosigkeit, die gelegentlich von plötzlichem Heißhunger auf ein bestimmtes Nahrungsmittel unterbrochen werden kann. Geben Sie Ihren Gelüsten einfach nach, wenn für Sie dadurch keine Nachteile wie Sodbrennen, Übelkeit oder Ähnliches entstehen.

Eine häufige Frage in der Hebammenpraxis ist diejenige nach der Ernährung unter der Geburt. Heute werden fast alle Kinder in Deutschland in Kliniken geboren. In den meisten Kliniken ist Essen unter der Geburt untersagt. Der Flüssigkeitsbedarf wird mittels einer Infusion (Tropf) gedeckt. Die Erklärung hierfür ist eine mögliche Gefahr für die Mutter bei einer eventuellen Narkose mit gefülltem Magen. Sprechen Sie dieses Thema bei der Besichtigung geburtshilflicher Einrichtungen an, damit Sie sich darauf einstellen können. Wir kennen Schwangere, die unter der Geburt vor allem eines beschäftigte: quälender Durst ...

Bei einer Geburtsdauer von zirka 14 Stunden ab Beginn regelmäßiger Wehen bei Erstgebärenden und 8 Stunden bei Mehrgebärenden erscheint die Zeit des Nahrungsentzuges häufig sehr lang. Hinzu kommt, dass Wehenarbeit Muskelarbeit ist, die einer entsprechenden Energiezufuhr bedarf. Bewährt haben sich – außerhalb strenger Klinikreglements – folgende Tipps:

- Bei Beginn regelmäßiger Wehen im Abstand von zirka 10 Minuten noch leichte Kost zu sich nehmen wie zum Beispiel Trinkjoghurt, Apfel, Banane oder Ähnliches.
- Bei fortschreitender Geburt Zufuhr von Traubenzucker (Dragees oder Ähnliches) und mit Traubenzucker und Mineralien angereicherter Getränke, so genannter Energiedrinks oder Cola.
- Lutschen von Erfrischungsbonbons.
- Viel trinken!

Nicht ratsam ist es, vor der Geburt noch einmal ordentlich zu essen, da dies häufig zu Übelkeit und Erbrechen führt.
Zirka zwei bis vier Stunden nach der Geburt haben viele Frauen großen Hunger. Dieser sollte nach Möglichkeit immer gestillt werden können. Falls Sie Ihr Kind an einem anderen Ort als zu Hause bekommen, ist ein Lunchpaket mit bevorzugten Speisen zu empfehlen. Auch der werdende Vater sollte für sich sorgen. In einigen Kliniken wird er mitverköstigt, doch nicht überall. Erkundigen Sie sich bitte nach den Gepflogenheiten in der von Ihnen ausgewählten Klinik und richten Sie sich eventuell auf Selbstversorgung ein. Und das Trinken nicht vergessen!

Getränke

Es ist empfehlenswert, auf stille oder kohlensäurearme Mineralwässer umzusteigen. Da Sie zwei bis drei Liter pro Tag trinken sollten, werden Sie selbst merken, dass Sie mit zu viel Kohlensäure nicht zurechtkommen. Sie führt meistens zu Völlegefühl – kein Wunder bei der während der Schwangerschaft auftretenden Verlangsamung innerhalb der Magen-Darm-Passage. Sollten Sie bereits unter Völlegefühl leiden, bitte auf keinen Fall das Trinken reduzieren, sondern die Kohlensäure! Sie können Mineralwasser mit einem Schuss Fruchtsaft anreichern. Es wird Ihnen gut tun. Auch wegen der Neigung zu Blähungen empfiehlt es sich, Kohlensäure zu meiden.
Sehr gut haben sich Tees bewährt. Zum einen enthalten sie keine Kohlensäure, zum anderen können Sie sich die Ihnen liebste Geschmacksrichtung aussuchen. Mit Tee meinen wir nicht schwarzen Tee – Sie wissen bereits, dass Sie den nur in Maßen genießen sollten. Manche Frauen rümpfen beim Stichwort »Kräutertee« die Nase.

Beim Nachfragen stellt sich dann oft heraus, dass sie sich noch nie in einem Teeladen in Versuchung führen ließen. Es gibt hunderte verschiedene und sehr wohlschmeckende Teemischungen. Sicher finden Sie etwas, das Ihnen entspricht. Sie brauchen den Tee nicht heiß zu trinken! Kochen Sie sich ein paar Liter und trinken Sie ihn über den Tag verteilt kalt. Besonders im Sommer ist kühler Tee ein sehr angenehmes und durstlöschendes Getränk, vor allem, wenn er mit einem Schuss Zitronensaft angereichert ist. Allerdings sollten Sie eine Sorte Kräutertee nicht länger als sechs Wochen bevorzugen. Dann können nämlich Schadstoffe, die er eventuell enthält, überhand nehmen. Da unterschiedliche Kräutertees auch unterschiedliche Schadstoffe beinhalten – vom Anbau und der Herstellung – ist ein sechswöchiger Wechsel die beste Maßnahme, um einer Überbelastung vorzubeugen. Aller Wahrscheinlichkeit nach werden Sie aber sowieso das Bedürfnis nach einem Wechsel verspüren. Ihr Körper signalisiert Ihnen, wann es reicht. Hören Sie auf ihn. Seit ein paar Jahren ist ein Tee aus Südafrika auch bei uns erhältlich – der so genannte Roiboostee oder auch Massaitee. Er schmeckt ähnlich wie schwarzer Tee und enthält reichlich lebensnotwendige Mineralien. Probieren Sie ihn doch einfach einmal aus!

Probleme in Zusammenhang mit der Ernährung

Allergieprophylaxe
Schwangere mit Allergien in der eigenen oder der Familienanamnese sollten spätestens bis zur 34. Schwangerschaftswoche eine gezielte Ernährungsberatung für das Kind und auch für die letzten Wochen der Schwangerschaft aufsuchen. Diese führen Ärzt(e)innen, Hebammen und Ernährungsberater/ innen durch. Einige Studien sind zu dem Schluss gekommen, dass Fremdeiweiß bereits während der Schwangerschaft über die Plazenta das Kind erreichen und es somit bereits zu diesem frühen Zeitpunkt sensibilisieren kann.

Wichtig
Entscheidend ist eine konsequente Stillvorbereitung und der eventuelle Verzicht auf bestimmte Nahrungsmittel schon während der Schwangerschaft.

Eisenmangel

Durch Blutvermehrung im Organismus der werdenden Mutter und wegen erhöhten Bedarfs leiden viele Schwangere an einem schwangerschaftsbedingten Eisenmangel. Sie können dem vorbeugen mit dem Verzehr besonders eisenhaltiger Gemüse wie zum Beispiel Rote Bete und viel Rohkost. Da Vitamin C die Aufnahme von Eisen im Körper begünstigt, sollten Sie diese Kombination bevorzugen. Auch zwei Esslöffel Haferflocken mit Orangensaft – täglich eingenommen – beugen vor. Falls Sie Eisenpräparate einnehmen, sollten Sie gleichzeitig mit deren Einnahme Orangensaft trinken oder ein Kiwi essen, weil Vitamin C die Eisenaufnahme wesentlich verbessert.

> *Wichtig*
> Schwarzer Tee gilt als »Eisenfresser« und sollte bei drohendem oder festgestelltem Mangel gemieden werden.

Magnesiummangel

Bei diesem kann es zu Wadenkrämpfen und auch vorzeitigen Wehen kommen. Falls Sie darunter leiden, sollten Sie es unbedingt Ihrem Arzt, Ihrer Ärztin oder Hebamme mitteilen. In einigen Nahrungsmitteln wie zum Beispiel Pellkartoffeln oder getrockneten Aprikosen ist reichlich Magnesium enthalten. Als Vorbeugung und zur Unterstützung einer medikamentösen Therapie ist natürliche Zufuhr sehr sinnvoll.

> *Wichtig*
> Eisen- und Magnesiumpräparate nicht zusammen einnehmen, da sie sich gegenseitig in der Aufnahme durch den Körper blockieren.

Sodbrennen

Einige Schwangere haben unter dieser unangenehmen Erscheinung zu leiden. Die Gründe sind die gleichen, die auch zu Völlegefühl führen. Es gibt eine Reihe von Möglichkeiten zur Vermeidung oder Linderung von Sodbrennen:
- Milch trinken
- gekochte Kartoffeln langsam kauen und schlucken
- einige Haselnüsse sehr lange kauen
- fettes Essen und Süßigkeiten meiden
- Obstsäfte nur verdünnt trinken

- viel Wasser trinken
- flaches Liegen vermeiden, besonders die Rückenlage
- homöopathische Mittel – bei sachkundigen Menschen nachfragen

Verstopfung

Da das Hormon Progesteron die Muskeln in den Darmwänden entspannt, kommt es zu weniger kräftigen Kontraktionen im Darm. Deshalb wird wesentlich mehr Wasser als sonst vom Stuhl im Dickdarm resorbiert. Bevor Sie zu irgendwelchen Abführmitteln greifen – diese bitte nicht ohne Rücksprache mit den Sie betreuenden Menschen einnehmen –, versuchen Sie es doch mit:
- viel trinken
- gesunder Ernährung (ballaststoffreich!)
- Bewegung
- Feigen, Pflaumen und anderen verdauungsfördernden »Hausmitteln«
- Milchzucker

Völlegefühl

Fast von Anfang an haben schwangere Frauen ein verändertes Sättigungsgefühl, das manchmal auch sehr störend wirken kann. Die Ursache ist eine verlangsamte Magen-Darm-Passage, die zu längerem Verweilen der Nahrung in Magen und Darm führt. Im letzten Drittel der Schwangerschaft spätestens kommt noch ein Zwerchfellhochstand hinzu, der den Magen mehr und mehr einengt. Dieser Umstand führt bei manchen Frauen zu Appetitlosigkeit, um das Völlegefühl zu vermeiden. Eine bessere Lösung ist die Aufnahme mehrerer kleinerer Mahlzeiten, durchaus auch stündlich, Bewegung nach dem Essen und Verzicht auf Mahlzeiten am späten Abend. Hilfreich ist auch ein konsequenter Kleidungswechsel gegen Abend. Einengende Hosen und Röcke sollten gemieden werden.

Wassereinlagerungen (Ödeme)

Im letzten Drittel der Schwangerschaft kann es zu Wassereinlagerungen in Beinen, Armen und Gesicht kommen. Nicht immer ist dies ein Anzeichen für eine ernst zu nehmende Störung, sollte allerdings beobachtet werden. Im Sommer sind Wassereinlagerungen häufiger als im Winter. Leider unterliegen manche Frauen dem Irrglauben: »Je weniger ich trinke, desto eher verschwindet das Wasser aus den Beinen.« Das Gegenteil ist richtig. Die Trinkmenge sollte täglich nicht unter 2 Liter, eher darüber liegen.

Von einigen Ärzt(inn)en wird heute noch eine salzarme Diät bei Wassereinlagerungen und/oder Eiweißausscheidung im Urin und/oder erhöhtem Blutdruck verordnet. Wir wissen inzwischen aus zahlreichen Untersuchungen, dass dies nicht bei allen Frauen angezeigt ist. Vielmehr sollte ein exaktes Ernährungsprotokoll geführt und dann gemeinsam besprochen werden. Ratsam ist es auf jeden Fall, eine hierin geschulte Hebamme, Ernährungsberaterin und/oder Ärztin beziehungsweise einen Arzt hinzuzuziehen. Diese können Ihnen auch Tees mit entschlackender Wirkung und andere Maßnahmen empfehlen. Hilfen gegen das unangenehme Gefühl, besonders in den Beinen, sind warme Bäder – nicht zu heiß – Hochlagerung der Beine, Schwimmen, bequeme Schuhe, lauwarmes bis kaltes Abduschen der Beine von unten nach oben. Ananas, Birnen und Spargel unterstützen die Entwässerung.

Die Entwicklung des Embryos in der Zeit der Anpassung

Über die vielen Wunder in den ersten zwei Wochen nach der Befruchtung haben wir bereits berichtet. Nachfolgend fahren wir mit den Wundern fort, und zwar dort, wo Sie aller Voraussicht nach endgültig bemerkt haben, dass Sie schwanger sind – als Ihre Periode ausblieb.

Zwischen 17. und 19. Tag nach der Befruchtung beträgt die Größe des Embryos zwischen 1,0 und 1,5 mm. Seine Form erinnert an eine Bohne, mit einer Verjüngung zum hinteren Ende. Die Neuralplatte, aus der sich später Neuralrohr und Wirbelsäule entwickeln, bildet sich aus, und eine Differenzierung der verschiedenen Gewebearten ist zu beobachten. Jetzt schon werden die Blutzellen und die Voraussetzungen dafür geschaffen, sie mit den Hautzellen zu verbinden.

Zwischen 19. und 21. Tag beträgt die Größe des Embryos 1,5 bis 2,5 mm. Bei einer Betrachtung von oben würde er einer Schuhsohle ähneln: vorne breit und sich nach hinten verjüngend. Die Differenzierung der Zellen geht weiter, ebenso die differenzierte Entwicklung verschiedener Zellanlagen.

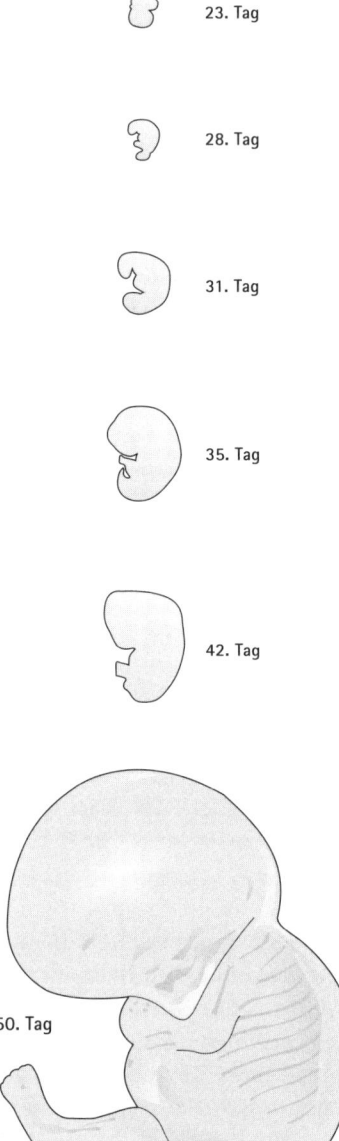

23. Tag

28. Tag

31. Tag

35. Tag

42. Tag

50. Tag

Größenwachstum des Embryos in der Zeit nach der Befruchtung.

Am 21. bis 23. Tag ist eine Größe von 1,5 bis 3,0 mm erreicht, und es kommt zu einem rapiden Längenwachstum, bei dem sich auch der Embryonalsack entwickelt. Seitlich des Neuralrohrs, das die Mitte der »Bohne« wie ein Faden durchzieht und aus dem sich später die Wirbelsäule entwickelt, entstehen 12 Wirbelausbuchtungen. Die Zellen für die Ausbildung der Ohren sind vorhanden. Außerdem ist eine entscheidende Entwicklung in Bezug auf die Herztätigkeit erreicht: die Vorstufe der Herzmuskulatur mit eigenständigen Kontraktionen beginnt.

23 bis 25 Tage nach der Befruchtung beträgt die Größe des Embryos 4 mm. In der Seitenansicht ist die Modifikation zur späteren Wirbelsäule deutlich erkennbar. Von vorne betrachtet ist die Entwicklung der Bauchorgane sichtbar. Das Herz hat rhythmisch zu schlagen begonnen, obwohl die Blutzirkulation noch nicht abgeschlossen ist. Von seiner Form her ist der Embryo weiterhin gebeugt – nach unten und oben hin – und immer noch einer stark gekrümmten Bohne ähnlich. Das zentrale Nervensystem ist zu diesem Zeitpunkt das am besten entwickelte System. Stetig werden die Voraussetzungen geschaf-

fen, dass die weitere Differenzierung der Zellen und das Wachstum vorangehen.

25 bis 27 Tage nach der Befruchtung verändert sich die Form des Embryos in eine C-Figur. Gesichts- und Nackenform sind erkennbar. Die Entwicklung des Blutsystems schreitet weiter voran, ebenso die des zentralen Nervensystems. Ferner werden entscheidende Voraussetzungen dafür geschaffen, den Anschluss an das mütterliche Blutsystem zu verbessern und zu optimieren. Bereits zu diesem Zeitpunkt beginnt die Differenzierung der Gewebearten entsprechend ihren zukünftigen Einsatzorten – beispielsweise Leber, Lunge, Magen oder Bauchspeicheldrüse. Die ersten Leberzellen sowie die Gehirnanlage differenzieren sich, Letztere zum Beispiel in vorderes, mittleres und hinteres Gehirn mit den unterschiedlichen Zuständigkeiten im Hinblick auf die spätere Funktion. Das lymphatische System differenziert sich vom umliegenden Gewebe. Das Gehör und der Gleichgewichtssinn werden angelegt. Die Entwicklung von Netzhaut und Augenlinse hat begonnen. Die spätere Augenfarbe ist bereits festgelegt. Mund und Zunge sind erkennbar. Die Herzkammern sind angefüllt mit Plasma- und Blutzellen. Die Blutzirkulation funktioniert schon gut, obwohl sie noch nicht komplett entwickelt ist. Das plazentare System ist in der Lage, den feto-maternalen Austausch sicherzustellen.

In der *4. bis 8. Woche* wächst der Embryo von 4 mm auf 3 cm Sitzhöhe. Das Gehirn und der Kopf sind enorm gewachsen. Die unterschiedlichen drei Gehirnanteile sind deutlich erkennbar. Im Vergleich zum übrigen Körper ist der Kopf noch sehr groß. Der Embryo wächst ja ständig vom Kopf abwärts. Erst viel später im Leben holt der Körper das ein. Bei einem Neugeborenen macht der Kopf immer noch etwa ein Viertel der Körperlänge aus, beim Erwachsenen ist es nur noch ein Achtel. Zum jetzigen Zeitpunkt ist die Entwicklung der Augen und der Voraussetzungen für die Sehfähigkeit nahezu abgeschlossen, das gleiche gilt für die Ohren und das Hörvermögen. Der Geschmackssinn entwickelt sich. Die Nase ist erkennbar – als verdicktes Gewebe – und die Voraussetzungen für den Geruchssinn werden angelegt. Speiseröhre und Luftröhre sind deutlich auszumachen. Die Herzentwicklung ist weiter fortgeschritten, Kammern und Vorhöfe sind klar erkennbar, auch der rechte und linke Lungenflügel sowie das harnableitende System. Es folgt nun die Nervenversorgung der einzelnen Organe. Die Muskeln entwickeln sich – auch die Gesichtsmuskeln. Das Zwerchfell trennt sich innerhalb des

Brustraumes vom umliegenden Gewebe. Die Geschlechtsorgane – männliche oder weibliche – beginnen sich zu entwickeln. Ebenso die Bauchorgane, der Magen-Darm-Trakt und die Wirbelsäule. Insgesamt wird der Embryo in sich fester und klarer. Der nächste Entwicklungsschritt beginnt mit dem Skelettausbau. Die Nerven im Kopfbereich differenzieren sich aus. Die Augen werden pigmentiert, und die Augenlider beginnen sich zu entwickeln. Die Nieren nehmen die Urinproduktion auf. Die Genitalorgane sind deutlich erkennbar, auch die Arme, die jetzt bereits ihre endgültige Position und Proportion erlangt haben. Sehr schnell folgt die Entwicklung der Handflächen. Erste Ansätze für Finger sind erkennbar. Ab dem *49. Tag* ist die Embryonalentwicklung abgeschlossen. Alle Anlagen, die ein erwachsener Mensch braucht, sind fertig gestellt. Die Länge des Embryos beträgt 16 mm. Innerhalb des Gehirns können verschiedene Kammern und die Gehirnlappen erkannt werden. Der Kopf ist etwas erhoben, und die Form des Embryos erinnert nicht mehr an ein komplettes C; der obere Bogen des C ist gestreckt. Das Innenohr formt sich aus, und das Gleichgewichtssystem entwickelt sich. Innerhalb der nächsten Tage ist prinzipiell erkennbar, ob es sich um einen weiblichen oder männlichen Embryo handelt. Die Beine sind nun auch in ihrer endgültigen Position festgelegt und entwickeln sich nur noch in der Länge. Die Zehen sind komplett angelegt, und allmählich werden Zehennägel sichtbar. Insgesamt wird der Embryo stärker, der Muskelbau geht geradezu rasant vonstatten, so dass die Komplettentwicklung fast abgeschlossen ist. Der Zusammenschluss des Gehirns mit den Muskeln und dem Nervensystem versetzt den Embryo in die Lage, spontane Bewegungen durchzuführen. Die Kopfdecke ist deutlich erkennbar, ebenso die Nasenlöcher. Die Arme werden länger, die Ellenbogen sind erkennbar. Die Analregion ist nahezu vollständig entwickelt.

Im 3. Monat erscheinen die vollständig entwickelten Augen wegen der Kopfproportionen an den Seiten des Kopfes. Im Verlauf der weiteren Schwangerschaft werden sie sich nach vorne hin verschieben. Die Ohrmuscheln sind ebenfalls vollständig entwickelt, scheinen allerdings zu weit unten am Kopf angewachsen zu sein – auch dies wird sich ändern. Die Zungenentwicklung ist nahezu abgeschlossen. Die inneren Organe beginnen ihre Arbeit. Die Leber erhält ihren endgültigen Platz innerhalb des Bauches und ist dort auch deutlich sichtbar. Die Finger sind gewachsen und in ihrer Form differenziert. Die Herzentwicklung ist abgeschlossen. Der Kopf bekommt eine charakteristischere Form, die Augen sind nach vorne gewandert und die Augenlider komplett entwickelt, sie können geöffnet und geschlossen werden. Das Gehirn ist in der Lage, Muskeln zu aktivieren. Die Klitoris oder der Penis beginnen sich zu formen. Die Skelettentwicklung schreitet rasch fort. Der zukünftige Mensch wird immer erkennbarer – auch wenn die Proportionen noch etwas verschoben sind.

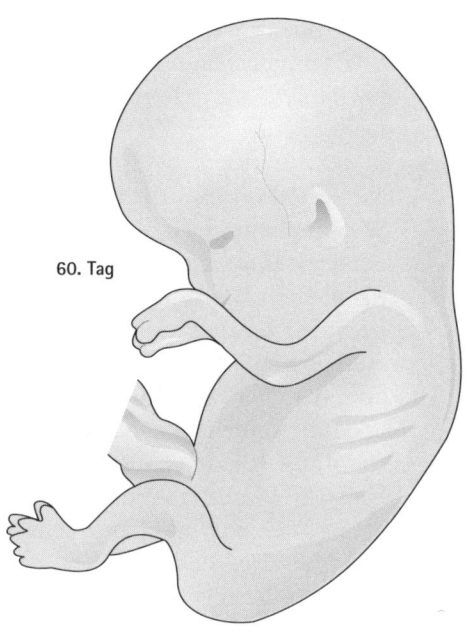

60. Tag

All die notwendigen inneren Strukturen sind in ihrer Entwicklung abgeschlossen. Einige Funktionen werden bereits aufgenommen. Der Kopf ist erhoben und rund, die Ohrmuscheln sind komplett angelegt, die Lider beginnen sich zu heben und sind manchmal nur halb geschlossen. Die Geschmacksnerven auf der Zunge bilden sich aus. Die ersten Zähne werden angelegt. Die Entwicklung der inneren Organe schreitet fort, manche arbeiten schon, insbesondere jene, die der Versorgung dienen. Das Trinken von Fruchtwasser ist möglich. Die Extremitäten sind gut ausgeformt, Finger und Zehen werden länger und sind eindeutig als Gliedmaßen zu erkennen. Die Zellentwicklung in den einzelnen Organen und auch an der Hautoberfläche ist rasch vorangegangen. Der so genannte Schwanz am hinteren Teil des Embryos ist verschwunden. Das Volumen des Fruchtwassers beträgt ungefähr 50 ml. Die Gehirnstrukturen des Embryos sind komplett, und die Gehirnmasse ist enorm gewachsen. Die Voraussetzungen für das Wachstum der Zähne sind gegeben. Das menschliche Gesicht ist deutlich erkennbar. Die ersten Haarzellen beginnen sich zu entwickeln, ebenso der Kehlkopf. Der Embryo könnte bereits Geräusche von sich geben. Die Leber beginnt ihre sekretorischen Drüsen zu Zellen zu entwickeln, die ersten Zeichen der Gallenblase sind erkennbar. Das Drüsensystem, also Bauchspeicheldrüse und Thymusdrüse, ist komplett, und in der *10. Woche* beginnt die

Bauchspeicheldrüse mit der Insulinproduktion. Die Genitalien zeigen deutlich männliche oder weibliche Charakteristika, sind aber noch nicht ausgeformt. Fingernägel beginnen zu wachsen. Der Embryo entwickelt Reflexe. Die Hautoberfläche ist äußerst sensibel. In der *12. Woche* beginnt der Embryo herumzuturnen. Allerdings kann die Mutter diese Bewegungen noch nicht wahrnehmen. Der Kopf erscheint noch immer sehr groß im Verhältnis zum Körper. Die Saugmuskulatur des Mundes beginnt sich zu entwickeln, ebenso Zahnbetten und Speicheldrüsen. Zu diesem Zeitpunkt kann man eventuell zum ersten Mal die Herztöne hören. Die Milz nimmt ihre Funktion auf, die Produktion von Antikörpern. Die Lungenentwicklung schreitet rasch fort. Das Geschlecht des Embryos kann deutlich erkannt werden. Die Arme haben fast ihre endgültige Länge erreicht, die Hände werden beweglicher. Die Beine sind noch relativ kurz. Die Muskelfunktionen sind differenzierter. Der Embryo ist insgesamt flexibler und kann seine Bewegungen besser steuern. Muskel- und Nervensystem entwickeln weiterhin ihre Verbindung. Schweißdrüsen entstehen und das Körperhaar wächst.

In der *14. Woche* ist der Fetus (ab der 13. Woche heißt das Ungeborene Fetus) flexibler und in der Lage, Kopf, Mund, Lippen, Arme, Beine, Hände, Füße und Zehen zu bewegen. Kopf und Nacken werden stärker und aufgerichteter in Relation zum Körper. Die Augen treten im Profil deutlicher nach vorne. Das Herz ist in der Lage, große Blutvolumina zu bewältigen.

In der *16. Woche* geht das Wachstum weiter, ohne dass neue Funktionen aufgenommen werden. Der Fetus wiegt zirka 200 Gramm und ist zirka 20 cm lang. Es werden auch keine neuen Strukturen differenziert, da diese Entwicklung nun abgeschlossen ist. Die Augen sind endgültig im Gesicht angeordnet. Die Ohren sind in ihrer endgültigen Position und stehen vom Kopf ab. Der Gleichgewichtssinn ist komplett ausgebildet. Die Reflexe sind teilweise ausgebildet. Das Mekonium, also der erste Stuhlgang, wird gebildet. Mekonium besteht aus abgestorbenen Zellen und Fruchtwasseranteilen. Die Finger- und Zehenhautlinien werden ausgebildet. Die Nerven werden in sich weiter differenziert, so dass sie Impulse weitergeben können. Die Blutzirkulation ist komplett fertig gestellt. Das Nabelschnursystem wächst weiter. Der Mutterkuchen ist genauso groß wie der Fetus. Die Mutter spürt nun deutlich Kindsbewegungen, die auch immer kräftiger werden.

Das Umfeld im ersten Trimenon der Schwangerschaft

Aufbruchstimmung? Ängste? Pläne? Alles drin! So wie die Schwangerschaft im Körper der Frau allerhand Umstellungen mit sich bringt, wirkt sie sich auch im Umfeld der Frau, des Paares aus. Wie gestalte ich, wie gestalten wir unsere Zukunft zu dritt, zu viert, zu fünft? Das fängt bei der Wohnsituation an und geht über weitere grundsätzliche Überlegungen bis hin zu der wichtigen Frage, wer den Erziehungsurlaub beansprucht. Die Entscheidungen, die zu treffen sind, hängen natürlich von der Situation ab, in der sich das Paar, die Frau befindet. Lebt das Paar schon zusammen oder ist die Schwangerschaft der Startschuss für die gemeinsame Wohnung? Vielleicht ist das Paar aber auch erst zusammengezogen und stellt nun fest: Wir haben in der Wohnung gar keinen Platz für ein Kind. Gibt es bereits ein Kind oder mehrere und können diese zusammenrücken?

Obwohl es bis zur Geburt noch eine Weile dauern wird, beschäftigen sich die meisten Frauen und Paare jetzt schon mit diesen Fragen. Und das ist auch gut so. Denn wenn Sie sich bereits jetzt um eine Veränderung Ihrer Wohnsituation kümmern, werden Sie den Umzug im zweiten Trimenon, der Zeit des Wohlbefindens, über die Bühne bringen. Im letzten Drittel der Schwangerschaft umzuziehen ist nicht ratsam, beziehungsweise Sie sollten sich dann von all dem Stress fernhalten, der damit zusammenhängt, und auf keinen Fall sollten Sie schwer heben. Aber das werden Sie vermutlich gar nicht versuchen, denn im letzten Drittel der Schwangerschaft sind Sie wahrscheinlich damit ausgelastet, sich selbst »zu transportieren«.

Umbauten in einer bestehenden Wohnung sollten frühzeitig geplant und in Angriff genommen werden. Die Ausstattung des Kinderzimmers hat dagegen noch Zeit, und es ist klug, damit zu warten – auch wenn es manchen Frauen sehr schwer fällt, die sich nichts Schöneres vorstellen können, als jetzt schon das »Nest« zu schmücken. Besonders beim ersten Kind platzen manche Frauen geradezu vor Kreativität und Tatendrang. Doch diverse Anschaffungen erledigen sich erfahrungsgemäß von selbst. Kinderwagen, Wiege und Erstausstattung für den Säugling bekommen viele Frauen und Paare geschenkt. Freunde und Familie freuen sich, wenn sie etwas verleihen oder weitergeben können, wofür sie im Moment keine Verwendung haben. Wenn Sie daran denken, dass Sie diese Dinge ja nur kurze Zeit brauchen, lohnt es sich, herumzufragen. Auf die Ausstattung für das Baby kommen wir beim dritten Trimenon ausführlich zu sprechen.

Die anstehenden Veränderungen können sowohl die Freude der schwangeren Frau, des Paares steigern als auch Ängste auslösen. Diese sind so vielschichtig wie die Biografien der Menschen. Wird das Zusammenleben klappen, mag sich das eine Paar fragen, ein anderes kann sich eine größere Wohnung nicht leisten etc. Besonders Frauen, die in diesem Stadium noch nicht sicher sind, wie sich ihre Partnerschaft weiterentwickeln wird – weil sie vielleicht erst kurze Zeit besteht –, sehen sich zuweilen in einer beängstigenden Situation. Bitte erkundigen Sie sich detailliert, welche Beihilfen Ihnen gewährt werden können. Mit konkreten Zahlen lässt sich besser rechnen, und die Zukunft erscheint nicht mehr so unsicher.

Eine weitere Veränderung betrifft die berufliche Zukunft der Frau respektive des Mannes. Vielleicht befinden Sie sich noch in der Ausbildung, oder Sie sind gerade dabei, Karriere zu machen; eine Beförderung, auf die lange gewartet wurde, steht unmittelbar bevor etc. Manche Frauen und Männer verspüren zuerst Krisenstimmung, wenn sie realisieren, dass sie nun womöglich für längere Zeit aus ihrem lieb gewonnenen beruflichen Umfeld herausgerissen werden, und darüber nachdenken, wie schwer es sein wird, all das Erreichte erneut zu erobern. Aus diesem Grund sollten sich Paare – am besten schon vor der Schwangerschaft – überlegen, wer den Erziehungsurlaub beansprucht oder ihn nach Möglichkeit aufteilen. Sollte das Einkommen der Frau ungefähr dem ihres Partners entsprechen oder es übersteigen, besteht hier keine Hürde, den Vater zum Erziehungsurlaub zu motivieren. In einer guten Partnerschaft wird wahrscheinlich auch der werdende Vater über sein berufliches Engagement nachdenken. Besonders beim ersten Kind verspüren immer mehr Männer den Wunsch, aktiv dabei zu sein – nicht nur am Wochenende. Sie möchten auch werktags etwas von ihrem Kind mitbekommen, nicht erst zu Hause eintreffen, wenn es schläft.

Das »liebe Geld« spielt auch hier eine nicht unerhebliche Rolle. Kommen wir mit einem oder zwei halben Einkommen über die Runden? Wie werde ich mich fühlen, wenn ich nichts mehr verdiene? Auch hier gilt: informieren Sie sich. Und zwar umfassend und frühzeitig – am besten wiederum: vor der Schwangerschaft. Je schneller Sie Lösungen für Ihre Ängste finden, desto eher werden Sie sich entspannen und der Freude uneingeschränkt Raum geben können.

Sollte sich eine schwangere Frau bereits im Erziehungsurlaub befinden, verlängert dieser sich sechs Wochen vor der Geburt des nächsten Kindes um drei weitere Jahre.

Auch die Frage, wie bereits vorhandene Kinder mit dem Nachwuchs zurechtkommen, beschäftigt schwangere Frauen und Paare *(siehe Geschwister)*. Zwar freuen sich nahezu alle Kinder auf ein Geschwisterchen – doch bis es zu einem Spielkameraden heranwächst, vergeht etwas Zeit, und die verläuft nicht immer reibungslos.

Der Idealfall sieht folgendermaßen aus: Die Partnerschaft ist intakt, das Kind ist gewünscht, die familiengerechte Wohnung ist vorhanden, und der Arbeitgeber, die Arbeitgeberin der Frau, des Mannes gratuliert mit einem Blumenstrauß zum baldigen Nachwuchs. Für alle anderen Fälle gibt es Beratungsstellen, Freunde, Familien und natürlich das Mutterschutzgesetz. Heutzutage werden oft befristete Arbeitsverhältnisse abgeschlossen. Sollten sich Unklarheiten wegen Ihrer Rechte ergeben, wenden Sie sich bitte an die entsprechenden Beratungsstellen, zum Beispiel bei den Gewerkschaften oder beim Arbeitsgericht. Und erkundigen Sie sich auch hier frühzeitig. Sie sind übrigens verpflichtet, Ihrem Arbeitgeber innerhalb der ersten drei Monate Ihrer Schwangerschaft den voraussichtlichen Geburtstermin bekannt zu geben, damit auch er frühzeitig planen, das heißt eventuell Ersatz für Sie suchen kann. Ihr Mutterschutz beginnt sechs Wochen vor der Geburt. Die Bescheinigung über den errechneten Geburtstermin erhalten Sie von Ihrer Hebamme, Ärztin, Ihrem Arzt. Da der Entbindungstermin kein festes Datum ist und korrigiert werden kann, sollten Sie plus/minus 14 Tage in Ihre Planungen einbeziehen und sich diese Zeit freihalten.

Wenn sich die schwangere Frau in ihrem äußeren Umfeld gut fühlt, wird sie sich auch in der Schwangerschaft gut fühlen und so manche Begleiterscheinung leichter wegstecken. Genauso ist es ja auch außerhalb einer Schwangerschaft. In Krisensituationen bringt einen die kleinste Kleinigkeit aus dem Gleichgewicht. Sind wir mit uns selbst im Gleichgewicht – und dazu gehört ein stabiles Umfeld –, lachen wir vielleicht sogar darüber.

Die Partnerschaft im ersten Trimenon der Schwangerschaft

Eine entscheidende Rolle spielt hier die Frage, ob es sich um eine geplante oder ungeplante Schwangerschaft handelt – und zwar von beiden Partnern. Sollte die Schwangerschaft zuerst ungeplant gewesen sein oder hat der werdende Vater bei der Verkündung der »frohen Botschaft« keinen glücklichen Eindruck gemacht, ist es ratsam, diese Konflikte jetzt gut zu bearbeiten. Sehr wichtig ist dabei zu berücksichtigen, dass sich nicht nur die Frau, sondern auch die Partnerschaft in der Zeit der Anpassung an die Schwangerschaft befindet. Die Änderungen, die Überlegungen, die umfassende intensive Beschäftigung damit, was erwartet uns in nächster Zukunft, trifft für beide Partner zu. Zwei verschiedene Menschen mit unterschiedlichen Biografien, mit unterschiedlichen Strategien, Lösungen für Probleme zu finden und last but not least: mit zwei Geschlechtszugehörigkeiten – allein dies gibt zuweilen genug Zündstoff, weil sich das Verhalten von Frauen und Männern in der Bewältigung beziehungsweise Anpassung an veränderte Situationen oftmals stark unterscheidet.

Da die Frau die Schwangerschaft am eigenen Leib erfährt, fällt es ihr meistens – auch bedingt durch die hormonelle Umstellung – leichter, sie in die Partnerschaft zu integrieren, oder sie verspürt den Wunsch danach. Sie möchte gerne ein glückliches Paar mit ihrem Partner bilden. Alles soll »rund« sein. Sie möchte sich hundertprozentig angenommen fühlen und wünscht sich, ihr Partner möge ganz für sie da sein. Oft kommt es vor, dass das »ganz für mich da sein« vom Mann anders umgesetzt wird, als es sich die Frau wünscht. Viele Männer denken – besonders beim ersten Kind – erst einmal an die finanzielle Absicherung, also an ihre Verantwortung als Ernährer, obwohl dies beim ersten Kind zunächst noch nicht nötig ist, da fast alle Frauen über ein eigenes Einkommen verfügen. Die Rolle des Ernährenden fällt – wenn überhaupt – erst später und beim zweiten oder dritten Kind ins Gewicht, wenn es langfristig darum geht, die Familie zu versorgen, weil nun klar entschieden ist, dass einer der beiden Partner die häuslichen Belange managen wird. Viele werdende Väter beschäftigen sich sehr intensiv mit den Gedanken der finanziellen Absicherung ihrer Familie. Zum Leidwesen der Frauen sprechen sie häufig nicht darüber. Vielleicht, weil sie meinen, sie müssen das alleine auf die Reihe bringen. Vielleicht, weil sie sowieso nicht dazu neigen, ihr Gefühlsleben verbal auszubreiten. Vielleicht aber auch aus Sorge um die Frau, die sie nicht noch zusätzlich belasten wollen. Dies wiederum führt leicht zu Missverständnissen. Wenn nämlich die Frau den Eindruck hat, der Mann kümmere sich nicht ausreichend um ihre Schwangerschaft, widme sich nur noch seiner Karriere oder freue sich nicht auf das Kind.

Zum Glück leben wir in einer gesellschaftlichen Umbruchsituation, in der Rollenklischees nach und nach aufweichen und Frauen stark sein und Männer fühlen dürfen. Dennoch – jahrhundertelange Muster sind nicht von heute auf morgen auszumerzen. So mancher junge und im Sinne der Emotionalität emanzipierte Mann sieht sich mit dem Wissen um seine Vaterschaft mit Rollenbildern konfrontiert, die er kurz vorher noch empört weit von sich gewiesen hätte. Manche Männer fühlen sich regelrecht überfordert von der Vorstellung, in Zukunft Verantwortung für eine Familie tragen zu sollen. Oft überschätzen sie diese Verantwortung maßlos. Dies kann auch zu massiven Existenzängsten führen. Hinzu kommt die innere Einstellung zu der bevorstehenden großen Veränderung, besonders beim ersten Kind. So wie die Frau nun bald auch Mutter sein wird und dafür einen Platz in ihrem Leben finden muss, wird der Mann bald Vater sein. Wie stelle ich mir das Vater-, das Muttersein vor? Möchte ich anders damit umgehen, als es meine Eltern taten? Und wenn ja, wie? Welche Möglichkeiten gibt es, wenn ich, wenn wir nicht die tradierten Rollen übernehmen, indem die Frau als Hausfrau und der Mann als Ernährer fungiert? Auch die Sorge füreinander darf nicht vergessen werden: Wie wird sie/er sich dabei fühlen, wenn sie/er den geliebten Beruf aufgibt? Wie wird er/sie sich dabei fühlen, wenn er/sie nicht mehr jeden zweiten Abend zum Training gehen kann? Oder: Wie kann ich meine Partnerin, meinen Partner darin unterstützen, dass sie/er lieb gewonnen Aktivitäten weiterhin nachgehen kann? Welche Konsequenzen hat das für mich? Besonders junge werdende Väter können in dieser Umbruchsituation schon mal in eine Krise geraten. Sie sehen sich nur noch mit Erwartungen konfrontiert. Erwartungen ihrer schwangeren Frau, Erwartungen der Gesellschaft – und dem gegenüber stehen die eigenen Wünsche und Vorstellungen. Bitte bedenken Sie: Sie befinden sich in der Zeit der Anpassung. Wichtig ist es, all diese Themen zu besprechen. Viel zu oft entstehen Missverständnisse einfach dadurch, dass nicht miteinander gesprochen wird. Der eine unterstellt dem anderen Partner diese oder jene Gedanken – und in Wirklichkeit ist alles ganz anders.

Also, tauschen Sie sich aus. Berücksichtigen Sie die große Lebensumstellung, die auf Sie beide zukommt. Wir meinen, mit Gesprächen, einer Portion Nachsicht und einer großen Portion Humor werden Sie »das Kind schon schaukeln«. Bereits zu diesem Zeitpunkt legen Sie den Grundstein für Ihr späteres Handling der Schwangerschaft und vor allem auch für die Zeit nach der Geburt. Das frisch gebackene Elternpaar besteht ja aus zwei Individuen, die durch ihre Herkunft oft unterschiedlich geprägt sind. Diese Prägung durch das Elternhaus beeinflusst stark die Vorstellung, wie man mit dem eigenen Kind umgehen möchte. Entweder indem man das, was man als Kind erfahren hat, genauso weitergeben möchte – oder eben, indem man sich davon distanziert. Unter Umständen haben die Partner konträre Vorstellungen von behüteter Kindheit, davon, was das Beste für das Kind sein wird. Wenn Sie, liebes Paar, das jetzt bereits bedenken oder vorher schon bedacht haben und sich immer wieder daran erinnern, dass Sie an einem Strang ziehen, werden Sie so manche Klippe gekonnt umsegeln.

Die Rollenveränderung der Frauen innerhalb unserer Gesellschaft bringt es mit sich, dass viele Frauen – auch wenn sie das Kind natürlich lieber in einer intakten Partnerschaft bekommen – wissen, dass sie es zur Not auch alleine schaffen. Das gibt vielen Frauen das gute Gefühl, nicht abhängig zu sein. Für manche Männer mag das eine Erleichterung darstellen. Andere Männer fühlen sich von dieser Eigenständigkeit bedroht. Manche Männer plädieren für das zweite, dritte Kind, weil sie Angst vor der Unabhängigkeit ihrer Frau haben und diese mit Kindern eben unterbinden möchten. Sie sehen, alles ist drin! Und es bleibt garantiert spannend, sprich: es kann eine Menge Zündstoff geben, an dem Sie Ihre Management- und Kooperationsfähigkeiten üben können.

Eine große Rolle spielen auch die Vorbilder im sozialen Umfeld des Paares. Wenn das Paar beispielsweise in einer kleinen Wohnung zusammenlebt und die Frau dafür plädiert, aus finanziellen Gründen noch eine Weile dort wohnen zu bleiben: »Das Baby kann ja bei uns im Schlafzimmer sein«, was dem Mann überhaupt nicht recht ist. Der erinnert sich nämlich an einen Freund, der sich wegen des Babys im Schlafzimmer sozusagen aus seiner Ehe ausquartiert fühlte, sich überflüssig vorkam und mit Eifersucht auf die Mutter-Kind-Beziehung reagierte. Diese Erinnerung gibt der Mann aber nicht preis. Stattdessen sucht er nach Gründen, die er für logisch hält, um seine Partnerin zu einem baldigen Umzug in eine größere Wohnung zu überreden.

Aber auch das Motiv der gewünschten Abhängigkeit der Frau kann eine Rolle spielen. Ein Mann, der vielleicht Probleme mit starken

Frauen hat – das soll vorkommen –, ist durch die Schwangerschaft seiner Frau derart verunsichert, dass er ein Gegengewicht sucht, sich zu stärken, also beispielsweise sehr viel Wert auf seine Karriere legt – und auch gerne höhere monatliche Ausgaben fabriziert, um der Frau klarzumachen, wie wichtig seine Rolle ist. Schön wäre es, wenn er sich über seine Motive im Klaren sein und offen mit seiner Frau darüber sprechen könnte. Versuchen Sie bitte, so aufrichtig wie möglich zu sich selbst zu sein. Sprechen Sie Ihre Ängste und Sorgen aus. Und bewerten Sie die Ängste Ihres Partners, Ihrer Partnerin nicht. Lassen Sie sie stehen. Aber berücksichtigen Sie sie bei Ihren eigenen Überlegungen. Damit legen Sie den besten Grundstein für eine harmonische Zukunft.

Manches Mal führt ein Satz wie »Schließlich bin ich schwanger und nicht du«, den eine wütende Frau ihrem Partner »hinklatscht« dazu, dass er sich völlig zurückzieht.

Dabei wollte er doch nur das Beste. Also an dieser Stelle der Appell an die Frauen – bitte streichen Sie diesen Satz aus Ihrem Repertoire und überlegen Sie, ob es nicht Ihr Ziel ist, gemeinsam mit Ihrem Partner die Elternrolle zu übernehmen. Und dies beginnt nun mal in der Schwangerschaft. Bitte geben Sie Ihrem Partner den Raum, den er braucht. Oftmals zieht eine schnell hingeworfene Bemerkung Konsequenzen nach sich, die nicht bedacht wurden. Der oben angeführte Satz kann beispielsweise dazu führen, dass werdende Väter sich total zurücknehmen und bei jeder anstehenden Entscheidung nur lapidar antworten: »Es ist doch deine Schwangerschaft.«

Wir behandeln dieses Thema an dieser Stelle so ausführlich, weil bereits in der frühen Schwangerschaft das Bündel für die Zukunft geschnürt wird. Wenn Sie sich jetzt einigen können, werden Sie es aller Voraussicht nach auch später können. Wenn Sie jetzt schon über anstehende Konflikte sprechen, haben Sie später ein gutes Handwerkszeug, diese auch zu lösen.

Sexualität in der Schwangerschaft

Bei den ersten Schwangerschaftszeichen haben wir bereits ausgeführt, dass sich viele Frauen im ersten Drittel der Schwangerschaft recht »kuschelig« fühlen und auch häufiger als außerhalb der

Schwangerschaft den Wunsch nach sexuellem Kontakt verspüren. Dieser wird oftmals schöner und intensiver erlebt als vor der Schwangerschaft. Es gibt allerdings – Sie erinnern sich: alles ist möglich – auch das gegenteilige Empfinden: dass Frauen weniger Lust verspüren, sexuell aktiv zu werden. Manche Frauen fühlen sich beim Sex unsicher, weil sie Angst haben, dem Kind zu schaden. Hervorgerufen wird diese Angst gelegentlich von einem Ziehen im Unterbauch, das eventuell nach dem letzten Geschlechtsverkehr und/oder Orgasmus aufgetreten ist. Dieses Ziehen tritt auch außerhalb der Schwangerschaft auf, nur ist es dann oft nicht spürbar, weil zum einen die Gebärmutter kleiner ist und zum anderen die Frau selbst nicht so aufmerksam in sich hineinhorcht. Mehrgebärende können das Gefühl des Ziehens im Unterbauch leichter einordnen und haben auch weniger Sorge, ihrem Kind durch Sex zu schaden.

Frauen, die zum ersten Mal schwanger sind, betreten absolutes Neuland, und es ist nachvollziehbar, dass sie besonders vorsichtig sind. Sollte es schon einmal zu einer Fehl- oder Frühgeburt gekommen sein oder wurde eine solche – vielleicht im Familien- oder Freundeskreis – miterlebt, sind die Frauen sozusagen sensibilisiert und machen sich zuweilen mehr Sorgen als andere, unbelastete Frauen. Kontraktionen der Gebärmutter nach Geschlechtsverkehr sind normal und führen in der Regel nicht zu einem Abbruch der Schwangerschaft. Ansonsten gilt: In den ersten 12 Wochen geht es um alles oder nichts. Entweder erweist sich der Embryo als kräftig genug, das zweite Trimenon zu erreichen, oder eben nicht. Das wird in den meisten Fällen im ersten Schwangerschaftsdrittel entschieden. Eine gesunde Schwangerschaft wird durch Kontraktionen in der Gebärmutter, die durch Geschlechtsverkehr und/oder Orgasmus ausgelöst werden, nicht in Gefahr kommen. Nach einigen Minuten hören die Kontraktionen normalerweise wieder auf.

Manche Frauen sind sich über ihre sexuellen Wünsche unschlüssig. Sie wollen gerne kuscheln, haben dann aber die Befürchtung, ihren Partner damit zu stimulieren – und das, wo sie selbst noch nicht wissen, ob sie eigentlich »mehr« wollen. Solch eine Situation führt leicht zu Missverständnissen. Deshalb bitte offen darüber sprechen und als männlicher Teil der Partnerschaft verstärkt auf die Intuition achten: Wonach ist meiner Partnerin gerade zu Mute? Kann sie es selbst nicht formulieren, kann der Partner das vielleicht gemeinsam mit ihr herausfinden.

Wir wissen, dass es viele Männer gibt, denen dieses Nachfragen schwer fällt. Aber bitte versuchen Sie dennoch, über Ihren Schatten zu springen. Ihre Partnerin braucht Sie! Und wenn Sie sie nicht nach besten Kräften unterstützen, dann fühlt sie sich vielleicht abgewiesen. Das kann wiederum zu Problemen mit der Schwangerschaft führen. Mit »nach besten Kräften unterstützen« meinen wir ausdrücklich nicht, dass Sie das Kinderbett schreinern, das Haus umbauen oder das Kinderzimmer renovieren, sondern dass Sie Ihre Partnerin so unterstützen, wie es jetzt am besten für sie ist. Und wenn Sie zu jenen Menschen gehören, die glauben, man solle Gefühle nicht überbewerten, dann lassen Sie sich erklären, was im Körper einer schwangeren Frau passiert. Vielleicht ermutigt Sie das, Ihre Beziehung mit neuen Verhaltensmustern zu beleben, weil Sie erkennen, was Ihre Partnerin leistet. Häufig liegen die Gründe für einen Rückzug der werdenden Väter im sexuellen Bereich. Sie haben Angst, sich ihrer schwangeren Partnerin zu nähern, wollen es aber doch irgendwie, trauen sich aber nicht, darüber zu sprechen oder schaffen es nicht, die Rolle der werdenden Mutter mit der ihrer Geliebten zu verbinden. Da hilft nichts – Sie müssen darüber sprechen. Sonst säen Sie jede Menge Missverständnisse. Und die können Sie in dieser Zeit des Umbruchs nicht noch zusätzlich brauchen. Vor allem: Sie hören nach der Geburt nicht einfach auf. Deshalb: So früh wie möglich und alles ansprechen!
Männern fällt es meistens auch schwerer als Frauen, Geschlechtsgenossen zu finden, denen sie sich anvertrauen möchten. Leider ist es noch immer so, dass viele Männer Probleme damit haben, über

ihre Gefühle zu sprechen. Besonders, wenn Männer »in Rudeln« auftreten, werden Gefühle in derben Scherzen neutralisiert, wodurch
sich eindeutig zeigt, wie ängstlich und unsicher manche Männer
ihrer eigenen Gefühlswelt gegenüberstehen. Einem Mann, der durch
das vielleicht ablehnende sexuelle Verhalten seiner schwangeren
Frau sowieso schon verunsichert ist, wird es kaum weiterhelfen,
wenn seine Arbeitskollegen schulterklopfend Bedauern darüber
äußern, dass er jetzt wohl auch bald ins Kloster eintreten könne.
Und dann folgen noch ein paar meist sehr geschmacklose Witzchen.
Vielleicht meinen es die Arbeitskollegen sogar gut und versuchen,
in einer Art von männlicher Geheimsprache ihr Mitgefühl auszudrücken.
Doch warum, so fragen wir, und wir sind Frauen, müssen sie das so
kompliziert handhaben. Oftmals stellen Männer erst im Vier-Augen-
Gespräch fest, dass sie sich durch gegenseitige Offenheit auch beistehen können. Das erfordert nun aber wirklich Mut. Einer muss anfangen. Einer muss ein solcher Mann sein können, dass er sagen
kann: »Du, wie geht es dir jetzt eigentlich? Als meine Frau schwanger war, hatten wir überhaupt keinen Sex mehr. Ich habe immer
gelesen, Frauen hätten dann besonders viel Spaß daran. Meine Inge
hatte überhaupt keine Lust mehr. Wenn mir ihre Schwester nicht
mal erklärt hätte, dass das eigentlich gar nichts mit mir zu tun
haben muss – ich hätte mich ganz schön beschissen gefühlt.«
Sie merken, worauf wir hinauswollen? Genau: sprechen Sie auch
außerhalb Ihrer Partnerschaft offen. Sie werden sehr davon profitie-
ren und wahrscheinlich eine Reihe nützlicher Tipps bekommen. Und
es tut einfach gut, wenn man merkt, dass man nicht der/die Einzige
ist, der/die mit diesem oder jenem Problem zu kämpfen hat. Das
betrifft selbstverständlich nicht nur die Sexualität, sondern den
gesamten kunterbunten Wirbel, mit dem eine Schwangerschaft eine
Beziehung herausfordert, bereichert und belebt. Dass die Probleme
von außen – das heißt die Unzulänglichkeit unserer Gesellschaft –
mehr Sorgen bereiten können, liegt auf der Hand, denn was von
außen auf die Paare einstürmt, müssen sie ja innerhalb ihrer Beziehung bearbeiten und verdauen. Viele Beziehungen, die »wegen«
einer Schwangerschaft letztlich in die Brüche gingen, waren den
äußeren Bedingungen nicht gewachsen, die auf der ungleichen Rol-
lenverteilung von Frauen und Männern basieren. Leider spiegelt die
gesellschaftliche Wirklichkeit diese Situation überall. Warum gibt es
in Deutschland in Großstädten kaum Ganztagsschulen – wie es in

anderen europäischen Ländern gang und gäbe ist? Warum wird ein Mann, der Erziehungsurlaub beantragt, hochgelobt und von dutzenden von Hausfrauen und Müttern – die im Grunde nichts anderes tun als er – ehrfürchtig bestaunt und verehrt ... und von Männern belächelt?

Manche Männer haben prinzipiell Probleme, sich in ihre schwangere Partnerin hineinzuversetzen. Sie selbst spüren ja nichts. An und in ihrem Körper verändert sich nichts. Und nun stehen sie vor ihren schwangeren Partnerinnen und sind abhängig von deren Befindlichkeit. Besonders wenn die Partnerschaft bisher so strukturiert war, dass die Frau sich in fast allen Belangen an ihrem Mann orientierte, ist dies eine neue Situation, die von beiden Partnern Umdenken erfordert. Aber wie gesagt – mit gegenseitigem Verständnis und immer wieder einer Portion Humor ist auch dies zu lösen. Und es birgt die Chance, sich noch einmal ganz neu und auch anders zu begegnen.

Gedanken, Gefühle und Träume im ersten Trimenon der Schwangerschaft

Viele Frauen überdenken in der Schwangerschaft ihr bisheriges Leben. Vor allem die Beziehung zur Mutter wird – manchmal auch sehr kritisch – in einem neuen Licht gesehen. Manche Frauen erinnern sich plötzlich an Erlebnisse aus ihrer Kindheit, die sie vergessen glaubten. Sie wühlen im Keller nach altem Spielzeug, blättern in den Büchern ihrer Kindheit und träumen oft von sich als kleinem Mädchen. Oder sie träumen jene Träume, die sie aus ihrer Kindheit kennen und seither nie mehr träumten. In der ersten Zeit der Schwangerschaft kommt es auch vor, dass Frauen nachts erschreckt und verstört aufwachen, weil sie heftige Alpträume hatten, die mit der Geburt des Kindes, seinem Aussehen und seiner Gesundheit zusammenhängen. Wenn wir berücksichtigen, dass sich schwangere Frauen in einer so genannten Reifungskrise befinden, sind derartige Träume ein unbewusster Versuch, die Reifung zu vollbringen. Viele Menschen träumen besonders in Krisen- und Umbruchzeiten sehr intensiv. Und obwohl die Schwangerschaft als solche eine wunderbare Zeit ist – sie ist auch eine Zeit der totalen

> *Wichtig*
>
> Wir möchten Ihnen unbedingt raten, mit Ihrem Partner oder anderen vertrauten Menschen über Ihre Träume zu sprechen. Bitte glauben Sie nicht, dass ein Traum, der Sie erschreckt hat und den Sie dann auch noch erzählen, wahr wird. Es ist wichtig, Träume, die Sie belasten, ans Tageslicht zu lassen. Sicher, das kollidiert mit der zuvor beschriebenen Erwartung, schwangere Frauen müssten rund um die Uhr glücklich sein. Kein Mensch kann rund um die Uhr glücklich sein. Das ist ein Widerspruch in sich, denn Glück ist ja nur dadurch erlebbar, dass es auch unglückliche Zeiten gibt. Unsere Gesellschaft versucht, die Fragen und Ängste, die mit einer Schwangerschaft einhergehen, zu ignorieren. Was zählt, ist das totale Familienglück. Lassen Sie sich davon nicht beeindrucken. Nicht Sie müssen sich verbiegen und anpassen – die Gesellschaft muss endlich den Mut aufbringen anzuerkennen, dass Schwangerschaft eine Zeit höchst ambivalenter Gefühle ist. Als schwangere Frau haben Sie nun die Möglichkeit, einen Teil zu dieser Veränderung beizutragen – indem Sie offen über alle Gefühle sprechen. Und das sind bestimmt eine Menge: wunderschöne und Angst auslösende, zuversichtliche und hoffnungslose. Teilen Sie Ihre Gefühle mit. Zu Ihrer eigenen Entlastung und um Ihrer Umgebung zu zeigen, dass Schwangerschaft viele Gesichter hat. Genauso wie das ganze Leben.

Veränderung. Wo viel Licht ist, gibt es auch viel Schatten. Im Alltagsleben sind diese Schatten oft nicht spürbar. Sie hausen sozusagen verborgen im Unbewussten. Doch nachts kommen sie an die Oberfläche – in der symbolhaften Sprache der Träume.

Das muss Sie nicht erschrecken, ganz im Gegenteil: Träume sind Versuche des Unbewussten, Konfliktsituationen aufzuzeigen und zu lösen. Träume sind ein Reinigungsprozess. In der Nacht säubert sich Ihre Seele von den Dingen, die sie belasten; von Dingen, die Sie in Ihrem Tagesbewusstsein vielleicht gar nicht wahrnehmen möchten. Die beste Möglichkeit, mit Träumen – und auch mit nicht so schönen – umzugehen, ist die, sie anzunehmen. Nutzen Sie Ihre Träume, um Kontakt mit Ihrem Innersten aufzunehmen. Und seien Sie sicher: Sie sind nicht die einzige schwangere Frau, die nachts von Ängsten geplagt wird. Im weiteren Verlauf der Schwangerschaft und mit zunehmender Sicherheit den Veränderungen gegenüber werden diese Träume aufhören oder nur noch manchmal auftreten.

Pränataldiagnostik

Viele Menschen wissen überhaupt nicht, was mit Pränataldiagnostik gemeint ist. Sie wissen es wahrscheinlich, und Ihre Gefühle gegenüber dieser Diagnose im Mutterleib werden vermutlich gemischt sein. Pränataldiagnostik hat nichts mit dem Verlauf einer normalen Schwangerschaft zu tun, da mit ihrer »Hilfe« in die Schwangerschaft eingegriffen wird, um eine Diagnose stellen zu können. Im Mutterpass sind die Untersuchungsmöglichkeiten Chorion(zotten)biopsie und Amniozentese aufgeführt. Der Triple-Test ist bislang nicht Bestandteil der Mutterschaftsrichtlinien, doch bei medizinischer Indikation werden die Kosten von den Krankenkassen übernommen. Da die Untersuchungen am Ende des ersten Schwangerschaftsdrittels beziehungsweise zu Beginn des zweiten durchgeführt werden, wollen wir Sie an dieser Stelle darüber informieren. Bevor wir uns der Pränataldiagnostik allgemein widmen, möchten wir das Down-Syndrom und die drei genannten Untersuchungsmethoden kurz erklären.

Trisomie 21 (Down-Syndrom)

Die meisten Frauen, die der Pränataldiagnostik zustimmen, befürchten eine Chromosomenanomalie – vorrangig das Down-Syndrom. Früher bezeichnete man damit geborene Kinder als mongoloid. Das Down-Syndrom, auch Trisomie 21 genannt, bedeutet, dass das Chromosom 21 dreimal statt zweimal vorliegt. Die menschliche Zelle enthält ja 46 Chromosomen, man sagt auch: 44 zwei, denn die restlichen zwei sind die geschlechtsbestimmenden Chromosomen, also entweder XX bei einer Frau oder XY bei einem Mann. Der Grund für das dreimalige Erscheinen des Chromosoms 21 ist eine zufällig entstandene Mutation (freie Trisomie).

Die Häufigkeit von Chromosomenanomalien in Form einer Trisomie 21
Bei einer 25-jährigen Frau beträgt das Risiko 0,1 %, bei einer 34-jährigen 0,2 %, bei einer 35-jährigen 0,3 %, bei einer 36-jährigen 0,4 %, bei einer 37-jährigen 0,5 %, bei einer 40-jährigen 1 %, bei einer 41-jährigen 1,3 %, bei einer 42-jährigen 1,8 %, bei einer 43-jährigen 3,3 %, bei einer 45-jährigen 5,4 % und bei einer 48-jährigen 12 %. Über das Risiko, das das Alter des Vaters bildet, gibt es keine einheitliche wissenschaftliche Meinung.

Dazu kommt es, wenn sich nach der Befruchtung die Eizelle nicht ordentlich reduziert oder die Samenzelle ein Chromosom zu viel beisteuert. Erwiesen ist, dass das Risiko mit zunehmendem Alter der Mutter steigt; wir haben bereits beim Thema Mutterpass darauf hingewiesen.

Chorionzottenbiopsie

Die Chorion(zotten)biopsie wird entweder vaginal – mittels einer Kanüle, die durch die Scheide in die Gebärmutter eingeführt wird – oder abdominal – das heißt mittels einer Hohlnadel, die durch die Bauchdecke gestoßen wird – durchgeführt. Möglich ist diese Untersuchung, bei der Gewebe aus den Zotten oder der Plazenta entnommen wird, ab der 7. Schwangerschaftswoche. Das entnommene Gewebe wird auf seinen Chromosomensatz untersucht. »Empfohlen« wird die Chorion(zotten)biopsie, wenn die schwangere Frau unter Ängsten eine Chromosomenanomalie betreffend leidet, wenn diese bei einem vorhergehenden Kind auftrat, wenn die Frau einmal eine Fehlgeburt mit Verdacht auf Chromosomenanomalien hatte, Erbkrankheiten vorliegen oder die schwangere Frau älter als 35 ist.

Theoretisch ist es mit dieser Untersuchung möglich, das Geschlecht des Kindes, seine Blutgruppe, Chromosomenanomalien, Muskel-, Blut- und Stoffwechselkrankheiten – wie Mukoviszidose – sowie Erbkrankheiten zu erkennen. Praktisch ist es so, dass das Ergebnis sehr stark von der Fähigkeit des Punkteurs, der Punkteurin abhängt – und auch das Fehlgeburtsrisiko. Außerdem muss der Test manchmal wiederholt werden, weil das »gewonnene Material« nicht aussagefähig ist. Die Untersuchung kann Fehlbildungen an Fingern, Zehen, Zunge oder Unterkiefer des Kindes verursachen, und bei Frauen mit der Blutgruppe Rhesus-negativ besteht die Möglichkeit einer Rhesussensibilisierung. Das Testergebnis gibt keine Auskunft über Neuralrohrdefekte (offener Rücken, Anenzephalie), weswegen meistens weitere Tests empfohlen werden. Die Kosten für die Chorion(zotten)biopsie werden bei medizinischer Indikation von den Krankenkassen übernommen.

Amniozentese

Die Amniozentese, also Fruchtwasseruntersuchung, wird zwischen der 15. und 18. Schwangerschaftswoche durchgeführt, weil erst dann genügend Fruchtwasser mit abgelösten Hautzellen des Kindes vorhanden ist. Die Zellen werden gewonnen, indem mit einer Hohlnadel durch die Bauchdecke der Frau und die Gebärmutterwand in die Fruchtblase gestochen wird, sie werden kultiviert und einer Chromosomenanalyse unterzogen. Die Amniozentese wird in etwa bei den gleichen Indikationen empfohlen wie die Chorionzottenbiopsie sowie prinzipiell ab dem 35. Lebensjahr. Auch die Risiken sind ungefähr gleich. Das Ergebnis und das Fehlgeburtsrisiko hängigen von dem Punkteur, der Punkteurin ab. Die Verletzungsgefahr für das Kind liegt bei etwa 1 %. Also genauso hoch wie das statistische Risiko einer Schwangerschaft mit Chromosomenanomalie bei einer 35-jährigen Frau. Die Untersuchung muss manchmal wiederholt werden, da das Ergebnis nicht eindeutig ist. Die Wartezeit von zirka zwei Wochen auf das Testergebnis wird von den Frauen und Paaren als hochgradig belastend empfunden. Die Kosten für den Eingriff werden bei medizinischer Indikation von den Krankenkassen übernommen.

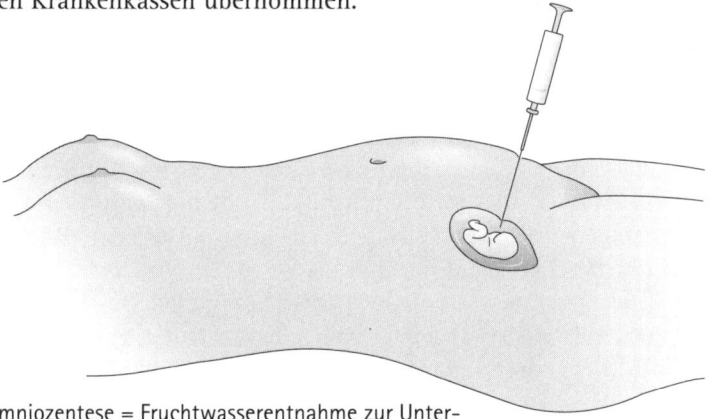

Amniozentese = Fruchtwasserentnahme zur Untersuchung auf Chromosomenkrankheiten des Kindes.

Triple-Test

Der Triple-Test, auch ASFP-plus genannt, wird zwischen der 16. und 18. Schwangerschaftswoche durchgeführt. Aus einer Armvene wird

Blut abgenommen, das auf zwei verschiedene Substanzen untersucht wird, die bei einer gesunden Frau ausschließlich während der Schwangerschaft nachzuweisen sind, die allerdings vom Kind produziert und über den Mutterkuchen in den mütterlichen Blutkreislauf ausgeschwemmt werden. Die Konzentration dieser Hormone darf bei einem gesunden Kind bestimmte Grenzwerte nicht unter- oder überschreiten. Die Aussicht, durch eine Blutprobe der schwangeren Frau Fehlbildungen ausschließen zu können, erscheint verführerisch und mag auch ein Grund dafür sein, dass dieser Test in vielen Praxen zur Routine gehört – manchmal übrigens, ohne die Frauen zu fragen. Vergessen wird hierbei, dass die Aussagekraft dieses Tests sehr eingeschränkt ist und ein positiver Befund beim Triple-Test keine definitive Diagnose darstellt. Es handelt sich nur um eine statistische Wahrscheinlichkeitsberechnung für das Risiko einer Frau, ein Kind mit Trisomie 21 zu gebären.

Zum Beispiel: Eine 29-jährige schwangere Frau hat als Ergebnis des Triple-Tests ein erhöhtes Risiko von 1:300. Das bedeutet, sie trägt nicht ihr statistisch altersgemäßes Risiko, sondern das einer 35-jährigen Frau, deren Risiko mit einem Wert von 1:386 angegeben wird. Dieses Ergebnis kann zur Empfehlung einer Fruchtwasseruntersuchung führen, die allerdings erst Wochen später möglich ist. Was das für die betreffende Frau oder das Paar bedeutet, ist klar. Vor dem Hintergrund der hohen Rate von falsch-positiven Befunden beim Triple-Test erscheint das Vorgehen mancher dazu ratenden Mediziner gelegentlich verantwortungslos. Wenn 1000 Schwangere einen Triple-Test machen lassen, dann zeigt sich bei 80 bis 100 Schwangeren ein erhöhtes Risiko für ein Kind mit Down-Syndrom und bei 40 Schwangeren die Möglichkeit für ein Kind mit offenem Rücken. Doch in Wirklichkeit sind nur drei bis vier Feten von der positiven Befundung betroffen. Von etwa 870 Schwangeren, bei denen der Triple-Test kein Risiko anzeigt, gebärt aber trotzdem eine Frau ein Kind mit Down-Syndrom oder offenem Rücken. Soviel zur Zuverlässigkeit des Triple-Tests. Die Kosten werden bei medizinischer Indikation von den Krankenkassen getragen.

Es gibt eine Reihe weiterer Tests, doch wir wollen uns hier ausdrücklich auf die vorgenannten beschränken. Zum einen, weil wir von einer gesunden Schwangerschaft ausgehen. Zum anderen, weil diese Tests heimlich, still und leise immer mehr ins Normalprogramm der Vorsorgeuntersuchungen aufgenommen werden. Dazu hat sicherlich ein Aufsehen erregender Prozess beigetragen: Ein

Elternpaar mit einem am Down-Syndrom erkrankten Kind verklagte seinen betreuenden Gynäkologen – er sei seiner Aufklärungspflicht nicht nachgekommen, habe also das Elternpaar nicht über die Möglichkeiten der Pränataldiagnostik informiert. Kein Wunder, dass die Standesorganisationen der Ärzteschaft empfehlen, jede Schwangere ab zirka 33/34 Jahren auf die entsprechende Diagnostik wenigstens hinzuweisen. Doch weder der Hinweis noch die Diagnose erweist sich – falls eine Abweichung vorliegt – als Lösung.

Uns sind Fälle bekannt, in denen sich die Diagnose bei der Geburt des Kindes als falsch herausstellte: Ein laut Diagnose gesundes Kind kam mit einer Behinderung zur Welt, und ein angeblich behindertes Kind kam gesund zur Welt. Letzteres setzt natürlich den Mut der Mutter, der Eltern voraus, das vermeintlich behinderte Kind dennoch auszutragen. Und da sind wir beim Punkt: Die Entscheidung trifft die Frau, das Paar. Frauen, die sich für einen Abbruch entscheiden, sind danach häufig traumatisiert und brauchen lange Zeit, ihn zu verarbeiten – wenn es überhaupt jemals gelingt.

Keine leichte Entscheidung

Bevor Sie einer pränataldiagnostischen Untersuchung zustimmen, sollten Sie sehr gründlich in sich gehen. Leider werden die meisten Frauen damit regelrecht »überfahren«. Der Frauenarzt, die Frauenärztin überreicht ein Überweisungsformular und schickt sie zur Amniozentese. Viele Frauen wissen nicht, worauf sie sich dabei einlassen. Sie vertrauen der medizinischen Kompetenz. Wenn sie dann merken, dass sie mit einer Entscheidung über Leben und Tod ganz alleine dastehen, ist es zu spät.

Die pränatalen Untersuchungen sind nicht ungefährlich für das Fortbestehen der Schwangerschaft, und in seltenen Fällen auch nicht für die Frau! Ihr Ergebnis ist nicht hundertprozentig. Und: die Diagnose ist keine Therapie. Sollte eine Frau eine vom Normalwert abweichende Diagnose erhalten, muss sie noch mal und weitergehend untersucht werden, um das Ergebnis zu bestätigen. Und am Ende muss sie eventuell entscheiden, was sie niemals hätte entscheiden wollen: Möchten Sie die Schwangerschaft abbrechen?, heißt es dann unter Umständen. Uns sind unzählige Fälle bekannt, in denen für Frauen gleich ein Bett in einer Klinik gebucht wurde, um die Schwangerschaft so schnell wie möglich zu beenden, also eine künstliche Geburt einzuleiten und das Kind tot zu gebären, da es die Einleitung der Geburt nicht überleben würde und ja auch tot zur Welt kommen soll. Im Mutterleib darf ein Kind getötet werden. Nicht aber außerhalb des Mutterleibes. Die Auswirkungen der Gesetzgebung und die daraus resultierende medizinische Praxis sind teilweise dermaßen grauenvoll, dass wir an dieser Stelle nicht weiter auf das Thema eingehen möchten. Im Anhang finden Sie unter »Pränataldiagnostik zum zweiten« mehr dazu, wenn Sie sich umfassender informieren möchten.

Die erste Frage, die Sie sich prinzipiell stellen sollten, lautet: Was würde es für mich bedeuten, ein behindertes Kind großzuziehen? Wenn Sie diese Frage mit einem »Ich werde lernen, damit umzugehen« beantworten, dann können Sie die Pränataldiagnostik ignorieren.

Sollte ein behindertes Kind für Sie einer Katastrophe gleichkommen, machen Sie sich bitte klar, welche Folgen ein entsprechender Befund durch Pränataldiagnostik haben kann. Auf keinen Fall sollten Sie sich zu irgendetwas drängen lassen. Solche weit reichenden und unter Umständen Ihr ganzes Leben verändernden Entscheidungen wollen gründlich überlegt sein. Uns sind Fälle bekannt, in denen sich Frauen regelrecht zum Abbruch gezwungen fühlten, und als sie dann am Wehentropf hingen, begriffen sie, was da eigentlich passierte, und schrien: Nein! Sie wollten das Kind doch behalten – aber es war zu spät. Eine eingeleitete Geburt ist ab einem bestimmten Zeitpunkt nicht mehr aufzuhalten.

Schwanger auf Probe

Die Medizin stellt die Pränataldiagnostik häufig als großen Segen für die Menschheit dar. Dass sie aber auch ein Damoklesschwert ist, wird meist verschwiegen. Aber das Damoklesschwert schwebt auch nicht über den Ärzt(inn)en, sondern über den Frauen, ihren Partnern und Familien. Eine Schwangerschaft, die von vornherein von dem Ergebnis der Pränataldiagnostik abhängig gemacht wird, kann erst in ihrer zweiten Hälfte akzeptiert werden. Bis dahin weiß die Frau, das Paar nicht, ob sie/es das Kind auch wirklich will. Das heißt, die Schwangerschaft wird gar nicht richtig angenommen – um späterem Leid vorzubeugen. Die Frau, das Paar ist sozusagen schwanger auf Raten. Oder: Die Schwangerschaft, die von so viel Freude und Glück begleitet wurde, wird plötzlich zu einer dunklen Bedrohung, weil die mögliche Behinderung des Kindes im Vordergrund steht. Pränataldiagnostik ist ein anderes Wort für: Entscheidung über Leben oder Tod.

Egal, wie entschieden wird, falls beispielsweise eine Chromosomenanomalie vorliegt: Beide Entscheidungen ziehen schwerwiegende Konsequenzen nach sich. Das Leben mit einem behinderten Kind ist ein anderes als mit einem gesunden Kind. Und das Leben mit dem Bewusstsein, ein eventuell behindertes Kind verneint, ist ein anderes, als es bejaht zu haben. Fatalerweise ist das Thema behindertes Kind nach einem Abbruch nicht beendet. Es kann genauso präsent sein, als wäre das behinderte Kind tatsächlich geboren. Es sitzt natürlich nicht am Tisch, und man sucht keinen Kindergartenplatz. Aber es ist in den Köpfen der Eltern, der Frauen. Es kann zu einem lebenslangen Begleiter werden.

Die Pränataldiagnostik nimmt in diesem Buch – leider – so viel Raum ein, weil sie auch immer mehr Raum im Bewusstsein werdender Eltern einnimmt. Natürlich hätten wir es lieber, wenn Schwangerschaft nicht damit belastet wäre. Doch wir können die Zeit nicht zurückdrehen und die Einführung neuester Untersuchungsmethoden nicht ignorieren. Also haben sich werdende Eltern heutzutage damit auseinander zu setzen. Manche Paare sprechen ab der Bekanntgabe des Termins für eine Amniozentese überhaupt nicht mehr von ihrem Kind. Überlegungen, wie man beispielsweise das Kinderzimmer einrichten möchte, werden eingestellt. Die Freude auf die Zukunft erscheint wie ausgebremst. Bis ... bis das Ergebnis da ist. Grauenvolle Zeit des Wartens. Warten auf das »grüne Licht von außen«. Und dann: aufatmen – warum lassen wir uns eigentlich darauf ein?

Eva Schindele hat in ihrem Buch »Schwangerschaft zwischen guter Hoffnung und medizinischem Risiko« acht Punkte genannt, die Frauen und Paare berücksichtigen sollten, ehe sie genetischen Tests zustimmten:

- Warum will ich diese Untersuchung durchführen lassen und was erwarte ich von dieser Diagnostik?
- Welche Ziele hat die Untersuchung? Über welche speziellen Krankheiten des Ungeborenen kann der Test Aussagen machen? Ist es ein Test, der alle möglichen Abweichungen von der Norm feststellt – auch solche, die keinen Krankheitswert haben?
- Welcher Art ist das Merkmal, nach dem gesucht wird? Handelt es sich um eine schwere oder minder schwere Erkrankung oder gar nur um eine Anfälligkeit? In welchem Lebensalter wird sie auftreten?
- Welches Eingriffsrisiko ist für mich als schwangere Frau mit der Untersuchung verbunden? Kann es zur Fehlgeburt oder zu Komplikationen in der Schwangerschaft kommen? Beeinträchtigt der Test mein Erleben der Schwangerschaft?
- Wie sicher ist der Test, das heißt, wie groß ist die Wahrscheinlichkeit, dass es zu falsch-positiven beziehungsweise falsch-negativen Resultaten kommt?
- Was bedeutet es für mich, wenn der Test einen von der Norm abweichenden Befund ergibt? Werden weitere Tests notwendig, um das Resultat zu bestätigen?
- Welche Handlungsoptionen stehen bei der Feststellung einer Krankheit zur Verfügung? Ist die Krankheit therapierbar? Würde ich auch noch im sechsten Monat einen Schwangerschaftsabbruch machen lassen?
- Was bedeutet es, wenn ich diese Diagnostik nicht durchführen lasse?

Geburtsvorbereitungskurs

Vielleicht wundern Sie sich, dieses Thema schon zu diesem frühen Zeitpunkt zu finden. Doch spätestens ab der 12. Woche sollten Sie sich um einen Geburtsvorbereitungskurs kümmern, denn sie sind sehr schnell ausgebucht, und wenn Sie gerne die Wahl hätten, gilt: Wer zuerst kommt ...

Im jetzigen Stadium der Schwangerschaft haben Sie noch genügend Zeit, sich einen guten Platz für den Geburtsvorbereitungskurs zu suchen. Im weiteren Verlauf der Schwangerschaft werden Sie mit ganz anderen Aufgaben beschäftigt sein, vielleicht richten Sie bereits das Kinderzimmer ein und haben dann nicht mehr die Muße, sich aufmerksam umzusehen. Im letzten Drittel der Schwangerschaft einen Geburtsvorbereitungskurs zu suchen heißt, man muss nehmen, was man kriegen kann. Erstgebärende haben manchmal Schwierigkeiten wegen ihrer Berufstätigkeit, terminlich passende Kurse zu finden – auch das ist ein Grund für die rechtzeitige Erkundigung. Also hören Sie sich frühzeitig um – bei Freundinnen, im Bekanntenkreis – und fragen Sie auch danach, welche Schwerpunkte im Kurs gesetzt werden.

Sollten Sie bislang lediglich von einem Frauenarzt, einer Frauenärztin betreut werden, ist jetzt auch ein guter Zeitpunkt, eine Hebamme hinzuzuziehen. Sie wissen ja, dass die parallele Betreuung finanziell von den Krankenkassen übernommen wird und Frauen es als sehr angenehm empfinden, die Hebamme als Vertrauensperson an ihrer Seite zu wissen, die Fragen klären kann, die sich immer wieder mal zwischendurch so ergeben, und Begleiterscheinungen zu lindern weiß, so dass sich Kleinigkeiten nicht zu großen Problemen auswachsen können. Vielleicht finden Sie ja eine Hebamme, bei der Sie auch gleich den Geburtsvorbereitungskurs buchen können und die Sie nach der Geburt im Wochenbett betreut.

Mundpropaganda ist sicherlich die beste Möglichkeit, eine gute Hebamme kennen zu lernen. Aber Sie können auch in Kliniken nach Hebammenlisten fragen oder in Apotheken und Frauenarztpraxen. In Letzteren geht der Trend leider noch immer dahin, dass Frauen vor der 24. Woche selten empfohlen wird, sich um die Geburtsvorbereitung zu kümmern. Aber dann ist es meistens schon zu spät, zumindest, was die Geburtsvorbereitung bei einer Hebamme betrifft. Das alles erinnert ein wenig an das spätere »Pokern« um Kindergartenplätze. Sie können aber auch einfach ins Telefonbuch schauen oder sich beim Gesundheitsamt erkundigen, dort sind freiberufliche Hebammen registriert. In den Wochenendausgaben mancher regionaler Zeitungen finden sich in der Rubrik mit Telefonnummern der ärztlichen Notdienste gelegentlich die Telefonnummern von Hebammen. Auch im Internet gibt es Hebammenlisten *(siehe Anhang)*.

Frauen- oder Paarkurs

Sie haben entweder die Möglichkeit, einen Einzel-Geburtsvorbereitungskurs oder zusammen mit Ihrem Partner einen Paarkurs zu besuchen. Jede schwangere Frau hat Anspruch auf 14 volle Zeitstunden Geburtsvorbereitung. Die Kosten werden von den Krankenkassen übernommen. Derzeit liegt die Gebühr bei DM 140,- pro Kurs. Die Gebühren für den Partner werden von den Krankenkassen nicht übernommen, müssen also selbst bezahlt werden. Partnerkurse sind besonders empfehlenswert in der ersten Schwangerschaft, damit der Partner seiner Frau während der Schwangerschaft und unter der Geburt bestens beistehen kann. Sollten irgendwelche Fragestellungen oder Komplikationen auftreten, ist es gut zu wissen, dass der Partner Bescheid weiß. Vier Ohren und Augen sehen nun mal mehr als zwei! Der gemeinsame Besuch eines Geburtsvorbereitungskurses bedeutet darüber hinaus auch eine weitere Verbindung. Der Partner signalisiert der schwangeren Frau: Ich interessiere mich für alles, was jetzt passiert. Ich möchte es mit dir teilen. Es tut der Frau unter Umständen sehr gut, wenn so auch nach außen hin sichtbar wird, dass sich ihr Partner mit ihr und dem Nachwuchs identifiziert.

Leider werden Geburtsvorbereitungskurse gelegentlich mit verniedlichenden oder aber auch diskriminierenden Wörtern bedacht. Viele schwangere Frauen lachen dann zuerst einmal, oft fühlen sie sich aber dadurch verletzt. Setzen Sie sich ruhig zur Wehr, wenn Sie etwas ärgert. Vielleicht können Sie sich selbst aber noch nichts unter einem Geburtsvorbereitungskurs vorstellen – schließlich ist Gebären doch die natürlichste Sache der Welt? Spätestens wenn es ums Atmen geht, werden Sie merken: Richtiges Atmen kann eine Kunst sein.

Die wichtigsten Inhalte

Geburtsvorbereitungskurse werden von Krankengymnast(inn)en, Geburtsvorbereiterinnen und Hebammen gehalten. Der Vorteil eines von einer Hebamme geleiteten Kurses liegt darin, dass sie nicht nur die gymnastische Geburtsvorbereitung und theoretische Fragen beantworten, sondern Ihnen auch bei Beschwerden beistehen kann, da sie ja Fachfrau für Ihre Belange ist. Außerdem fällt ihr vielleicht im Laufe des Geburtsvorbereitungskurses eine Begleiterscheinung oder krankhafte Veränderung auf, die sie gezielt beeinflussen kann. Wir meinen, Hebammen sind die beste Adresse für Geburtsvorbereitungskurse. Ein wichtiges Thema ist auch die Stillvorbereitung innerhalb des Kurses – auch hier sind Sie bei Hebammen in guten Händen. Geburtsvorbereitungskurse haben nicht alle den gleichen Inhalt. Sie lehnen sich oft an eine bestimmte Schule an. Bekannt sind die nach Leboyer, Lamaze und Read. Dabei steht die Methode – vor allem die Atemtechnik – im Vordergrund.

Historisches vorneweg
Geburtsvorbereitungskurse und Schwangerschaftsgymnastik wurden Anfang des 20. Jahrhunderts durch den Arzt Dick Read etabliert. Er beobachtete, dass Angst, Anspannung und Schmerz sich gegenseitig bedingen, sozusagen in einem gemeinsamen Kreis in Bezug zueinander stehen: Durch Angst verspannt sich der Körper, und ein verspannter Körper führt zu stärkeren Schmerzen, Schmerzen gehen wiederum mit größerer Angst einher – eben auch und besonders bei der Geburt. Dieser Anspannung begegnete Dick Read mit der Entwicklung von Schwangerengymnastik. Ich gehe davon aus, dass Read selbst nie Geburtsvorbereitungskurse oder Schwangerengymnastik durchgeführt hat, sondern die verschiedenen Ansätze gesehen hat, mit denen Hebammen schwangere Frauen mit Atemübungen und Gymnastik auf die Geburt vorbereiteten. Das dokumentierte er, manifestierte es mit seiner Anspannungs-Schmerz-These und erreichte damit, dass diese Methode nach seinem Namen benannt wurde. Regelrecht gefeiert wurde Dick Read für die Einführung der »natürlichen« Geburt. Seinerzeit war es meistens üblich, den unter ärztlicher Aufsicht gebärenden Frauen bei der Austreibungsphase eine so genannte Durchtrittsnarkose zu verpassen, wodurch sie von der Geburt ausgeschlossen waren. Wenn sie dann aufwachten, dauerte es eine Weile, bis sie überhaupt realisierten, schwanger gewesen zu sein, ganz zu schweigen von der vollbrachten Geburt. Von einigen Geburtshelfern wurde die natürliche Geburt sehr begrüßt, und sie verzichteten auf die Durchtrittsnarkose. Dick Reads natürliche Methode ging allerdings nicht so weit, schwangere Frauen darüber aufzuklären, was während der Schwangerschaft und Geburt in ihrem Körper passiert.
Auch Leboyer und Lamaze beobachteten jahrelang Frauen bei der Geburt – auch in verschiedenen Kulturen, Leboyer besonders in

Indien/Asien. Dort erlebte er, wie Hebammen die Frauen während der Geburt begleiteten und welche Methoden sie anwendeten, um den Angst-Verspannung-Schmerz-Kreis aufzubrechen. So wurde die Leboyer- beziehungsweise Lamaze-Methode »geboren«.

Worauf Sie achten sollten
Heute wissen wir, dass Gymnastik und gezielte Atemübungen eine sehr gute Basis bilden und einem hohen Prozentsatz der Frauen auch helfen. Dennoch liegt ein Schwerpunkt der Geburtsvorbereitungskurse durch Hebammen darin, den Frauen zu erklären, was in ihrem Körper bei der Geburt eigentlich geschieht, um ihnen konkrete Vorstellungen und ein Bewusstsein für diese Vorgänge zu vermitteln. Wenn Frauen schon während der Schwangerschaft lernen, in sich hineinzuhorchen, werden sie weniger Verspannungen und Ängste entwickeln. Außerdem wird es ihnen relativ leicht fallen, Methoden zur Entspannung anzuwenden, also Verspannungen auszugleichen oder ganz aufzuheben. Doch dies ist ein Lernprozess und sollte kontinuierlich geübt werden. Also beginnen Sie bitte nicht zu spät mit Ihrem Geburtsvorbereitungskurs, da Sie ab der 28. Woche höchstwahrscheinlich schon mit einigen Begleiterscheinungen konfrontiert wurden, die gegebenenfalls zu Verspannungen geführt haben. Je später Sie diesen zu Leibe rücken, desto schwerer ist es, sie auszugleichen.
Sollten Sie sich über die verschiedenen Methoden der Geburtsvorbereitung informieren, bedenken Sie dabei bitte, dass nicht eine Methode – Lamaze oder Leboyer oder andere – im Vordergrund steht, sondern das gesamte Programm, das Ihnen in dem jeweiligen Kurs geboten wird. Ein idealer Geburtsvorbereitungskurs beinhaltet sämtliche Aspekte, die die körperlichen Veränderungen der Frauen betreffen, und Übungen, um statische Veränderungen auszugleichen – insbesondere auch zur Vorbeugung einer Hohlkreuzhaltung und somit Vorbeugung gegen Rückenschmerzen, die im weiteren Verlauf der Schwangerschaft natürlich die Tendenz haben, sich zu verstärken. Bei jedem Termin eines Geburtsvorbereitungskurses sollten bestimmte Übungen durchgeführt werden, und zwar die Wirbelsäule entlastende, Rückenmuskulatur stärkende, Venen entlastende, Kreislauf anregende – durch die die Frauen zum Beispiel lernen, einen Blutdruckabfall zu kompensieren. Alle Übungen sind leicht durchzuführen und können auch am Arbeitsplatz oder beim Schlangestehen an der Supermarktkasse gemacht werden.

Beckenbodentraining

Unbedingt enthalten sein sollen Beckenbodenübungen. Der Beckenboden ist die Muskelplatte, die das Becken nach unten hin abschließt, also die Muskeln, die von innen nach außen um die Scheide herum platziert sind. Sie werden in der Schwangerschaft immer stärker beansprucht durch das zunehmende Gewicht und müssen während der Geburt Schwerstarbeit leisten, da der Beckenboden, als Muskelplatte aus verschiedenen Muskeln, maximal gedehnt wird, und zwar bis zum Vier- bis Fünffachen seiner normalen Ausdehnung. Ein aktiver, trainierter Muskel lässt sich natürlich besser dehnen – das gilt auch für die Zeit danach, weil sich ein trainierter Muskel auch leichter zurückbildet.

Jetzt verstehen Sie sicher, warum Beckenbodenübungen hohe Priorität in der Geburtsvorbereitung haben. Der Ausdruck Beckenboden ist vielen Frauen fremd, sie wissen nicht genau, »wo das sein soll«. Aber fast jede Frau kennt eine Frau – meistens Tante, Mutter oder Oma –, die sich irgendwann einer Operation unterziehen musste – wegen einer so genannten Senkung. Das bedeutet, dass die Beckenbodenmuskulatur die Baucheingeweide – und somit auch die Harnblase – nicht mehr halten konnte, was zu Beschwerden bis hin zur Inkontinenz, also Blasenschwäche, führen kann. Das Beckenbodentraining sollte nicht nur im Geburtsvorbereitungskurs durchgeführt werden! Beim Autofahren, am Arbeitsplatz – wann immer es Ihnen einfällt. Üben, üben, üben! Es kommt nicht darauf an, dass Sie sich anstrengen und in Schweiß ausbrechen, sondern auf die Regelmäßigkeit. 15 bis 20 Minuten täglich sind optimal. Frauen, die ein oder mehrere Kinder – oder ein besonders schweres Kind geboren haben und bereits Schwierigkeiten feststellen, sollten die tägliche Übungszeit steigern. Manche Frauen verbinden bestimmte Tätigkeiten mit dem Training, das heißt, immer wenn sie die Spülmaschine einräumen oder am Kopierer stehen oder jedes Mal, wenn sie an einer roten Ampel warten. Gelegentlich wird diese Gewohnheit das Leben lang beibehalten. Lachend erzählen die Frauen manchmal, dass sie einfach nicht mehr aufhören können, den Beckenboden zu trainieren, und das ist sehr gut, denn wie die übrige Muskulatur neigt auch die Beckenbodenmuskulatur mit zunehmendem Alter zum Erschlaffen. Wer denkt bei Fitness im Alter schon an den Beckenboden? Jede Frau sollte ein Bewusstsein für ihren Beckenboden entwickeln! Im letzten Trimenon beziehungsweise gegen Ende der Schwangerschaft kommt es bei manchen Frauen zu einem spontanen Abgang von Urin – wenn sie beispielsweise etwas heben, sich schnell bewegen oder auch nur schnell aufstehen oder husten. Auch beim Lachen kann es zu spontanem Urinabgang kommen. Die betroffenen Frauen finden dies aber überhaupt nicht lustig, sondern sind sehr erschrocken darüber. Bitte werten Sie den spontanen Urinabgang als Zeichen, sofort Gegenmaßnahmen zu ergreifen. Denn der Beckenboden signalisiert damit eine Überlastung. Er ist aber noch lange nicht so belastet, wie er unter der Geburt sein wird. Also bitte, beugen Sie weiteren Schwierigkeiten mit konsequentem Training vor, und sprechen Sie unbedingt mit einer Fachfrau über Ihre Beckenbodenschwäche. Auch im Hinblick auf die Rückbildung und die Gefahr einer späteren Senkung sollten Sie sich Ihrem Beckenboden widmen. Wie gesagt: Es kann auch viel Spaß machen!

Entspannungsübungen
Verschiedene Arten von Entspannungsübungen sollten im Kurs enthalten sein, so dass Sie die für Sie angemessene Form der Entspannung finden können. Sie können unterschiedliche Möglichkeiten testen, wie Sie selbst eine weitestgehende Körperentspannung finden. Es gibt Frauen, die im Liegen nicht entspannen können, sie brauchen so genannte aktive Entspannung – mit Bewegung. Andere Frauen entspannen am besten bei autogenem Training, Muskelanspannungsübungen oder meditativen Phantasiereisen. Wenn Sie noch nicht wissen, was bei Ihnen am besten wirkt, sollten Sie es herausfinden – Ihr Geburtsvorbereitungskurs bietet Ihnen hoffentlich eine bunte Palette dazu an.

Atemtechniken
Unter der Geburt sollten Frauen eine möglichst tiefe Bauchatmung anwenden. Der Erfolg ist unabhängig davon, ob die Frau nach Lamaze, nach Leboyer oder wem auch immer atmet. Sie sollte so atmen, wie sie es am besten mit sich, ihrem Körper und mit ihrer Lebensweise verbinden kann. Um das herauszufinden, ist es sinnvoll, sich mit verschiedenen Atemtechniken vertraut zu machen. Aber nicht verzetteln! Wichtig ist es, eine Atemweise zu erlernen. Was soll am Atmen so schwierig sein – wir atmen doch ununterbrochen! Das schon – aber zum einen atmet ein Großteil der zivilisierten Menschheit sowieso falsch, das heißt flach und nur im oberen Brustraum, zum anderen haben viele Menschen kein Bewusstsein für ihren Atem. Dieses Bewusstsein für Ein- und Ausatmen muss

Die Partner sollten ausreichend geschult werden, den Frauen Hilfestellung zu geben. Da nicht jede Frau die gleiche Hilfestellung als angenehm empfindet, sollten auch hier Alternativen angeboten werden, damit das Paar/ die Frau herausfinden kann, was für sie am besten ist. Eine Frau findet es sehr erleichternd, wenn der Partner seine Hand auf ihren Bauch legt und sie dadurch nachempfinden kann, wohin der Atem fließt, und sie unterstützt, die Richtung zu finden; eine andere Frau kann es nicht ausstehen, empfindet diese Hand als Hindernis und kann nicht mehr in ihren Bauch atmen. Mit Hilfe der Kursleiterin werden Sie sicherlich herausfinden, welche Methode für Sie die beste ist. Zu Beginn sollten Sie mindestens ein- bis zweimal in der Woche, ab der 30. Woche täglich mit Ihrem Partner Atemübungen durchführen – egal, in welcher Stellung. Ob im Sitzen, im Liegen, aneinander gekuschelt oder auf einem Stuhl.

erst einmal geschaffen werden. Und das dauert seine Zeit. Deshalb ist es so wichtig, im Geburtsvorbereitungskurs auch das Bewusstsein für die Atmung zu schärfen und die Frauen anzuhalten, die Brust-Schulter-Atmung in eine tiefe Bauchatmung zu verändern. Bis alle Kursteilnehmerinnen mit der tiefen Bauchatmung vertraut sind, vergehen erfahrungsgemäß einige Kursstunden. Und dann sollten Übungen erlernt werden, die die Frauen in ihren Alltag am Arbeitsplatz oder zu Hause integrieren können.

Sollten Sie sich bei der Geburt von einer Freundin oder Verwandten begleiten lassen, können Sie diese Übungen selbstverständlich mit ihr durchführen – so wie Sie auch den Geburtsvorbereitungskurs gemeinsam besuchen. Wir heißen an dieser Stelle alle Freundinnen und Schwestern willkommen und bitten um Nachsicht, wenn wir Ihre Funktion im Folgenden weiterhin als die des Partners beschreiben.

Unter der Geburt werden Sie sehr, sehr deutlich merken, wie wichtig die Atemübungen waren und wie maßgeblich Ihnen die tiefe Bauchatmung helfen kann, besonders unter belastenden Umständen wie Wehentätigkeit, Unruhe und bei Publikum. Es ist enorm wichtig, dass Sie und Ihr Partner ein Team bilden und er Sie ohne weitere große Vorbereitungen, trotz der größten Unruhe, trotz der heftigsten Wehe, spontan und konsequent unterstützen kann, Sie dahin führen kann, dass Sie die erlernte Bauchatmung wirklich anwenden. Oft sagen Frauen nach dem ersten Kind: »Hätte ich nur häufiger richtig atmen können, hätten wir uns doch nur besser aufeinander einge-stimmt – immer wenn mehrere Menschen um mich waren, brauchte ich lange Zeit, um wieder in mich, in meine Atmung zu finden. Auch wenn die Wehen sehr stark waren, dauerte es eine Zeit, bis ich in meinem Rhythmus war.«

Unterschiedliche Atemübungen zu beschreiben wäre nicht hilfreich, sondern verwirrend. Deshalb verzichten wir darauf. Doch wir möch-ten Ihnen folgende Sätze mit auf den Weg geben. Wichtig ist immer, dass Sie ein Bewusstsein dafür entwickeln:

> Wohin atme ich?
> Wie atme ich?
> In welchen Raum atme ich?
> Atme ich hoch, so dass sich der Schultergürtel hebt?
> Atme ich in den oberen Brustbereich?
> Atme ich in den unteren Brustbereich?
> Bin ich in der Lage, in den tiefen Bauchraum zu atmen?

Sehr wichtig ist es, die Ausatmungsphase zu verlängern. Das sollten Sie häufig üben! Innerhalb der Schwangerschaft haben Sie voraus-sichtlich auch Atemprobleme, vergleichbar jenen von Menschen mit schlechter Kondition nach Treppensteigen in den fünften Stock. Dazu kommt es besonders, wenn das Kind wieder mal einen Wachs-tumsschub hatte und die Gebärmutter neue Räume in Ihrem Brust-Bauch-Bereich finden muss. Sie haben dann vielleicht das Gefühl, nicht mehr richtig einatmen zu können, weil das Zwerchfell sozu-sagen im Weg liegt – es wird ja nach oben geschoben, und hier liegt wiederum der Magen im Weg.

Sie sehen noch einmal deutlich, weshalb Schwangere immer kleine-re Mahlzeiten zu sich nehmen. Aus dieser Situation heraus ist auch nachvollziehbar, warum leider oft hoch und flach geatmet wird. Der Sauerstoffbedarf ist enorm, und somit wird die Atmung ganz auto-matisch schneller, um trotz der Hindernisse genügend Sauerstoff zu erhalten. Je flacher und höher Sie atmen, desto schneller ist die Atemfrequenz pro Minute. Daher sollten Sie eventuell mit einer Uhr überprüfen, wie viele Atemzüge pro Minute Sie machen und ausprobieren, ob Sie mit weniger zurechtkommen. Aber bitte nicht einfach Luft anhalten! Beim Ausatmen und der Atempause spüren Sie nach: Was verändert sich in meinem Bauch, wohin ist der Luftstrom geflossen? Spüre ich eine Entspannung? Wo? Manche Frauen stellen nach einigen tiefen Atemzügen fest: Ich habe mir die Blockade weggeatmet. Auch ihre Kinder zeigen ihnen, dass sie dankbar über die Sauerstoffdusche sind – sie bewegen sich nach einigen tiefen Atemzügen in ihre Richtung sehr deutlich und mitunter heftig.

Unter der Geburt können Sie sich Ihren Muttermund »aufatmen«. Er öffnet sich vom geschlossenen Zustand auf 10 cm, damit das Kind die Gebärmutter verlassen und in die Scheide gleiten kann. Der Muttermund ist sehr anfällig für Verspannungen. Viele Menschen wissen aus eigener Erfahrung, dass Verspannung beim Geschlechtsverkehr die Orgasmusfähigkeit beeinträchtigt. In entspannter Verfassung steigt die Hingabefähigkeit. Die Geburt findet zwar in anderer Richtung statt, ist aber dennoch mit Geschlechtsverkehr zu vergleichen: Je entspannter die Frauen sind, je tiefer sie atmen, je höher die Sauerstoffkonzentration ist, die sie herbeiführen können, desto leichter verläuft die Öffnung des Muttermundes. Und desto besser ist auch die Befindlichkeit des Kindes, das ja mitarbeitet und infolgedessen auch viel Sauerstoff braucht.

Um dieser Leichtigkeit willen sollten Sie spätestens in der 20. Woche mit der Geburtsvorbereitung beginnen. Falls Sie mit Ihrem Kurs nicht zurechtkommen, sprechen Sie mit Ihrer Kursleiterin oder Hebamme. Vielleicht kann sie Ihnen ein paar zusätzliche Tipps geben oder bei einem persönlichen Termin in der Praxis oder bei Ihnen zu Hause herausfinden, woran es liegt.

Die Einatmung findet immer durch die Nase und bei geschlossenem Mund statt, die Ausatmung bei geöffnetem oder maximal geweitetem Mund. Wenn Sie beim Ausatmen eine so genannte Atemsperre herstellen, indem Sie auf F oder M ausatmen und langsam die Luft aus dem Mund entweichen lassen, trainieren Sie das verlängerte Ausatmen optimal. Bitte behalten Sie immer im Gedächtnis: Je mehr Gefühl Sie für Ihre Atmung erlangen, desto besser werden Sie die letzten, beschwerlichen Schwangerschaftswochen meistern, in denen die Gebärmutter sehr groß und die Verdrängung anderer Organe beachtlich ist. Finden Sie Möglichkeiten, um dem stetig steigenden Sauerstoffbedarf Ihres Körpers und Ihres Kindes nachzukommen. Das Gefühl für Ihren Atem wird Ihnen dabei helfen, immer neue Räume zu erschließen, sich stets neu zu orientieren in Ihrem Körper und die bestmöglichen Wege zur Entspannung zu finden.

Theorie

Der umfassende theoretische Teil im Geburtsvorbereitungskurs wird meistens mit Hilfe von Fotos, Filmen, Tabellen und anderem Informationsmaterial bestritten. Hierbei ist es wichtig, bestimmte Probleme oder Schwangerschaftsbeschwerden detailliert erklärt zu bekommen. Wie sieht es beispielsweise aus, wenn das Kind nicht geburtsgerecht im Becken liegt, welche Möglichkeiten gymnastischer Art gibt es, dem Kind auf den rechten Weg zu helfen? Alles, was bekannt ist, löst weniger oder keine Angst aus. Wenn Sie wissen, warum es in Ihrem Körper wann und wo »zwickt«, fühlen Sie sich sicherer, als wenn Sie das Gefühl haben, etwas Unbekanntes überwältige Sie. Die fundierte Aufklärung über die körperlichen Zusammenhänge, der stete Prozess zwischen mütterlichem und kindlichem Organismus, sollte die solide Basis des Kurses bilden. Wer gut informiert ist, findet auch schneller Möglichkeiten, Abhilfe zu schaffen. Das gilt ganz besonders unter der Geburt. Wenn Sie wissen, was unter der Geburt passiert, schlichtweg: warum Sie Wehen haben, werden Sie ihnen anders begegnen können.

Im Deutschen ist das Wort Wehe lediglich negativ besetzt. Wehen tun weh. Wenn Sie das Hauptaugenmerk darauf richten, was Wehe für Wehe passiert, sieht das Bild ganz anders aus. Ihr Körper sorgt für die Wehen. Er beginnt sanft – damit Sie sich daran gewöhnen können. Und dann werden die Wehen regelmäßig und stark und stärker. So stark, dass Sie ein zirka 7-pfündiges Kind aus Ihrem Körper herausbefördern können! Dieses große Ereignis geht einher mit einer maximalen Gewebeverdrängung. Eine unglaublich starke Muskelarbeit wird dabei geleistet, und es ist wichtig zu wissen, welche Auswirkungen dies für Sie, für Ihr Kind – und welche Auswirkungen Wehe für Wehe natürlich in Bezug auf den Höhepunkt der Geburt haben werden. Ohne Wehen kommt kein Kind auf natürliche Weise zur Welt. Wehen sind anders als Schmerzen, sie sind produktiv. Und selbst die Austreibungswehen haben noch immer ihren Rhythmus, ihr Kommen und Gehen. Sie sind die Boten des nahenden Kindes. So wie die ersten Wehen den Beginn der Geburt verkündeten. Wehen sind wie Wellen. Wehen sind wie Wind, der anschwillt und abflaut. Die Wellen und der Wind bringen das Kind ans Licht der Welt. Sie werden nicht von irgendetwas Gewaltigem überrollt. Alles hat seinen Sinn – und Sie haben die Möglichkeit, es zu steuern.

Je gründlicher Sie sich darauf vorbereiten, desto besser stehen Ihre Chancen, dass Sie auf den Wellen und mit dem Wind reiten! Wehen zu veratmen, eine Geburt zu leisten ist Kraftarbeit. Dafür brauchen Sie Kondition. Eine schwangere Frau, die neun Monate auf der Couch zugebracht und ihren Körper maximal geschont hat, wird unter der Geburt sehr schnell an ihre Grenzen kommen. Also bleiben Sie aktiv! Gehen Sie weiterhin den gewohnten körperlichen Tätigkeiten nach, und auch Sport sollten Sie nicht vernachlässigen. Wir haben ja bereits darauf hingewiesen, dass sich Laufen, Schwimmen und Radfahren besonders gut eignen. Vor allem auch die Beine sollten Sie trainieren. Im letzten Drittel der Schwangerschaft werden sie stark beansprucht, denn sie tragen wesentlich mehr Gewicht als sonst. Außerdem wirken Sie mit Bewegung der Bildung von Krampfadern entgegen.

Neue Kontakte knüpfen

Nach dem Ende einer Geburtsvorbereitungsstunde bleiben Frauen und/oder Paare meistens noch eine Weile vor der Tür stehen und tauschen sich aus. Oft entstehen hier Freundschaften, sozusagen auch unter den jetzt noch ungeborenen Kindern, weil Mütter und Eltern auch nach der Geburt in Kontakt bleiben. Das Gespräch mit anderen »Betroffenen« empfinden die meisten Frauen und Paare als überaus anregend und wohltuend. So mancher Tipp wird da zwischen Tür und Angel weitergegeben, und meistens ist die Stimmung geprägt von gegenseitigem Verständnis – auch ohne viele Worte. Aus diesem Grund sollten Sie unbedingt darauf achten, einen geschlossenen Geburtsvorbereitungskurs zu buchen. Daran sollten nicht mehr als fünf Paare oder zehn Frauen teilnehmen, und die Schwangeren sollten sich ungefähr im gleichen Abschnitt der Schwangerschaft befinden – 6 Wochen plus oder minus.
Sehr vorteilhaft ist es, wenn mindestens eine Mehrgebärende im Kurs ist. Mehrgebärende Frauen sind tolle Ratgeberinnen für Erstgebärende. Eine erfahrene Kursleiterin wird darauf achten, den Kurs optimal zu mischen. Besonders erstgebärende Frauen fühlen sich zuweilen recht unsicher. Wenn sie im Geburtsvorbereitungskurs eine oder mehrere Frauen kennen lernen, die »das alles schon hinter sich haben«, können diese zu Vorbildern werden, die Ängste bannen. Andererseits tut es manchen Mehrgebärenden gut, in einem Kurs mit Erstgebärenden zu sein. Denn wenn eine Frau, die ihr zweites Kind erwartet, im Verlauf der ersten Schwangerschaft und/oder bei der Geburt negative Erfahrungen machen musste, fühlt sie sich trotz ihrer bereits geleisteten Schwangerschaft und Geburt vielleicht, als

wäre es das erste Mal. Im Geburtsvorbereitungskurs sollte auch Platz sein, um Probleme aus vorangegangenen Schwangerschaften und Geburten zu besprechen. Manchmal erfahren Mehrgebärende erst im Geburtsvorbereitungskurs für ein erneutes Kind, »was da damals eigentlich gelaufen ist«. Sollten die anwesenden Erstgebärenden später in die gleiche oder eine ähnliche Situation kommen, wissen sie mit der Ausnahmesituation besser umzugehen.

Vorbereitungen für das Wochenbett
Unbedingt besprochen werden sollten im Kurs die Vorbereitungen für das Wochenbett. Besonders Erstgebärende sind meistens völlig fixiert auf den Geburtstermin. Dass darüber hinaus eine Menge zu planen ist, wird dabei gern vergessen. Doch gerade die ersten zwei bis drei Wochen nach der Geburt bedürfen sorgfältiger Planung. Idealerweise hat der Vater des Kindes frei und kann sich ganz seiner Familie widmen. Sind bereits Kinder vorhanden, muss eventuell deren Unterbringung vorbereitet sein. Der Haushalt muss top organisiert sein. Das heißt vor allem: die Ernährung.
Es mag befremdlich klingen, doch gerade bei Erstgebärenden stellt sich dies manchmal als Herausforderung dar. Im ganzen Trubel um die Geburt wurde das Wochenbett schlichtweg vergessen. Die Mutter, die vielleicht von der Geburt noch sehr erschöpft und von den Umstellungen im Wochenbett, vom Stillen beansprucht ist und eventuell auch Geburtsverletzungen erlitten hat, kann unmöglich einkaufen und kochen. Der frisch gebackene Vater rast zwischen Frau, Baby, Wickeltisch, Telefon und Waschmaschine hin und her – und stellt dann schon wieder entsetzt fest, dass nichts »Richtiges« zum Essen im Haus ist. Junge Väter erkennt man gelegentlich daran, dass sie anscheinend permanent einkaufen. Neben der Besorgung von Lebensmitteln fallen häufig noch andere Dinge an, die vor der Geburt vergessen wurden. Hinzu kommt ein Wust von Papierkram, der zu erledigen ist. Erziehungsgeldantrag, Geburtsurkunde beim Standesamt abholen, beglaubigen lassen, Arbeitgeber und Krankenkasse von Frau und Mann benachrichtigen und so weiter. Leider sind einige Männer im Haushalt so ungeübt, dass sie sich leicht überfordert fühlen. Es ist aber sehr wichtig für das Wohlbefinden der Frauen, dass der Haushalt reibungslos funktioniert. So manche Frau ist der Verzweiflung nahe, wenn sie beim Händewaschen im Bad den vor der Waschmaschine lagernden Wäschestapel sieht und das Gefühl hat, es würde sich in der ganzen Wohnung alles nur

türmen – und wie nur soll sie das jemals wieder auf die Reihe kriegen. Also bitte, liebe frisch gebackene Väter, legen Sie sich ins Zeug und entlasten Sie Ihre Partnerin vorbildlich, das heißt total! Sollten Sie aus irgendwelchen, kaum verständlichen Gründen nicht selbst anwesend sein können, sorgen Sie für liebevolle und umfassende Pflege und Unterstützung Ihrer Partnerin.

Sollten Sie keinen Partner haben, der Ihnen in der Zeit des Wochenbetts beisteht, kümmern Sie sich bitte frühzeitig um Hilfe. Am besten ist es, Sie instruieren Ihre Vertrauenspersonen schon vorher detailliert über alles, was ansteht. Sie sollten deutlich machen, wie Sie sich die optimale Hilfe vorstellen. Wenn es für Ihren Seelenfrieden unabdingbar ist, dass die Spiegel im Flur geputzt sind, dann scheuen Sie sich nicht, dies anzusprechen. Sie sind erholungsbedürftig. Sie haben eine Menge geleistet. Und Ihre Umwelt sollte dafür sorgen, dass Sie alles bekommen, was Ihnen gut tut und Ihr seelisches Gleichgewicht fördert.

In der ersten Zeit des Wochenbetts trennen sich gute Freunde von schlechten. Die schlechten Freunde tauchen – womöglich unangemeldet – auf und benehmen sich, als wären sie zum Essen eingeladen. Die guten Freunde fragen vorher an, ob und wann ein Besuch recht sei, und bringen etwas zu essen und trinken mit. Die allerbesten Freunde verschieben ihren Besuch auf später und bringen stattdessen lecker gekochte Mahlzeiten vorbei. Nach telefonischer Ankündigung, versteht sich von selbst! Damit Ihre Freunde wissen, wie Sie zu Ihren allerbesten Freunden werden, ist es ratsam, sie allmählich mit ihrer Rolle vertraut zu machen. Besprechen Sie vorab, was Sie sich wünschen. Sicher verstehen Ihre Freunde, dass Sie im Wochenbett nicht Gastgeberin spielen können. Manchmal steckt einfach nur Unachtsamkeit hinter solchen Überraschungsbesuchen mit leeren Händen. Die Besucher freuen sich über den Nachwuchs und vergessen vor lauter Freude die besondere Situation, in der sich die Mutter, die Eltern befinden.

Einige frisch gebackene Eltern heften einen Zettel an die Haustür: »Sind in Babyflitterwochen und erwarten euch gerne in drei Wochen.« Solch ein Rückzug ist durchaus sinnvoll. Denn die Eltern und ihr Baby müssen sich erst einmal finden. Zu dritt. Oder mit bereits vorhandenen Geschwistern. Eine neue Familienkonstellation entsteht. Sie sollte in Ruhe und Frieden und gut organisiert beginnen. Also bitte: frühzeitig die Freunde – und auch die Familien – informieren, damit Sie nicht im Wochenbett anfangen müssen zu erklären oder gar zu rechtfertigen, warum Sie jetzt lieber nur mit Ihrer Familie zusammen sein möchten.

Bei der Fülle der Themen wundern Sie sich wahrscheinlich, dass lediglich 14 Stunden Geburtsvorbereitungskurs veranschlagt sind. Alle Informationen und Übungen würden vielleicht in 14 Stunden hineinpassen – aber bis die teilnehmenden Frauen und Paare sich kennen gelernt haben, vergeht einige Zeit. Und dann gibt es ja auch innerhalb des Kurses immer wieder Gespräche, Erfahrungsberichte und so weiter. Deswegen kommt es häufig zu einer Verlängerung oder Auslagerung mancher Themen – wie beispielsweise Säuglingspflege oder Stillvorbereitung, die nicht mehr in den Zeitrahmen von 14 Stunden Geburtsvorbereitung passen.

Sinnvoll ist es, sich bei der Anmeldung für einen Kurs zu erkundigen, wie diese Themen gehandhabt werden. Ob etwa ein Anschlusskurs in Säuglingspflege angeboten oder ein anderer Kurs empfohlen wird. Bei der Anmeldung für den Kurs können Sie auch gleich nach Literaturempfehlungen fragen. Manche Kursleiterinnen haben gut vorbereitetes Material zur Hand. Besonders in Bezug auf zu tätigende Anschaffungen ist dies eine große Erleichterung. Sie müssen sich dann eventuell nicht selbst bei der Stiftung Warentest erkundigen, welcher Kinderwagen der beste ist – und was die Stiftung empfiehlt, muss nicht unbedingt das Beste für Sie sein. Ein bestimmter Kinderwagen mag wegen seiner innovativen Radaufhängung Testsieger geworden sein. Die Kursleiterin klärt Sie darüber auf, dass besagter Kinderwagen unpraktisch in der Handhabung ist, weil ... Solche Informationen werden häufig auch innerhalb des Geburtsvorbereitungskurses angesprochen. Ebenso die Ausstattung des Kinderzimmers, Tragesitze oder -tücher, Autosicherheitssitze und so weiter. Sollte es zu diesen Themen wiederum Extratermine geben, weil der Geburtsvorbereitungskurs sonst aus allen Nähten platzt, lassen Sie sich die nicht entgehen, Sie sparen sehr viel Zeit und Geld dadurch.

Optimal ist es, wenn die Begleitung durch die Kursleiterin über den letzten Termin des Geburtsvorbereitungskurses hinaus fortgesetzt werden kann. Ein Geburtsvorbereitungskurs endet üblicherweise in der 36. Woche. Gerade in den letzten Wochen und Tagen vor der Geburt ist das Bedürfnis vieler Frauen nach Begleitung durch eine erfahrene Fachkraft besonders groß. Viele Teilnehmerinnen eines Kurses treffen sich nach dessen Ende weiterhin. Mit oder ohne Partner. Rundum stellt jeweils eine Teilnehmerin ihr Wohnzimmer dafür zur Verfügung, oder man trifft sich zum üblichen Termin, also jenem, an dem der Geburtsvorbereitungskurs stattgefunden hat, in einem Café oder bei der Hebamme. Und wenn eine fehlt, wissen die anderen, warum ...

Übrigens gibt es auch im Internet die Möglichkeit, Kontakte zu schwangeren Frauen und Paaren zu knüpfen und Tipps auszutauschen. Allerdings ersetzt dieses Online-Chatten nicht den Geburtsvorbereitungskurs oder den persönlichen Kontakt mit anderen schwangeren Frauen und Paaren. Aber es ist eine schöne zusätzliche Art, mit anderen Menschen in der gleichen Situation »zusammenzutreffen«.

Schwangerenschwimmen

Viele Frauen buchen parallel zum Geburtsvorbereitungskurs auch einen zum Schwangerenschwimmen. Das möchten wir Ihnen auch ausdrücklich ans Herz legen. Angeboten wird Schwangerenschwimmen unter Anleitung einer Hebamme oder Krankengymnastin von öffentlichen Hallenbädern und Kliniken mit Schwimmbad. Meistens findet es im Anschluss an so genannte Warmbadetage statt, so dass die Wassertemperaturen auch längeres Verweilen im Becken ermöglichen. Schwangerenschwimmen ist eine hervorragende Möglichkeit zur Vermeidung und Linderung von Beschwerden. Insbesondere gegen Wassereinlagerungen und vorzeitige Wehentätigkeit sowie bei Neigung zu Krampfadernbildung ist es ein sehr gutes Rezept. Aber auch dem Rücken und der Kondition tut es sehr wohl.

Leider wird Schwangerenschwimmen von den Krankenkassen nicht bezahlt – außer Sie würden auf den Geburtsvorbereitungskurs verzichten, aber das sollten Sie keinesfalls tun. Auch der sehr zu empfehlende Schwangerenbauchtanz oder Yoga wird nicht von den Krankenkassen übernommen. Wenn es Ihnen irgend möglich ist, investieren Sie die zirka 100 Mark für einen Schwimmkurs, leihen Sie sich einen Badeanzug in einer Ihnen angemessenen Größe oder dehnen Sie Ihren eigenen und überlassen Sie sich der Leichtigkeit im Wasser. Sie werden ziemlich schnell merken, wie herrlich frei und unbeschwert Sie sich im Wasser fühlen. Lassen Sie sich sanft wiegen, so wie sich Ihr Kind, umgeben von Fruchtwasser, in Ihnen wiegen lässt. Schwimmen ist der schönste Sport für schwangere Frauen. Das Wasser ist ihr Element. Besonders im letzten Drittel der

Schwangerschaft. Im Wasser sind Sie Ihr Gewicht los! Auch wenn Sie bisher vielleicht zu jenen Menschen gehörten, die sich dem Wasser nicht anvertrauen können, weil es mit irgendwelchen Ängsten besetzt ist: Versuchen Sie es. Die Erfahrung zeigt, dass es keine Frau gibt, der das Schwangerenschwimmen nicht gut getan hätte.

Fallbeispiel »Weggeschwommene Ängste«
Eine 24-jährige Erstgebärende, die seit ihrem achten Lebensjahr unter schwerem Asthma leidet, befürchtet, spätestens im letzten Drittel der Schwangerschaft in extreme Atemnot zu geraten. Frühzeitig spricht sie mit ihrer Hebamme über ihre Ängste. Die Hebamme vereinbart Termine zu Atemübungen und rät ansonsten zum Schwangerenschwimmen, womit die Frau im ersten Drittel der Schwangerschaft beginnt. Als sie gewahr wird, wie viel Freude ihr das Schwimmen bereitet, geht sie nicht nur zu ihrem Kurs, sondern darüber hinaus jeden Morgen vor der Arbeit eine Stunde schwimmen. Sie merkt selbst, wie positiv sich das auf ihre Kondition auswirkt. Auch ihr Allgemeinzustand bessert sich sichtlich. Ihr betreuender Hausarzt ist schier fassungslos angesichts der Steigerung ihres Atemvolumens, also der Luft, die bei jedem Atemzug in die Lunge gelangt. Obwohl die Geburt dann 18 Stunden dauert und mit heftiger Wehentätigkeit einhergeht, kommt die Frau nicht ein einziges Mal an die Grenze ihrer Atemfähigkeit oder gar in Atemnot. Sie selbst ist überzeugt davon, dies verdanke sie dem konsequenten Schwimmen.

Schwirrt Ihnen schon der Kopf vor lauter anstehenden Aktivitäten? Geburtsvorbereitung, Stillvorbereitung, Schwangerenschwimmen und was Sie sonst noch alles planen. Wenn Sie bedenken, dass andere Dinge mit zunehmender Schwangerschaft eingeschränkt werden oder ganz wegfallen, liegen Sie gut in der Zeitplanung. Sie machen nicht mehr, sondern Sie verlagern Ihre Aktivitäten. Aber tun Sie bitte nur das, was Ihnen wirklich zusagt. Wobei wir Sie dennoch ermutigen möchten, nicht gleich beim ersten Versuch aufzugeben, sondern sich eventuell eine zweite Chance zu geben und dann zu entscheiden, ob Ihnen die eine oder andere Aktivität Freude macht. Ihre gute Laune steht immer im Vordergrund!

Geburtsbegleitung

Es gibt niemanden, der für die Unterstützung der Wehentätigkeit wichtiger ist als der Partner der Frau. Heutzutage werden Frauen, die im Kreißsaal gebären, eventuell nicht durchgehend von einer oder von mehreren Hebammen betreut. Zum einen, weil mehrere Geburten stattfinden – manche Hebammen betreuen gleichzeitig vier bis fünf gebärende Frauen –, dann gibt es Schichtwechsel etc. Ihr Partner ist somit Ihre wichtigste Bezugsperson, derjenige, der immer bei Ihnen bleibt. Er wird keinen Schichtwechsel haben oder mal schnell abberufen werden, um sich um eine andere Frau zu kümmern. Kristallisiert sich heraus, dass Ihr Partner prinzipiell schon gerne dabei wäre, aber, aber, aber – dann suchen Sie sich frühzeitig eine andere Person Ihres Vertrauens, die Sie begleitet. Auch Ihr Partner muss wissen, was bei der Geburt auf ihn zukommt. Und wenn er oder Sie glauben, dass er der Situation nicht gewachsen sein wird – weil er kein Blut sehen kann, weil er es nicht erträgt, Sie Schmerzen ausgesetzt zu wissen, weil ihm immer schlecht wird, wenn er Krankenhausgerüche riecht etc. –, dann führen Sie ein offenes Gespräch und überlegen Alternativen. Während der Geburt werden Sie weder die Zeit noch die Kraft haben, Ihren Partner zu trösten.

Eine freiberufliche Hebamme als Geburtsbegleiterin

In einigen Krankenhäusern ist es inzwischen möglich, dass die Hebamme, die die Frau in der Schwangerschaft begleitete, auch im Kreißsaal Beistand leistet. Leider führt dies zu einer finanziellen Mehrbelastung, da die Krankenhäuser nicht bereit sind, freiberufliche Hebammen, mit denen sie keinen Vertrag haben, zu entlohnen. Meistens gibt es fest angestellte Hebammen in den Kliniken, und deshalb sehen es viele Klinikleitungen nicht ein, dass Frauen ihre »eigene« Hebamme zur Geburt mitbringen möchten. Da das Krankenhaus von den Krankenkassen für die Geburtsdurchführung bezahlt wird, sehen die Krankenkassen wiederum keine Notwendigkeit, die Geburt sozusagen doppelt zu bezahlen.
Was dabei wieder einmal völlig übersehen wird, ist die Befindlichkeit der gebärenden Frau. Dabei muss nicht betont werden, dass sie

sich im Kreis vertrauter Personen – und besonders in Gegenwart ihrer vertrauten Hebamme, wohl und sicher fühlt.

In einigen Kliniken gibt es Absprachen mit freiberuflichen Hebammen. Für die Geburtsbegleitung erhält eine Hebamme derzeit DM 350,-. Viele Eltern und Mütter gönnen sich den Luxus einer 1:1-Betreuung, also einer Hebamme, die nur für sie zuständig ist, und zahlen dieses Geld aus eigener Tasche. In diversen Studien wurde übrigens nachgewiesen, dass die konstante Anwesenheit einer vertrauten Hebamme einen so günstigen Einfluss auf den Verlauf der Geburt hat, dass sich sowohl die Geburtszeit verkürzen als auch die Medikamentengabe drastisch reduziert werden kann. Davon abgesehen kommt es wesentlich seltener zu Eingriffen in den Geburtsverlauf, die spontane Geburt ist der Regelfall.

> *Nicht vergessen!*
> Sie sind die Hauptperson in diesen Wunderstunden! Vertrauen Sie Ihrem Körper. Der weiß genau, was er zu tun hat. Und Sie können ihn gut dabei unterstützen – so, wie Sie es im Geburtsvorbereitungskurs gelernt haben.

Auf der Suche nach einem gemütlichen Geburtsort

Nun können Sie allmählich damit beginnen, sich ein schönes Plätzchen für die Geburt zu suchen – falls Sie in einer Klinik entbinden möchten. Planen Sie eine Hausgeburt, wissen Sie ja bereits, wie Ihr persönlicher Kreißsaal aussehen wird. Die Entscheidung, wo das Kind geboren werden soll, muss auf jeden Fall der Frau vorbehalten bleiben. Auch wenn der Partner eine Möglichkeit bevorzugt – die Frau hat das letzte Wort. Nichts beeinflusst die Geburt so stark wie das Befinden der Frau. Unter der Geburt muss sie sich maximal öffnen. Nicht nur körperlich, wenn sie eventuell spärlich bekleidet und mit gespreizten Beinen liegt. Sie muss sich auch seelisch absolut öffnen, total entspannen, loslassen, tief und frei atmen können. Das heißt eventuell auch stöhnen, schreien oder laut atmen, singen.

Es dürfte klar sein, dass nur im gänzlich entspannten Zustand eine maximale Öffnung möglich ist. Dass dazu eine entsprechende Umgebung gehört, ist ebenfalls klar. Eine sterile Atmosphäre, laute

Geräusche, wildfremde Menschen und immer neue Personen, die eine Frau unter der Geburt womöglich noch vaginal untersuchen – ohne sich auch nur vorzustellen –, führen nicht zu der erwünschten Öffnung, sondern zu einer Verspannung, Verkrampfung. Bitte bedenken Sie Ihre eigenen Möglichkeiten gründlich. Sie müssen nicht zwingend in einer Klinik gebären und auch nicht in einer Uniklinik mit angeschlossener Kinderklinik, wo es Ihnen passieren kann, dass Sie mit reichlich medizinischem Fachpersonal konfrontiert werden.

Geburt in der Klinik

Selbstverständlich kann eine gute und entspannende Atmosphäre auch in einer Klinik hergestellt werden. Manche Häuser verweisen gerne auf ihre Wohlfühlräume und wie sehr dort darauf geachtet würde, alles zu unterlassen, was den natürlichen Geburtsvorgang beeinträchtigen könnte. Die Realität sieht dann allerdings leider oft anders aus.

In einem akademischen Lehrkrankenhaus muss den angehenden Ärzt(inn)en Anschauungsmaterial geboten werden. Sie müssen lernen, wie eine vaginale Untersuchung unter der Geburt, wie eine Zangenentbindung durchzuführen ist etc. Auch kommen gebärende Frauen immer wieder in die Situation, dass fremde Menschen um sie herumstehen und gelegentlich auch untersuchen, wo gar nichts zu untersuchen ist. Dass das alles nicht zum Prozess des totalen Öffnens beiträgt, ist nachvollziehbar. Es hilft aber, sich vorher darauf einzustellen und zu überlegen, ob es Ihnen möglich ist, damit umzugehen. Oder ob eine andere Umgebung vorgezogen wird, in der die gebärende Frau nicht zum Unterrichtsmaterial wird. Oder indem die Frau, das Paar ausdrücklich darauf verweist, ungestört gebären zu wollen und auf ein bestimmtes Team aus Arzt oder Ärztin und Hebamme besteht. In Unikliniken können Sie nicht darauf bestehen, da diese ihren Lehrauftrag ausführen müssen. Es kann vorkommen, dass sich im Kreißsaal bis zu 8 Personen befinden, die an der Frau unter Wehen lernen sollen.

Bei der Recherche zu diesem Buch haben wir rund 200 Geburtsberichte gelesen und waren stellenweise regelrecht schockiert von Vorkommnissen in Kreißsälen, wenn Frauen und Paare, die vorher eine ruhige und natürliche Geburt zugesichert bekommen hatten, sich dann mit allen möglichen und unmöglichen Eingriffen in ihre

Intimsphäre konfrontiert sahen. Da wurden Frauen während starker Wehentätigkeit von mehreren Personen begutachtet und vaginal untersucht. Hier ist der Partner beziehungsweise die Begleitung der Frau gefragt! Die Frau selbst kann sich – wenn sie mit der Veratmung einer Wehe beschäftigt ist – nicht wehren. Sie ist in einer sehr hilflosen Situation, weil sie alle Kraft braucht, um mit der Wehe zurechtzukommen. Da kann sie nicht gegen plastikbehandschuhte Hände kämpfen, die in ihr herumtasten. Vor allem sollte sie ja entspannt bleiben. So entspannt und total geöffnet wie nur möglich. Hier muss der Partner einschreiten und seine Frau schützen und konsequent dafür sorgen, dass ihre Intimsphäre gewahrt bleibt und die Umgebung mit Achtung und Rücksichtnahme auf die Frau eingeht, damit sie überhaupt entspannen und loslassen kann.

In den Berichten mancher Frauen lasen wir immer wieder von der ohnmächtigen Wut, die sie im Nachhinein befiel. Und wie diese Eingriffe ihr ganzes Geburtserlebnis störten – und manchmal auch zerstörten. Vaginale Untersuchungen während der Geburt sind nur in seltenen Fällen nötig – und schon gar nicht bei einer Wehe, außer die Geburt dauert bereits sehr lange und man möchte beobachten, ob sich der Muttermund unter der Wehe öffnet. Geschieht dies nicht, kann davon ausgegangen werden, dass die Frau sehr verspannt ist. Manchmal sind Frauen so stark angespannt, dass sich der Muttermund bei einer Wehe sogar zusammenkrampft anstatt öffnet. Bevor eine solche Verkrampfung nicht behoben ist, wird die Frau ihr Kind nicht bekommen können. Damit sich die Verkrampfung löst, ist wiederum die Atmosphäre um die Frau herum wichtig. Die beschriebenen Probleme werden oft mit der Verabreichung eines so genannten Wehentropfes behandelt – anstatt einfach nur Ruhe einkehren zu lassen und der Frau die Möglichkeit zu geben, zu sich selbst zu finden. Ein Wehentropf führt in der Regel zu einer schmerzhafter empfundenen Geburt und beeinträchtigt das ganze Geburtserlebnis. Diese Informationen vorneweg, damit Sie wirklich wissen, wie wichtig es ist, genau über das Vorgehen in Kliniken Bescheid zu wissen.

Am besten erkundigen Sie sich, welche Kliniken im Umkreis von 50 km zur Verfügung stehen. Beachten Sie dabei bitte nicht nur die Entfernung, sondern auch den Anfahrtsweg. Manchmal ist eine 40 km entfernt liegende Klinik schneller zu erreichen als eine, die nur 15 km von Ihrem Wohnort entfernt ist. Sie müssen damit rechnen, dass sich Ihr Kind zu Stauzeiten anmeldet. Und dann ist die entfernungsmäßig nächst gelegene Klinik vielleicht nicht so schnell zu erreichen.

Die personelle Ausstattung ist in Krankenhäusern unterschiedlich. In einer Belegabteilung werden Sie von Belegärzt(inn)en begleitet, die Sie eventuell schon von der Frauenarztpraxis kennen, sowie von freiberuflichen Beleghebammen, die auch ambulante Dienstleistungen anbieten. Schwerpunktkrankenhäuser und Universitätskliniken, so genannte Schwerpunktkliniken, sind meistens ausgestattet mit einem leitenden Chefarzt bzw. einer Chefärztin, einem oder zwei Oberärzten/Oberärztinnen einigen Assistenzärzten und Assistenzärztinnen, Ärzten und Ärztinnen im Praktikum und Universitätskliniken auch mit Studenten und Studentinnen. Das Hebammenteam besteht fast immer aus angestellten Hebammen, die in der Regel ausschließlich im Kreißsaal arbeiten. Nach einer normalen Schwangerschaft haben Sie freie Wahl. Bei bestimmten Risiken wie zum Beispiel Frühgeburten, Mehrlingsschwangerschaften oder Diabetes der schwangeren Frau sollte eine größere Klinik mit angeschlossener Kinderabteilung aufgesucht werden. Sie sollten mindestens drei Kliniken begutachten, um sicher zu sein, die richtige Wahl getroffen zu haben. Achten Sie dabei unbedingt auf Ihr Gefühl. Wie ist die Atmosphäre in der Klinik? Fühlen Sie sich wohl? Können Sie dem dortigen Personal vertrauen?

Informationsveranstaltungen besuchen
Viele Kliniken bieten Informationsveranstaltungen an. Nehmen Sie sich zu einem solchen Termin unbedingt Schreibutensilien mit. Sie werden schnell merken, dass die Aufklärung meistens mehr Fragen

hinterlässt als beantwortet, und wenn Sie mitschreiben, können Sie später gezielt nachhaken beziehungsweise sich bei Ihrer Hebamme, Ärztin, Ihrem Arzt erkundigen. Lassen Sie sich nicht von dem bei Informationsveranstaltungen normalerweise benutzten Vokabular einschüchtern. Die Vortragenden gehen sehr locker mit Begriffen wie Zangengeburt, Dammschnitt und so fort um. Begriffe, die bei Ihnen wahrscheinlich Ängste auslösen, gehören für das Klinikpersonal zum Alltag. Leider sehen die meisten Vortragenden keine Notwendigkeit, ihr Vokabular den Zuhörerinnen und Zuhörern anzupassen oder sich vorzustellen, wie dieses Vokabular auf die vor ihnen Sitzenden wirken mag, aber das haben wir an anderer Stelle schon angemerkt. Manchmal können Sie bei einer solchen Veranstaltung auch eine in der Klinik angestellte Hebamme kennen lernen. Optimal ist es natürlich, wenn Sie mit der Hebamme, die Sie

---

Im Kreißsaal sollte vorhanden sein
- Gebärhocker
- großes Kreißbett *(Doppelbett, damit sich der Partner auch mal zu seiner Frau legen und sie besser massieren kann)*
- Seil oder Tau, von der Decke hängend *(ist sehr hilfreich bei der Wehenveratmung; viele Frauen haben das Bedürfnis, sich auszuhängen und empfinden das als sehr erleichternd)*
- Sprossenwand *(auch dort hängen sich viele Frauen unter Wehen gerne aus, auch in Knie- oder Hockstellung, wird ebenfalls als sehr erleichternd empfunden)*
- Reanimationseinrichtung für Neugeborene und Erwachsene
- eigener Kreißsaal-OP für Kaiserschnitte *(ansonsten muss der allgemeine OP aufgesucht werden, der weiter entfernt ist, dort muss der Partner meistens draußen bleiben)*
- Aufenthaltsraum für Frauen mit leichten Wehen *(wenn sie sich in der Nähe des Kreißsaals wohler fühlen)*
- eigener Raum für die Stunden nach der Geburt für Sie, Ihren Partner und Ihr Kind, am besten mit Telefon
- angenehmes Ambiente
- Wasserspender
- Gäste-WC *(für Partner)*
- große Badewanne *(für vorher)* und Dusche *(für nachher)*

unter der Geburt betreut, bereits seit der Schwangerschaft vertraut sind. Gelegentlich ist die Besichtigung des entsprechenden Kreißsaals in die Veranstaltungen integriert. Wenn nicht, fragen Sie danach. Die meisten Menschen stellen sich einen Kreißsaal als hohen, weiß gekachelten und sterilen Raum mit jeder Menge Hightech vor. Erfreulicherweise hat sich in der Gestaltung der Kreißsäle in den letzten Jahren einiges getan. Sie sehen in der Regel nicht mehr aus wie Operationssäle, sondern man hat stellenweise sehr kreativ versucht, ihnen Atmosphäre zu geben. Häufig ist der Kreißsaal der gemütlichste Raum des ganzen Krankenhauses.

Besonders der Partner der Frau sollte sich mit den Räumlichkeiten innerhalb der Klinik vertraut machen. Es kann sein, dass er ein Getränk besorgen oder Traubenzucker oder einen Fettstift für die Lippen kaufen möchte – intensives Atmen trocknet die Lippen sehr schnell aus –, weil das alles in der Hektik zu Hause vergessen wurde: und dann ist es ratsam, sich schon vorher informiert zu haben, anstatt Zeit mit Suchen und Fragen zu verschwenden. Der Partner wird ja gebraucht! Im Kreißsaal. Da Handys im Krankenhaus draußen bleiben, also ausgeschaltet sein müssen, sollte auch der Standort des öffentlichen Fernsprechers innerhalb der Klinik ausgekundschaftet werden. Telefongeld und Telefonkarte gehören ins Gepäck für die Klinik!

Bei einer Kreißsaalbesichtigung sollte der Partner der Frau sich auch nicht scheuen, nach den Möglichkeiten der Entspannung für ihn zu fragen. Natürlich steht die Frau im Vordergrund. Doch wenn der Partner beispielsweise viele Stunden lang Beistand leistet, ohne die Möglichkeit zu haben, sich hinzusetzen, anzulehnen oder auszuruhen, dann wird er seine Frau auch nicht mehr optimal motivieren können – weil er nämlich selbst erschöpft ist. Also: Nicht nur die Fitness der Frau ist für die Geburt wichtig, auch die ihres wichtigsten Motivators sollte berücksichtigt werden.

Vielleicht lernen Sie im Geburtsvorbereitungskurs ein anderes Paar kennen und besuchen solche Informationsveranstaltungen zusammmen. Oft trauen sich zwei Paare mehr zu fragen als ein Paar. Die Beantwortung des nachfolgend abgedruckten Leitfadens können Sie sich mit einem anderen Paar teilen und dann »zusammenlegen«. Sie haben das Recht zu fragen! Nur wenn Sie genügend Informationen zusammengetragen haben, können Sie auch die beste Wahl treffen.

Leitfaden für Kreißsaalbesichtigungen
- Wie viele Geburten haben Sie pro Jahr?
- Wie viele Vollzeitstellen für Hebammen gibt es? *(Es sollte auf 100 Geburten mindestens 1 Vollzeitstelle sein, sonst werden häufig mehrere Frauen gleichzeitig von einer Hebamme betreut.)*
- Wie hoch ist die Kaiserschnittrate? *(Sie liegt in Deutschland bei zirka 18 %, in Schwerpunktkliniken wegen der »Risikoklientel« allerdings weit höher – bis zu 53 %!)*
- Wie hoch ist die Rate der operativen Entbindungen (= Zange, Saugglocke)?
- Welche Medikamente werden unter der Geburt verabreicht *(siehe Medikamente unter der Geburt)*?
- Gibt es das Angebot einer Periduralanästhesie *(siehe Medikamente unter der Geburt)*?
  (Merke: Je geringer die persönliche Hebammenbetreuung, desto höher der Medikamentenverbrauch unter der Geburt und desto höher die Notwendigkeit einer Betäubung.)
- Führt ein Anästhesist, eine Anästhesistin beziehungsweise ein Gynäkologe, eine Gynäkologin die Peridural- oder eine vergleichbare Anästhesie durch? *(Falls sie von Anästhesist, Anästhesistin durchgeführt wird, muss er/sie rechtzeitig bestellt werden.)*
- Gibt es bei einem Kaiserschnitt die Möglichkeit, den Partner in den OP mitzunehmen?
- Wird der Partner bei allen Eingriffen, auch operativen Geburtsbeendigungen, dabei sein können?
- Darf zusätzlich zum Partner eine weitere Person mitgebracht werden?
- Darf die »eigene« Hebamme mitgebracht werden?
- Wird routinemäßig eine dauerhafte CTG-Kontrolle durchgeführt?
- Ist es möglich, unter der Geburt die von mir bevorzugte Stellung einzunehmen?
- Darf ich mich während meiner Wehentätigkeit frei bewegen? In welchem Umkreis?
- Wie viele Personen habe ich unter der Geburt als Betreuung zu erwarten?
- Wird meine Intimsphäre geschützt? *(Keine Untersuchung durch mir unbekannte Personen, eigene Kleidung, geschlossene Türen, kein Personenwechsel während der Austreibungsphase.)*
- Wird routinemäßig eine Blasensprengung vorgenommen? Wenn ja, aus welchem Grund? *(Fruchtblase wird manchmal eröffnet, um die Geburt zu beschleunigen.)*

- Unter welcher Narkose wird ein Kaiserschnitt durchgeführt?
- Welche Narkoseform gibt es bei einer eventuellen Naht einer Geburtsverletzung oder eines Dammschnitts?
- Wie wird ein Dammschnitt vorgenommen? Gerade oder schräg? *(Ein schräger [mediolateraler] Dammschnitt ist schmerzhafter und langwieriger in der Heilung.)*
- Darf ich unter der Geburt trinken? Wenn nein, warum nicht? *(Durst ist ein von Frauen als schlimm erlebter Zustand unter der Geburt. Er kann mit Infusionen gelindert werden, diese helfen allerdings nicht gegen trockene Lippen und Mundhöhle: bei Bedarf Fettstift, Zitronenscheibchen zum Lutschen, Bonbons und eventuell Wasser zum Mundspülen mitnehmen.)*
- Wird mir mein Kind sofort nach der Geburt übergeben?
- Kann ich mein Kind sofort anlegen?
- Bekommt mein Partner etwas zu essen?
- Wie lange bleibe ich nach der Geburt im Kreißsaal?
- Wie lang ist der reguläre Klinikaufenthalt?
- Ist eine ambulante Geburt möglich? *(Aufenthalt unter 24 Stunden)*
- Unter welchen Umständen ist eine ambulante Geburt nicht möglich? *(In der Regel nach einer Periduralanästhesie.)*
- Bleibt mein Kind auch auf der Wochenstation bei mir? Auch nachts? (Rooming-in)
- Gibt es ein eigenes Stillzimmer? *(Besser wegen der auf Wochenstationen großen Besucherzahl.)*
- Kommt routinemäßig ein Kinderarzt? *(Zur Abschlussuntersuchung am 3. Tag, ansonsten nur bei Komplikationen nötig.)*
- Sind in der Klinik die Mütter bei der Vorsorgeuntersuchung ihrer Kinder anwesend? *(Unbedingt nötig!)*
- Wird eine umfassende Stillbegleitung durch Hebammen oder andere Fachkräfte angeboten?
- Gibt es für die Kinder Schnuller? *(Auf keinen Fall, stört die Entwicklung des Saugreflexes zum Stillen!)*
- Wird den Kindern Glukose oder Tee gefüttert? *(Auf keinen Fall, stört ebenfalls die Entwicklung des Saugreflexes.)*
- Können die Kinder bei Bedarf gestillt werden? Gibt es hierbei Unterstützung zu jeder Zeit? *(Wichtig, denn am Anfang merken Sie noch nicht unbedingt eine »falsche« Position selber, nach Kaiserschnitten brauchen Sie unbedingt Beistand, weil Sie sich nicht so gut aufrichten können.)*

- Wird mein Kind sofort gebracht, wenn es sich meldet oder anderweitig beruhigt? *(Etwa mit Schnuller oder Tee – unbedingt zu vermeiden!)*
- Gibt es ausreichend Duschen für alle Wöchnerinnen? *(Wöchnerinnen schwitzen sehr stark und haben das Bedürfnis, sich täglich mehrfach zu duschen – das sollte unbedingt gewährleistet sein.)*
- Ist es möglich, bei einer notwendigen Verlegung meines Kindes mit in diese Klinik verlegt zu werden? *(Unbedingt nötig! Sie und Ihr Kind bilden weiterhin eine Einheit, die Sie beide brauchen!)*
- Gibt es feste Essenszeiten? *(Schlecht, da Wöchnerinnen auf die Zeiten ihrer Kinder angewiesen sind und bei festen Essenszeiten dann wegen des Stillens Mahlzeiten versäumen.)*

Alternativen zum Kreißsaal: Hausgeburt und Geburtshaus

Während vor einigen Jahrzehnten die Geburt im eigenen Zuhause normal war, wählen heutzutage die meisten Frauen eine Klinik als Geburtsort. Wir haben bereits dargelegt, warum die schwangere Frau bei der Wahl des Geburtsortes das letzte Wort haben muss, und sprechen deshalb im Folgenden aus ihrer Perspektive. Aber bitte, lieber Partner, fühlen Sie sich dabei mit angesprochen! Bitte lassen Sie sich als Paar nicht von Ihrem Umfeld und als Frau nicht von Ihrem Partner zu irgendetwas überreden. Eine Frau, die sich zu einer außerklinischen Geburt entscheidet, steht meistens unter hohem Rechtfertigungsdruck dem sozialen Umfeld gegenüber. Häufig werden ihr aber auch von Seiten eines Arztes, einer Ärztin »Steine in den Weg gelegt«. Es gibt leider Ärzt(e)innen, die das Betreuungsverhältnis aufkündigen, wenn ersichtlich wird, dass die Frau von ihrem Vorhaben einer Hausgeburt nicht abzubringen ist. Aber es gibt andererseits auch Ärzt(e)innen, die Frauen darin unterstützen, zu Hause zu gebären. Also wechseln Sie gegebenenfalls den Arzt oder die Ärztin.

Vor- und Nachteile
Je nachdem, wie argumentiert wird, gibt es eine Reihe von Vor- und Nachteilen für die klinische Geburt und die Hausgeburt. Viele Ärzt(e)innen der Fachrichtungen Gynäkologie und Kinderheilkunde warnen vor Hausgeburten – mit zum Teil diskriminierenden Äußerungen über Frauen, die »so etwas« tun, und Hebammen, die ihnen

auch noch beistehen. Die beliebteste Wortkombination ist dabei: Geburt = Risiko. Eine Frau, die sich wissentlich dem Risiko einer Hausgeburt aussetze, handle verantwortungslos. Schließlich sei man heutzutage ja schon viel weiter und so modern! Die Schlussfolgerung müsste lauten, eine Klinikgeburt berge überhaupt kein Risiko. Vielleicht eingeschüchtert von dem vielen technischen Gerät, das Beherrschbarkeit jedes Risikos suggerieren soll, klingt das Argument der gebannten Gefahr in einer Klinik für die Frau dann einleuchtend. Unter den Tisch fällt dabei zum einen die Stimme der Frau, also ihre Gefühle und Wünsche – wenn sie überhaupt den Mut hat, diese zu äußern. Zum anderen eine Reihe aktueller Untersuchungen und Studien über die Erfolge außerklinischer Geburtshilfe, die eindeutig belegen, dass bei sorgfältiger Vorgehensweise und breit gefächerter Entscheidungsgrundlage unter Einbeziehung der Frau/des Paares sehr gute Ergebnisse sowohl für die Gesundheit der Kinder als auch der Mutter erzielt werden – einmal abgesehen von der signifikant höheren Zufriedenheit der Frauen und Paare, die eine außerklinische Geburt erlebten. Hinzu kommt eine deutlich komplikationsfreie Entwicklung in Bezug auf das Zusammenwachsen der neuen Familie.

Seit Jahren werden übrigens jene Institutionen mit der Qualitätssicherung der außerklinischen Geburtshilfe beauftragt, die diese auch für die Kliniken durchführen. Doch das wird von den häufig polemisierenden Gegnern der Hausgeburt nicht erwähnt, stattdessen werden die Ergebnisse vorgenannter Studien verschwiegen beziehungsweise verfälscht, um die Frauen auf die angeblich sichere Seite – den Kreißsaal – zu ziehen.

Viele geburtshilfliche klinische Einrichtungen erwecken den Eindruck, als könnten sie die totale Sicherheit garantieren. Vorsicht bei solchen Sätzen! Was heute sicher ist, ist morgen als unsicher bewiesen! Früher hieß es, Kinder schreien lassen, weil das die Lungen kräftigt, heute heißt es, auf keinen Fall, früher hieß es, während der Schwangerschaft maximal 1 Liter pro Tag trinken, heute heißt es, so viel wie möglich trinken. Woher wollen wir wissen, was es morgen heißen wird? Wie war das mit Contergan? Oder mit der nahezu hysterisch anmutenden hohen Kaiserschnittrate wegen angeblich unnormaler Herztonverläufe der Kinder unter der Geburt? Was wissen wir über die Auswirkungen von CTG, Ultraschall und diverser moderner geburtshilflicher Apparate?

Vor noch nicht allzu langer Zeit wurde regelrecht gepredigt, dass Mütter ihren Kindern nach der Geburt nicht zu nahe kommen oder sie mit unter die Bettdecke nehmen sollten, um sie zu wärmen. Damit würden sie eine hohe Infektionsgefahr der Kinder provozieren. Inzwischen wissen wir, dass viele Infektionen durch die Krankenhaussituation selber ausgelöst werden. Und wir wissen, dass Mütter ihre Kinder unbedingt wärmen sollten – und zwar am besten mit der nackten Haut. Wir wissen auch, dass die Kaiserschnittrate an bestimmten Wochentagen höher liegt, privat Krankenversicherte häufiger einen Kaiserschnitt erleben als gesetzlich Krankenversicherte. Was heißt hier Sicherheit? Wer kann Ihnen Sicherheit garantieren? Niemand, nur Sie selbst, wenn Sie in sich ruhen, sich selbst und Ihrem Kind vertrauen. Und aus dieser Ruhe heraus lässt sich auch der für Sie optimale Geburtsort finden. Nachfolgend ein paar Informationen zu den Alternativen Hausgeburt und Geburtshaus.

Hausgeburt
Suchen Sie sich so früh wie möglich eine Hebamme, um alle Notwendigkeiten zu besprechen. Manche Frauen möchten ihr Kind allein mit einer Hebamme gebären, andere mit der Hebamme und dem Partner oder einer Freundin, wieder andere Frauen haben am liebsten eine Reihe von Freundinnen und/oder Freunden zur Unterstützung bei sich. Wenn Sie schon konkrete Vorstellungen über »Ihre« Geburt haben, sollten Sie diese mit der Hebamme durchsprechen. Wird im Vorfeld an alles gedacht, verlaufen Hausgeburten in der Regel komplikationslos. Das liegt vor allem daran, dass Frauen sich in ihrer vertrauten Umgebung leicht öffnen und loslassen können. Bei einer Hausgeburt können sich die Frauen in ihrem vertrauten Umfeld frei bewegen und sich auch den Platz für die endgültige Geburt aussuchen. Es ist meistens ein anderer als der, an den die Frauen während der Vorbereitung dachten. Alle an der Geburt beteiligten Menschen müssen wissen, dass die Frau sich immer wieder neu entscheiden kann. Sollte sie sich zu einer Position entschließen, die den Geburtsverlauf negativ beeinflussen könnte, wird die Hebamme sie darüber aufklären. Ansonsten kann sich die Frau ganz frei fühlen und all ihren Gefühlen nachgehen und nachgeben. Sollten Komplikationen auftreten, entscheidet die Hebamme über eine Klinikeinweisung und deren Zeitpunkt. Diese Entscheidung steht nicht zur Diskussion. Sprechen Sie im Vorfeld detailliert darüber, um dann schnell handeln zu können.
Am vorteilhaftesten ist es, wenn Sie auch den Geburtsvorbereitungskurs bei »Ihrer« Hebamme buchen und die Hebamme zumin-

dest die letzten Vorsorgeuntersuchungen durchführt – wenn sie nicht sowieso von Anfang an zuständig war. Die Hebamme wird Sie ausführlich über etwaige Risiken einer Hausgeburt aufklären, die unter Umständen zu einer Einweisung in eine Klinik führen können. Das sind zum Beispiel Frühgeburten, vorzeitiger Blasensprung, mütterliche Erkrankungen wie Diabetes, Scheideninfektionen, Beckenendlagen, Mehrlinge und so weiter. Die Hebamme wird Ihren Partner einbeziehen. Falls Sie ohne Partner sind, wird die von Ihnen benannte, vertraute Person hinzugezogen – ob Freundin, Schwester oder Kusine. Bei einer Hausgeburt sind diverse Vorkehrungen zu treffen, die die Hebamme auflisten wird. Sollten andere Kinder zu Hause sein, muss überlegt werden, ob sie während der Geburt dort bleiben, wer sie betreut, oder ob sie an einem anderen Ort untergebracht werden. Dies hängt natürlich vom Alter der Kinder ab. Die Hebamme wird Sie diesbezüglich umfassend beraten.

Ferner sollten Sie sich frühzeitig an einen Kinderarzt, eine Kinderärztin wenden, der/die bereit ist, zur zweiten Vorsorgeuntersuchung des Kindes ins Haus zu kommen und eventuell auch direkt nach der Geburt das Kind zu untersuchen. Es ist auch möglich, ein geburtshilfliches Team zur Verfügung zu haben, das entweder aus zwei Hebammen oder einer Hebamme und einer Ärztin, einem Arzt besteht. Letztere können sowohl Allgemeinmediziner/innen als auch Frauenärzt(e)innen sein, es gibt aber auch die Kombination Hebamme und Kinderarzt, Kinderärztin. Manche Hebammen ziehen grundsätzlich eine Kollegin hinzu. Der Vorteil liegt darin, zu zweit zu sein, wenn es zwei Menschen zu versorgen gilt. Falls zum Beispiel eine Dammnaht vonnöten sein sollte, ist die eine Hebamme hiermit befasst, die andere versorgt das Kind und kümmert

> **Wichtig**
> Sollte Ihnen von einem Frauenarzt, einer Frauenärztin von der Hausgeburt abgeraten werden, fragen Sie sehr genau nach den Gründen dafür und holen Sie gegebenenfalls eine zweite Meinung ein.

sich um alles andere. Ihre eigentliche Ansprechpartnerin ist dabei natürlich die erste Hebamme – und sie bleibt auch ganz »Ihre« Hebamme.

Um plötzlich auftretenden Komplikationen vor oder unter der Geburt begegnen zu können, sollte der Weg in die nächste Klinik bekannt sein, und Sie sollten sich mit den dortigen Räumlichkeiten auskennen. In der Regel sorgen Hebammen für diese Notvorkehrungen. Trotzdem sollten Sie danach fragen, damit Sie sich rundum abgesichert fühlen.

Geburtshäuser und Entbindungsheime

Eine andere Möglichkeit ist die Geburt in einem Geburtshaus. Mittlerweile gibt es zirka 50 Geburtshäuser in Deutschland, und ihre Atmosphäre unterscheidet sich fundamental von derjenigen in Kliniken.

Geburtshäuser werden in der Regel von Hebammen geleitet, die auch Geburtsvorbereitungs- und Rückbildungskurse anbieten. In einigen Geburtshäusern finden Sie auch Hebammen, die Sie bei einer Hausgeburt betreuen. Selbstverständlich arbeiten die Hebammen eng mit Ärzt(inn)en zusammen, die bei schwierigen Geburten auch hinzugezogen werden können.

Geburtshäuser sind nach vorgeschriebenen Regeln eingerichtet und bieten meistens auch Platz für Partner und Geschwister. Auch wenn Sie sich eigentlich für eine Klinikgeburt entschieden haben, lohnt sich der Besuch eines Geburtshauses. Danach wissen Sie wahrscheinlich, wonach Sie in der Klinik noch fragen möchten, und Sie erkennen vielleicht, dass für eine Geburt nicht zwingend eine sterile Atmosphäre nötig ist – sie kann durchaus wohlig-harmonisch sein.

Geburtshäuser bieten übrigens ein breit gefächertes Kursangebot an. Auch die Beratung junger Mütter wird von Hebammen durchgeführt. Bitte melden Sie sich frühzeitig in einem Geburtshaus an, damit Sie die entsprechenden Kursangebote und vor allem die Beratung durch »Ihre« Hebamme frühzeitig in Anspruch nehmen können. Nach einer Geburt im Geburtshaus verbleiben Sie noch zirka 3 Stunden dort, bevor Sie mit Ihrem Kind, Partner und/oder Freund(inn)en nach Hause gehen. Ein paar Stunden danach wird Ihre Hebamme Sie zu Hause besuchen. Bis dahin ist sie natürlich telefonisch jederzeit erreichbar.

Wegen der anfänglichen massiven Kritik und auch Diskriminierung von Hebammen, die Geburtshäuser eröffneten, aber auch wegen des Wissens um die Tatsache, dass sie nicht weniger sicher arbeiten als Kliniken, haben beide Berufsverbände der Hebammen Standards für Geburtshäuser entwickelt. Nahezu alle Geburtshäuser richten sich danach und unterziehen sich regelmäßigen Fortbildungs- und Qualitätssicherungsmaßnahmen. Außerdem lassen sie verbindliche Qualitätskontrollen durch unabhängige Gutachter und Gutachterinnen durchführen. Die Ergebnisse sind genauso positiv, wie sie von Hebammen und Befürworterinnen und Befürwortern dieser Einrichtungen vorhergesagt wurden und brauchen den Vergleich mit klinischen Institutionen in keiner Weise zu scheuen.

Viele Geburtshäuser sind übrigens aus Selbsthilfegruppen junger Eltern und Frauen entstanden, die eine Alternative zur gängigen klinischen Praxis suchten. Diese Gründer/innen arbeiten zum Teil auch innerhalb eines Vereins, der Träger des betreffenden Geburtshauses ist.

Das zweite Trimenon – die Zeit
des Wohlbefindens (16. bis 28. Woche)

Nun beginnt für Sie die Zeit des Wohlbefindens. Ihr Körper und Ihre Psyche haben die Schwangerschaft akzeptiert, und Sie sind in der Lage, die veränderten Stoffwechselbedingungen, das größere Blutvolumen und die deutliche Gewichtszunahme zu kompensieren. Der gesamte Kreislauf hat sich auf die Schwangerschaft eingestimmt. Übelkeit und Erbrechen sind vorüber. Ihre Organe haben sich darauf eingestellt, das Kind bis zur Geburt auszutragen. Sämtliche körperlichen Voraussetzungen dazu sind abgeschlossen, und es geht nur noch um das Wachstum des Kindes.

Was Sie im zweiten Schwangerschaftsdrittel alles erwartet

Die mittlere Zeit der Schwangerschaft gilt als das schönste Drittel, weil Sie die ersten Anpassungsschwierigkeiten überwunden haben und in Ihrer Bewegungsfreiheit noch nicht so eingeschränkt sind, wie es gegen Ende der Schwangerschaft voraussichtlich der Fall sein wird. Die meisten schwangeren Frauen blühen im mittleren Trimenon der Schwangerschaft regelrecht auf. »Du siehst umwerfend gut aus«, hören sie oft. Und so fühlen sie sich auch. Als könnten sie Bäume ausreißen. Und das unabhängig davon, ob das Kind ein Wunschkind ist oder ungeplant war. Der Körper hat so viele Reserven, dass er zusätzlich Energiedepots für später einrichten kann, die Mutter und Kind, besonders wenn es auf die Geburt zugeht, zugute kommen werden. Gleichzeitig werden Kraftreserven für das Wochenbett und die Stillzeit angelegt. Die Gewichtszunahme im zweiten Trimenon ist hoch – wie im dritten auch. Im zweiten Trimenon nehmen jedoch vor allem die Frauen zu, im dritten ist es dann das Kind, das auf der Waage den Ausschlag gibt. Derzeit ist eine Gewichtszunahme von zirka 400 Gramm pro Woche zu beobachten.

Die Zeit der Anpassung liegt hinter Ihnen, und Sie haben wahrscheinlich viele anstehende Veränderungen, zumindest in Ihrer Vorstellung, gemeistert. In der Regel sind Fragen innerhalb der Partnerschaft - wie Wohnsituation und berufliche Zukunft beider Partner - geklärt. Alles hat sich angepasst. Die meisten schwangeren Frauen sind in dieser Zeit sehr energiegeladen - ob am Arbeitsplatz oder zu Hause. Überall wird eine Menge geschafft. Und die Freude über den sichtbaren Bauch ist groß. Endlich ein Zeichen nach außen hin! Jetzt hören die Frauen nicht mehr: »Man sieht ja noch gar nichts«, sondern: »Ui, du bist schwanger!«

Der Bauch rundet sich

In der 12. Woche ist die Gebärmutter über die Symphyse hinausgewachsen, wird in der 24. Woche den Nabel erreichen und dann kontinuierlich Richtung Rippenbogen weiterwachsen. Obwohl sich Ihr Bauch zum jetzigen Zeitpunkt mit weiten Oberteilen noch gut kaschieren lässt - nackt gibt er sein Geheimnis preis.

Sollten Sie eine fotografische Dokumentation Ihrer Schwangerschaft planen, ist es sinnvoll, jetzt damit zu beginnen - wenn Sie das nicht bereits getan haben. Sehr schön sieht es aus, wenn die Frauen sich immer vor demselben Hintergrund fotografieren lassen, im Profil und gerne auch als Schattenriss. Alle zwei bis vier Wochen ein Foto ergibt eine tolle Serie! Manche Frauen fühlen sich nicht wohl bei dem

Wichtig
Entscheidend für Ihr Wohlbefinden ist es, prinzipiell keine einengende Kleidung zu tragen. Es gibt Second-Hand-Läden, in denen Sie hübsche Umstandskleidung erwerben können. Vergessen Sie auf keinen Fall den Badeanzug! Auch wenn es gerade Winter ist. Was die Kleidung betrifft, haben es schwangere Frauen im Sommer natürlich einfacher als im Winter, weil für die kalte Jahreszeit mehr angeschafft werden muss. Bitte denken Sie nicht nur an die Jahreszeit, die der Blick aus dem Fenster offenbart, sondern auch an die, die vor Ihnen liegt - im dritten Trimenon!

Gedanken, ihren Bauch ablichten zu lassen. Sie sollten überlegen, ob dieses Gefühl sich auch beim geistigen Durchspielen verschiedener Fotografen und Fotografinnen einstellt. Es gibt Frauen, die lassen sich lieber von einer Freundin als von ihrem Partner fotografieren. Aus Erfahrung wissen wir, dass viele Frauen, die keine Fotos aus ihrer Schwangerschaft besitzen, später traurig darüber sind. Also bitte, überlegen Sie es sich gut. Sie brauchen den Film ja nicht sofort entwickeln zu lassen, können ihn irgendwo lagern. Und wenn Sie dann – in ein paar Jahren oder Monaten – Lust haben, sich als Schwangere zu sehen – dann lassen Sie ihn eben zu diesem Zeitpunkt entwickeln. Oder Sie vereinbaren mit Ihrem Partner, dass Sie die Auswahl treffen werden, welche der gemachten Fotos Sie ihm zeigen möchten. Sollten Sie eine Videokamera besitzen, können Sie sich selbst filmen – davon muss niemand etwas wissen.

Keinesfalls möchten wir Ihnen irgendwelche Hemmungen ausreden – aber es kann viel Freude bereiten, etwas in petto zu haben, falls sich Ihre Meinung später ändert. Später, wenn der Bauch verschwunden ist, lassen sich nämlich keine Fotos mehr nachholen – außer, Sie werden erneut schwanger. Besonders an Geburtstagen der Kinder ist es beeindruckend, die Fotos aus der Schwangerschaft herauszukramen. Da hat die Tochter gerade ihr Abitur bestanden und neben dem Zeugnis liegen die Fotos von damals auf dem Tisch – das kann sehr berührend sein!

Tipp
Empfehlenswert ist es, ein Schwangerschaftstagebuch zu führen. Das muss gar nicht besonders ausführlich sein, es reicht der normale Terminkalender, in dem eine Spalte oder ein paar Zeilen für die Schwangerschaft reserviert sind. Erfahrungsgemäß werden die meisten Befindlichkeiten während der Schwangerschaft – und auch, was die Geburt betrifft – sehr schnell vergessen oder in der Erinnerung verändert, meistens mit einer deutlichen Tendenz zum sehr Guten oder sehr Schlechten hin.
Ein Tagebuch leistet hier Abhilfe. Viele Kinder interessieren sich für die Zeit im Mutterleib – spätestens, wenn sie selbst Mutter oder Vater werden. Da ist es schön, auf solche Aufzeichnungen zurückgreifen zu können. Manche Frauen beginnen nach der Geburt des Kindes ein solches Tagebuch – mit den besten Vorsätzen, versteht sich. Und dann wird das Schreiben immer weniger, schließlich kommt das Kind in die Schule, und das Tagebuch besteht noch immer aus zwanzig Seiten Geburtserlebnis und den ersten zwei Monaten. Aber dann kann das Kind ja selbst bald mit seinem Tagebuch beginnen …

Manchen Frauen bereitet es auch viel Spaß, ihren Bauchumfang zu messen. Innerhalb der Vorsorgeuntersuchung ist die Messung des Leibesumfangs weggefallen. Einige werdende Eltern schließen scherzhaft Wetten ab: Über einen Meter kommst du nie. Doch! Wetten, dass! Für manche Frauen ist es schwer vorstellbar, dass sie einmal über einen derartigen Bauchumfang verfügen sollen. Doch die meisten Frauen erreichen diese magische Grenze sehr wohl.

Die ersten spürbaren Kindsbewegungen

Die meisten Frauen können es zu diesem Zeitpunkt kaum mehr abwarten, ihr Kind endlich zu spüren. Sie erinnern sich: Kindsbewegungen werden von vielen Mehrgebärenden ungefähr in der 18. Woche und von Erstgebärenden rund zwei Wochen später gespürt. Erstgebärende brauchen etwas mehr Geduld, weil ihre Gebärmutter elastischer ist und sie sich außerdem noch nicht so gut mit den Gefühlen im Bauch auskennen. Es gibt ja eine Menge neuer Gefühle im Bauch, die mit der Schwangerschaft entstehen, und da dauert es eine Weile, bis sie zugeordnet werden können – sind das wachsende Gebärmutter, Blähungen, »wandern« meine Organe gerade auf der Suche nach einem neuen Platz herum – oder ist es das Kind? Natürlich gibt es Erstgebärende, die ihr Kind früher, und Mehrgebärende, die es später spüren.
Bis der Partner in diese Freude einbezogen werden kann, dauert es noch eine Weile, denn die ersten Bewegungen sind oft nur zaghaft spürbar. Dabei gibt es übrigens immer wieder ein Phänomen zu beobachten: Die Kinder turnen übermütig im Bauch ihrer Mütter herum – von außen ist das vielleicht sogar durch die Kleidung hindurch sichtbar, weil sich die Bauchdecke der Frau bewegt. Aber in dem Augenblick, in dem der werdende Vater, eine Hebamme oder wer auch immer die Hand auf den Bauch der Frau legt, kehrt Ruhe ein. Gerade so, als ob das Kind gespannt horchen und fragen würde: Was ist das, wer ist das? Wir wissen nicht, ob die leichte Berührung einer Hand auf dem Bauch vom Kind wahrgenommen werden kann. Doch es scheint fast so, denn nach einer Weile des Abwartens kommt es oft zu einem Anstupsen, einer Art Klopfen an einer bestimmten Stelle, so als ob das Kind fragte: Ist da noch jemand? Wenn Sie mit den Kindsbewegungen vertraut geworden sind, werden Sie wahrscheinlich auch die Lieblingsspielplätze Ihres Kindes

herausfinden – meistens im oberen rechten oder unteren linken Bauchraum. Kindsbewegungen werden von den meisten Frauen am deutlichsten wahrgenommen, wenn sie selbst ruhen, also vorm Einschlafen oder beim Aufwachen. Aber auch nach viel Bewegung oder Aufregung kommt es oft zu Spielminuten der Kinder, die dann selbst aufgeregt sind und »durch den Bauch purzeln«. Das kann so ungestüm sein, dass es von außen sichtbar ist. Von innen spüren Sie, wie die Kraft Ihres Kindes zunimmt. Und Sie spüren auch, wie sich seine Lage verändert. Dazu ist es hilfreich, wenn Sie sich zeigen lassen, wie Sie Ihr Kind am besten ertasten. Wie fühlt sich der Kopf, wie der Rest des Körpers an?

Im Lauf der Schwangerschaft verändert sich die Art der Kindsbewegungen. Drehen sich die Kinder am Anfang noch häufig und schlagen wirklich Purzelbäume, werden sie später träger – es steht ihnen ja auch immer weniger Platz zur Verfügung.

Mögliche Untersuchungen

Falls Sie sich zu einer Amniozentese entschieden haben, wird diese zwischen der 16. und 18. Schwangerschaftswoche durchgeführt *(siehe Pränataldiagnostik)*.

Um die 20. Woche findet auch die zweite routinemäßige Ultraschalluntersuchung statt, bei der der errechnete Geburtstermin bestätigt werden soll. Zu diesem Zeitpunkt kann das Kind im Ganzen gut gesehen werden, und außerdem ist es in seiner Länge nun schon so gut entwickelt, dass die Maße in Relation zueinander gesetzt werden können und ersichtlich ist, ob sich das Kind normgerecht entwickelt. Vielen Frauen fällt es schwer, das Bild des Fetus auf dem Monitor mit ihren Empfindungen zu verbinden. Andere Frauen realisieren dabei erst so richtig, was da eigentlich in ihrem Bauch passiert.

Wird es ein Junge oder ein Mädchen?

Bei der zweiten Ultraschalluntersuchung werden Frauen und Paare oft mit der Frage konfrontiert, ob sie wissen möchten, ob es ein Mädchen oder ein Junge ist. Meistens haben die Paare und Frauen das prinzipiell schon zuvor entschieden. Aber manchmal werden sie von der Frage überrascht und müssen dann schnell antworten.

Immer mehr Paare möchten das Geschlecht des Kindes vor der Geburt wissen. Die Geschlechterzuweisung im Mutterleib ist mittlerweile so normal, dass schwangere Frauen beispielsweise von Freundinnen gefragt werden: Soll ich in Rosa oder in Blau stricken? Es gibt Kinder, die sich bei keiner Ultraschalluntersuchung von vorne zeigen oder sich sogar kurz vorher umdrehen, so dass nur der Rücken gesehen werden kann, und der wahrt das Geheimnis. Bei manchen Kindern liegt die Nabelschnur vor der in dieser Frage alles entscheidenden Stelle. Aber selbst wenn Sie eine Auskunft erhalten, verlassen Sie sich bitte nicht hundertprozentig darauf, denn die Fehlerquote bei der Geschlechtsbestimmung ist recht hoch. Kaufen Sie nicht alles in Rosa oder Blau. Warum muss es eigentlich überhaupt Rosa oder Blau sein?

An dieser Stelle möchten wir Sie auf diverse Langzeitstudien hinweisen, die eindeutig belegen, wie die Rollenzuteilung in Bezug auf das Geschlecht die Entwicklung eines Menschen prägt. Wenn Sie beschließen, dass Ihr Mädchen nur Rosa tragen und mit Puppen spielen soll und es bestärken, wenn es weint, weil es damit zeigt, wie gefühlvoll und verletzlich und mädchenhaft es ist, wird es schnell begreifen, dass dies die ihm zugewiesene Rolle ist, und somit verbauen Sie Ihrem Kind bereits frühzeitig die Chance, die Welt als ganzer Mensch, mit allen emotionalen Möglichkeiten zu entdecken. Das Gleiche gilt natürlich für Jungen. Wenn sie – selbstredend ganz in Blau – lernen, dass Jungen nicht weinen und, kaum abgestillt, schon den starken Mann mimen sollen, werden sie keinen uneingeschränkten Zugang zu ihren Gefühlen haben, die Welt nur aus der Perspektive einer Hälfte erleben, und außerdem werden sie Ihnen nie beim Abspülen helfen ... wenn die Geschirrspülmaschine mal kaputt sein sollte. Zu diesem Thema gibt es hochinteressante Literatur *(siehe Anhang)*.

Die Entscheidung, ob das Geschlecht des Kindes vor der Geburt bekannt gegeben werden soll, muss in letzter Konsequenz bei der Frau liegen. Ich habe erlebt, dass es manchmal wegen der Geschlechtsbestimmung durch Ultraschall zu sehr, sehr traurigen Momenten im Kreißsaal kommt – wenn das vorhergesagte und gewünschte Geschlecht nicht der Realität entspricht. Bei einem Paar, einer Frau, das/die vorher nicht weiß, ob es ein Junge oder Mädchen wird – und bitte, immer an die Fehlerquote denken –, verläuft der erste Kontakt mit dem Kind häufig anders. Da ist es dann endlich auf der Welt. Nach all den Mühen, den Schmerzen, der Anstrengung. Die

Eltern sehen ihr Kind an. Sehen sich an. Und dann lautet die erste Frage: Ist es gesund? Das Geschlecht steht überhaupt nicht zur Debatte.« Viele Mütter und Väter vergessen, danach zu fragen – das Kind wird in ein Tuch gewickelt und untersucht –, und dann fällt ihnen vielleicht erst ein, dass sie gar nicht aufgepasst haben, dass sie einfach nur voller Freude sind, weil das Kind nun endlich da und gesund ist. Das Kind wird als das angenommen, was es ist: ein kleiner Mensch.

Auch Frauen und Paare, die sich dringend einen Jungen oder ein Mädchen gewünscht haben, sind in der Regel so überglücklich, wenn sie den kleinen Menschen dann auf die Welt gebracht haben, seine Finger und Zehen bestaunen und sich über das Wunder freuen: alles dran, alles da, dass diese Frage nicht ins Gewicht fällt. Wenn allerdings ein Paar, das sich sehnlichst ein Mädchen wünscht, in der 18. oder 20. Woche erfährt, dass die Frau mit einem Jungen schwanger ist, dann kann das Auswirkungen auf die Schwangerschaft haben. Manche Frauen sind über die Geschlechtszugehörigkeit ihres Kindes so enttäuscht, dass sie beispielsweise wieder zu rauchen beginnen oder das zuvor sehr reduzierte Rauchen weniger einschränken. Die gesamte Einstellung zur Schwangerschaft kann sich fundamental ändern. Aber die Situation, in der das Geschlecht des Kindes offenbar wird, ist ja auch eine völlig andere. Es offenbart sich nicht nach einem intensiven Geburtserlebnis, sondern die Frau befindet sich mehr oder weniger entspannt in der Frauenarztpraxis auf einer Liege und sieht auf dem Monitor schwarze Schatten, erkennt die Umrisse des Kindes und hört dann: Es ist ein Mädchen. Oder: Es ist ein Junge. Diese Situation ist nicht vergleichbar mit der nach der Geburt. Im schlimmsten Fall kann sie zu einer Ablehnung des Kindes führen.

Begleiterscheinungen und Beschwerden im zweiten Trimenon

Viele Begleiterscheinungen, die wir im ersten Trimenon erklärten, können auch im zweiten auftreten. Stärker oder weniger stark, erstmalig oder ... überhaupt nicht mehr.

Müdigkeit
Die Müdigkeit wird meistens nicht mehr so dominierend erlebt wie in der Zeit der Anpassung. Ganz im Gegenteil – mit der großen

Energie, die den Frauen in der Zeit des Wohlbefindens eigen ist, stecken sie sogar mal eine Nacht mit wenig Schlaf spielend weg und sind im Job am nächsten Tag topfit und hoch konzentriert. Zu Nächten mit wenig Schlaf kann es nicht nur kommen, weil die Frauen ihre Partnerschaft bis in die frühen Morgenstunden intensiv genießen oder mal ausgehen und »alle Fünfe gerade sein lassen«. Auch eindringliche Träume mit Wachphasen oder das Wachstum des Kindes können für wenig Schlaf verantwortlich sein. Manche Frauen wälzen sich von der einen auf die andere Seite, sind unruhig und können weder links noch rechts, noch auf dem Rücken liegen. Frauen, die in Bauchlage schlafen, kommen jetzt allmählich in Schwierigkeiten. Sollten Sie gar keine Ruhe mehr finden, sprechen Sie mit Ihrer Hebamme oder fragen Sie im Geburtsvorbereitungskurs nach Tipps.

Ziehen im Bauch
Manche Frauen verspüren zu jenen Zeiten, in denen sie außerhalb der Schwangerschaft menstruierten, auch ein Ziehen im Bauch. Wenn dieses Ziehen mit einem Wachstumsschub des Kindes einhergeht und außerdem noch Stress hinzukommt, kann ein hormonelles Ungleichgewicht vorherrschen, das zu vorzeitigen Wehen führen kann – weil es dem wehenhemmenden Enzym nicht gelingt, das wehenauslösende Hormon in Schach zu halten.
Jede Frau erlebt im Verlauf ihrer Schwangerschaft früher oder später, häufig oder selten Gebärmutterkontraktionen. Diese sind zwar mit Wehen zu vergleichen, allerdings sind sie keine Geburts- oder Eröffnungswehen, weil sich der Muttermund durch sie nicht öffnet. Bitte seien Sie nicht beunruhigt – das ist normal, denn die Gebärmuttermuskulatur arbeitet wie jede andere Muskulatur, und Bewegung dient dazu, sie geschmeidig zu erhalten. Dennoch sollten Sie solche Kontraktionen aufmerksam beobachten. Wie fühlt es sich an, wenn der Bauch hart und dann wieder weich wird? Wie häufig kommen die Kontraktionen vor? Sie werden spüren, dass sie von einem Zentrum ausgehen, oben rechts oder oben links, und sich über den gesamten Bauchraum verteilen. Wenn Sie lediglich dieses wellenartige Hart- und Weichwerden spüren, haben die Kontraktionen keine Bedeutung, sind lediglich Schwangerschaftswehen, wie bereits beschrieben. Setzen oder legen Sie sich hin, hören Sie schöne Musik oder entspannen Sie so, wie es Ihnen am besten gelingt. Wenn die Kontraktionen nicht aufhören – und vor allem, wenn sie

mit Rückenschmerzen einhergehen und länger dauern –, sollten Sie eine Fachkraft aufsuchen. Hier wird durch eine vaginale Untersuchung geklärt, ob sich der Muttermund durch die Kontraktionen geöffnet hat.

Der häufigste Zeitpunkt für eine Eskalation der Kontraktionen liegt zwischen 26. und 28. Woche, weil das kindliche Wachstum zu diesem Zeitpunkt enorm ist. Wie belastend diese Entwicklung empfunden wird, hängt natürlich vor allem von der Konstitution ab. Eine große Frau mit langem Oberkörper hat naturgemäß mehr Platz als eine kleine Frau mit kurzem Oberköper. Wenn nun der Partner der kleinen Frau mit kurzem Oberkörper im Geschäft für Übergrößen einkaufen muss, weil er um die zwei Meter groß ist, muss man von der Möglichkeit ausgehen, dass das Kind »nach dem Vater schlägt«,

---

Wachstumsschübe der Kinder

Die Kinder wachsen nicht regelmäßig, sondern in Schüben. In diesem zweiten Trimenon werden Sie gleich zwei solcher Schübe erleben. Und zwar einmal um die 20. Woche und dann am Ende des Trimenons, um die 28. Woche herum. Doch das sind allgemeine Werte, die sich – auch je nach Korrektheit des errechneten Geburtstermins – nach hinten oder vorne verschieben können. Da zuerst das Kind und dann die Gebärmutter wächst – sich also den veränderten Größenverhältnissen anpasst –, spüren die Frauen das Wachstum mit einer kleinen Verzögerung. Wir haben ja bereits mehrfach darauf hingewiesen, dass jedes Wachstum zu einer Neustrukturierung innerhalb des Bauchraums führt, weil alle dort befindlichen Organe zusammenrücken müssen.

Zwischen 18. und 20. Woche erreicht das Kind meistens die Gebärmutterwand, was zu einer beträchtlichen Ausdehnung der Gebärmutter und Verdrängungserscheinungen bei den Organen der Mutter führt. Den Magen drückt es nach oben, die Leber und der Darm, der hinter der Gebärmutter liegt, werden noch mehr eingeklemmt. Natürlich ist ein solcher »Umzug« nicht in einer Stunde abgeschlossen. Die Kinder wachsen ja auch nicht in einer Stunde, sondern im Zeitraum von ein bis zwei Tagen. Wenn Sie merken, dass solche Tage angesagt sind, sollten Sie sich schonen. Legen Sie sich zwischendurch mal hin, die Beine hochgelegt, und schalten Sie einen Gang zurück. Bis auf Schwimmen, das Ihnen wahrscheinlich immer gut tun wird, sollten Sie auf Sport verzichten, um Ihrem Körper in Ruhe die Gelegenheit zu geben, sich mit den veränderten Verhältnissen zurechtzufinden.

---

also auch sehr groß wird – und das macht einer zierlichen Frau natürlich mehr Probleme als ein Kind, das ihren Maßen entspricht. Als sehr hilfreich haben sich bei solchen Frauen konsequente Atemübungen herausgestellt. Indem die Frauen lernen, sich immer neue Räume mit ihrem Atem zu erschließen, können sie dadurch viel »wegstecken«. Dennoch sollten sie sich bei Wachstumsschüben unbedingt schonen und einen Gang zurückschalten.

Auflockerung und Dehnung der Bänder

Die Auflockerung und Dehnung der Bänder geht im zweiten Trimenon weiter. Sie wissen, dass dies leicht zum Umknicken der Füße führen kann, und sollten dem mit passenden Schuhen entgegenwirken. Und bitte denken Sie daran, so oft wie möglich die Beine hochzulegen und sie so selten wie möglich – sprich nie! – übereinander zu schlagen.

Krampfadern

Mit zunehmender Schwangerschaft wird die Krampfadernbildung leider verstärkt, da Beine und Füße durch die Gewichtszunahme immer mehr belastet sind.

Wadenkrämpfe

Eine weitere Begleiterscheinung der unangenehmen Sorte tritt im zweiten Trimenon gehäuft auf: Wadenkrämpfe. Manche Frauen leiden schon im ersten Trimenon darunter. Wadenkrämpfe können ein Hinweis darauf sein, dass ein Magnesium- oder Zinkmangel vorliegt. Beide Stoffe werden in der Schwangerschaft in erhöhtem Maße benötigt. Magnesium ist in verschiedenen Nahrungsmitteln enthalten *(siehe Ernährung)*. Getrocknete Aprikosen oder Pellkartoffeln enthalten beispielsweise reichlich davon. Es gibt aber auch Brausetabletten mit Magnesium/Zink sowie homöopathische Zink- und Magnesiumpräparate, die vielen Frauen helfen und zu einem Verschwinden der Wadenkrämpfe führen. Sollten solche Maßnahmen keine Wirkung zeigen, fragen Sie bitte eine Fachfrau, einen Fachmann um Rat.
Meistens treten Wadenkrämpfe nachts auf – und das Aufwachen ist dann alles andere als schön. Die Attacke kommt so plötzlich und ist so heftig, dass man »wie ein geölter Blitz« aufspringt. Vorsicht! In dem betroffenen Bein – meistens sind Wadenkrämpfe einseitig – haben Sie kein Gefühl. Sie können sich beim Aufspringen den Fuß

vertreten. Und dann brauchen Sie eine Menge Humor, um das lustig zu finden! Besser ist es, Sie wecken Ihren Partner und bitten ihn, Ihren Fuß gegen Ihr Bein zu drücken, während Sie das Bein durchstrecken. Wenn Ihr Partner einen so tiefen Schlaf hat, dass er auch einstürzende Neubauten überhören würde, drücken Sie Ihren Fuß gegen die Wand und strecken das Bein dann durch. In der Regel lässt der Krampf so schnell nach. Dennoch sollten Sie das Bein schonen und bitte nicht sofort wieder anspannen, da Sie damit den nächsten Krampf provozieren können. Am besten, Sie massieren die Wade oder lassen sie massieren. Am nächsten Tag müssen Sie mit einem Muskelkater rechnen und sich beim Gehen darauf einstellen. Sollten Sie häufiger unter Wadenkrämpfen leiden, entfernen Sie sich bitte beim Schwimmen in offenen Gewässern nie zu weit vom Ufer. Wadenkrämpfe können auch durch kaltes Wasser ausgelöst werden, also Vorsicht!

Heißhungeranfälle
Auch Heißhungeranfälle sind nicht leicht in den Griff zu bekommen. Sie können auch im zweiten Trimenon auftreten. Und dann ist es egal, ob es ein Uhr nachts ist. Die Makkaroni mit Steinpilzen müssen jetzt sofort auf den Tisch! Manche Frauen essen das Gericht, nach dem sie sich regelrecht verzehrten, dann in einem solchen Tempo, nein, sie essen nicht: sie schlingen, dass ihnen danach schlecht ist. Das hindert sie aber nicht daran, beim nächsten Heißhungeranfall genauso rasant vorzugehen. Da das Erbrechen in der Schwangerschaft – wie schon beschrieben – leicht »wegzustecken« ist ... guten Appetit und eine Extraportion Humor!

Verstärktes Bedürfnis nach frischer Luft
Einige Frauen haben eine andere Art von Heißhunger: Sie brauchen permanent frische Luft. Auch zum Schlafen, so dass sie auf dem offenen Fenster im Schlafzimmer bestehen, auch wenn sie früher lieber bei geschlossenem Fenster schliefen. Und dann wollen sie gleich nach dem Frühstück spazieren gehen, und kaum sind sie zu Hause, schon wieder. Das liegt an dem stetig steigenden Sauerstoffbedarf des Körpers. Sie atmen ja nicht mehr nur für sich, sondern teilen die Luft mit dem Kind. Und das wächst und wächst und benötigt auch immer mehr Sauerstoff. Aber Spazierengehen ist doch eine wunderschöne Begleiterscheinung – oder?

Belastung des Herz-Kreislauf-Systems

Das Wachstum des Kindes führt auch zu einer vermehrten Belastung des Herz-Kreislauf-Systems der Mutter. Diese Belastung kann sich in Schwindelgefühlen und/oder Herzrasen äußern. Die normale Pulsfrequenz liegt zwischen 60 und 80 Schlägen pro Minute. Bei Herzrasen kann sich die Frequenz schnell auf 120 Schläge pro Minute steigern. Viele Menschen kennen dieses Rasen. Es wird als äußerst unangenehm empfunden und führt leicht zu einem Gefühl der Panik. Das Herz ist nun mal das Symbol des Lebens, und wenn das, was normalerweise kaum spürbar arbeitet, nun plötzlich wahrgenommen wird, kann das stark beunruhigen.

Bei Herzrasen mit Verdacht auf eine familiäre Disposition sollten die Schilddrüsenhormone kontrolliert werden. Die Schilddrüse sitzt mittig vorne am Hals, ist von außen nicht erkennbar und arbeitet in der Schwangerschaft wesentlich mehr als außerhalb. Sichtbar wird die Schilddrüse erst, wenn sie wegen Jodmangel oder aus anderen Gründen wächst und einen so genannten Kropf bildet. Es gibt sowohl eine Schilddrüsenunter- als auch eine Schilddrüsenüberfunktion. In manchen Landstrichen kommen Schilddrüsenerkrankungen häufiger vor als in anderen. Auch die Ernährung spielt eine wesentliche Rolle. Empfehlenswert ist die prophylaktische Verwendung von jodhaltigem Kochsalz. Haben Sie nicht nur gelegentlich Herzrasen, sondern zusätzlich auch noch einen Druck im Hals oder Schluckbeschwerden, sollten Sie dies unbedingt Ihrer Hebamme, Ihrem Arzt oder Ihrer Ärztin mitteilen. Die meisten schwangeren Frauen vertragen am Hals keine einengenden Kleidungsstücke wie Rollkragenpullover. Aber auch Schmuck, der außerhalb der Schwangerschaft gern eng um den Hals getragen wurde, wird jetzt weggelassen. Die Ursache kann eine leichte Vergrößerung der Schilddrüse sein.

Vena-cava-Syndrom

Durch die Größe der Gebärmutter kann es mit fortschreitendem Wachstum des Bauches zu einem Vena-cava-Syndrom kommen. Vena cava ist die Bezeichnung für die große untere Hohlvene, die parallel zur Aorta und zur Wirbelsäule verläuft. Sie versorgt den gesamten Unterkörper, Becken und Beine mit Blut. Durch die Größe der Gebärmutter kann sie in Rückenlage abgedrückt und der Blutfluss unterbrochen werden, wodurch sich dann wesentlich weniger Blut im ganzen Kreislauf befindet. Das kann zu Schwindelgefühl bis hin zu Ohnmachtsanfällen führen. Aber auch zu einer Unterversorgung der Plazenta und somit des Kindes. Deshalb sollten Sie bitte nicht mehr auf dem Rücken liegen, erst recht nicht, wenn Ihnen in dieser Position schon einmal schwindlig geworden ist. Auch bei CTG-Kontrollen oder sonstigen Untersuchungen sollten Sie die Rückenlage meiden, selbst wenn Sie dazu aufgefordert wurden. Bei den meisten Frauen ist es allerdings so, dass ihr Körper frühzeitig einen Impuls zum Umdrehen gibt und sie sich dann spontan auf die Seite wenden.

Gelegentlich kommt es bei der CTG-Kontrolle dazu, dass Frauen schon ein paar Minuten liegen, weil das Herztonzentrum des Kindes noch nicht lokalisiert werden konnte. Auf einmal klagen sie darüber, dass ihnen schwindlig wird und/oder sie sich kaltschweißig fühlen. Das kann sehr schnell geschehen und als sehr heftig empfunden werden. Wenn das CTG schon platziert ist, sinken auch die Herztöne des Kindes ab – ein bis zwei Minuten nach der Symptomatik der Mutter reagiert das Kind. Daran sehen wir deutlich, in welch kurzen Zeitabschnitten wir denken müssen. Sobald sich die Frauen auf die Seite gedreht haben, geht es ihnen besser, und die Herztöne des Kindes normalisieren sich. Manchmal hören sie dann vom medizinischen Personal die Warnung: Bitte legen Sie sich nie auf den Rücken! Dann betrachten die Frauen das Fachpersonal meistens sehr erstaunt. Frauen, die diese Geste beherrschen, ziehen vielleicht eine Augenbraue hoch und erwidern: Aber Sie haben mir doch gesagt, ich soll mich auf den Rücken legen. Ich selbst würde mich nie auf den Rücken legen. Ich liege schon lange nicht mehr auf dem Rücken, weil mir das überhaupt nicht bekommt!

Urlaubspläne

Das zweite Trimenon ist die beste Zeit, noch einmal in den Urlaub zu fahren. Wie gesagt, die meisten schwangeren Frauen fühlen sich pudelwohl, und was die Zukunft betrifft, sind wichtige Entscheidungen getroffen. Besonders Erstgebärende verspüren den Wunsch, mit dem Partner einen Urlaub zu zweit zu verbringen. Tun Sie es! Sie werden wahrscheinlich noch oft daran zurückdenken. Dennoch: So richtig zu zweit werden Sie nicht mehr sein – wetten? Ein solcher Urlaub ist eine wunderschöne Möglichkeit, sich mit allem Bevorstehenden auseinander zu setzen, lange Gespräche zu führen und sich so richtig und tief zu freuen. Aber auch Mehrgebärende mit Kindern, die vielleicht schon größer sind, nutzen die Chance eines Urlaubs ohne einen Säugling gerne. Bitte achten Sie bei der Auswahl Ihres Reisezieles auf die im Kapitel Mutterpass angesprochenen Punkte und Vorsichtsmaßnahmen. Sie erinnern sich: Falls Sie per Flugzeug reisen möchten, benötigen Sie eine Bescheinigung mit dem Datum des voraussichtlichen Geburtstermins. Gebiete, in denen Malaria verbreitet ist, sollten Sie meiden, da die Malaria-Prophylaxe Ihr Kind schädigen könnte. Erkundigen Sie sich bei geeigneten Institutionen, zum Beispiel dem Tropeninstitut.

Das Kinderzimmer

Überschüssige Energie können Sie sehr gut dafür nutzen, sich zu überlegen, ob Sie Ihre Wohnung verändern und wie Sie das Kinderzimmer einrichten beziehungsweise bestehende Kinderzimmer erweitern möchten. Jetzt ist eine gute Zeit, um in Möbelgeschäften »herumzustrawanzen« und mit diversen Möglichkeiten zu spielen. Die Einrichtung oder Renovierung des Kinderzimmers sollte einige Wochen vor der Geburt abgeschlossen sein, da sie zum einen mit körperlicher Arbeit verbunden ist, zum anderen oft stark riechende Kleber oder Nitroverdünnung zum Einsatz kommen und neue Möbel, PVC- oder Teppichböden unter Umständen zuerst einmal ausdünsten müssen. Bitte machen Sie sich umfassend Gedanken, welche Stoffe und Materialien Sie verwenden möchten – wenn Sie es sich leisten können. Leider ist eine »verträgliche« Umgebung häufig von den finanziellen Mitteln abhängig. Mit ein bisschen Erfindungsgeist und gründlichen Informationen lässt sich so manches auch anderweitig lösen – und über genug Energie verfügen Sie im zweiten Trimenon allemal.

Das Umfeld im zweiten Trimenon der Schwangerschaft

Auch die Menschen, mit denen Sie in Kontakt stehen, haben sich mittlerweile an Ihre Schwangerschaft gewöhnt und somit die Zeit der Anpassung gemeistert. Viele Schwangere stört es, wenn ihnen bei der Begrüßung nicht in die Augen geschaut wird. Die Blicke richten sich auf den Bauch! Sprechen Sie das gegebenenfalls an – am besten mit einer humorvollen Bemerkung.

Einige schwangere Frauen stört es auch, dass in ihrer Gegenwart ausschließlich von Schwangerschaft und Geburt gesprochen wird. Die Ratschläge, die dabei auf sie einprasseln, werden oftmals tatsächlich wie »Schläge« empfunden. Hinzu kommt, dass sie sich meistens widersprechen. Aber jeder möchte Recht haben. Jeder weiß, was am besten ist. (Dazu gehören wir im Übrigen auch!) Manche Frauen gehen dem aus dem Weg, indem sie die Schwangerschaft mit weiter Kleidung kaschieren und sich sozusagen inkognito unters Volk mischen.

In den Familien schwangerer Frauen und ihrer Partner kursieren nun häufig Babyfotos. Viele Mütter und Schwiegermütter können gar nicht anders, als diese Bilder hervorzukramen und sie den schwangeren Frauen zu zeigen, ganz einfach, weil sie sich an ihre eigene Schwangerschaft erinnert fühlen. Dies ist auch ein Zeichen der Akzeptanz. Selbst wenn es Ihnen ein bisschen auf die Nerven geht, weil Sie die zu den Fotos gehörenden Anekdoten schon mehrfach erzählt bekamen – betrachten Sie dieses Ritual als eine schöne Art des Mitfühlens.

Die Beziehung zu den Eltern verändert sich

Oft verändert sich durch die Schwangerschaft die Beziehung zur eigenen Mutter. Manchmal kommt es zu neuen Konflikten – wenn die Mutter die Mündigkeit der Tochter sozusagen in Frage stellt und ihr suggeriert, sie sei gar nicht in der Lage, die Mutterrolle auszufüllen. Wir sollten stets bedenken, dass auch die Mutter der schwangeren Tochter durch deren Schwangerschaft eine Veränderung erfährt – sie wird Oma – und mit dieser Rolle ebenfalls klarkommen muss. Viele Frauen berichten von einer Verbesserung ihrer Beziehung zur Mutter, gerade so, als würde manche Mutter erst nun, wo die Tochter schwanger ist, akzeptieren, dass sie erwachsen ist. Eine neue Beziehung kann sich entwickeln, die an eine Freundschaft erinnert: Mütter und Töchter finden sich plötzlich in so intensiven Gesprächen, wie sie es nicht für möglich gehalten hätten. Da wird nicht nur vom Säuglingsalter der Tochter gesprochen, es wird zuweilen sogar die gesamte Mutter-Tochter-Beziehung beleuchtet und oftmals in einem anderen Licht gesehen. Hinzu kommt, dass manche Mütter plötzlich »auspacken« und auch über die Beziehung zum Vater der schwangeren Tochter sprechen. Manchmal werden sogar innerhalb eines Familienverbandes schwelende Konflikte durch eine Schwangerschaft geklärt.

Während die werdenden Großmütter meistens gerne aktiv mit dabei sind, ziehen sich werdende Großväter häufig zurück. Manche schwangeren Töchter haben den Eindruck, ihre Väter würden sich gar nicht für sie interessieren. Dieser Eindruck kann täuschen. Dass Männer Gefühle nicht so wie Frauen äußern, ist bekannt. Hinzu kommt, dass die Vätergeneration noch ungeübter ist im Zeigen von Emotionen. Bedenken wir, dass es in den 60er Jahren eine regelrechte Heldentat war, wenn ein Mann einen Kinderwagen schob – die Leute drehten sich auf der Straße nach ihm um! –, so ist dies nachvollziehbar. Ich erinnere mich an eine schwangere Tochter, die sehr traurig über das angebliche Desinteresse ihres Vaters war ... bis er sie eines Abends in den Hobbyraum führte und dort schweigend auf eine geschnitzte und mit wunderschönen Ornamenten verzierte Wiege wies: »Für dich. Und für den kleinen Enkelmenschen.«

Die Partnerschaft im zweiten Trimenon der Schwangerschaft

In dieser Zeit des Wohlbefindens sollten Sie auch Ihre Partnerschaft so richtig genießen. Treffen Sie sich mit Freunden, gehen Sie essen und/oder ins Kino. Es kann sein, dass Sie im dritten Trimenon wenig Lust zum Ausgehen haben, weil es dann beschwerlich sein kann, so lange im Kino oder in einem Restaurant zu sitzen und keine Möglichkeit zu haben, die Beine hochzulegen etc. Gönnen Sie sich ein Kuschel- und Verwöhnwochenende, bei dem Sie sich allerhand Gutes tun und die Zweisamkeit genießen.

Sehr schön ist es auch, zusammen mit Ihrem Partner Zwiesprache mit dem Kind zu halten. Der werdende Vater soll sich nicht scheuen, mit seinem Kind zu sprechen. Da der Gehörsinn zu diesem Zeitpunkt bereits ausgebildet ist, kann sich das Kind so an seine Stimme gewöhnen und wird sie später wieder erkennen. Später, wenn es auf der Welt ist. Aber nun ist es noch nicht auf der Welt, und Sie können noch ein wenig an Ihrer Partnerschaft »stricken«. Vertiefen Sie Ihre Zusammengehörigkeit, und vielleicht entdecken Sie sich sogar noch ein Stückchen neu. Im Alltag ist es oft schwierig, sich immer wieder neu zu begegnen, und oftmals verdrängen Gewohnheiten wie Fernsehen oder Pflichten wie der Haushalt intensive Zuwendung und Gespräche. Durch die Schwangerschaft sind Sie einen Riesenschritt aus dem ganz normalen Alltag hinausgewandert. Und dort, wo Sie sich jetzt befinden, ist Neuland, das Sie zusammen mit Ihrem Partner entdecken können. Vielleicht gewinnen Sie dem Neuland das eine oder andere Stück Boden ab und integrieren es in die Basis Ihrer Partnerschaft. Das gilt nicht nur für Erstgebärende, sondern besonders für Mehrgebärende, die vielleicht noch weniger Zeit für die Pflege ihrer Partnerschaft haben, weil ein oder mehrere Kinder Aufmerksamkeit fordern.

Sicher – es gibt sie, die rosa Wolke, auf der schwangere Frauen ab und zu oder häufiger schweben. In dieser das ganze Leben verändernden Ausnahmesituation gibt es jedoch auch immer wieder mal bedrückte oder traurige Stimmungen und Gedanken. Wie die Gewichtung dieser konträren Stimmungen gelagert ist, ist von Frau zu Frau verschieden und abhängig von ihrer persönlichen Biografie und der aktuellen Lebenssituation. Manche Frauen befürchten, ihr Partner würde es so interpretieren, als ob sie das Kind ablehnen, wenn sie gelegentlich mal wütend sind oder andere negative Gefühle äußern. Bitte erklären Sie Ihrem Partner Ihre ambivalenten Gefühle. Wahrscheinlich hat er sie auch. Er ist doch auch ein Mensch und steht vor derselben Lebensveränderung wie Sie. Kann sein, er nimmt sie nicht so bewusst wahr. Aber vielleicht können ihm Ihre Worte eine Brücke bauen, und er kann von seinen Gefühlen sprechen – und eben auch von seinen Zweifeln. Teilen Sie Ihrem Partner mit, wenn Sie sich überfordert fühlen. Sagen Sie ruhig auch: Ich wollte, ich wäre gar nicht schwanger, wenn Sie sich im Augenblick so fühlen. Geben Sie Ihrer Partnerschaft diese Chance eines sehr intensiven Sich-Kennenlernens und ehrlichen Austausches. Manche Partner reagieren auf solche Äußerungen ihrer Partnerinnen mit Worten wie in Watte gepackt: Du bist jetzt eben ein bisschen empfindlich, sagen sie vielleicht. Oder: Soll ich dir einen Tee machen, Liebling?

Da explodieren die Frauen erst recht – weil sie sich nicht ernst genommen fühlen. »Ich bin nicht krank, ich bin auch nicht irre, ich will nur diesen Bauch weghaben!«

»Liebling, du bist sicher nur müde, weil du heute viel zu lange im Keller gestöbert hast. Komm, setz dich ein bisschen hin und ...«

»Ich will mich nicht hinsetzen!«

Und so weiter und so fort.

Manchmal kommt es in der Partnerschaft auch zu einer kleinen Krise, wenn der Mann eine unbedachte Äußerung à la »Dieses Kleid spannt aber ganz schön« macht. Besonders auf Kommentare, die die Veränderung ihres Körpers betreffen, reagieren viele Frauen geradezu allergisch. Da ist wiederum Humor gefragt. Oft kommt es aber zuerst zu einem Tränenausbruch. Wenn der Partner dann nicht verständnisvoll auf die Frau zugeht, sondern vielleicht die Augen verdreht – wieder nach dem Motto: Jetzt spinnt sie –, kann

> **Wichtig**
> Bitte nehmen Sie sich ernst, und zwar beide! Das heißt, ein Mann versucht nicht, seiner Frau irgendwelche Befindlichkeiten auszureden, und eine Frau versucht, die Sorge hinter gewissen Bemerkungen herauszuhören.

die Situation leicht eskalieren. Tief durchatmen! Sich gemeinsam hinsetzen. Und noch mal von vorne beginnen ... Liebling, ich habe ein wenig Sorge, ob dich das Kleid nicht einschnürt ...

Du redest mit mir, als ob du Seife gegessen hättest!

Nein, ich wollte doch nur ...

Und wieder tief durchatmen. Den nächsten Versuch starten. Oder einfach lachen.

Gedanken, Gefühle und Träume im zweiten Trimenon der Schwangerschaft

Oft kommt es im zweiten Trimenon zu Zweifeln, ob die Entscheidung für das Kind richtig war. Diese Zweifel können wie Gedankenblitze auftauchen und sofort wieder verschwinden, sie können aber auch Auslöser für so manche Grübelstunde sein. Im zweiten Trimenon ist auch Zeit für solche Gedankenspiele, denn mittlerweile werden Sie vieles Notwendige erledigt haben. Arbeitgeber, Freunde und Familie sind informiert, vielleicht ist sogar schon der Mietvertrag für die größere Wohnung unterschrieben – aber bis zum Umzug und bis zur Geburt dauert es noch eine Weile.

Eine Weile, in der vielen Frauen so manches durch den Kopf geht. Manches wird von außen provoziert. Wenn beispielsweise einer berufstätigen schwangeren Frau keine wichtigen Projekte mehr übertragen werden, nur noch Kleinkram – weil sie bald für längere Zeit fort ist. Oder es wird ein Betriebsausflug geplant und die schwangere Frau entdeckt, dass sie nicht auf der Einladungsliste steht. Selbst wenn der Betriebsausflug in die Zeit ihres Mutterschutzes fällt, so wäre sie doch gerne gefragt worden. Je nachdem, wie zugehörig sich die Frau zu ihren Kolleginnen und Kollegen fühlt, je nachdem, welchen Stellenwert der Beruf in ihrem Leben einnimmt, kann eine solche Unachtsamkeit zu einem Gefühl der Ausgrenzung führen, das auch sehr traurig machen und weitere Fragen aufwerfen kann. Gehöre ich jetzt nicht mehr dazu? Wohin gehöre ich eigentlich? Bin ich jetzt abgeschrieben? Manche schwangeren Frauen sind sehr verletzt von solchen Unaufmerksamkeiten und empfinden sich vom Leben ausgeschlossen.

Bitte – das muss nicht so sein, doch es kommt häufiger vor, als sich viele Menschen vorstellen, und das liegt daran, dass schwangere Frauen leider selten von ihren negativen Gefühlen der Schwangerschaft gegenüber sprechen. Das Bild, in das man sie pressen möchte, erscheint als zu übermächtig. Eine Schwangere hat glücklich zu sein und basta. Und wenn sie bisher jeden August mit einer Freundesclique zwei Wochen mit dem Motorrad nach Südfrankreich gefahren ist, hat sie dem nicht nachzutrauern. Denn sie ist ja jetzt schwanger und glücklich und basta. Dass Schwangerschaft aber nicht nur auf der rosaroten Wolke genossen wird, das möchten viele Menschen gar nicht wissen. Menschen, die es als selbstverständlich betrachten, dass die schwangere Frau auf Urlaube, Geselligkeit, Hobbys oder andere Aktivitäten verzichtet, die sie bisher mit großer Freude und auch einem Gefühl von Lebenssinn erfüllten.

Besonders Erstgebärenden wird im zweiten Trimenon manchmal erschreckend klar, dass dieses Kind in ihrem Bauch eine endgültige Lebensveränderung bedeutet. Es ist nicht mehr wegzudenken. Es ist da, und es wird auf die Welt kommen und die Frau begleiten ... bis an ihr Lebensende. Endgültige Entscheidungen machen Angst, und eine endgültigere Entscheidung als die für ein Kind gibt es nicht.

Einen Job kann man wechseln, eine Wohnung auch, aber ein Kind ist da. Und nicht nur bis zu seinem 18. Lebensjahr, wie oft in Unterhaltsprozessen geäußert wird, wenn ein Mann, der die Vaterschaft abstreitet, argumentiert, er wolle doch nicht bis zum 18. Lebensjahr des Kindes dafür zahlen. Die Verantwortung für ein Kind hört nicht mit dem Zeitpunkt seiner Volljährigkeit auf. Elternsein, das dauert das ganze Leben lang. Es wird nie wieder so werden, wie es vorher war. Sie werden nie wieder den Status haben, den Sie vorher hatten. Sie sind nun Eltern. Sie werden sich verändern. Sehr. Sie werden in Ihre neue Rolle als Mutter und Vater hineinwachsen, und auch Ihre Partnerschaft wird sich verändern und in die Elternschaft hineinwachsen.

Diese Ahnung um die Endgültigkeit der Veränderung – und auch um die Verantwortung – führt manchmal regelrecht zu Schwindelgefühlen. Bin ich dem gewachsen? War die Entscheidung richtig? Könnte ich doch die Zeit zurückdrehen, ich würde, würde, würde ... es genauso machen. Solche Gedanken sind übrigens unabhängig davon, ob es sich um ein geplantes oder ungeplantes Kind handelt. Selbst nach einem jahrelang unerfüllten Kinderwunsch können sie auftauchen. Und je schwerwiegender die Probleme sind, die außerhalb der Schwangerschaft bestehen – Partnerschaft, Finanzen, Beruf, Wohnsituation, Umfeld –, desto massiver können sie werden – einfach deshalb, weil sie Angst machen. Es ist ein Unterschied, ob man nur für sich alleine verantwortlich ist oder auch noch einen kleinen Menschen in seiner Obhut hat, dessen Leben und Glück einem anvertraut ist. Manchmal führen solche Überlegungen zu einer »Riesenwut im Bauch«. Es gibt Frauen, die fühlen sich dann regelrecht besetzt von ihrem Kind, das da ohne ihre Einwilligung in ihrem Inneren wächst, ihre eigenen Organe immer mehr verdrängt, ihnen Beschwerden macht, ihnen regelrecht die Luft zum Atmen nimmt – und sich von ihnen ernährt. Bitte sprechen Sie über derartige Gefühle! Auch wenn Sie noch nie eine Frau so etwas äußern hörten – dann sind Sie eben die Erste. Und wetten: Sie werden fast immer hören: Bei mir war es manchmal auch so. Brechen Sie mit dem Tabu, bevor Sie an dem Tabu zerbrechen. Teilen Sie sich Ihrem Partner und vertrauten Personen mit. Sollten Sie spüren, dass Sie scheel angesehen werden, wenden Sie sich anderen Personen zu. Wer von einer schwangeren Frau erwartet, dass sie rund um die Uhr auf der rosaroten Wolke sitzt, der hat nicht begriffen, was Lebendigsein bedeutet.

Die Entwicklung des Kindes in der Zeit des Wohlbefindens

In der *18. Woche* kommt es, wie beschrieben, zu einer dramatischen Wachstumsphase. Außerdem entsteht die so genannte Lanugobehaarung, das sind kleine feine Härchen, die den Fetus bedecken. Vor dem Geburtstermin oder ein bis zwei Wochen nach der Geburt verschwinden sie komplett. Ist sie bei der Geburt noch vorhanden, ist dies ein Zeichen für Frühgeburtlichkeit. Auch das Haupthaar wächst nun, und die Augenbrauen formen sich. Die Eierstöcke bei weiblichen Feten entwickeln die ersten Eizellen. Die Anlage für alle Eizellen, die ein Mädchen, eine Frau im Leben haben wird, entsteht jetzt. Die Gebärmutter ist schon völlig ausgeformt. In der Haut wird an bestimmten Stellen Fettgewebe angelegt. Das Kind nimmt immer mehr Babyform an. Die so genannte Käseschmiere, die Vernix, die das Kind in der Gebärmutter komplett umgibt und die beste Creme aller Zeiten ist, entwickelt sich. Sie verschwindet meistens vor der Geburt, nur gelegentlich werden Kinder mit Käseschmiere geboren. Es gehört zu den Reifezeichen des Kindes, dass bei der Geburt nur noch in den Hautfalten Käseschmiere vorhanden ist. Bei übertragenen Kindern ist die Vernix gänzlich verschwunden. Sie lagen dann ungeschützt im Fruchtwasser und werden mit so genannten Waschfrauenhänden und schrumpeligen Füßen geboren. Hieran sehen wir deutlich die Funktion der Vernix, die die Haut vor Austrocknung schützt. Der Mutterkuchen ist vollständig entwickelt und wird nur noch in der Größe, nicht mehr in der Dicke wachsen.

In der *20. Woche* kann der Fetus an seinem Daumen nuckeln. Das ist auch gut so, denn dadurch entwickelt sich der Saugreflex weiter, und die Mund- und Kiefermuskulatur bereitet sich auf das Stillen vor. Ebenso trinkt das Kind Fruchtwasser und scheidet es wieder aus, was enorm wichtig ist, weil es den Magen-Darm-Trakt in Bewegung bringt.

Extremes Wachstum findet im Gehirnbereich statt, wobei die Entwicklung des Gehirns erst fünf Jahre nach der Geburt abgeschlossen ist. Augenbrauen und Haupthaar wachsen weiter, und die Lanugobehaarung bedeckt den gesamten Körper. Die Herztöne werden deutlicher und stärker, die männlichen Keimdrüsen entwickeln sich und wandern vom Becken in das Skrotum, den Hodensack. Die Beine bekommen allmählich ihre endgültige Länge in der Relation zum Körper. Arme und Beine können mit mehr Kraft bewegt werden, weil die Muskeln gestärkt sind. Das erklärt auch, warum zwischen 18. und 20. Woche die ersten Kindsbewegungen wahrgenommen werden.

In der *22. Woche* gibt es ein weiteres, deutliches Wachstum. Die Entwicklung des Atemsystems schreitet fort, allerdings sind die Lungen noch nicht in der Lage, Sauerstoff auszutauschen. Knochen, Muskeln und innere Organe wachsen stetig weiter. Die Haut wird differenzierter und verändert sich in der Farbe Richtung Rosa. Die Innenohrentwicklung ist so weit abgeschlossen, dass Geräusche wahrgenommen werden können, und zwar nicht nur die inneren wie Atmung und Herzschlag der Mutter, sondern auch alle Geräusche, die außen geschehen.

Die Vorlieben der Kinder sind unterschiedlich und werden meistens im Babyalter beibehalten. Sie können jetzt also schon Akzente setzen, was Sie Ihrem Kind an Musik anbieten möchten. Bevorzugt hören schwangere Frauen solche Musik, die ihnen und dem Baby zur Entspannung dient. Es ist erwiesen, dass Musikstücke, die das Kind im Mutterleib beruhigt haben, auch nach der Geburt eine beruhigende Wirkung vermitteln. Wenn wir uns vorstellen möchten, wie der Fetus hört, können wir, am besten beim Singen, eine Hand auf unseren Brustkorb legen. Spüren Sie die Vibrationen? Der Fetus hört nicht wie wir. Er lebt in seiner eigenen Klangwelt, die durch seine »Wohnsituation«, in Fruchtwasser gebettet, umgeben von den Geräuschen des mütterlichen Organismus – Atmung, Herzschlag, Verdauung – geprägt wird. Die größte Ähnlichkeit mit der Klangwelt des Fetus hat übrigens die Musik von Mozart, sowohl was die Frequenzen als auch was die Rezeption durch die hörende Person betrifft.

Der französische Mediziner Alfred Tomatis hat eine interessante Studie vorgelegt. Psychisch auffälligen Säuglingen wurde die Stimme ihrer Mutter – die allerdings mit Hilfe technischer Mittel verändert, das heißt den Gegebenheiten im Mutterleib angepasst wurde – vorgespielt. Die Säuglinge reagierten durchweg positiv auf diese vertraute Klangwelt. In Fällen, wo die Stimme der Mutter nicht mehr zur Verfügung stand, weil das Baby vielleicht adoptiert wurde, hat Dr. Tomatis mit Musik von Mozart ähnlich gute Resultate erzielt. Harte Rockmusik lässt Babys unruhig werden. Sie »flippen« dann im Bauch herum und sind regelrecht aufgedreht.

Tonfolgen, die das Kind während der Schwangerschaft hört, werden später wieder erkannt. Legen Sie sich gelegentlich oder immer vor dem Einschlafen eine Spieluhr auf den Bauch. Wenn das Kind dann einmal nicht mehr in Ihrem Bauch, sondern in einer Wiege liegt und Sie die Spieluhr aufziehen, wird es sich sehr wohl fühlen … so wie damals, als es noch wonnig-wohlig im Fruchtwasser schwamm und diese Melodie in der Ferne hörte.

Um die *28. Woche* herum öffnen sich die Lider des Kindes. Was es genau sieht, können wir uns vorstellen, seit es Filmaufnahmen vom Inneren des menschlichen Körpers gibt. Wahrscheinlich sieht das Kind eine milchig-bläulich-rote Umgebung. Es kann auch unterschiedliche Lichter wahrnehmen. Dies machen sich Frauen zu Nutze, um Kindern, die sich noch nicht in die geburtsgerechte Lage gedreht haben, den rechten Weg zu weisen. Jetzt ist es noch ein bisschen zu früh, sich deshalb Sorgen zu machen, Sie können also einfach spielen – übrigens auch mit einer Spieluhr auf dem Bauch.

Tipp
Im dritten Trimenon können Sie mit einer Taschenlampe dazu beitragen, dass sich eine Beckenendlage in eine Schädellage verwandelt. Nehmen Sie die Taschenlampe und leuchten Sie damit so auf Ihren Bauch, dass der Lichtstrahl von Ihrem Rippenbogen nach unten wandert. Manchmal genügt es, im unteren Bauch »Licht anzuknipsen« und das Kind dadurch zu locken: Hier gehörst du hin mit deinen Augen, deinem Kopf. Wir wissen nicht, warum es funktioniert – aber häufig klappt es. Einmal abgesehen von der gelegentlichen Notwendigkeit, macht es auch sehr viel Spaß, auf diese Art mit dem Ungeborenen zu kommunizieren. Es gibt Kinder, die bleiben in der Beckenendlage. Nach der Geburt sieht man manchmal, warum: Ihre Kopfform oder die Größe ihres Kopfes eignete sich nicht für eine spontane Geburt.

Am *Ende des 5. Monats* wiegt das Kind zirka 450 Gramm und ist zirka 25 cm groß. Am *Ende des 6. Monats* wiegt das Kind dann zirka 900 Gramm und ist zirka 30 cm groß. Da das Gleichgewichtsorgan im Innenohr ausgebildet ist, können die Kinder ihre Position bewusst steuern, sich also entscheiden, auf welcher Seite sie liegen möchten. Man hat beobachtet, dass Kinder in diesem Alter gerne Kopfstand machen, und nimmt deshalb an, dass sie es als angenehm empfinden, wenn viel Blut in den Kopf steigt. In der Gebärmutter selbst herrscht ein relativ sauerstoffarmes Umfeld, und es kann sein, dass Kinder den Kopfstand im Rahmen ihres Trainings für das Leben außerhalb des Mutterleibes durchführen. Sicherlich spielt aber auch das Vortasten, das Ansehen der Richtung, in der sie bald das Licht der Welt erblicken werden, eine Rolle.

Im zweiten Trimenon kuscheln sich die Kinder auch gerne an die Wände der Fruchtblase, die ja nicht straff gespannt ist, sondern zum Teil gefältet wie eine Gardine. Und sie streicheln mit ihren Händen über die Wände der Fruchtblase. Auch sich selbst fassen sie in diesem Alter gerne an. Der Tastsinn ist ja der Sinn, der zuerst entsteht und der jetzt am besten entwickelt ist. Die rechte Hand wird übrigens bevorzugt benutzt. Im zweiten Trimenon ist es den Kindern auch möglich, die Fäuste zu ballen und den Daumen unabhängig von den anderen Fingern zu bewegen. Sie lutschen oft am Daumen und anderen Fingern. Viele Eltern, die bereits Kinder haben, kennen die Unart von Neugeborenen, sich zu kratzen. Die Kinder haben das schon in der Gebärmutter getan, dort konnten sie sich allerdings nicht verletzen.

Zwillinge können im zweiten Trimenon bereits miteinander spielen, und zwar unabhängig davon, ob sie sich in einer Fruchtblase oder in zwei getrennten Fruchtblasen befinden. Filmaufnahmen zeigen zum Beispiel eine Boxbewegung des einen Kindes in die Richtung des anderen – und dieses antwortet dann mit derselben Bewegung!

Das dritte Trimenon – die Zeit der Belastung (28. Woche bis zur Geburt)

Ganz langsam und allmählich »rutschen« Sie nun in die Zeit der Belastung. Sie überqueren damit eine wichtige Grenze, denn ab jetzt ist Ihr Kind theoretisch überlebensfähig. Manche schwangeren Frauen fühlen sich erleichtert, wenn sie es bis hierhin geschafft haben, besonders natürlich, wenn sie mit frühzeitigen Wehen zu kämpfen hatten und eine Fehl- oder Frühgeburt drohte oder sie eine solche in der Vergangenheit schon einmal erleben mussten.

Was Sie im letzten Schwangerschaftsdrittel erwartet

Sie werden jetzt dann bald, und zwar in der 33. Woche, von Ihrer Hebamme, Ärztin oder Ihrem Arzt die Bescheinigung über den voraussichtlichen Geburtstermin ausgehändigt bekommen, die Sie bitte in Ihrer Firma abgeben. Zu Beginn der Schwangerschaft haben Sie eine ähnliche Bescheinigung erhalten, aber manchmal ändert sich der Termin während der Schwangerschaft, und da exakt 6 Wochen vor dem Geburtstermin der Mutterschutz beginnt, gibt es diese zweite Bescheinigung. Bei Zwillingen oder Frühgeburten verlängert sich der Mutterschutz – normalerweise: 6 Wochen vor und 8 Wochen nach der Geburt – auf 12 Wochen nach der Geburt.
Sie haben sicherlich längst entschieden, ob Sie oder Ihr Partner Erziehungsurlaub beantragen oder ob Sie ihn unter sich aufteilen. Ihrem Arbeitgeber gegenüber sind Sie zum jetzigen Zeitpunkt noch nicht zur Auskunft verpflichtet. Es genügt, wenn Sie innerhalb der ersten 4 Wochen nach der Geburt des Kindes Bescheid geben. Übrigens können Sie auch während des Erziehungsurlaubs weiterhin bei Ihrem Arbeitgeber tätig sein – allerdings nur 19 Stunden pro Woche. Sollte Ihr Beruf sich nicht für eine »frisch gebackene Mutter« eignen, können Sie auch eine andere Arbeitsstelle annehmen. Die Arbeitszeit darf allerdings 19 Wochenstunden nicht übersteigen,

und Sie benötigen dazu die Einwilligung Ihres eigentlichen Arbeitgebers. Diese Möglichkeit wird von vielen Frauen dahingehend genutzt, dass sie von zu Hause aus arbeiten. Entweder für die Firma, in der sie bisher tätig waren, oder – wenn dies nicht möglich ist – für ein anderes Unternehmen. Es lohnt sich allemal, in Ihrer Firma nachzufragen, ob vielleicht Bedarf an einer solchen Tätigkeit besteht – vorausgesetzt, Sie möchten das. Aber das müssen Sie jetzt noch nicht wissen. Jetzt lassen Sie das Baby erst mal auf die Welt kommen, und dann sehen Sie weiter.

Günstigenfalls liegen Umzug, Renovierung oder Einrichtung des Kinderzimmers hinter Ihnen. Sollte dem nicht so sein, noch einmal der Appell, sich bei der Wahl der Stoffe und Materialien hinsichtlich ihrer Verträglichkeit umfassend zu informieren. Ansonsten sollten Sie sich im dritten Trimenon von grober Arbeit und giftigen Dämpfen wie Terpentin, Lösungsmitteln etc. fernhalten. Ein jetzt erst neu ausgestattetes Kinderzimmer sollte jeden Tag gründlich gelüftet werden.

Anstehende Untersuchungen

Bitte bedenken Sie, dass ab der 32. Woche die Vorsorgeuntersuchungen bei Ihrer Hebamme, Ärztin, Ihrem Arzt im zweiwöchigen Rhythmus stattfinden. Sollten Sie eine Hausgeburt planen, werden Sie die nun noch anstehenden Vorsorgeuntersuchungen – auch wenn Sie zuvor in einer gynäkologischen Praxis betreut wurden – nach Absprache mit Ihrer ärztlichen Betreuung von der Hebamme durchführen lassen, die Ihnen Geburtshilfe leisten wird. Ab der 32. Woche gehören auch regelmäßige CTG-Kontrollen zur Routine. Vergessen Sie nicht, genügend Lesestoff mit in die Praxis zu nehmen, da die Wehen-Herzton-Aufzeichnung mindestens 30 Minuten dauert.

> *Tipp*
> Ab der 37. Woche sollten Sie immer eine Slipeinlage dabeihaben, denn bei manchen Frauen beginnt sich der Schleimpfropf innerhalb des Gebärmutterhalskanals ab diesem Zeitpunkt zu lösen. Bis zur Geburt kann sich der Schleimabgang immer mehr verstärken. Auch nach einer vaginalen Untersuchung im Rahmen der Mutterschaftsvorsorge kommt es häufig zu Schleimabgang, der auch leicht blutig erscheinen kann. Wir möchten Sie mit der Slipeinlage nicht nerven, aber viele Frauen fühlen sich unwohl, wenn es sie unvorbereitet erwischt.

Körperliche Vorbereitungen auf die Geburt

Da die Grenzen zwischen erstem, zweitem und drittem Trimenon sich fließend gestalten, ist es manchmal gar nicht so leicht zu sagen, in welchem sich eine Frau befindet. Selbstredend können Sie sich in der 28. oder 30. Schwangerschaftswoche so fühlen wie im zweiten Trimenon, der Zeit des Wohlbefindens. Viele schwangere Frauen stecken auch die letzten Wochen locker weg – besonders eben, wenn sie das Gefühl haben, jetzt hätten sie das Gröbste geschafft. Andere Frauen fühlen sich in den letzten Wochen sehr belastet. Es wird immer schwerer, mit dem wachsenden Bauch zurechtzukommen. Das Kind wiegt um die 28./30. Woche herum zwar lediglich 1200 bis 1500 Gramm, doch es ist ja kein Kilo Kirschen, und es sind nicht nur die Pfunde des Kindes, die ins Gewicht fallen! Und bedenkt man, dass das durchschnittliche Geburtsgewicht des Kindes 3000 bis 3500 Gramm betragen wird, ist ersichtlich, wie viel das Kind in den nächsten Wochen noch zulegen wird. Und die Frauen legen mit zu. Vor allem am Bauch. Der zieht immer mehr nach vorne. Die Neigung zum *Hohlkreuz* wird immer deutlicher.

Aber zu diesem Zeitpunkt sind Sie sicher im Geburtsvorbereitungskurs und werden dem mit gezielten Übungen entgegenwirken und so auch Ihre Rückenschmerzen lindern oder zum Verschwinden bringen. Früher sprach man vom stolzen Gang der schwangeren Frauen: durchgedrücktes Kreuz und hoch aufgerichteter Oberkörper. Dieser Stolz tut allerdings weh. Starke Rückenbeschwerden, die auch noch lange Zeit nach der Geburt auftreten können, sind die Folge. Also bitte, beugen Sie vor!

Vielleicht lesen Sie dieses Kapitel ja, während Sie sich im ersten oder zweiten Trimenon befinden und wissen nun erst recht, wie wichtig die Vorsorge ist. Das gilt auch für alle anderen beschriebenen Begleiterscheinungen und Beschwerden. In der Regel verstärken sie sich im dritten Trimenon. Ob *Krampfadern oder Ödeme* – überall wird zugelegt. Ergreifen Sie jetzt erst Gegenmaßnahmen, schaffen Sie es vielleicht noch, einen Status quo zu halten. Haben Sie frühzeitig mit Gegenmaßnahmen begonnen, werden Sie diesen Status quo unterbieten können.

Wenn alles planmäßig verläuft, dreht sich das Kind in der 30. bis 32. Woche, damit das Köpfchen unten liegt. Um diese Zeit nimmt das Fruchtwasser deutlich ab, Sie spüren die Kindsbewegungen sehr intensiv und können auch mal einen Fuß oder eine Hand »fassen«.

Senkwehen

Spätestens in der 36. Woche treten bei Erstgebärenden so genannte Senkwehen auf. Unter dem Namen Schwangerschaftswehen bzw. Konsistenzwechsel haben Sie damit in den letzten Monaten wahrscheinlich schon Bekanntschaft gemacht. Immer wieder mal haben Sie gemerkt, dass Ihr Bauch hart wurde. Dieses Gefühl hielt eine Weile an, dann verschwand es wieder – ohne dass Sie weitere Besonderheiten bemerkt hätten. Die beiden Seiten der Gebärmutter können sich unterschiedlich anfühlen. Meistens erscheint die Seite, auf der der kindliche Rücken liegt, straffer als die andere. Das ändert sich, wenn eine Schwangerschaftswehe, auch Kontraktion genannt, über den Bauch hinweggeht. Viele Frauen empfinden das, als ob eine Welle über den Bauch wogt. Schwangerschaftswehen dienen der Gewöhnung der Gebärmutter an Kontraktionen beziehungsweise als Muskeltraining für die Gebärmutter. Aber auch das Kind wird permanent in Bewegung gehalten und erlebt, dass sich die Gebärmutterwände auf es zubewegen. Daran muss es sich auch gewöhnen – und es gewöhnt sich so gut daran, dass es sich später, wenn es auf der Welt ist, sehr wohl fühlt, wenn es Begrenzung spürt. Schwangerschaftswehen werden häufiger und intensiver, je näher der Geburtstermin rückt.

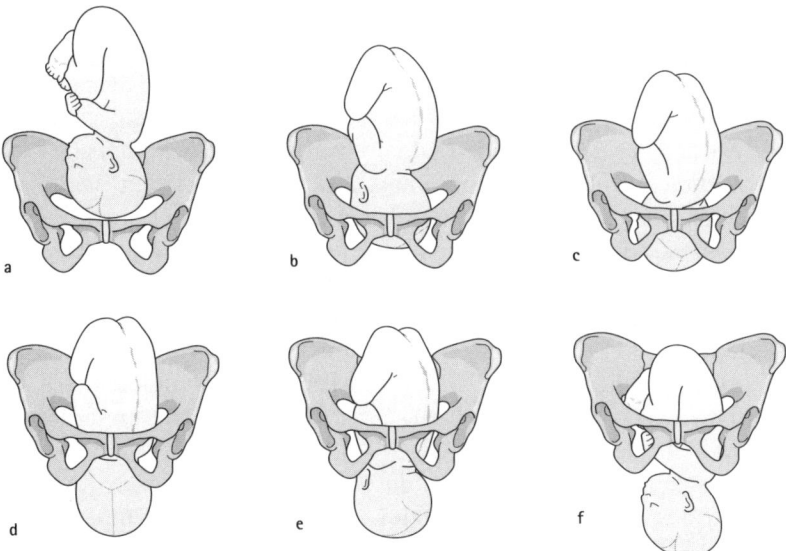

Anpassung des kindlichen Köpfchens an das mütterliche Becken.

Durch die Senkwehen wird das Kind dazu gebracht, sich mit seinem Köpfchen in das kleine Becken zu begeben. Senkwehen können in Drei- bis Vierminutenabständen auftreten und über Stunden, einen Tag oder auch eine Woche lang anhalten. In ihrer Intensität werden sie von den Frauen anders wahrgenommen als Schwangerschaftswehen: Während der Bauch hart wird, verspüren sie oft leicht ziehende Schmerzen im unteren Bereich des Rückens. Oder einen Druck auf das Schambein oder auch beides. Das Schambein, die Symphyse, ist kein durchgehender Knochen, sondern in der Mitte geteilt und mit einer knorpeligen Schicht ausgestattet. Sie wissen ja bereits, dass knorpelige Gelenkverbindungen sich in der Schwangerschaft unter dem Einfluss der Hormone dehnen, um die Geburtswege zu erweitern. Das hat die Nebenwirkung, dass manche Frauen sich instabil fühlen, vor allem in der Zeit, wenn das Kind sich senkt. Bei Senkwehen dauert der Höhepunkt der Welle etwas länger. Bitte achten Sie darauf, schon bei Senkwehen Ihre erlernte Atemtechnik anzuwenden. So können Sie gut probieren, wie Sie damit zurechtkommen. Und bei eventuellen Schwierigkeiten können Sie ausführlich Rücksprache mit der Sie betreuenden Fachfrau halten, die Ihnen gegebenenfalls Variationen zeigen kann.

Die meisten Mehrgebärenden erleben Senkwehen übrigens gar nicht oder nur in geringem Maße. Bei ihnen rückt das Kind erst unter der Geburt in die Endposition vor, und sie spüren unter Umständen keine Erleichterung hinsichtlich des Fundusstandes oder nur allmählich zum Geburtstermin hin. Daran sehen wir wieder einmal: Die Natur denkt an alles. Eine erstgebärende Frau wird vier, fünf Wochen vor der Geburt darauf vorbereitet, indem der kindliche Kopf zu diesem frühen Zeitpunkt in das mütterliche Becken rutscht. Zum einen passt sich dabei der Kopf dem Becken an, aber auch das Becken beziehungsweise seine knorpeligen Verbindungen haben Zeit, sich zu dehnen. Bei einer Mehrgebärenden ist diese Vorbereitung nicht nötig, da ihr Becken bereits bewiesen hat, dass es ein Kind hindurchlassen kann. Bei Mehrgebärenden, deren Kinder damit bis zu den Wehen warten, ist dann allerdings eine unglaubliche Geschwindigkeit zu beobachten, mit der der kindliche Kopf sich im mütterlichen Becken platziert.

Manche Frauen beschreiben das Gefühl, wenn sich das Kind mit dem Kopf in das Becken begibt, als scheuernd oder nippend. Da vorne der *Harnblasenbereich* ist, müssen Sie vielleicht häufig zur Toilette – aber dann sind es wieder nur ein paar Tröpfchen. Die

Harnblase ist in diesem Stadium sehr eingeengt und belastet, ebenso der Beckenboden. Da kann es bei Lachen, Husten, Treppensteigen oder plötzlichem Aufstehen schon mal passieren, dass ein bis ein paar Tropfen Urin abgehen.

Sollten Sie dieses Buch aufmerksam von vorne bis hinten lesen, wissen Sie, was solchen Fällen blüht: konsequentes Beckenbodentraining. Haben die eben beschriebenen »undichten« Frauen bisher keines durchgeführt, ist es jetzt allerhöchste Zeit, den Schließmuskel und den gesamten Beckenboden zu trainieren, der unter Höchstbelastung steht. Spätestens unter der Geburt merken sie, wie wichtig die Fitness des Beckenbodens ist. Aber auch für die Rückbildung ist ein trainierter Beckenboden sehr erstrebenswert. Sollten Sie Hilfe brauchen, wenden Sie sich bitte an eine Hebamme, die mit Ihnen zusammen ein Programm ausarbeitet, wie Sie in der Kürze der verbleibenden Zeit noch das bestmögliche Beckenbodenresultat erzielen können. Ansonsten ist es extrem wichtig, dass Sie sich häufig zur Toilette begeben. Bei den veränderten Druckverhältnissen und durch die Verdrängung der Harnblase kann es sein, dass Sie gar nicht mehr spüren können, wann Sie Wasser lassen müssen. Deshalb raten wir Ihnen, stündlich einmal die Toilette aufzusuchen. Sie werden fast immer etwas loswerden können.

Manche Frauen spüren die Senkwehen vor allem im Bereich des unteren Rückens als *Druck von innen auf die Wirbelsäule,* der auch schmerzhaft sein kann und an Menstruationsbeschwerden erinnert, besonders wenn die Frauen während ihrer Menstruation sowieso zu Rückenschmerzen neigen. Dem kann sehr gut mit häufigen Stellungswechseln begegnet werden. Mal liegen, mal sitzen, mal stehen. Oder Sie turnen gleich richtig.

Hat das Kind seine endgültige Startposition erreicht, atmen viele Frauen im wahrsten Sinne des Wortes auf. In der 36. Woche ist der Fundusstand in der Regel am höchsten. Der obere Teil der Gebärmutter liegt am unteren Rippenbogen an und führt zu einer massiven Verdrängung der inneren Organe. Ein *Gefühl der Enge* im Brustbereich, manchmal auch Herzklopfen, so gut wie immer Atembeschwerden – das alles verschwindet, wenn das Kind mit dem Köpfchen geburtsgerecht liegt. Als regelrechte Befreiung wird dieser Positionswechsel empfunden. Gleichzeitig treten völlig andere Empfindungen im Beckenbereich auf. Die zuvor gespürten Bewegungen im Harnblasenbereich sind nicht mehr vorhanden. Die Kindsbewegungen haben sich verändert. Sie nehmen sehr stark ab, da das Kind nur noch die Arme und Beine bewegen kann. Zuvor konnte es seinen Rücken noch von der rechten auf die linke Seite wenden oder sich umdrehen, natürlich immer nur in der Längsachse. Um die nun eingeschränkten Bewegungsmöglichkeiten auszugleichen, turnen manche Kinder vermehrt mit Armen und Beinen. Manche Frauen spüren dies als ein Kitzeln, Krallen oder Kratzen an ihrer Bauchdecke. Oft sieht man sogar am mütterlichen Bauch die Position eines Füßchens. Je nachdem, wie stark und an welcher Stelle die Bewegungen stattfinden, werden sie von den Frauen als angenehm oder unangenehm empfunden. Schön ist es, wenn Sie sich jetzt noch einmal mit Kajal oder Lippenstift von Ihrer Hebamme die Umrisse des Kindes auf den Bauch zeichnen und sich dann fotografieren lassen. Mein Bauch ist nach vorne gerutscht, sagen Frauen oft, wenn die Kinder im Becken angekommen sind. Das ist übrigens auch mit dem Maßband nachweisbar. Der Umfang des Bauches hat deutlich zugenommen – obwohl die Frauen besser atmen können. In diesem Stadium nehmen sie total *veränderte Druckverhältnisse im Becken* wahr. Das Gefühl ist schwer zu beschreiben. Häufig sagen Frauen: Es fühlt sich an, als ob alles nach unten fallen würde. Dieses Gefühl führt oft zu der Befürchtung, dies könne tatsächlich geschehen, und gelegentlich ertappt sich die eine oder andere Frau dabei, wie sie mit beiden Händen den Bauch hält – damit das ja nicht passiert. Mit gezielter Vorbereitung, das heißt Gymnastik und guter Anleitung im Geburtsvorbereitungskurs, lernen Sie, Ihre Bauchmuskulatur so einzusetzen, dass der Bauch gestützt wird. Schwangerschaftsmieder oder andere künstliche Stützen von außen helfen überhaupt nichts, ganz im Gegenteil, sie »schlucken« den letzten Rest körpereigener Bauchspannung. Also bitte: selber aktiv werden, am besten natürlich vor Beginn der Schwangerschaft. Spätestens jetzt merken Sie, wie wichtig eine gut funktionierende Bauchmuskulatur ist, besonders im unteren Bereich, also: üben, üben, üben! Keine Angst: Wehen lösen Sie dadurch nicht aus!

Der Mensch ist eine Frühgeburt
Jeder Mensch, der auf die Welt kommt, ist eigentlich eine Frühgeburt – wenigstens im Vergleich zu Säugetieren. Doch nur als Frühgeburt ist die menschliche Geburt überhaupt möglich. Dauerte es von der Zeugung bis zur Geburt eines Menschen 2 Jahre – eine angemessene Zeit, um über einen höheren Entwicklungsstand zu verfügen –, würde der Kopf eines Kindes niemals durch das Becken einer Frau passen. Auch so ist es ganz schön eng, und es geht um Millimeter. Deshalb verstärkt sich im dritten Trimenon auch die *Auflockerung der Gelenke.*
Wir haben dies schon angesprochen; es äußert sich beispielsweise in einem unsicheren Gang oder der Neigung, häufig umzuknicken. Ganz besonders muss sich das Becken dehnen. Manchmal genügt die Dehnung aber nicht. Dann heißt es: Das Kind passt nicht durch das Becken, es liegt ein relatives Missverhältnis vor, so der Fachausdruck. Sollte ein relatives Missverhältnis beim ersten Kind vorliegen, bedeutet dies nicht, dass es auch bei weiteren Schwangerschaften so ist. Es bedeutet lediglich, dass dieses Kind nicht durch das Becken der Mutter passt. Es gibt Kinder mit großen und Kinder mit kleinen Köpfen. Die Kopfgröße hängt von den Erbanlagen ab. Wenn eine zierliche Frau einen sehr großen Partner mit einem großen Kopf hat, besteht die Wahrscheinlichkeit, dass der Kopf des Kindes nicht durch ihr Becken passt. Um dem so weit wie möglich entgegenzukommen, wendet die Natur also den Trick mit der Auflockerung der Gelenke an, wobei hier natürlich insbesondere das Becken, die Symphyse, gemeint ist. Zudem besitzt der kindliche Kopf die Fähigkeit, sich in gewissem Umfang zu verkleinern und dem mütterlichen Becken anzupassen.
Neugeborene kommen mit zwei Fontanellen auf die Welt, eine viereckige am vorderen Schädel, sie ist etwa zwei Fingerkuppen groß, und eine dreieckige am Hinterkopf, etwa eine Fingerkuppe groß. Während sich die Fontanelle am Hinterkopf im ersten Vierteljahr

des Säuglings schließt, dauert es bis zu zwei Jahre, bis die vordere Fontanelle zugewachsen ist und sich die Schädelknochen geschlossen haben. Durch die Fontanellen kann sich der Kopf des Kindes dem mütterlichen Becken zusätzlich anpassen, indem die kindlichen Schädelknochen übereinander geschoben werden, was den Kopf verkleinert. Die Köpfe von Neugeborenen sehen oft verschoben und wie gequetscht aus. Einen Tag nach der Geburt hat sich die Kopfform normalisiert. So viel zu den Wundern!

Im Laufe der Jahrhunderte und besonders in den letzten Jahrzehnten ist in Industrienationen ein steter Anstieg des Gewichts und des Kopfumfangs von Neugeborenen zu verzeichnen. Je größer die Eltern sind, desto größer werden die Kinder. Bei der in unseren Breiten optimalen Ernährungslage gebären Frauen auch immer größere Kinder. Somit werden die Maße des Normkinds von 6 Pfund, 50 cm Länge und 35 cm Kopfumfang heute oftmals übertroffen. 3200 bis 3500 Gramm Geburtsgewicht, 52 oder 53 cm Länge und ein Kopfumfang von 36 cm oder mehr sind durchaus üblich.

Begleiterscheinungen und Beschwerden im dritten Trimenon

Alle Begleiterscheinungen, die wir im ersten und zweiten Trimenon erklärten, können auch im dritten auftreten. Stärker oder weniger stark, erstmalig oder ... überhaupt nicht mehr. Da ab der 34. Schwangerschaftswoche der Mutterschutz in Kraft tritt, können Sie nun wirklich einen Gang zurückschalten und die Zeit nutzen, sich körperlich auf die Geburt vorzubereiten. Eine Geburt ist kein Spaziergang, und Frauen mit geringer Kondition sind von der anstrengenden Geburtsarbeit überfordert.

Es gibt natürlich Frauen, die ihre Schwangerschaft wegen einer Krankheit mehr oder weniger liegend verbringen müssen. Doch selbst sie sollten versuchen, so viel wie möglich zu trainieren, und sei es nur, dass sie die Beine kräftigen.

Je trainierter die Frau ist, desto leichter kommt sie in der Regel mit der Geburtsarbeit zurecht. Dass mit Training an dieser Stelle nicht Joggen oder Gewichtheben gemeint ist, versteht sich von selbst. Im dritten Trimenon ist die körperliche Beweglichkeit stark eingeschränkt. Also können Sie auch nur stark eingeschränkt, mit viel Zeit und vielen Pausen trainieren. Am wichtigsten ist dabei, dass Sie es bewusst tun. Nicht so ein bisschen halbherzig während des Spielfilms. Sondern konzentriert und immer verbunden mit Atemübungen.

Zwerchfellhochstand

Der Zwerchfellhochstand, der sich in Kurzatmigkeit und Druck auf den Magen äußert, wird von vielen Frauen als unangenehm empfunden. Leider können Sie nichts dagegen tun, außer sich in Geduld zu üben und fleißig die Atemübungen zu machen, die Sie im Geburtsvorbereitungskurs lernen. Sie werden in diesem Stadium auch nur sehr wenig essen können. Manche Frauen fühlen sich nach einem kleinen Joghurt bereits so, als hätten sie Vor-, Haupt- und Nachspeise zu sich genommen.

Bitte achten Sie trotzdem auf die Qualität der Nahrung. Und vergessen Sie das Essen nicht! Besonders bei Frauen, die an geregelte Mahlzeiten im Kreis ihrer Familie gewöhnt sind, kommt es vor, dass sie sich aus den Mahlzeiten ausklinken – und dann gar nichts essen. Sie brauchen genauso viel beziehungsweise mehr Kalorien als jeder andere Mensch auch, nur müssen Sie die Kalorienzufuhr anders aufteilen.

Ziehendes Gefühl im Leisten- und Scheidenbereich

Manche Frauen stellen ein ziehendes Gefühl im Leisten- und Scheidenbereich fest. Das liegt an den Mutterbändern, an denen die Gebärmutter nach vorne hin aufgehängt ist. Sie stehen unter höchster Spannung, wenn der oberste Fundusstand erreicht ist. Mit gymnastischen Übungen aus dem Geburtsvorbereitungskurs kann diesem Schmerz gut begegnet werden.

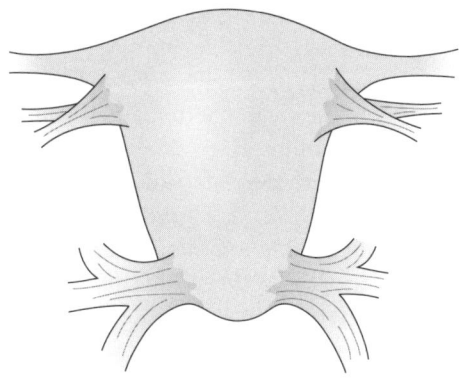

Die Gebärmutter wird von mehreren so genannten Bändern gehalten, die sie im kleinen Becken frei schwebend verankern.

Stechen in der Scheide

Andere Frauen haben das Gefühl eines Stechens in der Scheide, oft vor allem im Bereich des Muttermundes. Das kommt daher, dass sich der Gebärmutterhals nun langsam von hinten nach vorne richtet.

Normalerweise ist der Muttermund in Richtung Wirbelsäule platziert. Zur Geburt muss er sich aber in Richtung Scheidenausgang bewegen. Sie merken, wie sich der Körper ganz allmählich auf die Geburt vorbereitet. Es ist keinesfalls so, dass erst mit dem Einsetzen der Wehen alle geburtsvorbereitenden Umstellungen eingeleitet werden, nein, sie beginnen schon lange vorher, manche – denken Sie an das Wachstum der Brüste – bereits zu Beginn der Schwangerschaft. Einige Frauen spüren die Ausrichtung des Muttermundes auch als Druckgefühl nach unten. Andere sprechen von einem Pieksen. Bitte erschrecken Sie nicht: Ihr Körper bereitet sich auf das große Ereignis vor!

Ischiasbeschwerden

Durch die nun erreichte Größe des Kindes kommt es insbesondere bei Beckenendlagen häufig zu einer Verstärkung der im zweiten Trimenon bereits besprochenen Ischiasbeschwerden. Auch im dritten Trimenon können diese nur mit gymnastischen Übungen gelindert werden. Vielleicht können Sie Ihr Kind aber auch bitten, seine Stellung zu wechseln. Manchmal genügen zwei, drei Zentimeter, und der Schmerz lässt nach. Sollten Sie unter sehr starken Beschwerden leiden, setzen Sie sich so oft wie möglich auf Gymnastikbälle. Aber auch Akupunktur und homöopathische Mittel wirken lindernd.

Blähungen

Mit dem veränderten Druckgefühl im Becken gehen häufig Blähungen einher. Diese können so stark werden, dass sie bis zum Herzen ausstrahlen. Sie äußern sich aber auch in Stechen und totalem Völlegefühl. Linderung verschafft hier Gehen. Selbst wenn Sie nach fünfzig Metern meinen, Sie könnten nicht weiter, halten Sie durch! Sie werden Ihren Rhythmus finden und merken, dass Sie sich freilaufen und die Blähungen nachlassen. Auf einengende Kleidung sollten Sie absolut verzichten. Vergessen Sie die Unterwäsche dabei nicht! Manche schwangeren Frauen tragen viel zu enge Slips unter weiten Umstandskleidern und haben dann das große Aha-Erlebnis, wenn sie sich einem so genannten Liebestöter anvertrauen. Häufig ziehen Frauen im dritten Trimenon nur noch sehr weite Kleider und keine langen Hosen mehr an. Bei Blähungen sollten Sie selbstverständlich auch alle sie fördernden Lebensmittel meiden, also keine Zwiebeln, Lauchgewächse, Hülsenfrüchte etc. essen. Letztere können Sie allerdings mit einer Prise Natron kochen, das reduziert die blähende Wirkung.

Verstopfung

Langes Sitzen fördert Blähungen und Verstopfung ebenfalls. Besonders der Enddarm ist nun durch die Größe des Kindes sehr eingeengt. Bitte denken Sie daran, 2 bis 3 Liter täglich zu trinken! Ansonsten können Sie Ihre Verdauung mit Milchzucker anregen, den Sie in Getränke oder Joghurt mischen, beziehungsweise die Tipps nachlesen, die wir bei der Ernährung besprochen haben. Verstopfung führt zu extremen Blähungen, und diese belasten die Allgemeinbefindlichkeit erheblich. Also bitte weiterhin ein besonderes Augenmerk auf die regelmäßige Darmentleerung richten.

Karpaltunnelsyndrom

Bei Frauen mit schweren Ödemen können diese zu einem Karpaltunnelsyndrom führen. Das äußert sich in Kribbeln, Taubheit oder Schmerzen in einer, manchmal auch in beiden Händen. Wurde den Wassereinlagerungen in den vorangegangenen Wochen und Monaten mit allen ausführlich beschriebenen Maßnahmen *(siehe Ödeme und Gestose)* zu Leibe gerückt, tritt ein Karpaltunnelsyndrom kaum auf. Frauen, die unter dieser sehr unangenehmen Begleiterscheinung leiden, die jetzt nicht behandelt werden kann, können wir nur damit trösten, dass sie normalerweise nach der Geburt verschwindet.

Krampfadern und Hämorrhoiden

Krampfadern und Hämorrhoiden verstärken sich durch die sehr starken Druckveränderungen im kleinen Becken. Die Beine sind nun äußerst beansprucht. Sie sollten es unbedingt vermeiden, länger als fünf Minuten unbeweglich auf einer Stelle zu stehen. Am besten vermeiden Sie es schon, länger als zwei, drei Minuten wie angewurzelt zu stehen. Auch wenn Sie beim Einkaufen beispielsweise scheinbar dazu gezwungen werden. In jeder Schlange ist es möglich, auf der Stelle zu treten, das Gewicht von einem auf das andere Bein zu verlagern, nur auf einem Bein zu stehen, die Muskulatur anzuspannen und wieder zu entspannen, die

> **Vorbeugung ist wichtig!**
> An dieser Stelle möchten wir Sie noch einmal eindringlich daran erinnern: Im dritten Trimenon ernten Sie die Früchte, die Sie im ersten und zweiten gesät haben. Sämtliche Maßnahmen, die Sie in den vorhergehenden Monaten durchgeführt haben, um Begleiterscheinungen zu lindern oder ganz zu vermeiden, zahlen sich jetzt und unter der Geburt aus.

Zehen zu bewegen etc. Was Ihre Mitmenschen von Ihnen halten, sollte Ihnen egal sein, Sie werden in der Öffentlichkeit sowieso oft im Blickpunkt des Interesses sein. Schwangere Frauen sind trotz aller Normalität immer auch etwas Besonderes. Sollten Sie sich dennoch genieren, denken Sie bitte daran: Krampfadern verschwinden nach der Geburt nicht einfach. Es gibt nur eine Möglichkeit, sie loszuwerden: durch eine Operation.

Wichtig
Bei Schwindelgefühlen sofort hinlegen, am besten auf die rechte Seite, und die Beine hochstrecken, vielleicht ist ja eine Wand in der Nähe, gegen die Sie die Beine strecken können. Ansonsten beherzigen Sie bitte die bereits ausführlich beschriebenen Maßnahmen gegen niedrigen Blutdruck wie kalte Wassergüsse über Hände, Armgelenke, Ellenbogen etc.

Kreislaufschwierigkeiten
Den bei vielen Frauen auftretenden Kreislaufschwierigkeiten ist Stehen auch nicht zuträglich. Ihr Kreislauf arbeitet auf Hochtouren – wie Ihr ganzer Körper inklusive Stoffwechsel. Dass es unter diesen Umständen mal zu Störungen wie Herzrasen kommen kann, der Blutdruck absackt etc., ist leicht nachvollziehbar. Sollte Sie ein leichtes Schwindelgefühl befallen, legen Sie sich bitte sofort hin. Sonst kann es sein, dass Ihr Körper den Notschalter betätigt, und auf dem steht: Kollaps. Auch gesunde Menschen kollabieren zuweilen. Das ist die normale Reaktion eines gesunden Körpers. Wenn der betreffende Mensch nicht die Vernunft aufbringt, sich selbst hinzulegen und den Kreislauf dadurch zu stabilisieren, wird er sozusagen vom Körper flachgelegt. Das kann sehr unangenehm sein – wenn Sie nicht auf das Sofa, sondern auf den Boden fallen.

Schmerzen an bestehenden Narben
Frauen, die eine Operation im Bauchbereich hatten, können im Bereich der Narbe Schmerzen verspüren. Von außen ist zwar nur der kleine Strich einer Narbe, der meistens von einer Blinddarmoperation herrührt, sichtbar, aber oftmals bestehen narbige Gewebeveränderungen im inneren Bauchraum. Und die werden in der Schwangerschaft gespürt. Narbiges Gewebe zeichnet sich nicht durch besondere Flexibilität aus, kann sich also nicht so gut dehnen wie gesundes Gewebe. Versuchen Sie, zu der Stelle zu atmen, wo Sie

Schmerzen verspüren, und trotz des Ziepens zu entspannen. Das ist eine hervorragende Vorbereitung auf die Geburt, wo Sie unter Schmerzen entspannen können sollten.

Pilz- und sonstige Scheideninfektionen
Frauen mit Neigung zu Pilz- oder anderen Scheideninfektionen sollten besonders darauf achten, dass bestehende Infekte ausgeheilt und keine neuen im Anzug sind. Es gibt Erreger, bei denen keine normale Geburt stattfinden kann. Bei Herpes vaginalis muss ein Kaiserschnitt erwogen werden. Oder das Kind muss nach der Geburt Augentropfen verabreicht bekommen, zum Beispiel bei einer bestehenden Chlamydieninfektion, die das Kind gefährden kann, wenn es daran erkrankt. Es ist noch zu schwach, um die Infektion so leicht wegzustecken wie ein erwachsener Mensch. Eine bestehende Gonorrhoe würde bei Ansteckung des Kindes zu dessen Erblindung führen. Heutzutage kommt es in unseren Breiten selten dazu, allerdings in anderen Ländern. Auch Geburtsverletzungen sind manchmal schmerzhafter und heilen schlechter, wenn eine Scheideninfektion besteht. Um sicherzugehen, dass Ihre Scheidenflora gesund ist, empfiehlt sich ein Abstrich. Sie wissen ja bereits, dass Pilzinfektionen äußerst hartnäckig sind. Bis zur Geburt ist nicht mehr viel Zeit, also bitte die im ersten Trimenon besprochenen Maßnahmen konsequent durchführen. Es kann aber auch sein, dass Sie ein Antibiotikum benötigen, um die Pilz- oder Scheideninfektion auszumerzen. Vergessen Sie nicht, einen Kontrollabstrich nach der Anwendung eines Medikaments machen zu lassen.

Das Umfeld im dritten Trimenon der Schwangerschaft

Die werdenden Großeltern, Familienangehörige, Freunde und Freundinnen – alle haben sich mittlerweile daran gewöhnt, bald einen neuen Menschen in ihren Kreis aufzunehmen. Doch wie sie damit umgehen, das ist verschieden. Manche Menschen ziehen sich zurück, weil sie glauben, das Paar habe genug mit sich zu tun. Andere kümmern sich besonders um die werdenden Mütter und Eltern: »Kann ich dir/euch etwas helfen? Hast du/habt ihr irgendwelche Pläne für die Zeit nach der Geburt?«

Manche werdenden Mütter genießen es, mit ihrer besten oder einer guten Freundin einen Einkaufsbummel zu veranstalten. Diesmal stehen aber nicht irgendwelche Boutiquen auf dem Programm, sondern es heißt: Schau mal, wie süß die Strampelhöschen sind! Für einige Freundinnen, die keine Kinder haben, ist es manchmal schwer zu verkraften, dass ihre Freundin, die bisher auch keine hatte, nun ins Lager der Mütter wechselt. Je nachdem, wie sich die Freundschaft bisher gestaltete – und natürlich immer abhängig von der Lebensgeschichte der Frauen –, kann es da schon mal zu Konflikten kommen. Eine schwangere Frau verändert sich ja total. Die Themen, die sie vor der Schwangerschaft bewegten, interessieren sie vielleicht nicht mehr besonders. Die Freundin kann sich im Stich gelassen oder sogar verraten fühlen. Das Rezept dagegen kennen Sie: miteinander reden. Am besten, Sie beziehen Freundinnen, die Probleme mit Ihrer Rollenveränderung haben, in Ihr derzeitiges Leben mit ein. Gelegentlich ist eine Freundin auch nur unsicher, weiß nicht, wie sie sich verhalten soll. Oder sie hat das Gefühl, sie sei gar nicht mehr wichtig, jetzt, wo Sie schwanger sind. Die richtigen Worte und Gesten an der richtigen Stelle können zur Klärung beitragen. Gemeinsam einkaufen ist dazu ein schöner Rahmen. Die meisten Freundinnen schwangerer Frauen stehen diesen allerdings ohne Einschränkungen bei. Entweder sie haben selbst Kinder – oder sie sind wahnsinnig neugierig auf alles, was das kommt, und freuen sich, so hautnah dabei sein zu dürfen.

Rauchfreie Zone

Wenn eine schwangere Frau, ein Paar, beschlossen hat, die eigene Wohnung zur rauchfreien Zone zu erklären, führt das gelegentlich zu einer als Isolation empfundenen Leere: Es kommt viel weniger Besuch als früher. Es gibt nun mal rauchende Menschen, die sich an Orten, an denen sie nicht rauchen dürfen, nicht wohl fühlen und diese Orte deshalb meiden. Sicherlich kennen Sie das Phänomen auch: Ist bei einer Party das Rauchen nur auf dem Balkon gestattet, befinden sich dort zwei Drittel der Gesellschaft: die Raucherinnen und Raucher und die Nichtraucherinnen und Nichtraucher, die sich mit ihnen unterhalten. Bitte erklären Sie, falls nötig, Ihren Freund(inn)en, warum Sie auf eine rauchfreie Wohnung bestehen. Vielleicht haben Sie aber auch so viel Platz, dass Sie das Rauchen in einem Zimmer gestatten können. Einem Zimmer, von dem Sie wissen, dass das Kind sich darin nicht aufhalten wird. Selbstverständlich gilt die rauchfreie Zone nach der Geburt erst recht. Beziehen Sie Ihre Besucherinnen und Besucher ein in Ihre Fürsorge für den neuen Menschen – und Sie werden Unterstützung bekommen und gemeinsam Lösungen finden.

Wochenbett-Planung

Und wenn wir gerade beim Miteinander-Reden sind: Jetzt sollten Sie auch darüber sprechen, wie Sie sich die Zeit des Wochenbetts vorstellen. Wir haben dies bereits im ersten Trimenon erwähnt. Bitten Sie vielleicht darum, dass man Ihnen Essen vorkocht oder vorbeibringt. Was, ist egal. Es sollte nur nicht zu scharf gewürzt sein und keine blähende Wirkung haben, da Säuglinge in den ersten Wochen heftig darauf reagieren können. Also wenig Zwiebeln und kein Sauerkraut, wenig Hülsenfrüchte oder Porree.
Sollten Geschwister vorhanden sein, ist jetzt auch der richtige Zeitpunkt, sie bei den Freunden, Freundinnen, Verwandten übernachten zu lassen, die sich in der Zeit um die Geburt um sie kümmern möchten. Aber auch wenn eine Hausgeburt ohne aushäusige Übernachtung der Geschwister geplant ist, empfiehlt es sich, dies mal als Trockenübung durchzuspielen. Meistens finden Kinder es sehr spannend, eine Nacht in einem fremden Bett zu schlafen und genießen die besondere Fürsorge, die extra lange Gutenachtgeschichte. Manche Kinder reagieren allerdings ängstlich auf eine fremde Umgebung. Deshalb sollte frühzeitig geübt werden. Es gibt Fälle, da liegt die Unsicherheit des Kindes nur daran, dass das fremde Bett ungewohnt gerochen hat. Beim nächsten Mal also die Kinderbettwäsche oder die von Mama und Papa mitgeben. Außerdem kann sowohl das Kind als auch die Person, bei der das Kind übernachtete, der Mutter oder den Eltern Rückmeldung geben, wie es gelaufen ist. Beim zweiten Mal klappt es dann schon besser, beim dritten Mal sind die Kinder Profis – und beim vierten Mal kriegt die Mama gerade das neue Kind.

Im Blickpunkt der Öffentlichkeit

Dadurch, dass zu diesem Zeitpunkt der Schwangerschaft der Bauch nicht mehr zu verbergen ist, passiert es immer wieder, dass schwangere Frauen von wildfremden Menschen auf ihre Schwangerschaft angesprochen werden. Manchmal freundlich und herzlich, manchmal aber auch zurechtweisend. Es gibt sowohl die Variante, dass in öffentlichen Verkehrsmitteln ein allgemeines Aufspringen zu beobachten ist, wenn eine schwangere Frau einsteigt und kein freier Sitzplatz vorhanden ist. Es gibt aber auch die Variante, dass ein Nachbar die schwangere Frau unfreundlich maßregelt, dass sie das Herausschieben der Mülltonne in ihrem Zustand doch wohl zu unterlassen habe. Auf die Idee, das für sie zu besorgen, kommt er allerdings nicht. Merkwürdigerweise werden meistens nur die Frauen, nicht ihre Partner, Ziel solcher Bemerkungen.

Manche Menschen haben keine Vorstellung davon, in welchem Monat sich eine schwangere Frau befindet, und fragen ab der 30. Woche: Bald ist es so weit, oder? Hat eine schwangere Frau um die 30. Woche mehrere solche Begegnungen hintereinander, kann sie sich davon ziemlich genervt fühlen. Und auch die Angewohnheit, dass fremde Menschen ihr die Hand auf den Bauch legen und das Kind begrüßen, kann Ärger auslösen. Sehr anstrengend wird häufig die Ratschlag-Lawine empfunden, die die Frauen geradezu überrollt. Jeder weiß alles besser. Besonders manche älteren Damen wissen es am allerbesten. Ihr Hobby: Horrorgeschichten von Geburten zu erzählen, besonders ihren eigenen, und zwar bis ins kleinste Detail. Die Botschaft, die dahinter steckt: Das, was ich geleistet habe, wirst du nie schaffen. Und wenn, dann nur, weil ja heutzutage alles viel, viel leichter ist. Wir können diese älteren Damen nicht zum Verstummen bringen, aber wir möchten Sie bitten, sich diese Horrorgeschichten nicht zu Herzen gehen zu lassen. Diese älteren Damen irren beziehungsweise fühlen sich nicht wohl mit sich selbst, wenn sie so reagieren.

Frauen, die im dritten Trimenon – wenn die Schwangerschaft also wirklich nicht mehr zu übersehen ist – mit einer Zigarette erwischt werden, fühlen sich regelrecht an den Pranger gestellt. Mit Alkohol sieht es dagegen anders aus, was nicht nachzuvollziehen ist. Immer noch wird auch hochschwangeren Frauen Alkohol angeboten, à la ein Gläschen in Ehren. Am besten ist es, das Getränk einfach abzulehnen und sich nicht auf eine Diskussion einzulassen. Häufig spielen in solchen Diskussionen Schuldgefühle eine maßgebliche Rolle. Bedenken wir, dass manche Tipps, die schwangeren Frauen vor 15 bis 20 Jahren gegeben wurden, heute als schädlich gelten, können wir nachvollziehen, wenn manche Menschen unter einer Art Rechtfertigungszwang leiden. Es ist nicht leicht, das, was man vor Jahren mit bestem Wissen getan hat, später als falsch anzuerkennen. Oftmals wird dies kompensiert mit der Ratschlag-Lawine, die manche Menschen meinen auf schwangere Frauen niederprasseln lassen zu müssen.

Zum Schluss noch zu einem schönen Brauch, der sich in den letzten Jahren in einigen Unternehmen gebildet hat. Wenn eine schwangere Frau ihren Mutterschaftsurlaub antritt, findet in der Firma eine kleine Feier statt. Die schwangere Frau wird mit Geschenken und besten Wünschen in die nächsten Wochen und Monate entlassen. Sollte in Ihrer Firma niemand auf diese Idee kommen, können Sie sie ja vielleicht mal bei einer befreundeten Kollegin, einem Kollegen ansprechen, die Ihnen dann diesen schönen Abschied ausrichten möchten.

Geschwister

Im dritten Trimenon setzen sich Mehrgebärende und ihre Partner intensiv damit auseinander, wie das neue Kind in die Familie integriert wird – besonders wenn es sich um das zweite Kind handelt. Wir fühlen uns doch schon komplett! Wir lieben unser Erstgeborenes über alles! Nun kommt bald ein Zweites hinzu. Wie gehen wir damit um? Wir haben doch auch nur ein begrenztes Maß an Liebe und Zeit, wie schaffen wir das, kein Kind zu vernachlässigen? Je nachdem, wie groß der Altersunterschied zwischen den Kindern ist, überlegen die Frauen und Paare auch, wie sie ihren Alltag zu viert, zu fünft, zu sechst meistern werden. Die erste Zeit mit einem Säugling ist anstrengend. Gibt es ein Geschwister im Kleinkindalter, kann es hoch hergehen und sehr anstrengend werden. Da müssen alle zusammenhelfen. Zur Not muss die Oma, der Opa oder ein Freund, eine Freundin einspringen. Bitte scheuen Sie sich nicht, um Hilfe zu fragen! Am besten schon im Vorfeld, damit sich auch Ihre Umgebung darauf einstellen kann, gerufen zu werden, »wenn es mal brennt«. Mit Brennen meinen wir nicht nur, dass Sie glauben, gleichzeitig kochen, waschen, bügeln und stillen zu sollen. Sondern wir meinen ausdrücklich, dass Sie sich gelegentlich eine Auszeit nehmen sollten. Mal ein bisschen für sich sein. Oder mit einer Freundin, einem Freund ins Kino gehen. Egal was, Hauptsache, Sie entfernen sich von Küche, Windeln, Kindergeschrei. Das muss gar nicht lang sein. Aber danach – und besonders wenn Sie merken, wie schnell Sie Ihre Kinder vermissen – geht alles wieder viel leichter und entspannter.

Wenn Frauen, die mit dem zweiten Kind schwanger sind, im Geburtsvorbereitungskurs anklingen lassen, dass sie nicht wissen, wie sie ihre Liebe und Zeit zwischen zwei Kindern aufteilen sollen, lächeln Frauen, die mehrere Kinder haben. Die Antwort, die sie dann geben, erscheint lapidar: Es regelt sich von selbst.

Haben Sie Vertrauen zu dem Kind, das Sie jetzt noch in sich tragen. Es wird seinen Platz in Ihrer Familie finden. Haben Sie Vertrauen zu sich selbst. Sie werden einen Platz für dieses Kind in Ihrem Herzen und in Ihrer Familie finden. Auch die Geschwister werden sich schnell an den Zuwachs gewöhnen. Dennoch kann diese Gewöhnungsphase sich aufreibend gestalten. Bei der Geburt des zweiten Kindes wird das erstgeborene Kind ja entthront. Es ist nicht mehr der alleinige Empfänger der elterlichen Liebe und Sorge. Plötzlich kommt da so ein schreiendes Etwas hinzu, und Mami und Papi kümmern sich nur noch darum. Das schreiende Etwas ist überhaupt kein richtiger Spielkamerad, wie es dem erstgeborenen Kind vielleicht angekündigt wurde: Es ist doch schön, wenn du ein Geschwisterchen hast. Ganz im Gegenteil: Das erstgeborene Kind darf das Geschwisterchen vielleicht nicht hochheben oder wird angehalten, besonders vorsichtig zu sein. Dass da von Geschwisterliebe vorläufig nicht die Rede ist, versteht sich von selbst. Das neue Kind wird als Rivale betrachtet, der die Liebe der Eltern ablenkt, wegnimmt.

Je nachdem, wie alt das erstgeborene Kind ist, gibt es verschiedene Möglichkeiten, wie es reagiert. Manche eigentlich »sauberen« Kinder fangen plötzlich wieder an einzunässen. Sie zeigen damit, dass sie mehr Aufmerksamkeit brauchen. Andere Kinder reagieren aggressiv. Wieder andere ziehen sich zurück. Sollten solche Probleme über einen längeren Zeitraum bestehen, besorgen Sie sich bitte Literatur zu diesem Thema. In der Regel wird die Balance innerhalb der Familie allerdings von selbst gefunden. Auf keinen Fall sollten Sie Ihr erstes Kind vom zweiten fernhalten. Beziehen Sie es immer mit ein. Dann lernt es schnell, sich auch verantwortlich zu fühlen für das neue Familienmitglied. Was man beschützt, das hat man lieb!

Die Eifersucht auf das Geschwisterchen kann schon beginnen, wenn das neue Kind noch im Bauch der Mutter ist und diese sich deswegen nicht mehr fit genug fühlt, am Spielplatz herumzutoben oder sich öfter zurückziehen möchte, weil sie vielleicht irgendwelche Beschwerden hat. Auch hier gilt: Beziehen Sie Ihr Kind mit ein. Erzählen Sie ihm von dem Geschwisterchen. Erzählen Sie ihm aber auch von der Zeit, als es selbst noch ein Säugling war. Vielleicht haben Sie ja Videofilme aus dieser Zeit. Ein Fotoalbum tut es auch. Oder besuchen Sie eine Freundin, die gerade erst geboren hat. So bereiten Sie Ihr Kind langsam und stetig auf die große Veränderung vor. Sie können es aber auch ganz professionell betreiben: Es gibt einige Kliniken in Deutschland, die so genannte Geschwisterkurse anbieten. In ihnen werden die Kinder auf den Nachwuchs vorbereitet. Von der Besichtigung des Kreißsaals bis zur Anleitung, wie richtig gewickelt wird – die Geschwister werden mit allem vertraut gemacht.

Und ansonsten: Suchen Sie eine Vertretung für sich. Vielleicht haben Sie eine Mutter, Oma, Freundin, einen Opa, Bruder oder Freund, der täglich ein bis zwei Stunden oder ein paar Mal in der Woche mit Ihrem Kind herumtoben kann. Als Erster ist natürlich der Papa dafür zuständig. Wenn er werktags berufstätig ist, wird dies nur eingeschränkt möglich sein, da der Spielplatzbesuch in der Nacht das Kind zwar sehr entzücken würde, es aber seinem Schlaf nicht zugute käme. Wenn Sie es sich leisten können, beschäftigen Sie einen zuverlässigen, Ihnen vertrauten Babysitter, eine Babysitterin. Solche Menschen, die Sie dabei unterstützen, den Bedürfnissen Ihres erstgeborenen Kindes gerecht zu werden, sind natürlich auch nach der Geburt des zweiten Kindes eine große Hilfe.

Jetzt sind die Väter noch mehr gefragt

Viele Väter erleben in der Zeit der zweiten Schwangerschaft ihrer Partnerin, dass sich das bereits vorhandene Kind stark an ihnen orientiert. Dies wird noch deutlicher nach der Geburt des »Rivalen«. Da die Mutter in der Regel diejenige ist, die sich am meisten mit dem Säugling beschäftigt, wenden sich die Erstgeborenen dem Vater zu. Das ist unbedingt zu fördern! Es ist eine Möglichkeit für das Kind, mit der neuen Situation zurechtzukommen. Für manche Mütter ist es schmerzhaft zu erleben, dass sich ihr erstes Kind von ihnen ab- und vermehrt dem Vater zuwendet. Es ist eine ganz natürliche Reaktion, die Ihrem Kind sehr helfen kann – vorausgesetzt, der Vater »spielt mit«.

Manche Kinder versuchen regelrecht Macht auszuüben beziehungsweise ihre Mütter auszugrenzen. Damit spiegeln sie das, was sie empfinden: Du grenzt mich aus. Du kümmerst dich nur noch um das neue Kind. Also rufe ich jetzt, wenn ich hingefallen bin, nicht mehr dich, sondern den Papa. Manchmal kommt es auch zu einer

Kumpelei zwischen Erstgeborenem und dem Vater. Die entsteht oft während eines Klinikaufenthalts der Mutter. Da entwickeln Vater und Sohn oder Tochter ganz eigene Sitten. Sie veranstalten beispielsweise Kissenschlachten im Badezimmer. Oder sie machen sich eine Riesenportion Pommes mit extra viel Mayo und Ketchup und essen sie mit den Fingern. »Wenn das die Mama wüsste!« Bitte verbieten Sie solche Rituale nicht. Vielleicht muss es einige Wochen lang jeden zweiten Tag Pommes geben, die von Vater und Kind mit den Fingern gegessen werden. Und vielleicht haben Sie am Tisch überhaupt keinen Platz. Aber diese Rituale tragen maßgeblich dazu bei, dass die Familie wieder in die Balance kommt. Und darum geht es doch letztlich. Um das zu erreichen, ist gelegentlich die Großzügigkeit der Mutter – beide Augen zudrücken – gefragt. Manchmal fühlt sich eine Mutter von derartigen Ritualen ausgeschlossen. Dann sollte sie unbedingt mit ihrem Partner sprechen. Vielleicht findet sich ja auch ein Ritual für sie und ihren Partner.

Textauszug aus dem Roman »Mitgift« von Shirley Seul,
Unrast Verlag, Münster 1998
Laura ist furchtbar neugierig auf Benjamin. »Ich kann ein Gedicht aufsagen«, erzählt sie dem Vater.
Der Vater lacht. »Damit machst du Benjamin bestimmt viel Freude.«
Im Krankenhaus steht die Mutter schon in der Eingangshalle, mit einem großen weißen Kissen im Arm.
»Wo ist Benjamin?«, fragt Laura.
»Da«, sagt die Mutter und beugt sich zu ihr.
»Das ist ja gar kein Brüderchen, das ist ein Baby!«, ruft Laura enttäuscht.
»Es wächst noch«, sagt der Vater.
»Wann?«
Die Mutter nestelt an dem Kissen herum. Laura möchte ihr Gedicht aufsagen. »Später«, sagt die Mutter und drückt das Kissen an ihre Brust. In dem geliehenen Auto fahren sie nach Hause. Die Mutter hat Benjamin auf dem Schoß und sitzt neben dem Vater. Lauras Platz ist hinten.
Die Tage verschmelzen für Laura zu einem langweiligen Brei. Die Mutter spielt nicht mit Laura, liest keine Geschichten vor, und auf den Spielplatz gehen sie auch nicht. Immer muss die Mutter sich um Benny kümmern. Wenn Laura morgens aufwacht, sitzt die Mutter schon mit Benny in der Küche. »Willst du nicht noch ein bisschen schla-

fen?«, fragt sie. Laura schüttelt den Kopf. Die Mutter stellt Lauras Frühstück auf den Tisch und gibt Benny die Brust.

»Gehen wir zum Spielplatz?«, fragt Laura.

»Vielleicht«, sagt die Mutter. Aber dann hat sie keine Zeit: Benny hat Blähungen, Benny könnte Halsweh bekommen. Oder die Mutter sagt: Jetzt gehen wir, und dann schreit Benny, weil er sich nicht anziehen lassen möchte. »Oh, du armer kleiner Liebling«, flüstert die Mutter und küsst Benny ab. Laura zieht die Mutter am Rock. »Gehen wir?«

»Sei doch nicht so rücksichtslos!«, ruft die Mutter. »Du siehst doch, dass er die Mütze nicht aufsetzen möchte!«

»Dann soll er halt ohne Mütze mit!«

»Man merkt, dass du nur an dich denkst! Er erkältet sich ohne Mütze!«

»Draußen ist es warm!«

»Ein Baby ist empfindlich!«

»Ich muss mich immer anziehen! Sogar die kratzige Strumpfhose muss ich anziehen!«

»Das kann man nicht vergleichen«, sagt die Mutter. »Du bist schließlich kein Säugling. Außerdem sind brave Mädchen immer lieb zu ihrem Brüderchen und haben Verständnis für ein kleines Baby.«

»Aber es stinkt«, sagt Laura und hält sich die Nase zu.

Die Mutter zuckt mit den Achseln. »Bennykaka stinkt nicht.«

Den ganzen Tag ist die Mutter mit dem Baby beschäftigt. Muss Benny stillen, streicheln, herumtragen, wickeln, wiegen, und wenn er schläft, muss sie neben ihm sitzen und seinen Schlaf behüten. »Benny merkt genau, wenn ich da bin«, sagt die Mutter zu Laura, legt Benny in ihr Bett und sich daneben. Laura darf sich nicht dazulegen. »Du würdest Benny nur aufwecken«, sagt die Mutter.

»Aber ich bin ganz leise!«

»Das kannst du gar nicht sein.«

»Doch!«

Benny wacht auf. »Siehst du«, sagt die Mutter.

Das Telefon klingelt. Die Mutter geht ins Wohnzimmer. Zum ersten Mal ist Laura allein mit Benny. Wie eine große Puppe sieht er aus. Laura zieht die Bettdecke weg, nimmt die kleine Bennyhand und beißt in einen Finger. Benny brüllt.

»Pst«, macht Laura.

Da ist schon die Mutter mit einer Ohrfeige. »Ab in dein Zimmer, und wehe, du kommst mir heute noch mal unter die Augen!«

Laura liegt in ihrem Bett und lauscht auf die Geräusche, die leise zu ihr dringen. Das Singen und Gurren der Mutter. Die Laute Bennys.

Rabenschwester, hört Laura die Stimme der Mutter. All ihre Bemühungen haben nichts geholfen. Sie ist ein rabenschwarz böses Mädchen.

Am Abend fragt der Vater, warum Laura Benny gebissen hat.

»Ich wollte wissen, ob der echt ist«, versucht sie zu erklären.

»Magst du dein Brüderchen nicht?«

»Weiß nicht.«

»Du musst ein bisschen Geduld haben. In ein paar Monaten kannst du mit ihm spielen.«

»Können wir ihn nicht gegen ein richtiges Brüderchen umtauschen«, fragt Laura.

»Babys kann man nicht umtauschen.«

Und Mütter, will Laura fragen. Sie hat große Sehnsucht nach der lieben Mama von früher. Aber sie traut sich nicht zu fragen.

»Freust du dich denn gar nicht über dein Brüderchen?«

Laura spürt, was der Vater hören möchte, und sagt es.

»Das wusste ich doch, dass du mein großes braves Mädchen bist«, sagt der Vater. Er nimmt Laura bei der Hand und führt sie zu Bennys Wiege. »Schau, er schläft! Hast du gesehen, eben hat seine Hand gezuckt.«

»Hat er was geträumt?«

»Bestimmt«, sagt der Vater.

»Was denn?«

»Vielleicht hat er geträumt, sein Schwesterchen streichelt ihn«, sagt der Vater, greift in die Wiege und reicht Laura das Baby. Laura ist vor Schreck ganz starr. Sie darf Benny doch nicht tragen! Die Mutter hat es verboten.

»Los!«, fordert der Vater auf.

Zaghaft streckt Laura ihre Arme aus. Da kommt die Mutter herein. »Seid ihr wahnsinnig? Wo der Kleine gerade schläft!«

Der Vater lächelt schuldbewusst und legt Benny zurück in die Wiege. Am nächsten Abend bringt er Laura eine Puppe mit, die sieht genauso aus wie Benny. Laura wünscht sich schon lange eine Babypuppe. Aber die anderen Puppen mögen die neue Puppe nicht. Besonders Lauras Lieblingspuppe, die so heißt, wie Laura beim Vater heißt, kann die Babypuppe nicht ausstehen. »Du darfst nicht so böse sein«, sagt Laura zu Sneku. »Das ist jetzt dein neues Brüderchen. Du musst es gut behandeln! Schau, es ist ja noch so ein kleines Baby und kann gar nichts dafür!« Sneku hat die Babypuppe überhaupt nicht lieb. Sneku verhaut die Puppe sogar. Da muss Laura Sneku verhauen. Das tut ihr selbst weh, weil Sneku doch ihre Lieblingspuppe ist, aber Sneku muss lernen, ihr Brüderchen lieb zu haben. Laura haut nicht fest. Viel zu lieb hat sie Sneku. Aber das darf die Babypuppe nicht merken. Laura flüstert es Sneku ins Ohr. Und hat ein sehr schlechtes Gewissen dabei. Stundenlang liegt Laura mit offenen Augen im Bett, wackelt ein bisschen mit dem Fuß und nuckelt an ihrem Daumen wie Benny es macht. Dabei passt sie gut auf, kein Geräusch aus dem Nebenzimmer zu verpassen. Manchmal gelingt es ihr, sich anzuschleichen und zu beobachten, wie die Mutter Benny wickelt, ihn eincremt, seinen Bauch krault und die Rassel vor seinem Gesicht hin und her schwenkt. Dann legt Laura ihre Babypuppe an die Brust. Aber sie will nicht trinken, und Laura wirft sie zur Strafe an die Wand. Laura wirft sie auch an die Wand, wenn sie schreit, stinkt oder die anderen Puppen ärgert. Besonders Sneku hat unter der Babypuppe zu leiden. Die Babypuppe zwickt Sneku, macht ihre Spielsachen kaputt und zieht sie an den Haaren. Da muss Laura die Babypuppe verhauen. Nach zwei Monaten hat die Babypuppe nur noch ein Auge und einen Arm. Zufällig findet der Vater die Puppe, die Laura unter ihrem Bett versteckt hat. Sie weiß nicht warum, weiß nur, dass niemand sie sehen soll.

»Was ist denn mit der Puppe passiert?«, fragt der Vater.

»Weiß nicht« sagt Laura.

»Seltsam« sagt der Vater und holt das Auge und den Arm unter Lauras Bett hervor. Als Laura am nächsten Morgen aufwacht, ist die Puppe wieder heil.

Eines Abends kommt der Vater nach Hause, hebt die Mutter hoch und wirbelt sie durch die Wohnung: »Wir haben ein neues Daheim!«

Laura erfährt, dass sie von dort aus über die Stadt schauen kann. »Wir wohnen ganz oben«, sagt der Vater, »und es gibt viele Kinder und einen Spielplatz vor dem Haus. Vorher musst du eine Weile zur Oma, weil ein Umzug nichts für kleine Kinder ist.«

»Und Benny?« fragt Laura. »Der ist doch viel kleiner als ich!«

»Benny bleibt bei der Mama«, sagt der Vater.

Laura versteht, auch der Vater weiß: Benny und die Mutter kann man nicht trennen.

Wir wissen, dass es – besonders in der ersten Zeit nach der Geburt – nicht leicht ist, den Geschwistern des Neugeborenen gerecht zu werden, einfach, weil Zeitmangel und manchmal auch schlichtweg Erschöpfung durch wenig Schlaf dem im Wege stehen. Doch wir meinen, mit Einfühlungsvermögen werden Sie wissen, was Ihre Kinder brauchen. Es muss gar nicht so viel sein. Die Familie wächst in der Regel von selbst zusammen. Aber zum richtigen Zeitpunkt das richtige Wort, die richtige Geste – und immer: die Einbeziehung der Geschwisterkinder – wirken wie Balsam auf die manchmal verstörten Kinderseelen, die sich zurechtfinden müssen mit der großen Veränderung. Da Kinder nicht das Vorstellungsvermögen Erwachsener haben, konnten sie sich während der Schwangerschaft nicht auf ihre neue Rolle vorbereiten. Auch frisch gebackene Eltern merken oft erst in den ersten Tagen mit dem Säugling, dass sie sich das alles doch etwas anders vorgestellt hatten. Aber dann wachsen auch sie in ihre neuen Rollen hinein. Ein viel versprechender Beginn der künftigen Geschwisterbeziehung sieht folgendermaßen aus: Wenn Sie das neugeborene Kind zum ersten Mal einem oder mehreren Geschwistern präsentieren, halten Sie für jedes Kind ein Geschenk bereit. Überreichen Sie dieses Geschenk so, als wäre es das Geschenk des Säuglings an seine Geschwister. Über die Art des Geschenks können wir ausnahmsweise keine Tipps geben ...

Die Partnerschaft im dritten Trimenon der Schwangerschaft

Besonders Mehrgebärende beklagen sich im dritten Trimenon oft darüber, dass ihre Partner zu wenig Anteil an ihrer Schwangerschaft nehmen würden. Dies ist sozusagen die Schattenseite der Stärke, die Mehrgebärende mindestens einmal unter Beweis gestellt haben, als sie ein Kind gebaren. Was für den Mann das Gleiche sein mag, ist für die Frau noch lange nicht das Gleiche. Ein und dieselbe Frau kann völlig unterschiedliche Schwangerschaften mit völlig verschiedenen psychischen und physischen Befindlichkeiten erleben. Natürlich weiß die Frau auch, dass sie es schaffen wird, und das Wissen, eine Schwangerschaft erfolgreich beendet zu haben, kann viel Selbstvertrauen und Selbstwertgefühl geben. Dennoch – sie ist es, die in ihrem Körper wohnt. Einem Körper, dem es immer schwerer fällt, das Kind zu tragen. Einem Körper, der sich immer mehr verändert, der immer weniger Ähnlichkeit mit jenem vor der Schwangerschaft

> *Appell an den Partner*
> Auch wenn es das zweite, dritte oder vierte Kind ist – bitte stehen Sie Ihrer Frau bei und behandeln Sie die jetzige Schwangerschaft nicht so, als wäre sie nichts Besonderes. Jede Schwangerschaft ist etwas Einzigartiges!

aufweist. Und mit Stimmungen, die manchmal sehr schwankend und unterstützungsbedürftig sind.

Typisch für die letzten Wochen: Gefühlsschwankungen
Das Gefühl, nicht richtig unterstützt zu werden, kommt auch bei Erstgebärenden auf. Besonders in der Zeit zwischen 30. und 35. Woche, in der viele schwangere Frauen in einem hochgradig empfindlichen Zustand sind, führt dies zu manchen emotionalen Ausbrüchen. Meistens sind die Frauen zu diesem Zeitpunkt zu Hause. Der Mutterschutz beginnt zwar erst in der 34. Woche, doch oft wird der Resturlaub vor den Mutterschutz gelegt. Dennoch fühlen sich die Frauen rundum überfordert. Sie sind seelisch zuweilen kaum belastbar. Die zunehmende Bewegungseinschränkung verstärkt die Situation, und die bevorstehende Geburt erscheint als Bergmassiv, das vor ihnen liegt. Und eine Frau setzt sich in den Kopf, die Wickelkommode nun sofort von der rechten Zimmerecke in die linke zu schieben. Das kann sie nicht alleine. Ihr ganzes Gleichgewicht hängt aber im Moment an dieser Wickelkommode am falschen Platz. Sie wartet auf ihren Partner. Es wird fünf, es wird sechs, es wird sieben. Kein Mann in Sicht. Und nicht mal anrufen kann er! »Wo bleibst du bloß?« – kann der Mann dann schon mal in einem sehr aggressiven Ton begrüßt werden. Und noch ehe er irgendetwas erklären kann, bekommt er alle Versäumnisse der letzten Wochen, Monate, Jahre serviert: »Nie bist du da! Das kenne ich schon! Du lässt mich mit allem im Stich! Aber das interessiert dich überhaupt nicht!«
Dass der Mann Überstunden macht, damit er um die Zeit der Geburt und danach Urlaub nehmen kann, interessiert die Frau wiederum nicht. Schafft er es trotzdem, das anzubringen, gerät die Frau erst recht in Rage: »Du machst es dir einfach! Für dich ändert sich ja nichts! Du gehst ja weiterhin arbeiten und machst dir ein schönes Leben. Aber ich!«
Wir sehen, diese Frau ist »grantig«. Manchmal weiß sie gar nicht, warum. Das erinnert ein bisschen an die Pubertät, denn da kann es ja auch wegen einer Fliege an der Wand sowohl zu einem Wutanfall als auch zu einem Heulkrampf kommen. Bedenken Sie, auch Ihre Partnerschaft steht unter dem Stern der Zeit der Belastung. Dies kann als so extrem empfunden werden, dass der Partner sehnlichst das Ende der Schwangerschaft herbeiwünscht. Aber er wagt es nicht zu sagen – aus Angst vor dem nächsten Ausbruch.

Eifersucht

Auch Eifersucht – von leicht bis sehr schwer – kann die Partnerschaft in den letzten Monaten und Wochen vor der Geburt belasten. Besonders Frauen, die sehr viel Wert auf ihr äußeres Erscheinungsbild legen, aber auch andere, kommen mit ihrem umfangreichen Körper nicht zurecht. Sie können sich selbst nicht mehr leiden. Wer sich selbst nicht mag, findet sich auch nicht erotisch begehrenswert. Anstatt offen mit ihrem Partner über solche Gefühle zu sprechen, neigen einige Frauen dazu, ihn genau zu beobachten. Ertappen sie ihn dabei, beim Autofahren nach rechts geblickt zu haben, wo diese 90-61-90-Brünette mit dem knallorangen Minirock an der Ampel steht, fühlen sie sich erst recht gedemütigt und brechen – mehr oder weniger offensichtlich – einen Streit vom Zaun. Je weniger offensichtlich dies für den Mann ist, desto weniger Chancen hat er, seine Partnerin darauf hinzuweisen, dass hinter der Brünetten ein Mann steht, der ihn an seinen Freund Hartmut erinnert. Aber auch andere Verdachtsmomente wie beispielsweise Kolleginnen, ein anonymer Anruf, die plötzliche Vorliebe des Partners für Erdbeermarmelade etc. können Auslöser für heftigste Auseinandersetzungen sein.

Um solche verfahrenen Situationen zu klären, bedarf es des Geschicks und des Goodwill beider Partner. Eine Frau, die sich zurückgesetzt fühlt, sollte mit ihrem Partner über ihre Ängste sprechen. Dieser sollte die Ängste annehmen und sich dann liebevoll mit seiner Partnerin auseinander setzen. Sie wird ja nicht bis an ihr Lebensende schwanger sein. Aber jetzt ist es eben so, und gemeinsam werden sie das auch meistern. Vielleicht gehört der Mann auch zu jenen, die schwangere Frauen ganz besonders attraktiv finden, was allerdings zu einem anderen Problem führen kann, dazu kommen wir später. Ein Mann, der Schwierigkeiten mit dem Erscheinungsbild seiner schwangeren Frau hat, sollte eventuell mit ihr darüber sprechen – dies ist allerdings nur möglich, wenn die Beziehung bisher sehr offen und aufrichtig gelebt wurde. Weißt du, kann ein solcher Mann beispielsweise sagen, es ist im Moment nicht leicht für mich, dich zu begehren. Ich habe immer das Gefühl, ich mache damit etwas völlig Unpassendes. Die meisten Frauen halten eine solche Offenheit allerdings nicht aus. Auch nicht, wenn sie sich ansonsten der Liebe ihres Mannes sicher sein können und sehr viele Streicheleinheiten und Liebkosungen von ihm erhalten. Der beste Weg, mit Eifersucht umzugehen, ist: Zurückhaltung üben. Frauen sollten nicht gleich bei jedem Anlass das Schlimmste vermuten, und Männer sollten Frauen wenig Anlass zur geringsten Vermutung geben. Meistens hilft gegenseitiges Einfühlungsvermögen schon ein großes Stück weiter. Kommt dann noch die Portion Humor dazu, die außer der Liebe zum Fundament einer guten Partnerschaft gehört, wird auch Eifersucht zu bewältigen sein.

Sexualität

Nun noch einmal zu den Männern, die schwangere Frauen sehr schön und begehrenswert finden. Was aber, wenn die Frauen keine Lust auf Sex haben? Oft reagieren schwangere Frauen im letzten Trimenon schon ablehnend, wenn sie nur ein erotisches Kompliment hören. Bloß nicht weiter in die Richtung, kann das heißen. Andere signalisieren: Bitte mehr davon! Wie Sie verschiedene sexuelle Wünsche unter eine Bettdecke bringen, das hängt davon ab, wie Sie mit Sexualität außerhalb der Schwangerschaft umgegangen sind. Sollten Sie eine offene und freie Sexualität miteinander haben, werden Sie sicher leichter Wege finden, mit verschiedenen Bedürfnissen umzugehen, als wenn Sexualität in Ihrer Beziehung nicht offen gelebt wurde. Mit offen gelebt meinen wir nicht Seitensprünge, sondern den Dialog über intime Themen. Und bitte bedenken Sie: Gemeinsam bekommen Sie bald ein Kind. Ohne Zweifel: Es stehen Ihnen schwierige Zeiten bevor. Ohne Zweifel auch: Es ist heutzutage leider fast modern, beim geringsten Widerstand das Handtuch zu werfen. Andererseits: Durch schwierige Situationen, die man gemeinsam meistert, wächst das Vertrauen, wächst die Liebe, wächst die ganze Partnerschaft ... und Familie. In jedem Leben gibt es sexuell aktive und passive Phasen.

Nicht jeder verheiratete Mensch hat 1,3 x wöchentlich Sex, wie eine Tageszeitung kürzlich meldete. Jeder Mensch kennt Zeiten sexueller Abstinenz – ob durch allgemeine Lustlosigkeit, Krankheit, Konfliktsituationen, Partnerlosigkeit oder Stress verursacht. Schwangerschaft kann bei manchen Paaren auch zu einer sexuell neutralen Zeit werden. Doch sexuell neutral heißt keinesfalls ohne Körperkontakt. Wenn Paare länger zusammen sind, haben sich im sexuellen Bereich meistens gewisse Spielarten manifestiert. Erfahrungsgemäß wird weniger ausprobiert. Vielleicht können Sie die Zeit der Belastung, in der vielleicht auch Ihre Partnerschaft extrem belastet ist, dazu nutzen, neue Spielarten unter einer anderen Überschrift zu finden: kuscheln, zärtlich zueinander sein, sich mit Nestwärme vollsaugen. Dies wäre auf jeden Fall eine wunderbare Basis für die nächsten Wochen und Monate. Denn auch nach der Geburt ist noch nicht der rechte Moment für heiße Liebesnächte, wenn dann auch durch den lang ersehnten Nachwuchs die Konflikte oft gemildert werden. Vielleicht können Sie die folgende Zeit einfach als Herausforderung sehen. Eine Herausforderung, in der Sie neue Wege suchen, um Ihre Partnerschaft zu bereichern. Die meisten Frauen haben während der Schwangerschaft und besonders im dritten Trimenon ein sehr großes Bedürfnis nach Schmusen und Kuscheln und Gehaltenwerden. Bitte gehen Sie aufeinander zu. Sie werden merken, wie gut Ihnen beiden das tut.

Unserer Meinung nach ist kein Partner verantwortlich für die Erfüllung der sexuellen Wünsche seines Partners. Das Argument, ein Mann brauche es halt häufiger, also müsse er während der Schwangerschaft seiner Frau, falls sie keinen Sex möchte, fremdgehen, würden wir nur akzeptieren, wenn Männer Tiere wären. So manche Auseinandersetzung zwischen Paaren um das Thema Sex in der Schwangerschaft – er will, sie nicht – liegt an der Unsicherheit beider Partner. Oft drängt ein Partner zu Sex, weil er sich in seinem Stellenwert für die Partnerin nicht mehr sicher ist und sozusagen das Bündnis erneuern möchte. Besonders im dritten Trimenon, wo die Verbindung zwischen Mutter und Kind oft auch nach außen hin sehr sichtbar und spürbar wird, fühlen manche Männer sich zurückgesetzt. Du hast ja nur das Kinderzimmer im Kopf, können sie beispielsweise sagen, was heißt: Ich fühle mich vernachlässigt. Auch hier gilt wieder: Werden Sie sich über Ihre Beweggründe klar und sprechen Sie offen darüber. Anders geht es nicht!

Manche werdenden Väter versuchen sich mit sportlichen Aktivitäten abzureagieren. Andere treffen häufiger als außerhalb der Schwangerschaft Freunde. Eine eifersüchtige Frau kann hier gleich wieder alles Mögliche vermuten. Vielleicht trifft der Mann aber auch nur Freunde, um sich in seinem Leben als Individuum bestätigt zu sehen. Um einmal etwas anderes zu hören als Sätze, die mit: Wenn das Baby da ist ... beginnen. Sie sehen – es gibt vielerlei Möglichkeiten, die alle auszuformulieren wir hier nicht den Platz haben.

Eine Reihe von Frauen verspürt gerade jetzt den Wunsch nach viel sexuellem Kontakt. Ist eine Frau aus dieser Reihe mit einem Mann liiert, der zu denen gehört, die aus Angst um das Kind oder aus dem Gefühl heraus, es gebe einen Zeugen nach dem Motto: das Kind sieht mir zu, keinen Geschlechtsverkehr wünschen, bleibt das Spiel das gleiche wie oben beschrieben, nur die Rollen sind anders verteilt. Die Vorstellung von einem Dritten, der der intimsten Begegnung beiwohnt, kennen relativ viele Männer. Manche haben auch das Gefühl, eine Art Störfaktor zu sein, wenn sie in die Mutter-Kind-Einheit eindringen. Bei einigen Paaren wechseln die Einstellungen zur Sexualität in der Schwangerschaft, und es geht kunterbunt von Eifersucht über Enthaltsamkeit zu viel Freude am Körper.

Zum Schluss wollen wir auch noch jene Belastung ansprechen, wenn werdende Väter fremdgehen. Das passiert nicht nur in Beziehungen, die schon vor der Schwangerschaft konfliktreich waren. Auch in mancher eigentlich glücklichen Beziehung sieht sich die Frau während der Schwangerschaft – und oft erstmals – mit einem Seitensprung konfrontiert. Und wieder gibt es dutzende von Möglichkeiten. Sie hängen davon ab, wie das Paar miteinander umgeht, wie die Beziehung gestaltet wird, ob der Seitensprung entdeckt oder »gebeichtet« wurde; sie hängen aber auch ganz entscheidend von der persönlichen Lebensgeschichte dieser Menschen ab.

Besonders erstgebärende Frauen und ihre Partner sollten sich darüber im Klaren sein, dass die Art und Weise, wie sie während der Schwangerschaft mit ihrer Sexualität umgehen, auch die Zukunft bestimmen kann. Wünscht sich eine Frau beispielsweise zu einem späteren Zeitpunkt ein weiteres Kind und denkt der Mann dann an die Eifersuchtsdramen, die sich während der ersten Schwangerschaft abspielten, kann dies als Grund genügen, kein zweites Kind zu wollen. Aber auch lange sexuelle Enthaltsamkeit oder körperliche Zurückgezogenheit insgesamt kann als so belastend empfunden werden, dass sie kein zweites Mal erlebt werden möchte.

Deshalb bitte ausführlich und so offen wie möglich über alles sprechen. Denn was Sie verschweigen, verwandelt sich schnell in eine Last, die Sie jahrelang durch Ihre Beziehung schleppen können. Wir wissen, dass trotz unseres gesellschaftlich scheinbar offenherzigen Umgangs mit Sexualität viele Menschen große Probleme haben, darüber zu sprechen. Aber es gibt keine andere Möglichkeit! Doch, eine: Schreiben Sie Ihrem Partner, Ihrer Partnerin einen oder viele Briefe, wenn es Ihnen schriftlich leichter fällt, das, was Sie im Innersten bewegt, auszudrücken. Bitte bedenken Sie auch, dass Sie nach der Geburt nicht unvermittelt zu Ihrer normalen Sexualität zurückkehren können. Innerhalb der ersten acht Wochen nach der Geburt sollten Frauen keinen Geschlechtsverkehr haben!

Auch mangelnde Unterstützung des Mannes für seine Partnerin kann dazu beitragen, dass sich die betreffende Frau kein zweites

Kind wünscht – weil sie sich nicht noch mal so im Stich gelassen fühlen möchte.

Und ansonsten gilt in der Hauptsache: Genießen Sie Ihre letzten Wochen der Zweisamkeit oder der jetzt bestehenden Familienkonstellation!

Gedanken, Gefühle und Träume im dritten Trimenon der Schwangerschaft

Fast alle Frauen machen sich nun vermehrt Gedanken über die bevorstehende Geburt. Wie wird es mir dabei ergehen? Werde ich es schaffen?

Je näher der Geburtstermin rückt, umso intensiver können diese Gedanken werden. Wenn Sie sich bereits im Mutterschutz befinden, haben Sie genug Zeit für solche Überlegungen. Sie sind nicht durch Ihren Beruf abgelenkt und können sich voll und ganz auf Ihre Schwangerschaft konzentrieren. Dazu gehören natürlich auch Vorstellungen, wie Sie sich als Mutter fühlen oder wie die bereits vorhandenen Kinder auf das Geschwister reagieren werden. Manchen Frauen fällt der Abschied von ihrem Berufsalltag sehr schwer. Sie fühlen sich nicht mehr gebraucht oder sogar »abgestellt«. Oder sie wissen schlichtweg nicht, was sie mit ihrer vielen Freizeit anfangen sollen und beginnen deshalb, intensiv über sich, ihr bisheriges Leben und ihre Zukunft nachzudenken.

Da die meisten Menschen tagsüber berufstätig sind, kann eine schwangere Frau in den letzten Wochen in die Situation geraten, dass niemand Zeit für sie hat. Da sie selbst sich in ihrer Aktivität aber vielleicht so eingeschränkt fühlt – das ist ein subjektiver Zustand –, kann dies die »Grübeleien« verstärken. Die Frauen fühlen sich dann regelrecht isoliert. Andere Frauen werden von einer seltsamen Unruhe getrieben. Je näher der Geburtstermin rückt, desto stärker wird bei vielen Frauen das Empfinden, sich in einem Niemandsland zu befinden. Sie sind immer noch schwanger, aber schon bald nicht mehr. Und dann die Anspannung hinsichtlich der Geburt. Angst vor der Geburt zu haben ist völlig normal. Es gibt keinen Menschen, der vor einem großen, unbekannten Ereignis, das mit starken Schmerzen in Verbindung gebracht wird, keine Angst empfinden würde. Es kann Ihnen sehr gut tun, mit vertrauten Menschen über Ihre Ängste zu sprechen. Und wenn Sie fünfmal erzählen wollen, wie Sie sich die Geburt vorstellen – tun Sie es. Beziehen Sie hier vor allem Ihren Partner ein, der ja Ihre stärkste Stütze sein soll. Aber auch Ihre Hebamme ist die richtige Ansprechpartnerin. Wenn Ihnen etwas einfällt, das Ihre Angst mindern kann – vielleicht ist es eine bestimmte Art des Gebärens –, leiten Sie es in die Wege. Lassen Sie sich dabei von Ihrem Partner und nahe stehenden Menschen unterstützen. Gerade sie sollten jetzt verstärkt dafür sorgen, es Ihnen so schön wie möglich zu machen.

Viele Frauen sind jetzt sehr dünnhäutig

Wie bereits erwähnt, sind viele schwangere Frauen in der Zeit zwischen 30. und 35. Woche extrem genervt. Und zwar unabhängig davon, ob sie noch berufstätig sind oder sich im Mutterschutz oder in einem vorgeschalteten Urlaub befinden. Manche Frauen finden es stressig, arbeiten zu müssen, andere wissen zu Hause nicht, was sie tun sollen und haben das Gefühl, die Decke falle ihnen auf den Kopf. Auch Mehrgebärende, die wegen bereits vorhandener Kinder nicht mehr berufstätig sind, gehen zuweilen beim kleinsten Anlass in die Luft und sind latent reizbar. Es genügt ein laut knatternder Auspuff, und sie können einen Wutanfall bekommen oder in Tränen ausbrechen. Diese Dünnhäutigkeit hängt mit der sich unaufhaltsam nähernden Geburt zusammen. Zum einen wünschen Frauen oft innig, es möge alles vorbei sein. Sie möchten endlich wieder am normalen Leben teilnehmen. Endlich den Bauch los sein. Zum anderen gibt es aber auch die Angst vor dem Ende der Schwangerschaft. Wie sich Schwangersein anfühlt, wissen die Frauen. Wie sich Nicht-Schwangersein anfühlt, natürlich auch. Aber wie wird es sein, wenn das Baby da ist? Und Sie können ja überhaupt nichts tun. Sie sind dem Lauf der Natur ausgeliefert. Es gibt kein Zurück. Und die Geburt rückt immer näher. Sie ist kein Termin in weiter Ferne mehr, sie steht praktisch vor der Tür. Und dort weckt sie die verschiedensten Gefühle. Diese konträren Stimmungen können in raschem Wechsel auftreten. Ich will nicht mehr schwanger sein! Ich will lieber doch noch schwanger sein!

Dann kann es Tage geben, an denen sich viele schwangere Frauen selbst nicht leiden können. Oft ist dies durch ihr Aussehen bedingt, das sie selbst an solchen Tagen nicht gerade als blühend und strotzend vor Fruchtbarkeit empfinden, sondern als unattraktiv und behäbig.

Tipp

Anstatt sich zu verkriechen, raten wir Ihnen zum Gegenteil. Gehen Sie zum Friseur oder zur Kosmetikerin. Lassen Sie sich die Beine massieren, entweder in einer Massagepraxis, oder Sie bitten eine Freundin, Ihren Partner darum. Laden Sie eine Freundin zu einem gemütlichen Fotoabend ein. Kurzum: Tun Sie sich etwas besonders Gutes, etwas, das Ihnen Freude schenkt. Lassen Sie sich verwöhnen oder verwöhnen Sie sich selbst. Unser Rat für alle trüben Tage: Schwimmen! Gerade im dritten Trimenon genießen es schwangere Frauen ungemein, sich dem Wasser anzuvertrauen, ihr Gewicht los zu sein und einfach zu schweben. Wetten, dass es Ihnen nach dem Schwimmen besser geht?

Träume zur Bewältigung von Ängsten

Das dritte Trimenon steht auch wieder unter dem Zeichen intensiver Träume. Wir haben bereits auf ihre Bedeutung als Brücke zwischen Bewusstem und Unbewusstem hingewiesen. Träumend probieren wir verschiedene Lösungswege aus. Träume über die Geburt stehen nun bei vielen Frauen auf dem Nachtprogramm. Die können auch alptraumhaften Charakter haben. Bitte rufen Sie sich ins Gedächtnis: Träume sind Prozesse der Verarbeitung und Reinigung. Tagsüber sind Sie vielleicht zu beschäftigt, um sich mit Ihren Ängsten auseinander zu setzen. Durch Träume bereitet sich Ihre Seele auf die Geburt vor. Sie sind eine Art innerer Geburtsvorbereitungskurs. Angst ist eine notwendige menschliche Reaktion, um Extremsituationen zu bewältigen. Es gibt aber auch viele Frauen, die überhaupt nie Alpträume haben. Und es gibt Frauen, die um die 34. Woche herum träumen, ob ihr Kind ein Mädchen oder ein Junge wird – und sie liegen so gut wie immer richtig!

Um den Träumen auf die Spur zu kommen, ist es sinnvoll, Stift und Papier griffbereit neben dem Bett liegen zu haben. Oft sind Träume nämlich nur kurz nach dem Aufwachen erinnerbar. Wenn man dann nicht zupackt, lösen sie sich schnell in Luft auf. Träume zu notieren, ein Traumtagebuch zu führen, ist eine sehr schöne Angewohnheit, die auch immer wieder als persönliche Standortbestimmung dienen kann. Was beschäftigt mich gerade besonders? Wie fühle ich mich im Allerinnersten?

Es gibt Menschen, die erinnern sich fast nie an Träume. Doch jeder Mensch träumt, jede Nacht. Wenn man Menschen jedes Mal dann, wenn sie gerade träumen, aufweckt – das ist mit Hilfe der Messung von Gehirnströmen möglich –, werden sie innerhalb kürzester Zeit äußerst nervös, und schon nach einigen Tagen, so belegen umfangreiche Studien in so genannten Schlaflabors, stehen diese Menschen vor dem psychischen Zusammenbruch. Damit ist eindrucksvoll bewiesen, welch bedeutende Funktion die Träume als Reinigungskräfte der Seele haben.

Wenn Sie wissen möchten, was Ihre Träume in der Nacht alles zusammengefegt haben, brauchen Sie bloß ein bisschen Disziplin. Das heißt, jeden Morgen kurz überlegen: Habe ich etwas geträumt und wenn ja, was? Fällt Ihnen etwas ein, schreiben Sie es auf. Und dann gibt es noch die Traummacherin. Die können Sie anrufen, ehe Sie einschlafen. Bitten Sie sie, Ihnen einen Traum zu schicken. Es ist verblüffend, aber alle uns bekannten Menschen, die dies anwendeten, hatten binnen einer Woche Erfolg mit dieser Methode. Vielleicht möchte Ihre Traummacherin einfach nur persönlich angesprochen werden. Und dann öffnet sie die Tür, die Ihr Tages- von Ihrem Nachtbewusstsein trennt, und lässt ihre Botschaften hindurchschimmern. Diese sind allerdings meistens verschlüsselt. Es gibt sehr viel Literatur zu dem Thema, wie Sie die Sprache Ihrer Träume verstehen lernen können. Und es ist sehr, sehr spannend, sich auf diese Abenteuerreise ins Traumland zu begeben! Wir möchten Ihnen dies auch für die Zeit nach Ihrer Schwangerschaft ans Herz legen.

Für viele Frauen beginnt im Traum auch ein sehr intensiver Kontakt mit ihrem ungeborenen Kind. Sie hören es sprechen, sehen seinen Körper vor sich, es erscheint vor ihnen, als wäre es außerhalb ihres Körpers. Nur eines können die Frauen nicht sehen: das Gesicht des Kindes. Es ist gerade so, als müsste dieses letzte Geheimnis bis nach der Geburt gewahrt bleiben.

Kommunikation mit dem Kind

Besonders in der Zeit zwischen Schlafen und Aufwachen kommunizieren Mütter häufig auch mit ihren Kindern. Sie bleiben dann noch ein wenig im Bett liegen und ... es ist schwer zu beschreiben, was hier geschieht. Wer diesen unhörbaren Dialog jemals erlebt hat, wird ihn tief beeindruckt nicht mehr vergessen. Zu sehen ist nichts, also nichts von dem Kind. Doch in den Bewegungen, in der Mimik der Mutter ist deutlich abzulesen, dass sie in direktem Kontakt mit dem Kind steht. Dass sie mit dem Kind spricht und das Kind antwortet – wie auch immer. Dieser Dialog wird im Lauf der Schwangerschaft immer intensiver, wenn er nicht durch äußere Störungen behindert wird. Manchmal reagieren Frauen unwillig, wenn man sie in ihrem Zwiegespräch unterbricht. Und manchmal ist es nicht leicht für den Partner einer Zwiesprache haltenden Frau, das ganz nachzuvollziehen – und sich nicht ausgeschlossen zu fühlen.

Appell an den Partner
Bitte warten Sie ab, bis Sie eingeladen werden, an dem Familientreffen teilzunehmen. Gerade jetzt ist es außerordentlich wichtig, dass Mutter und Kind innigen Kontakt zueinander haben – sie müssen sich ja über den Zeitpunkt der Geburt einig werden. Und bitte unterstellen Sie Ihrer Partnerin keine absichtliche Ausgrenzung Ihrer Person. Sie folgt nur ihrer inneren Stimme!

Durch diese intensive Zwiesprache sind viele Frauen übrigens auch in der Lage zu sagen, wann der richtige Zeitpunkt für die Geburt ist. Eine Frau, die kundtut: »Wir sind noch nicht so weit«, ist unbedingt ernst zu nehmen. Auf Nachfrage gibt es oft sogar noch detailliertere Auskünfte. Da heißt es dann entweder: »Ich bin noch nicht so weit«, oder eben: »Mein Kind ist noch nicht so weit.« Oder: »Wir sind noch nicht bereit loszulassen.« Diesen Aussagen sollte unbedingt Gehör geschenkt werden – mindestens genauso viel wie dem Ergebnis medizinischer Untersuchungen. Ein Kind, das laut Ultraschallbild »fertig« erscheint, kann noch eine Weile brauchen. Und dies wird die Mutter wissen – nicht das Ultraschallgerät. Wenn Mutter und Kind bereit sind, die Geburt zu beginnen und sich voneinander zu lösen – dann ist der einzig richtige Augenblick da.

Erwartungsstimmung

Je näher der Geburtstermin rückt, desto mehr geraten viele Frauen auch in eine gehobene Erwartungsstimmung. Manche Frauen vergleichen das mit der Adventszeit, die sie als Kinder erlebten. Große,

große Vorfreude auf Weihnachten! Diese Vorfreude löst dann auch die zuvor oft empfundene Gereiztheit ab. Mit der Vorfreude ist oftmals eine vermehrte Aktivität in Richtung Nestbau gekoppelt. Kurz vor der Geburt wird bei Schwangeren das Hormon Prolaktin ausgeschüttet, das auch die gesamte Stillzeit über gebildet wird und in hohen Dosen vorkommt. Prolaktin wird dafür verantwortlich gemacht, dass Schwangere sich verstärkt dem Nestbau widmen. Sie erhalten vor der Geburt einen regelrechten Energieschub und nutzen ihn gerne dafür, die letzten Vorbereitungen zu treffen.

Die Erstausstattung für das Kind

Jetzt wird es Zeit, sich um die erste Ausstattung für das Kind zu kümmern. Der Einfachheit halber gehen wir davon aus, dass es sich um das erste Kind einer Frau, eines Paares handelt beziehungsweise die Geschwister schon so alt sind, dass die Babysachen verschenkt wurden.

Wiege

Wir fangen also bei Null an – und zwar mit der Wiege. Die muss nicht käuflich erworben werden. Viele Wiegen gehen regelrecht auf Wanderschaft durch den Familien- und Freundeskreis. Doch natürlich müssen Sie sich rechtzeitig darum kümmern. Die Wiege zirka vier Wochen vor der Geburt im Haus zu haben, ist empfehlenswert. Zum einen können Sie dann einen wirklich schönen Platz dafür suchen. Zum anderen haben Sie Zeit, noch einige Verschönerungen an ihr vorzunehmen.

Abgrenzung nach oben
Viele Frauen und Paare fertigen einen Himmel für die Wiege an. Entweder mit einem Stoff, der ihnen besonders gut gefällt, oder indem sie einen so genannten Engelsschleier gestalten. Laut anthroposophischer Meinung fühlen sich Kinder unter einem solchen Engelsschleier, der aus zwei übereinander gelegten Stoffbahnen in rötlichen und bläulichen Tönen besteht, besonders wohl, weil diese

Mischfarbe jener ähnelt, die Ungeborene in der Gebärmutter sehen. Kinder brauchen eine Abgrenzung nach oben hin, um sich wohl zu fühlen, sei es ein Himmel oder ein Überhang. Manchmal gibt es in einer Wohnung keinen Platz für eine Wiege, und die werdenden Eltern schaffen gleich ein Kinderbett an. Bitte hier ebenfalls auf die Abgrenzung nach oben achten. Es reicht, eine Stoffbahn an der Wand zu befestigen. Im ersten Lebensjahr brauchen Kinder das Gefühl der Begrenzung.

Das ist leicht nachvollziehbar, haben sie doch in ihrem bisherigen Leben stets Begrenzung gespürt und sich darin wohl gefühlt. Durch die Gebärmutterwände war es ihnen möglich, sich selbst zu orten, ihre eigene Position wahrzunehmen – Voraussetzungen, um sich geborgen zu fühlen. Kinder reagieren sehr ängstlich, wenn keine tastbaren, fühlbaren Grenzen in ihrem Umfeld bestehen, besonders natürlich in ihrer Schlafstätte, wo sie so viel Zeit verbringen. Wenn wir als Erwachsene uns vorstellen, in einem 4 x 4 Meter großen Bett zu liegen, können wir vielleicht nachempfinden, wie verloren sich ein Neugeborenes in einem Kinderbett fühlen kann. Also sorgen Sie dafür, dass Ihr Kind ein geborgenes Plätzchen hat, dessen Grenzen spürbar sind. Und das ist am leichtesten und schönsten mit einer Wiege zu erreichen.

Lammfell

Wenn Sie die Wiege dann noch mit einem Lammfell ausstatten, haben Sie das bestmögliche Bettchen für Ihr Kind geschaffen. Kinder fühlen sich – egal ob im Sommer oder Winter – ausgesprochen wohl auf Lammfell. Kalte Hände und/oder Füße kommen seltener vor. Es gibt Untersuchungen, die nachweisen, dass Frühgeborene, die auf Lammfell gebettet werden, besser zunehmen. Im Handel erhältlich sind waschbare und nicht waschbare Lammfelle. In unserer weit verbreiteten hypersterilen Hygienehysterie ist es kein Wunder, dass vor allem waschbare Lammfelle gekauft werden. Bitte achten Sie dann aber auf die Benutzung eines geruchsneutralen Waschmittels.

Mir ist Hygiene sehr wichtig. Ich rate Ihnen dennoch zu einem nicht waschbaren Lammfell. Dies hat mehrere Gründe. Zum einen hat das Lammfell eine selbstreinigende Funktion. Es wird nie richtig schmutzig. Es genügt, das Fell über Nacht – vielleicht sogar bei Nieselregen oder hoher Luftfeuchtigkeit – an die Wäscheleine nach draußen zu hängen. Das unterstützt den natürlichen Reinigungsprozess. Keine Angst: Durch Lammfelle infizieren sich Kinder nicht! Der andere – und schwerwiegende – Grund liegt darin, dass sich der Geruch eines waschbaren Lammfells nach der Wäsche verändert. Damit wird dem Kind ein Stück Heimat entzogen. Denn es sind ja gerade die vertrauten Gerüche seines Lammfells, die es immer wieder beruhigen und spüren lassen: Ich bin geborgen. Ein Lammfell können Sie überall hin mitnehmen. Sie können es in den Kinderwagen, in den Autotransportsitz legen – oder eben als Unterlage nutzen, wenn das Kind bei Freunden schläft, während Sie gemütlich beisammensitzen. So ein Lammfell mit vertrautem Geruch ist ein bisschen wie ein Schneckenhaus, das Geborgenheit vermittelt. Gerade bei Neugeborenen und sehr kleinen Kindern ist der Geruchssinn phänomenal ausgeprägt. Am schönsten ist es, wenn Sie das Lammfell schon vor der Geburt des Kindes einweihen. Legen Sie es in Ihr Bett und schlafen Sie ein paar Nächte darauf. Wenn das Kind dann zum ersten Mal darauf liegt, wird es umarmt von Ihrem Geruch, Ihrer Nähe. Das Lammfell gehört unbedingt mit ins Gepäck für eine Klinikgeburt!

Auch bei den Ausfahrten im Kinderwagen sollte das Lammfell nicht vergessen werden. In kalten Monaten brauchen Sie die Matratze des Kinderwagens dann auch nicht vorzuwärmen – Sie haben ja das Lammfell. Das gilt natürlich nur, wenn Sie den Kinderwagen außerhalb der Wohnung geparkt haben, also eventuell im Keller, Treppenhaus oder der Garage.

Kinderwagen

Bei der Auswahl des Kinderwagens sollten Sie erst einmal Ihre Wohnsituation berücksichtigen. In eine Altbauwohnung im fünften Stock ohne Lift täglich zwei bis drei Mal einen massiven Kinderwagen zu schleppen, ist kein Vergnügen. Also sollten Sie etwas Leichteres wählen. Wohnen Sie hingegen in einem Einfamilienhaus mit viel Platz und Unterstellmöglichkeit, ist der »Limousinen«-Kinderwagen keine Last. Der zweite Punkt bei der Auswahl des optimalen Kinderwagens betrifft seine Federung. Es gibt heute kleine Wagen, die sehr leicht zu schieben sind und die Eltern sehr erfreuen. Das Kind aber empfindet diese Spazierfahrten als grausam, denn die schlechte Federung kann jeden Stock und Stein auf das Kind übertragen. So manches Elternpaar hat sich schon gewundert, wenn nach einem Wechsel des Wagens das vorher im Kinderwagen stets unruhige Kind plötzlich fröhlich quäkend die Spazierfahrt genoss.

Für das Kissen im Kinderwagen gibt es farbenfrohe Bezüge, wie auch manche Kinderwagen sehr bunt ausgestattet sind. Doch bitte treiben Sie es nicht zu bunt! Vor allem die Innenseite der Kappe des Kinderwagens sollte neutral gestaltet sein, ob hell oder dunkel. Hauptsache, nicht bunt, da Säuglinge dadurch irritiert werden. Im Gegensatz zu früheren Annahmen weiß man heute, dass Neugeborene ihre Umwelt sehr wohl wahrnehmen – und auch sehr leicht überstimuliert werden können. Säuglinge, die permanent mit einer knallfarbenen Umgebung konfrontiert werden, kommen nicht zur Ruhe. Eigentlich sind sie müde. Aber sie müssen immer wieder die Augen öffnen und das Muster betrachten. Nichts gegen Farbe in der Umgebung von Neugeborenen – aber bitte in Maßen und dezent.

Manche Säuglinge fühlen sich in ihrem Kinderwagen so wohl, dass sie dort am liebsten schlafen. Die Kinderwagenkappe schirmt sie schön ab, und so sind sie rundum geborgen. Manchmal entdeckt man in einem Elternschlafzimmer das Kinderwagenoberteil im Bett. Das deutet darauf hin, dass die erste Erziehungsmaßnahme des Kindes an den Eltern stattgefunden hat ...

Selbstverständlich können Sie sich auch einen Kinderwagen leihen. Ein guter und solider Kinderwagen »verträgt« sechs bis acht Kinder. Sollten Sie einen Kinderwagen kaufen, werden Sie schnell merken, dass der Markt eine Vielzahl von Modellen anbietet – sowohl was die Optik als auch den Preis betrifft. Bitte bedenken Sie, dass Sie den Wagen nur vier bis sechs Monate brauchen. Es ist nicht nötig, für so eine kurze Zeit eine Nobelkarosse anzuschaffen und an die 1000 Mark auszugeben. Wenn Sie gerne mehr Geld ausgeben – dann investieren Sie dies sinnvoller in den Nachfolger des Kinderwagens.

Schaffen Sie einen gut ausgestatteten »Sportwagen« oder Buggy an. Der Unterschied zwischen beiden ist weder von außen noch von den Funktionen her ersichtlich, vielleicht erschließt er sich beim intensiven Studium des Werbematerials. Viele Firmen bieten sehr leicht zu handhabende Modelle an, die darüber hinaus auch mit einer guten Federung ausgestattet und leicht zusammenklappbar sind. Schön ist es, wenn der Sitz sowohl nach vorne als auch nach hinten ausgerichet werden kann. Ist das Kind größer, möchte es vielleicht ein bisschen mehr von seiner Umwelt mitkriegen, nicht nur immer die schiebende Mama, den schiebenden Papa sehen.

Badezimmer

In der ersten Zeit nach der Geburt ist in der Wohnung die Ausstattung des *Badezimmers* am wichtigsten. Wir empfehlen, die Kinder auch dort zu wickeln, da es meistens der wärmste Ort einer Wohnung ist. Auch im Frühling oder Sommer kann das Bad gut beheizt werden. Wollte man das Kind im Kinderzimmer oder Elternschlafzimmer wickeln, müsste man dort permanent heizen – und das verträgt eine Wöchnerin ganz bestimmt nicht. Auch im Kinderzimmer sind 17 Grad Celsius Temperatur zum Schlafen angebracht. Aber eben nicht zum Wickeln.

Besonders Erstgebärende stellen sich oft vor, alles für das Kind in einem Raum – dem hübschen, neuen Kinderzimmer – aufzubewahren. Sie haben dann vielleicht schon eine Wickelkommode besorgt, und rechts und links daneben sind Regale aufgestellt, in denen alle wichtigen Utensilien griffbereit lagern. Meistens vergeht nicht einmal eine Woche – und die Wickelkommode verwaist. Die frisch gebackenen Väter und Mütter wickeln im Badezimmer. Dort schmusen sie auch mit den Kleinen, baden und massieren sie. Das liegt nicht nur an der Temperatur im Badezimmer, sondern auch an der nahe liegenden Quelle, sprich: dem Wasserhahn.

Wickelplatz

Sollten Sie aus Platzgründen auf das Badezimmer als Dreh- und Angelpunkt der Säuglingspflege verzichten müssen, dann besorgen Sie sich bitte eine Wärmelampe, die Sie über dem Wickeltisch installieren können. Es gibt sie in verschiedenen Breiten, und sie sind auch in mehrere Wärmeschaltungen abgestuft erhältlich. Neugeborene fühlen sich nackt meistens am wohlsten. Und wenn sie dann, schön gewärmt von der Lampe, nackt beim Wickeln liegen, herumstrampeln, dass es eine Freude ist, und immer mal wieder die warmen Papa- und Mamahände spüren – dann ist die Welt doch in Ordnung! Da das Wickeln und Knuddeln so schön ist, ziehen die meisten Eltern ins Badezimmer um. Länger als 10 Minuten halten die Säuglinge eine kühle Temperatur nicht aus. Aber 10 Minuten sind ein bisschen kurz zum ausgiebigen Wickeln und Schmusen und Strampeln.

Wickelaufsatz oder -wagen
Für sehr kleine Badezimmer gibt es auch die Alternative eines Wickelaufsatzes, der auf der Waschmaschine platziert werden kann. Noch besser: ein Wickelwagen. Einmal abgesehen davon, dass er wesentlich preisgünstiger ist als eine Wickelkommode – er ist auch recht praktisch. Durch die Räder können Sie ihn leicht schieben. Er kann ohne weiteres im Kinderzimmer stehen und zum Wickeln ins Bad gerollt werden. Wickelwagen enthalten eine Badewanne, die für die ersten sechs bis acht Wochen genug Platz für das Bad der Kinder bietet. Über der Badewanne ist eine Wickelauflage installiert. In verschiedenen Körben oder Schubladen, die ebenfalls an dem Wagen angebracht sind, können alle benötigten Utensilien ideal aufbewahrt werden.

Wickelkommode
Natürlich ist eine richtig schöne Wickelkommode auch nicht ohne. Doch wenn sie dann später als unförmiges Teil in der Wohnung herumsteht, nimmt sie nur Platz weg. Bitte bedenken Sie: Kinder brauchen viel Raum zum Spielen. Besonders auch in ihrem Zimmer. Das sollten Sie nicht unnötig voll stopfen. Es wird von ganz alleine sehr schnell sehr voll werden – wenn die Geschenklawine einmal auf Sie zurollt!

Autositz

Verschiedenste Hersteller bieten Baby- und Kinderautositze an. Es gibt zu viele Produkte, als dass wir an dieser Stelle im Detail darauf eingehen möchten. Mittlerweile bieten bereits Autohersteller Kindersitzserien für ihre Automobile an. Wichtig hierbei: Fahren Sie mit dem Fahrzeug, in dem Sie das Kind voraussichtlich transportieren werden, bei einem Geschäft, einem Automobilhändler vor und lassen Sie sich – wenn Sie sich für ein Modell entschieden haben – an Ihrem Wagen zeigen, wie der Sitz zu befestigen ist. Es kommt nämlich immer wieder vor, dass Frauen und Paare vor dem ersten

Transport des Babys dann schier verzweifeln. Wo soll der Sitz noch mal hin? Wie war das mit dem Gurt? Und dann stellt sich womöglich heraus, dass es einen zusätzlichen Gurt für das Fahrzeugmodell »C« braucht, der erstandene Kindersitz nämlich lediglich für das Fahrzeugmodell »B« ausgelegt ist. Also unbedingt mit dem Auto, das zukünftig zur Kutsche für das Kind wird, vorfahren und sich jeden Handgriff zeigen lassen, eventuell unter Aufsicht des Fachpersonals selbst einmal probieren – dann gibt es später keine Probleme.

Tragetuch

Auch in unseren Breiten setzen sich Tragetücher immer mehr durch. Sie sind recht hoch im Anschaffungspreis, der sich jedoch auszugeben lohnt, da fast alle Kinder sich sehr lange im Tragetuch wohl fühlen. Wichtig ist es, dass Sie sich die verschiedenen Binde- und Tragemöglichkeiten von einer erfahrenen Person zeigen lassen. Vielleicht gehört Ihre Hebammen zu jenen, die Tragetücher vorrätig halten und über den Umgang damit aufklären. Die Nähe zwischen dem Kind und dem Menschen, der das Tragetuch umgebunden hat, ist etwas sehr Schönes. Doch der tragende Mensch muss frühzeitig lernen, das Gewicht des Kindes rückenschonend zu transportieren. Aber das kann nicht schaden, da wir alle sowieso dazu neigen, falsch zu heben und unseren Rücken falsch zu belasten. Somit ist das Tragetuch eine hervorragende Übungen für vorbildliche Rückenhaltung – ansonsten werden Sie unter Umständen Rückenbeschwerden bekommen.

> *Tipp*
> Billiger wird das Tragetuch, wenn Sie sich mit anderen Müttern beziehungsweise Eltern zusammenschließen, um eine Sammelbestellung aufzugeben. Das gilt auch für Lammfelle, Stilleinlagen und Windeln.

Säuglingskleidung

In den ersten sechs Wochen braucht das Kind keine aufwendige Garderobe. Bevor Sie Säuglingskleidung kaufen, sollten Sie sich im Familien- und Freundeskreis umhören. Meistens lagert erstklassige »Ware«

stapelweise auf Speichern von Freunden. Aber auch in Second-Hand-Läden oder auf Flohmärkten erhalten Sie günstig die nötigsten Dinge. Neuanschaffungen sind teuer und nicht nötig. Ein weiterer Vorteil der gebrauchten Kleidung liegt darin, dass sie schon mehrfach gewaschen wurde, also keine Allergene mehr enthält. Außerdem werden Sie in die Geheimnisse der Knöpfe und Bänder mancher Hemdchen eingeführt. Das ist kein Witz! Es gibt Säuglingskleidung, die so kompliziert anzuziehen ist, dass Akademiker/-innen und Handwerker/innen gleichermaßen versagen.

Unser Tipp für Neugeborene
Entweder bereits getragene Kleidung oder Babykleidung aus kontrolliertem Baumwollanbau, garantiert ohne Giftstoffe, allerdings sehr teuer, oder Kleidung aus einem Wolle-Seide-Gemisch.

Was Sie für die erste Zeit brauchen
Für die ersten sechs Wochen brauchen Sie einige *Strampler,* zirka sechs Stück, und die gleiche Anzahl *Hemdchen* sowie ein *Jäckchen.* Bitte immer darauf achten, dass die Kleidung aus Baumwolle, Wolle oder Wolle/Seide besteht. Niemals den Säugling in synthetische Stoffe kleiden. Sehr wichtig ist das *Mützchen.* Aber vielleicht haben Sie das ja schon selbst gestrickt oder stricken lassen. Neugeborene fühlen sich sehr wohl, wenn ihr Köpfchen bedeckt ist. Bedenkt man, dass sich die Fontanelle noch schließen muss, ist dies vielleicht auch ein Grund für das Schutzbedürfnis des Kopfes. Es gibt viele Kulturen, in denen Neugeborene ohne Kopfbedeckung niemals nach draußen gebracht beziehungsweise nicht mal im Haus herumgetragen werden. Der Großteil der Körperwärme wird über den Kopf abgegeben. Also ist die Mütze auch ein ganz erheblicher Warmhalter. Ein warmer Kopf fördert warme Füße und Hände, also rundum Wohlbehagen. Die Mütze sollte aus speziellem Babygarn oder aus einem Wolle-Seide-Gemisch gefertigt sein, das im Sommer und Winter gut vertragen wird. Bitte auf keinen Fall Mohair verwenden, da dessen lange Fäden und Fussel in den Mund der Kinder geraten und verschluckt werden können.

So wichtig wie die Mütze sind auch die *Söckchen.* Niemals sollte ein Neugeborenes unbesockt sein! Wie unangenehm kalte Füße sind, weiß jeder Erwachsene. Sie lassen den ganzen Körper frösteln. Mit kalten Füßen schläft man auch nicht ein. Warum sollte es dem Neugeborenen anders ergehen. Bei Söckchen haben Sie die

Qual der Wahl, allerdings kann es sein, dass Sie nach der kleinsten Größe suchen müssen. Die Winzlinge für Neugeborene sind leider nur selten erhältlich. Eine Nummer größer gibt es Söckchen in verschiedensten Farben und Formen und Ausstattungen. Witzigerweise kann man sogar welche mit Stopperfunktion an den Sohlen kaufen. Fragt sich nur, was der Säugling damit soll. Bitte achten Sie bei Söckchen unbedingt darauf, dass die Gummis nicht zu straff sitzen und sie die Füße des Kindes insgesamt nicht einschnüren. So manches unruhige Kind trägt nur die falschen Socken! Am besten sind Wollsocken. Schön, wenn sie von Ihnen oder einem lieben Menschen gestrickt wurden. Da haben Sie dann auch kein Problem mit der Größe. Sollten sie zu groß sein, ziehen Sie sie dem Kind unter die Strampler an, damit sie halten. Für den Anfang genügen zwei Paar. Es gibt Kinder, die selbst solche kleinen »Öfen« sind, dass sie bald keine Strümpfe oder Söckchen mehr brauchen, andere Kinder benötigen sie bis zum zweiten Lebensjahr. Und manche Menschen schlafen ihr ganzes Leben lang mit Socken.

Pflegeutensilien

Oft sehen Hebammen in den Wohnungen schwangerer Frauen Regale, die mit Babypflegeprodukten voll gestopft sind. Bitte: weniger ist mehr! Die Haut eines Säuglings ist gesund, ihr pH-Wert ist optimal und sollte nicht gestört werden. Wenn Sie die Hand Ihres Säuglings in den Mund stecken und daran lutschen, werden Sie den leicht sauren Geschmack wahrnehmen. Diesen Säureschutzmantel der Haut bitte nicht überschmieren. Damit tun Sie das Beste für Ihr Kind und schonen auch Ihren Geldbeutel.
Das Kind muss nur eingeölt oder eingecremt werden, wenn es eine Indikation dafür gibt, also etwa einen wunden Po. Dafür sollten Sie eine sehr gute Creme ohne Parfüm und Zusatzstoffe verwenden, besonders wenn das Kind zu Allergien neigt. Ein gesunder rosiger Po braucht keine Pflege, keine Windel- oder Cremetücher, die manchen Wegwerfwindeln schon beiliegen. Alles, was ein gesunder Po braucht, sind Waschhandschuhe, die Sie mit warmem Wasser benässen, um damit den Po zu säubern. Danach trocknen Sie ihn ab. Zur Behandlung von Rötungen und wunden Stellen nehmen Sie Muttermilch, von der Sie ja genügend haben.

Baden sollen die Kinder im ersten halben Jahr höchstens zweimal die Woche. Und dann auch ohne Schaumbad und irgendwelche Zusätze. Im ersten halben Jahr sollten Sie auch keine Seife an die Haut Ihres Kindes lassen. Für die Pflege greifen Sie am besten zu Mandelöl oder Creme auf Mandelölbasis. Auch Ringelbumenöl und Ringelblumensalbe sind zu empfehlen. Speziell für Säuglinge und Kinder gibt es sie von unterschiedlichen Herstellern. Ein wenig Ringelblumensalbe, sehr sparsam aufgetragen, lindert und heilt den wunden Babypo und beugt neuem Wundsein vor. Ansonsten sollten Kinder mit wundem Po luftgetrocknet werden. Lassen Sie Ihr Baby in einem gut geheizten Zimmer ohne Windel mit nacktem Po strampeln.

Kurz: ohne fachliche Empfehlung brauchen Sie fast nichts anzuschaffen! Im ersten halben Jahr genügt ein sehr gutes Körperöl oder eine sehr gute Creme. 20 Gramm reichen. Nicht für einmal, für sechs Monate! Empfehlen möchten wir Ihnen allerdings – wenn die erste Jahreszeit, die das Kind erlebt, der Winter sein sollte –, sich eine hochwertige Fettcreme für das Gesicht zu besorgen. Eine dieser so genannten Wind- und Wettercremes, die derzeit auf dem Markt sind, hat nur einen 5%igen Wasseranteil, wir raten Ihnen zu diesem Produkt. Bevor Sie mit dem Kind bei kühlen Temperaturen nach draußen gehen, cremen Sie bitte sein Gesicht dünn damit ein. Sollte es bei dem Kind zu irgendwelchen Hautveränderungen kommen, werden Sie Hinweise von Fachpersonen einholen können, wie dem abzuhelfen ist. Aber solange die Haut des Säuglings gesund ist: lassen Sie sie so! Und stellen Sie etwas anderes in die Regale der Wickelkommode.

Windelfrage

Einmalwindel oder Mehrfachwindel, Stoff oder Kunststoff, Müllberg oder nicht – diese manche Gemüter erhitzenden Fragen stellen sich hier. Auf dem Markt gibt es eine Vielzahl von Firmen, die Einmalwindeln anbieten. Selbstverständlich preist jede Firma ihr Produkt als das einzig wahre an. Ohne Zweifel sind Einmalwindeln ein enormer Vorteil, weil sie viel Zeit sparen. Auf der anderen Seite dürfen wir nicht übersehen, dass sie auch Nachteile haben.

Zum einen ist da der Preis. Wenn Sie ausrechnen, was das täglich mindestens 5-malige Wickeln kostet, kommen Sie schnell auf erhebliche Summen. Besonders in der Anfangszeit werden zusätzlich Windeln verschlissen, weil beim Wickeln noch geübt wird. Außerdem gibt es viele Kinder, die sich unmittelbar nach dem Wickeln entleeren und gleich die nächste Windel brauchen – und so geht es dahin. Sollten Sie ein weiteres Kind planen, raten wir zu Stoffwindeln. Auch da gibt es eine Fülle von Angeboten und Wickeltechniken. Sie sehen – Sie sind mit Vorbereitungen gut beschäftigt! In vielen Städten gibt es übrigens einen so genannten Windelservice: Sie bekommen zwei »Tonnen« ins Haus geliefert. In der einen Tonne befinden sich die frisch gewaschenen, gebügelten und gefalteten Windeln, die andere Tonne dient als Behältnis für die benutzten Windeln. Zweimal pro Woche werden die Tonnen ausgetauscht. Finanziell machen Sie damit vielleicht kein großes Plus – der Preis ist in etwa der gleiche wie bei Einmalwindeln oder liegt etwas darunter – aber Sie entlasten die Umwelt enorm. Denn es sind Berge über Berge von Einmalwindeln, die täglich in Deutschland anfallen. Ihre Entsorgung ist nicht unproblematisch. Wenn Sie an die stetig steigenden Müllgebühren denken, fahren Sie langfristig gesehen sicher besser, wenn Sie Ihre Windeln zum Windelservice geben oder

---

Anleitung zum Selberstricken von Windelhöschen
Nadeln: Bund Nr. 3 1/2   Anschlag: 72–80–88 Maschen je nach Größe
　　　　Unterteil Nr. 5   Bündchenhöhe: ca. 12 cm

Arbeitsweise: Bund mit Nadeln 3 1/2 und einfachem Wollfaden im Strickmuster 2 M links, 2 M rechts ca. 12 cm hoch stricken. Das Höschen soll bis ca. 3–4 cm unter die Ärmchen reichen. Anschließend stricken Sie eine Lochreihe für das Bändchen. Nun nehmen Sie den Wollfaden doppelt und Nadelstärke 5. Bei jedem Nadelende 1 Masche abnehmen, bis nur noch 2 Maschen vorhanden sind. Höschen zusammennähen – fertig!
Strickmuster: kraus rechts
Anschließend Bändchen häkeln und durch die Lochreihe ziehen.

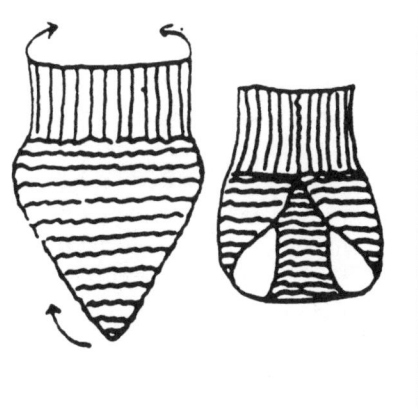

den Service für die Stoffwindeln selbst besorgen. Viele Mütter und Eltern, die Einmalwindeln benutzen, mussten bereits kurz nach der Geburt des Kindes feststellen, dass ihre Mülltonne zu klein geworden war, und eine größere beantragen. Die so genannte Windeldermatitis oder Hautreaktionen im Windelbereich sehen Hebammen bei Einmalwindeln auch häufiger, was eventuell am luftdichten Verschluss der Produkte liegen kann. Aber auch Pilzerkrankungen im Windelbereich, die bei Säuglingen häufiger vorkommen können, werden durch die Verwendung von Einmalwindeln möglicherweise verstärkt.

Die Entwicklung des Kindes in der Zeit der Belastung

In den USA werden ab der 28. Woche pränatale Förderprogramme angeboten. Musik von Mozart beispielsweise steigert angeblich die Entwicklung der Intelligenz. Dafür gibt es entsprechende CDs, die in einem amerikanischen Bundesstaat sogar an schwangere Frauen verschenkt wurden. Innerhalb der pränatalen Förderprogramme sollen Kinder auch dahingehend geschult werden, Antwort zu geben. Sie kennen das Spiel sicher: Irgendwo am Bauch der schwangeren Frau erscheint eine Beule: Hand oder Fuß des Kindes. Wird sanft dagegen gestupst, sind Hand oder Fuß ruckzuck verschwunden und tauchen an einer anderen Stelle wieder auf. Über diese Kommunikation durch Tastdialog gibt es übrigens auch Literatur. Allerdings handelt es sich hier um nichts Neues, sondern um die Weiterentwicklung eines uralten Spiels von Müttern und Kindern.

Zwischen 30. und 32. Woche fangen die Kinder an, sich langsam und allmählich den Weg Richtung Ausgang zu ertasten. Durch welchen Impuls auch immer – sie wissen ganz genau, dass sie mit dem Kopf durch das Becken müssen. Die meisten Kinder drehen sich beizeiten, das heißt, wenn sie noch genug Platz in der Gebärmutter haben. Es ist gerade so, als wüssten sie, dass sie sich jetzt in Startposition bringen müssen. Es kann sein, dass Sie davon gar nichts spüren. Häufig vollbringen die Kinder diesen Akt, während die Mütter schlafen. Dann ist der Körper am entspanntesten und bietet am wenigsten Widerstand.

Ende des sechsten Monats öffnen sich die Augen der Kinder, die seit dem Ende der Lidentwicklung geschlossen waren. Die Kinder neh-

Keine Angst vor Nabelschnurkomplikationen

Manchmal werden Hebammen gefragt, ob bei dieser Drehung nicht die Gefahr bestünde, dass sich die Nabelschnur mit dem Kind verheddere oder sich so um den Mutterkuchen lege, dass die Versorgung des Kindes »abgeklemmt« würde. Diese Frage liegt auf der Hand, denn wenn das Kind auf der Welt ist, würde man es nie mit einem Strick oder einer Plastiktüte oder irgendeinem Gegenstand, der für ein Kleinkind gefährlich sein könnte, allein lassen. Aber keine Sorge! Die Kleinen wissen offenbar, wie sie es anstellen müssen! Das Einzige, was passieren kann, ist unter der Geburt eine Nabelschnurumschlingung um den Hals, die manchmal so straff werden kann, dass ein Kaiserschnitt nötig wird.

Manche Frauen befürchten bei einem Ziehen in der Bauchgegend auch, dass das Kind an der Nabelschnur herumzerre. Auch dies ist eine unbegründete Sorge. Innerhalb der Fruchthülle besteht keine Sensibilität. Die Nabelschnur steht nicht durch Nervenbahnen in Kontakt mit dem mütterlichen Körper. Diese Befürchtung trifft als nicht zu. Aber es kann durchaus vorkommen, dass das Kind mal nach der Nabelschnur greift. Doch es lässt auch wieder los! Es besteht überhaupt keine Gefahr, dass sich das Kind im Mutterleib Schaden zufügt.

men schwaches, diffuses Licht wahr und können zwischen hell und dunkel unterscheiden, wobei sie auf Helligkeit sehr positiv reagieren.

Je älter die Kinder werden, desto mehr Atemübungen machen sie und desto mehr Schluckauf erleben die Mütter: rhythmische Bewegungen an einer Stelle. Der Schluckauf tritt meistens ab der 20. Woche auf. Im dritten Trimenon werden die Bewegungen kräftiger. Das Kind wird ja auch immer kräftiger. Über Schluckauf Ihres Kindes können Sie sich freuen, denn das bedeutet, Ihr Kind bereitet sich fleißig auf die bald notwendige Atmung vor.

Das Fruchtwasser, in dem sich das Kind befindet und das von seinem und dem Organismus der Mutter produziert wird, wird stündlich zu einem Drittel ausgetauscht. Im *7. Monat* nimmt das Fruchtwasser um die Hälfte ab, da das Kind durch sein starkes Wachstum mehr Platz benötigt. Somit reduziert sich auch die Pufferfunktion des Fruchtwassers um die Hälfte, weshalb Frauen Kindsbewegungen intensiver spüren. Die Kindsbewegungen haben einen bestimmten Rhythmus. Meistens sind sie morgens ruhiger, nachmittags und abends lebhafter – und am aktivsten stellen sie sich gegen Mitternacht dar. Im *8. Monat* öffnen die Kinder beim Aufwachen die Augen, zeigen also klar abgegrenzte Schlaf- und Wachphasen.

In den letzten Wochen vor der Geburt nimmt das kindliche Skelett viel Kalzium auf und wird insgesamt widerstandsfähiger. Die Fingernägel werden fester. Mit Beginn des dritten Trimenons wachsen auch die Haare. Zuerst die Augenbrauen, dann die Wimpern und zum Schluss die Kopfbehaarung.

Das Kind lebt in einer permanenten Klangkulisse: die pulsierende Nabelschnur, die rauschenden Blutgefäße und Gluckergeräusche aus dem Darmbereich der Mutter. Stimmen kann das Kind nun deutlich unterscheiden und reagiert auch darauf. Es erkennt Rhythmus und Melodie einer Sprache. In Tests hat man festgestellt, dass Neugeborene mehr auf die Muttersprache als auf andere Sprachen reagieren. Auf Geräusche reagieren die Kinder mit Augenbewegungen. Weibliche Stimmen werden aus der permanenten Klangkulisse, die die Kinder umgibt, besser herausgefiltert als männliche Stimmen. Die Stimme der Mutter wird bevorzugt. Doch natürlich kennen die Kinder die Stimmen ihrer Väter aus dem ganz normalen Alltag.

Zum Ende des dritten Trimenons wird das so genannte braune Fett gebildet, und zwar in der Nacken- und Nierengegend und im hinteren Brustknochenbereich. Dies findet sich sonst nur bei Tieren, die Winterschlaf halten. Das braune Fett dient zur Unterstützung der Ernährung und zur Vorratshaltung. Zirka 3 Wochen vor der Geburt sind die Kinder dann mit normalem weißem Fett ausgestattet, das vor Kälte schützen soll. Auch die Haut wird dicker und die Kinder erscheinen insgesamt rundlich und entwickeln ihr typisches Babygesicht. Die Haut enthält noch keine Pigmente. Kinder farbiger Eltern werden erst in den ersten beiden Lebenswochen dunkel.

Im *7. Monat* nehmen die Kinder von zirka 1100 auf zirka 2000 Gramm zu. Im *8. Monat* kommt es zur größten Gewichtszunahme überhaupt: auf 2900 Gramm. Im *9. Monat* wiegt das Kind 3400 bis 3600 Gramm, je nachdem, wie die Versorgung über die Plazenta ist. Im 9. Monat fällt dabei aber auch die wärmende Fettschicht ins Gewicht. Die Größe der Kinder ist übrigens unabhängig von der Ernährung und individuell, also familiär-genetisch bedingt.

In den letzten drei Monaten kommt es auch zur Immunisierung der Kinder, dem so genannten Nestschutz. Antikörper der Mutter gehen über die Plazenta zum Kind über und schützen es vor Krankheiten.

Endspurt – von der 37. Woche bis zur Geburt

Nun kann es jederzeit losgehen. Manche Frauen hoffen: lieber noch nicht, weil sie noch das eine oder andere erledigen möchten. Andere können es kaum mehr abwarten – nicht die Geburt, sondern das Ende dieses letzten Stadiums. Bei den meisten Frauen wird der Dialog mit den Kindern nun intensiver. Auch ohne Worte und ohne feste Zeiten. Inmitten einer Tätigkeit bleiben Frauen plötzlich stehen, verharren bewegungslos. So als würden sie eine Botschaft bekommen haben. Manchmal äußern Frauen dann: Das Kleine hat gesagt, jetzt geht es bald los. Oder: Es will noch nicht.

Zunehmende Unsicherheit und Ängste vor der Zukunft

Die Angst vor dem, was sein wird, wenn das Kind da ist, steigt. Und die Angst vor der Geburt. Besonders bei Frauen, deren Mütter bei der ersten Schwangerschaft eine schwierige, lange oder sehr schmerzhafte Geburt erlebten. Diese Frauen sollten versuchen, positive Geburtsberichte in die gegenüberliegende Waagschale zu legen, damit sie in die Balance kommen. Beim Spazierengehen ertappen sich schwangere Frauen dabei, dass sie an Spielplätzen stehen bleiben. Sie beobachten fremde Frauen und deren Kinder und denken: Diese Frau hat es geschafft. Und diese und diese da auch. Das alles sind Gedanken, die die Angst umkreisen. Die sich an die Angst herantasten. Die Angst vor der Geburt ist nicht konkret festzumachen. Sie ist diffus wie die vor einem Bergmassiv. Die Wege sind noch unbekannt. Nur das Massiv ist sichtbar. Eine hohe, breite, felsige Wand. Bei manchen Frauen sammelt sich die Angst vor der Geburt in einem Punkt. Kein Dammschnitt, bloß kein Dammschnitt, denken solche Frauen beispielsweise. Der Dammschnitt wird zum Symbol der Angst vor der Geburt.
Manche Frauen spüren auch Ängste in Bezug auf die Abhängigkeit, die sie unter der Geburt vielleicht empfinden werden. Abhängigkeit von dem Klinikpersonal. Angst vor der fremden Situation in einer

Klinik. Viele Frauen waren noch nie als Patientinnen im Krankenhaus, kennen Krankenhäuser nur von Besuchen. Bald werden sie selbst dort sein. Und das, wo sie in einer fremden Umgebung immer schlecht schlafen und/oder sich einsam fühlen. Das kann sehr belastend wirken. Genauso wie die Ängste, wie sie selbst mit dieser Situation umgehen werden. Wenn eine Frau immer sehr viel Wert darauf legt, nach außen hin Haltung zu bewahren, können Schilderungen von Frauen, die unter der Geburt die Fassung verloren, sehr bedrücken. Wie war das bei meiner Wurzelbehandlung bei der Zahnärztin, mag da eine Frau denken. Ich habe mich benommen wie ein Kind. Ich war gar nicht tapfer. Obwohl ich die besten Vorsätze hatte. Wie wird es mir da erst bei der Geburt ergehen! Und immer wieder der Druck, die Geburt als schön erleben zu müssen. Ein unschönes Geburtserlebnis heißt doch, ich habe versagt? Ich habe mich nicht fallen lassen können? Ich habe mich nicht richtig geöffnet?

Quatsch! Wenn Geburten allein von dem Willen der Frauen abhängig wären, würden sie keine Extremsituation bedeuten. Extremsituationen sind gekennzeichnet durch Bedingungen, die schwer selbst gesteuert werden können. Sehen Sie die bevorstehende Geburt als ein Stück sehr intensiven Lebens.

Eine Geburt ist nicht nur schön und nicht nur schrecklich. Leider wird in vielen Veröffentlichungen hauptsächlich auf das große Glück danach eingegangen. Dass es sehr wehtun kann, steht auch irgendwo. Aber das große Glück – und so weiter. Sicher, das große Glück, es leuchtet am Ende – und sieht zuerst mal recht schrumpelig aus. Aber der Weg zum Glück kann holperig und steinig sein. So wie im ganz normalen Leben auch. Bei einer Geburt ist dieses ganz normale Leben, dieses Auf und Ab, diese An- und Entspannung in einen sehr kurzen Zeitraum zusammengedrängt und deshalb extrem intensiv: körperlich, seelisch und geistig.

Angst vor dem Geburtsschmerz

Wehen werden meistens als Schmerzen beschrieben. Die schwangeren Frauen hören Schmerz und verbinden mit dem Wort Zahn-, Bauch- oder Kopfweh. Sie aktivieren ihre Erfahrungen und fragen nach Vergleichsmöglichkeiten wie: »Hat es wehgetan wie bei Zahnschmerzen oder wie nach einer Operation? Wie war der Schmerz?«

Darauf kann jede Frau mit Geburtserfahrung nur antworten, dass es anders ist. Viele sagen, es ist mit nichts anderem vergleichbar. Daraus schließen Erstgebärende oft, Wehen seien heftiger und schlimmer als alles andere, was sie sich als Schmerzen vorstellen können. Vielleicht erleben sie sich sogar selber als besonders schmerzempfindlich, weil sie sich nach einem Schnitt in den Finger den ganzen Tag nur noch hierauf konzentrieren können, die Pulsation des Blutes dort wahrnehmen und so gut wie nichts mehr anfassen. Dieselben Frauen erleben wir Hebammen unter der Geburt unter

---

Der Geburtsschmerz aus historischer Sicht

In der jüdisch-christlichen Theologie ist der Schmerz der Frau unter der Geburt eine Strafe Gottes. Der Fluch Evas lastet auf allen Frauen. Dieses Verständnis des Schmerzes als Strafe ist auch in anderen Kulturen zu finden. Frauen müssen leiden. 1591 wurde die Hebamme Agnes Simpson auf dem Scheiterhaufen verbrannt, weil sie die Geburtswehen von Frauen mit Opium oder Laudanum lindern wollte. Frauen müssen leiden. In Evas Apfel beißen.

Im 19. Jahrhundert wurde dann die Anwendung von Chloroform erlaubt, um das Bewusstsein der in Wehen liegenden Frauen auszuschalten, was sie derart passiv machte, dass sie beim Aufwachen meistens gar nicht wussten, dass sie geboren hatten. Andere, meist Männer, taten mit ihnen, was getan werden musste. Muss das so sein? Nein! Frauen können ihren Instinkt und ihren Körper dazu nutzen, aktiv zu gebären. Passiv und leidend ist als allgemein gültige, »natürliche weibliche Bestimmung« angesehen worden, die jeden Bereich unserer Erfahrung durchdrungen hat. Solange wir dies nicht begreifen, werden wir nicht das Wissen über uns selbst haben, um uns von der jahrhundertealten Geduld im Leiden zu entfernen. Viele Frauen haben im 20. Jahrhundert den Weg der Passivität gewählt. Am liebsten ein bisschen Betäubung, bloß nicht zu viel wissen und den Arzt machen lassen, damit es schnell vorbei ist. Diese Passivität findet sich bei allen Menschen, die ihres Körpers enteignet sind. Sie erfordert sehr viel Kraft. Die Kraft, die gebraucht wird, um sich selbst zu unterdrücken. Die gleiche Kraft in die andere Richtung genutzt heißt: Kreativität.

Leideform Passiv. Frauen werden entbunden. Von ihrem Leid? Kind = Leid? Tatform Aktiv. Frauen gebären. Sie tun es selbst. Atmen das Kind ans Licht der Welt. Wehe für Wehe. Atemzug für Atemzug – bis das Kind selbst atmet.

Umständen als sehr konzentriert und gar nicht verspannt, wiewohl sie nach der Geburt dann wieder genauso mit einem Schnitt in ihrem Finger umgehen wie vorher.

Bedeutung von Schmerzen

Wenn Menschen Schmerzen spüren, empfinden sie sich fast immer als leidend, passiv, fühlen sich dem Schmerz ausgeliefert und haben ihm häufig nichts anderes entgegenzusetzen als Medikamente, eine Behandlung oder gar Operation. Die wenigsten Menschen sehen die Aufgabe: Schmerz ist eine Botschaft des Körpers. Er zeigt dem Bewusstsein an: hier ist etwas nicht in Ordnung! Bitte ändern! Das kann der Magen sein, der gegen eine Überbelastung rebelliert. Das kann ein Zahn sein, der mitteilt, dass er behandelt werden muss. Das kann aber auch ein Gelenk sein, das rückmeldet: Diese Bewegung tut mir nicht gut! Ich bitte um Schonung! Schmerz ist also ein Warnsystem unseres Körpers, das uns Fehlentwicklungen und Krankheiten frühzeitig anzeigt, damit eine Behandlung eingeleitet wird, die zum Beispiel in der Umstellung bestimmter Lebensgewohnheiten bestehen kann.

Umgang mit Schmerzen

Es gibt unterschiedliche Qualitäten und Arten von Schmerzen und völlig unterschiedliche Arten, wie Menschen auf sie reagieren. Die Reaktionen auf Schmerzen sind zum Teil anerzogen, zum Teil auch davon abhängig, in welcher Umgebung sich der jeweilige Mensch momentan befindet. Kann er sich fallen lassen? Wird er aufgefangen von seinen Mitmenschen? Läuft er Gefahr, sich zu blamieren, wenn er seinem Schmerz unangemessen Ausdruck verleiht? Welcher Umgang mit Schmerz wird ihm von seiner Gesellschaft in seinem Alter mit seinem Geschlecht und in seiner Rolle zugestanden? Bei kleinen Mädchen werden Tränen akzeptiert. Bei einem jungen Mädchen schon weniger. Es erntet Lob, »wenn es sich zusammenreißt«. Manchmal werden kinderlose junge Frauen tatsächlich darauf verwiesen, dass sie unter einer Geburt ganz anderes auszuhalten hätten. Mütter werden manchmal gefragt, ob sie sich unter der Geburt »auch so angestellt« hätten. Ein Junge, ein Mann kann es sich kaum leisten zu weinen, sondern hört eventuell Sprüche wie: »Indianerherz kennt keinen Schmerz!«, »Ein Junge weint doch nicht!« etc. Diese Zuordnungen, Wertungen sind von Kultur zu Kultur unterschiedlich, wie auch Reaktionen auf Schmerz durch viele kleine und große Erlebnisse geprägt werden. Kindern wird häufig gesagt: »Es tut nicht weh!«, damit sie stillhalten. Und dann tut die Spritze (natürlich!) doch weh, und sie weinen und fühlen sich betrogen. Das macht sie lebenslang misstrauisch. Und alle diese Erfahrungen übertragen werdende Mütter in ihrer ersten Schwangerschaft auf das Erlebnis Geburt, das ihnen einerseits in puncto Schmerz als das Schlimmste überhaupt dargestellt worden ist und andererseits als das höchste Glück, das eine Frau erleben kann. Und dem sollte sie jetzt angstfrei entgegengehen? Sollte möglichst entspannt und gelassen sein? Sollte tief atmen, um ihrem Kind den Weg zu erleichtern? Wer erleichtert es ihr? Wodurch erfährt sie Erleichterung? Wie soll sie das schaffen? Wenn diese Fragen unbeantwortet bleiben, Frauen keine Aufklärung darüber erhalten, was Wehen von Schmerzen unterscheidet, wie sie aktiv mit ihnen umgehen können, ja dann wundert es kaum, dass sich immer wieder Frauen einen Kaiserschnitt wünschen, um die Erfahrung einer normalen Geburt nicht machen zu müssen. Leider finden sie immer häufiger Ärztinnen und Ärzte, die ihnen bei diesem Wunsch entgegenkommen und tatsächlich einen geplanten Kaiserschnitt ohne medizinische Begründung durchführen. Die Folge ist, ganz abgesehen von dem wesentlich höheren gesundheitlichen Risiko für die Mütter und Kinder, dass die Frauen sich sehr wundern über heftige Nachwehen, Narbenschmerzen, verzögerte Rückbildung und Verwachsungen des Narbengewebes im Bauchraum, die wiederum Schmerzen – Narbenschmerzen – verursachen. Letztere sind nicht nach ein paar Stunden verschwunden, sondern bleiben häufig bestehen.

Und wie ist es nun mit den Wehen?
Wehen bedeuten: Geburtsarbeit. Wie das englische Wort »labour« (Arbeit) für Wehe besagt. Dort heißt der Kreißsaal (von kreißen = gebären) auch »labour room« = Arbeitsraum. Wehen sind produktiv. Sie sind besonders produktiv, wenn Sie ihnen keinen Widerstand entgegensetzen, indem Sie aktiv mitarbeiten. Wehen dienen der Reifung des Kindes für das Leben »draußen«, sie dienen der Beförderung des Kindes nach draußen, und sie dienen der Ausstoßung des Mutterkuchens und der Rückbildung Ihrer Gebärmutter nach der Geburt.
Sie stellen die notwendige Öffnung des Muttermundes her und unterstützen optimal die Anpassungsvorgänge des kindlichen Kopfes an das mütterliche Becken.

Wie arbeiten Wehen?

Die Gebärmutter ist ein Hohlmuskel. Dieser Muskel zieht sich während der Wehe zusammen. Durch dieses Zusammenziehen wird der Innenraum kleiner, wodurch sich der Körper des Kindes nach unten bewegt. Gleichzeitig findet eine Gegenbewegung zum Gebärmutterhals statt, der sich unter Wehen auffältelt, also öffnet.

Während der Austreibungsphase wird durch den Druck des kindlichen Köpfchens am Beckenausgang die so genannte Bauchpresse ausgelöst. Hierdurch spüren die Frauen einen Pressdrang, der sie veranlasst mitzuschieben, bis der Kopf geboren ist.

Warum tut es weh?

Wenn Sie sich vorstellen, den Körper eines ausgewachsenen Babys von 6 bis 7 Pfund aus Ihrem Körper heraus zu gebären, wird Ihnen eigentlich klar, dass Sie davon etwas spüren müssen. Im Laufe der gesamten Schwangerschaft haben Sie sich daran gewöhnt, dass Ihre Bauchorgane Ihnen immer wieder Rückmeldungen darüber geben, dass sie nicht gerade erfreut sind über den anwachsenden Platzmangel. Während der Wehenarbeit bewegt sich nun der gesamte Körper des Kindes in Ihrem Bauch zielstrebig dem Becken und dem Ausgang zu. Das Kreuzbein reagiert auf die Dehnung: Sie spüren Rückenschmerzen, die Symphyse reagiert auf die Dehnung durch den Kopf des Kindes und meldet Missbehagen. Die Bänder der Gebärmutter vollziehen die Kontraktionen des Gebärmutterkörpers nach: Es zieht in den Leisten, im Kreuzbein, im gesamten Beckenraum. Der Muttermund wird gedehnt, eröffnet – dieser meldet sich unter Umständen mit Ziehen oder Stechen.

Alle diese Erscheinungen treten nicht gemeinsam, sondern nacheinander immer mal wieder auf. Je nach dem Geburtsfortschritt werden Sie unterschiedliche Rückmeldungen Ihres Körpers wahrnehmen.

Was kann ich dagegen tun?

Aktiv mitarbeiten! Je höher Ihre Konzentration auf die Veratmung von Wehen ist, desto weniger werden Sie von den Folgen und Begleiterscheinungen spüren. Je intensiver Ihre Mitarbeit am Fortschritt der Geburt ist, umso weniger werden Sie einen Schmerz wahrnehmen. Manche Atemmethoden basieren genau auf dieser Erkenntnis. Die Frauen haben so viel mit der Einhaltung des Rhythmus zu tun, dass sie abgelenkt sind.

Denken Sie auch an den Teufelskreis: Angst = Verspannung = Schmerz = Angst. Wehenarbeit heißt sich öffnen, ein Körper, der sich hingegen wehrt, lässt sich schwerer öffnen als einer, der unterstützt und selber aktiv wird.

Im Übrigen schüttet Ihr Körper Endorphine aus, morphiumähnliche Substanzen, die bei großen Anstrengungen vom Körper produziert werden. Sie wirken schmerzlindernd und stimmungsaufhellend, ohne irgendwelche Nebenwirkungen negativer Art für Sie oder Ihr Kind. Diese Hormongruppe ist im Fruchtwasser und auch im Nabelschnurblut nachweisbar, woraus geschlossen werden kann, dass die Kinder unter der Geburt auch mit Endorphinen versorgt werden.

Die Grundeinstellung Wehen gegenüber sollte eine akzeptierende sein. Ich wehre mich nicht gegen sie, sondern empfange sie und gehe mit ihnen.

Optimal ist ein gut aufeinander eingespieltes Team, dazu gehört gemeinsame Vorbereitung im Kurs und zu Hause. Im Übrigen ist es wichtig, sich um den Geburtstermin tagsüber immer so auszuruhen,

---

Konkrete Maßnahmen

- Tiefe Bauchatmung im Rhythmus der Wehen
  - Bewirkt eine Lösung von Verspannungen, also zusätzlichen Sperren
  - Sorgt für eine gute Sauerstofflage sowohl für das Kind als auch für den Muskel Gebärmutter, der hierdurch viel effektiver arbeiten kann
  - Bewirkt eine größere Öffnungsfähigkeit (Aufatmen des Muttermundes)
  - Mit »Auf« ausatmen
- Massage durch Partner und/oder Hebamme
  - Bewirkt Erleichterung und Linderung des Dehnungsschmerzes im Kreuzbereich
- Bewegung/Positionswechsel
  - Gezielte Beckenbewegungen helfen beim Eintritt des Köpfchens ins Becken und unterstützen die Rotation
  - Bringt Erleichterung
  - Senkrechte Körperpositionen erleichtern es Ihnen beiden, den richtigen Weg zu finden, außerdem unterstützt Sie die Schwerkraft nicht unwesentlich
  - Aushängen an einer Sprossenwand oder einem Seil unter der Geburt vermindert Rückenschmerzen wesentlich

- Energiezufuhr
  - Gibt Ihnen Kraft und Ausdauermöglichkeit – Ihr Körper leistet Schwerarbeit
- Wärme
  - Ein warmer Körper dehnt sich besser!
  - Ein warmer Muskel arbeitet besser! *(siehe Leistungssport)*
- In sich horchen
  - Wenn Sie in den Wehenpausen in Ihren Körper horchen, werden Sie die Botschaften aufnehmen und deuten können. Spüren Sie besonders das Kreuzbein, das Steißbein? Zieht es mehr in den Leisten? Verlagert sich das Druckgefühl im Becken nach unten? Je nach Geburtsfortschritt werden Sie andere Wahrnehmungen haben. Und hierdurch wissen Sie selber: es geht weiter! Die Wehen arbeiten, bringen uns nach vorne!
- Sich Bilder suchen, Phantasiereisen – Beispiel
  - Bis zur Geburt des Kindes kommen Wehen wie Wellen in einem bestimmten Rhythmus. Sie kommen und gehen und kommen und gehen und kommen und gehen ... bis zur Geburt. Stellen Sie sich vor, in einem Ozean zu liegen, auf dem Wasser zu schaukeln. Es kommt eine Welle, Sie spüren die Kraft und lassen sich von ihr tragen, halten dabei Ihren Körper in Position, damit die Welle Sie nicht umwirft. Und Sie lassen sich tragen, und die Kraft der Welle bringt Sie ein gutes Stück weiter, bis sie sich auflöst, bis sie verschwindet und die Wasseroberfläche sich wieder beruhigt. Sie balancieren sich im ruhigen Wasser wieder aus, orientieren sich und bleiben auf dem Wasser liegen. Die nächste Welle kommt langsam heran, und Sie wappnen sich, beginnen tief und regelmäßig ein- und auszuatmen, wissen sich zu halten, lassen sich wieder tragen, weiter bringen, die Welle löst sich auf, und Sie orientieren sich, balancieren sich neu aus, und die nächste Welle kommt ... So geht es immer weiter, die Wellen erreichen Sie schneller, die Pausen werden kürzer, es kommen viele Wellen, schnell hintereinander, und dann kommen Wellen, die Sie erfassen, alle Kraft von Ihnen verlangen, die drohen, Sie aus dem Gleichgewicht zu bringen, Sie brauchen viel Kraft, um sich wieder auszubalancieren, und dann sind Sie ganz weit draußen und müssen zum Ufer zurück.
    Sie denken vielleicht, das schaffe ich nicht, die Strecke kann ich nicht bewältigen. Und trotzdem werden Sie aktiv, weil Sie müssen, weil Sie wissen: Ich muss ans Ufer! Dort steht Ihr Partner und ruft Sie, winkt

Ihnen zu. Dort steht auch Ihre Hebamme und lockt und ruft, sagt Ihnen, dass Sie es schaffen werden. Und Sie spüren eine Kraft, die Sie nach vorne bringt, einen außerordentlichen Schub, der Sie unterstützt, der Sie in Richtung Ufer treibt. Und dann wieder abflaut, Sie ruhen sich aus, wissen, Sie brauchen diese Erholung, merken auch, dass Sie den Schub brauchen, um das Ufer zu erreichen, und warten auf den nächsten, der dann auch kommt und Sie schiebt und schiebt und schiebt … und so geht es immer weiter, immer wieder von vorne, bis Sie das Ufer erreichen, bis Sie angekommen sind, bis Sie Ihr Kind im Arm halten.

– Anderes Beispiel:
Sie schließen die Augen und versetzen sich bewusst in Ihren Körper. Spüren, wie das Köpfchen Ihres Kindes vor dem Muttermund steht. Und es will durch diese Tür, es muss durch diese Tür, die durch einen Vorhang verhängt ist. Der Vorhang lässt sich nur schwer schieben, und Sie haben keine andere Möglichkeit, als ihn durch Atembewegungen Ihres Körpers zu bewegen. Und Sie atmen tief in den Bauch – tief – bis hin zu diesem Vorhang, und Sie atmen langsam aus und sprechen dabei Aufffffffffffffffffffffffffffffffffffffffffffffffffffff, und wieder atmen Sie tief ein und langsam aus: aufffffffffffffffffffffffffffffffffffffffffffff, immer wieder, bis die Wehe vorbei ist. Sie wandern in sich, suchen den Vorhang und sehen, wie er sich zu beiden Seiten etwas geöffnet hat.

– Geburtsvorbereitung mit Entspannungs- und Atemtechniken, die Sie üben sollten. Sie haben bei den Vorwehen Gelegenheit genug, verschiedene Techniken auszuprobieren, bis Sie Ihre eigene gefunden haben und diese perfekt beherrschen!

als ginge es in der kommenden Nacht los. Bei leichten Wehen können Sie noch gut schlafen und dadurch auftanken.
Außerdem sollten Sie über eine gute Kondition verfügen, wie bereits mehrfach an anderer Stelle ausgeführt.

Angst vor Kontrollverlust
Eingangs haben wir beschrieben, dass alle Frauen ihre Erfahrungen im Umgang mit Schmerz mitbringen. Sie haben im Laufe ihres Lebens gelernt, welche Verhaltensweise von ihnen erwartet wird, und sich möglichst danach gerichtet. Durch die Erzählungen rund um

Geburten fürchten Sie vielleicht, sich eine Blöße zu geben, als wehleidig abgestempelt zu werden. Sie fürchten sich vielleicht davor, Laute von sich zu geben, die Sie selber nicht akzeptieren wollen. Sie fürchten vielleicht, vor Schmerzen laut aufzuschreien. Sie werden vielleicht laut – aber nicht vor Schmerzen! Sie werden Ihr eigenes Wehenlied finden, das nicht nur langsame, getragene Mollpassagen, sondern auch schnelle stakkatoähnliche hohe Töne hat. Sie werden vielleicht bei einer sehr starken Wehe, die viel im Becken- und Bauchraum in Bewegung setzt, knurren, brüllen oder auch schreien. Eine junge Frau erzählte einmal nach der Geburt, sie habe einfach schreien müssen, weil so viel in ihr vorging. Nicht vor Schmerzen, sondern um einfach etwas herauszulassen von dem, was in ihr passierte. Genauso wie in der Achterbahn, bevor der Wagen nach unten in eine steile Kurve fährt.

Die Ängste vor Kontrollverlust sind verständlich, aber in der Regel vollkommen überflüssig! Hebammen und Geburtshelfer haben nahezu alles erlebt, was Sie sich vorstellen können, und noch mehr. Sie wissen, wie sie damit umzugehen haben. Sie wissen, dass jede Frau in dieser Ausnahmesituation Geburt ihren eigenen Weg finden muss. Und wenn die Frau schreien muss, dann soll sie es tun, solange sie sich dabei nicht verkrampft. Sie sollten offen bleiben für Ratschläge und Hinweise, sich auf Korrekturen eines Verhaltens einstellen, das weder Ihnen noch Ihrem Kind dient. Aber Sie können sich darauf verlassen, dass Sie niemand bewerten wird! Sie machen schließlich keine Prüfung, und Ihr Chef ist zur Beurteilung Ihrer Geburtsarbeit auch nicht anwesend. Sie befinden sich in einer Umgebung, in der alles möglich und schon da gewesen ist. Sie befinden sich bei Fachleuten, denen nichts fremd ist im Zusammenhang mit Geburten! Und Ihr Partner wird bei Ihnen sein, mit Ihnen gehen und Ihr Verhalten ebenso wenig negativ bewerten wie alle anderen auch.

Frisch gebackene Väter erzählen in der Regel, dass sie ihre Frauen bewundern ob der Leistung, die sie zu bringen im Stande waren. Und so ist es auch: Sie leisten eine enorme Arbeit! Sie bringen Höchstleistung unter der Geburt, eine Höchstleistung, für die Sie einen perfekt eingerichteten Körper besitzen. Für die sich Ihr Körper lange vorbereitet hat, zum Teil bereits vor Ihrer eigenen Geburt. Jeder Mensch, der Höchstleistungen vollbringt, schwitzt, stöhnt, flucht, schimpft und trällert sicher kein Liedchen währenddessen. Und das erwartet auch niemand von Ihnen! Höchstens Sie selber – und daran sollten Sie arbeiten!

Letzte Vorbereitungen

Sie haben sich entschieden, dieses Kind zu bekommen. Damit haben Sie sich für die Geburt entschieden. Diese logische Schlussfolgerung führt bei manchen Frauen zu einem Gefühl von Schwindel. Dann wieder packt sie Abenteuerlust und Zuversicht: Was andere können, das kann ich auch. Sehr empfehlenswert ist die Haltung: Ich lasse es auf mich zukommen und reagiere auf die entsprechenden Situationen. Dennoch sollten Sie mit Ihrem Partner einige eventuell anstehenden Entscheidungen treffen. Denken Sie noch einmal über den gewählten Geburtsort nach. Ist er wirklich der Richtige? Sie haben sich vielleicht frühzeitig dafür entschieden. Diese Entscheidung ist problemlos rückgängig zu machen. Um als gut eingespieltes Team zusammenzuwachsen, sollten Sie mit dem Menschen, der Sie bei der Geburt begleiten wird, alle im Geburtsvorbereitungskurs erlernten Techniken und Übungen durchspielen. Besprechen Sie alle Konfliktsituationen und insbesondere Ihr Vorgehen bezüglich einer eventuellen Medikamentenverabreichung. Überlegen Sie, ob Sie in Situationen kommen können, die eines besonderen Augenmerks bedürfen. Es gibt beispielsweise viele Menschen, die an Klaustrophobie leiden, das Angstgefühl, das Menschen befällt, wenn sie sich beengt fühlen. Ein Gefühl, das sich bis zur Panik steigern kann.

Fallbeispiel »Luft!«

Nach einem Kaiserschnitt friert die Frau sehr. Die Krankenschwestern in der Klinik decken sie fürsorglich zu: Bettdecke bis zum Kinn, der rechte Arm wird ebenfalls darunter gelegt und der linke Arm, in dem eine Infusionsnadel steckt, mit einem Handtuch abgedeckt. Im Narkoseschlaf wird die Frau plötzlich sehr unruhig. Sie stöhnt, wirft den Kopf hin und her, der Blutdruck schnellt in die Höhe. Niemand kann nachvollziehen, woran das liegt, denn der Kaiserschnitt verlief problemlos. Als der Ehemann der Frau das Zimmer betritt, ruft er: Um Himmels willen! Mit zwei Schritten ist er bei der Frau, nimmt das Handtuch von ihrem Arm – und unmittelbar danach ist die Frau ruhiger und schläft entspannt. Den verwunderten Krankenschwestern erklärt der Mann: Meine Frau kann niemals schlafen, wenn sie ganz zugedeckt wird. Immer muss irgendetwas herausschauen.

Ängste offen aussprechen

Manche Frauen, die der Geburt ängstlich entgegensehen, fühlen sich völlig verunsichert, wenn andere schwangere Frauen diese Ängste anscheinend nicht teilen. Da ist eine Erstgebärende, die im Geburts-vorbereitungskurs immer wieder verstohlen zu einer Mehrgebärenden schaut, die einen unbeschwerten, fröhlichen Eindruck macht. Die hat bestimmt keine Angst, die stellt sich nicht so an wie ich, mag die Erstgebärende denken. Täuschen Sie sich nicht! Es gibt viele Menschen, die sich Ängste nicht anmerken lassen. Dennoch sind sie vorhanden. Die Mehrgebärende weiß, welche Situation auf sie zukommt. Sie hat diese Situation ein oder mehrere Mal gemeistert. Trotzdem wird auch sie bisweilen oder öfter ins Schwanken geraten. An dieser Stelle möchten wir an alle Frauen appellieren, ihre Ängste auszusprechen und dadurch andere Frauen zu unterstützen. Allein schon aus dem Grund, die gängige gesellschaftliche Verharmlosung und Beschönigung von Schwangerschaft und Geburt zu untergraben.

Es gibt keinen Menschen ohne Ängste. Wie damit umgegangen wird, hängt von der Persönlichkeitsstruktur und den im bisherigen Leben gemachten Erfahrungen ab. Ob junge Frau, Mehrgebärende oder Karrierefrau – Angst vor der Geburt gehört zur Geburt! Sie lässt sich auf einen Punkt bringen: Werde ich überleben? Darum geht es letztlich. Auch wenn die Prozentzahl der bei einer Geburt verstorbenen Mütter in unserer Gesellschaft verschwindend gering ist – mit der Geburt begab sich eine Frau in Lebensgefahr. In vielen anderen Kulturen noch deutlicher. Das kann man nicht wegreden. Und jede Frau spürt tief in sich das Wissen, dass die Geburt ihr eigenes Leben in Gefahr bringen kann. Zwar ist diese Gefahr in so genannten zivilisierten Ländern wesentlich geringer als jene, bei einem Verkehrsunfall zu verunglücken – doch der Verkehrsunfall kündigt sich nicht an.

Auch die Angst vor dem Rollenwechsel zur Mutter ist völlig normal. Frauen, die seit ihrer Kindheit Erfahrung mit Schwangerschaft und Geburt haben, in deren Herkunftsfamilien es viele schwangere Frauen, viele Kinder, Säuglinge und Geburten gab, können allem ein bisschen entspannter entgegensehen.

Frauen, die bisher keinen oder wenig Kontakt zu schwangeren Frauen und Kindern hatten, fällt es schwerer – weil das, was auf sie zukommt, gänzlich unbekannt ist.

Vertrauen in den eigenen Körper

Manche Frauen lesen in ihrer Schwangerschaft wie besessen Fachbücher. Nur ein Kapitel überblättern sie: das der Geburt. Das ist der

Weg, den diese Frauen gehen. Er ist nicht mal die schlechteste Möglichkeit. Denn er befähigt zu einer großen Offenheit – sehen, was passiert und dann reagieren. Die schlechteste Haltung, die eine Frau der Geburt gegenüber einnehmen kann, lautet: Ich schaffe es nicht. Damit machen es sich Frauen sehr, sehr schwer. Zusätzlich zu der Hürde Geburt müssen sie auch noch die Hürde über sich selbst nehmen – und das ist die höchste!

Wir schreiben nicht so ausführlich um die Geburt herum, um Ihnen noch mehr Ängste zu machen. Wir möchten, dass Sie wissen: mit Ihren Ängsten stehen Sie nicht alleine da. Sicher, Sie werden an Ihre Grenzen stoßen. Aber niemals werden Sie über Ihre Grenzen hinaus kommen.

Denken Sie an die zurückliegenden Monate. Merken Sie, wie sehr sich Ihre Grenzen schon erweitert haben? Vielleicht haben Sie eine Reihe auch sehr unangenehmer Befindlichkeitsstörungen einfach weggesteckt. Befindlichkeitsstörungen, von denen Sie vor Ihrer Schwangerschaft angenommen hätten, dass sie Sie aus dem Gleichgewicht bringen würden. Dem war aber nicht so! Genauso wird es Ihnen unter der Geburt ergehen. Sie werden Ihre Balance immer wieder finden.

Viele Menschen haben versucht, Geburten darzustellen. Ob mit künstlerischen Ausdrucksmitteln, ob in Sachbüchern oder -filmen. Doch niemand kann Worte oder Bilder für das Wunder finden, das geschieht, wenn ein Mensch das Licht der Welt erblickt. Vielleicht kennen Sie die Situation: Eine Frau oder ein Mensch, der bei einer Geburt dabei sein durfte, wird gefragt, wie »es« war. Die erste Reaktion, die folgt, ist Lächeln. Dann eine Pause. Ein in sich Hineinhorchen. Und dann kommt meistens ein unglaublicher Redeschwall, in dem immer wieder nach den richtigen Worten gesucht wird, dieses Wunder zu beschreiben. Viele Worte, die sagen: Es ist nicht zu beschreiben.

Oder, wie Gottfried Benn schrieb: »Es gibt Stimmungen und Ereignisse, die kann man nur mit Worten beschreiben, die es noch nicht gibt.«

Genauso wird es auch Ihnen ergehen. Nicht umsonst spricht man vom Geheimnis der Geburt. Deshalb ist Geheimnis auch das einzig richtige Wort für das, was Ihnen bald offenbar wird.

Medikamente während der Geburt

Der Wille und der Wunsch, Frauen unter der Geburt zu schonen, ist so alt wie die Geburtshilfe selbst. Leider gibt es kein Mittel, das den Geburtsschmerz lindert, ohne Nebenwirkungen aufzuweisen. Deshalb sollten Sie sich über dieses Thema vor der Geburt ausführlich Gedanken machen, denn ein Mensch mit Schmerzen ist nicht in der Lage, klar abzuwägen. Während der Geburt gibt es einige Möglichkeiten, den Schmerz medikamentös zu lindern. Doch die meisten Medikamente, die die Frau während der Geburt verabreicht bekommt, gelangen über die Plazenta zum Kind und müssen von der Leber des Kindes abgebaut werden, denn diese wird in Kürze ihre Arbeit aufnehmen und kann beim Abbau von Schadstoffen nicht mehr von der Plazenta unterstützt werden, weil das Kind dann ja auf der Welt ist. In seinen ersten Tagen und Wochen ist seine kleine Leber damit beschäftigt, die Umstellung zu bewältigen. Hohe Medikamentengabe bei der Geburt kann dazu führen, dass das Kind einen so genannten verlängerten Ikterus bekommt, das heißt, die Neugeborenen-Gelbsucht, die bei fast allen Neugeborenen auftritt, verstärkt sich wegen der Überforderung der kindlichen Leber. Deshalb ist es erforderlich, die Frage der Medikamente unter der Geburt schon vorher zu diskutieren.

Dennoch – diese Diskussion kann zu keinem endgültigen Ergebnis führen. Sie wissen vor der Geburt nicht, was auf Sie zukommt. Vielleicht sind Sie jetzt der Meinung, dass Sie bestimmt keine Medikamente brauchen, doch unter starken Wehenschmerzen revidieren Sie Ihre Meinung. Hilfreich ist

Appell an den Partner
Als Grundsatz gilt: Die Frau entscheidet sich für oder gegen ein Schmerzmittel. Leider ist gelegentlich zu beobachten, dass der Partner kundtut: »Nein, wir nehmen kein Schmerzmittel« – obwohl die Frau eines möchte. Unter Wehen ist sie wahrscheinlich nicht in der Lage, ihren Willen gegen den ihres Partners durchzusetzen. Also bitte: Was die Medikamentengabe betrifft, haben Partner nicht einmal ein Mitspracherecht, denn sie sind nicht mit dem Schmerz konfrontiert! Was sie allerdings tun können, ist, ihre Frauen so gut wie möglich zu unterstützen – das kann die Gabe eines Schmerzmittels überflüssig machen.

hier eine Abmachung. Wenn Sie Medikamente möchten, halten Sie noch zwei, drei Wehen aus und versuchen damit zurechtzukommen. Dann sollten Sie von Ihrer Hebamme oder Ihrer Begleitperson gefragt werden: »Wie ist es jetzt?« Und dann wird endgültig entschieden. Diese Wartephase hat sich als sehr sinnvoll erwiesen, denn manchmal wird nur eine Wehe als so extrem schmerzintensiv empfunden – vielleicht hatte die Frau Probleme, sie zu veratmen, die nächsten beiden Wehen können hingegen sehr gut veratmet werden, und so löst sich die Frage nach einem Medikament von alleine.

Es gibt im Leben gute und schlechte Tage. Tage, an denen wir uns fühlen, als könnten wir Bäume ausreißen, und Tage, an denen wir das Bett am liebsten nicht verlassen möchten. Wenn eine Frau beschließt, grundsätzlich und auf keinen Fall Schmerzmittel zu nehmen, und die Geburt an einem Tag beginnt, an dem sie meint, nicht mal eine Blume ausreißen zu können – muss sie ihren Entschluss unter Umständen revidieren. Das sollte sie ohne Schuld- oder Versagerinnengefühle tun. Auch wenn Ihre Geburt an einem Tag beginnt, an dem Sie sich fühlen, als könnten Sie Bäume ausreißen – bei einer Geburt müssen Sie unter Umständen nicht ein paar Bäume ausreißen, sondern einen ganzen Wald. Deshalb kann im Vorfeld keine definitive Entscheidung über schmerzlindernde Mittel unter der Geburt getroffen werden. Die prinzipielle Haltung dazu sollte jedoch geklärt sein.

Sie werden Ihr Kind mit einem Schmerzmittel unter der Geburt nicht umbringen. Das Kind wird es nach der Geburt vielleicht etwas schwerer haben. Bitte vertrauen Sie sich in dieser Frage Ihrer Hebamme und dem Fachpersonal an. Diese Menschen verfügen meistens über genügend Erfahrung, um einzuschätzen, wie viele Reserven noch vorhanden sind und benötigt werden.

Schmerzmittel im Einzelnen

Es gibt entspannende Zäpfchen, so genannte *Spasmolytika*. Vielleicht kennen Sie diese Präparate aus der allgemeinen Schmerztherapie. Solche Zäpfchen gibt es auch auf homöopathischer Basis: Spaskupreel-Zäpfchen. Sie haben eine ähnliche Wirkung wie pharmakologische, sind aber in ihren Nebenwirkungen nicht so stark.

Ferner gibt es krampflösende und beruhigende Medikamente, die in Spritzenform verabreicht werden. *Morphium oder Präparate auf*

Morphiumbasis werden heutzutage nicht mehr eingesetzt, da Kinder dann oftmals mit Atemstörungen zur Welt kamen.

Manchmal werden *Beruhigungsmittel* verabreicht. Ihr Nachteil liegt – außer in der Belastung für das Kind – darin, dass die Frauen häufig nicht mehr in der Lage sind, die Wehen zu veratmen, da sie schläfrig werden und auch unter einem etwas getrübten Bewusstsein leiden. Wachheit und Aufmerksamkeit sind erforderlich, um die Konzentration aufzubringen, die für die Wehenveratmung nötig ist. Es kann sein, dass die Verabreichung eines Mittels zu einer schmerzhaften Geburt führt, da die Frau in ihrer Fähigkeit, die Wehen zu veratmen, blockiert ist. Wie das Kind die Medikamente empfindet, wissen wir nicht. Wir wissen auch nicht, inwieweit die Medikamente den Kontakt zwischen Mutter und Kind stören, der unter der Geburt meistens sehr, sehr intensiv wahrgenommen wird.

Bei einer *Periduralanästhesie* (PDA) – die Frau sitzt oder liegt dabei in Seitenlage – wird mittels einer langen Kanüle ein Katheter in den Wirbelkanal geschoben. Über diesen Katheter wird dann ein Betäubungsmittel gespritzt. Die Medikamentengabe kann so dosiert werden, dass die Frauen ihre Beine noch bewegen können, spüren, wenn eine Wehe kommt, allerdings dabei kaum Schmerzen empfinden. Über den Katheter kann immer wieder Betäubungsmittel nachgespritzt werden, bis hin zur Geburt und zur Versorgung eines Dammschnittes oder einer anderen Geburtsverletzung der Mutter. In der Austreibungsphase sollte bei PDA nicht nachgespritzt werden, da die Frauen sich sonst nicht aktiv an der Geburt beteiligen können. Durch die Betäubung kann eine Frau das in der Austreibungsphase so entscheidende Pressgefühl verlieren. Dieses ist aber notwendig, um das Kind ans Licht der Welt zu schieben. Nach einer PDA kommt es häufiger zu Saugglocken- oder Zangengeburten – weil die Frauen eben nicht mehr spüren, was sie eigentlich tun sollten. Die bei der PDA verabreichten Medikamente gehen nicht in den Blutkreislauf des Kindes über. Gegner und Gegnerinnen der PDA verweisen jedoch auf die schlechtere Kreislaufsituation der Frauen unter PDA, die wiederum zu einer operativen Geburtsbeendigung führen sowie die Versorgung des Kindes nachteilig beeinflussen kann.

Falls die PDA von einem Anästhesisten, einer Anästhesistin gelegt werden soll, ist der Wunsch hiernach unter der Geburt frühzeitig anzugeben, da Anästhesist(inn)en sich in der Regel nicht in den Kreißsaalräumlichkeiten aufhalten und erst gerufen werden müssen. Das Anlegen einer PDA mit allen Vorbereitungen einschließlich der

Unterschrift zur Einverständniserklärung dauert zirka 10 Minuten. Sinnvoll ist es, wenn der Partner der Frau die Einverständniserklärung vorliest, da sie wahrscheinlich nicht in der Lage und willens sein wird, diese selbst zu lesen. Oder es wurde bereits vorher eine Einverständniserklärung unterschrieben.

Wenn die PDA gelegt ist, dauert es noch einmal zirka 10 Minuten, bis die erwünschte Wirkung eintritt. Laufen ist dann nicht mehr möglich, die Frauen liegen in der Regel auf einer Seite. In manchen Kliniken werden die Partner beim Anlegen der PDA gebeten, den Kreißsaal zu verlassen. Dann sollte eine andere Person die betreffende Frau vorne stützen, wenn die PDA im Sitzen angelegt wird, da die Frau sonst das Gefühl hat, jemand schubse sie aus dem Bett. Bitte unbedingt melden, wenn eine Wehe kommt. Beim Anlegen der PDA darf sich die Frau keinen Millimeter bewegen – und das ist unter einer Wehe kaum möglich. Von dem Einstich spürt die Frau nichts, da die Stelle zuvor betäubt wird. Eine ambulante Geburt ist nach PDA nicht empfehlenswert, weil es auch später noch zu Kreislaufproblemen bei der Frau kommen kann. Regelmäßige Blutdruckkontrollen werden selbstverständlich durchgeführt. Der Katheter wird zirka 2 Stunden nach der Geburt entfernt.

Mittlerweile gibt es einige Kliniken, in denen auch *homöopathische Mittel* unter der Geburt eingesetzt werden. Bitte erkundigen Sie sich diesbezüglich bei Ihrer Hebamme oder bei dem Sie betreuenden Fachpersonal. Homöopathische Mittel müssen äußerst genau dosiert werden. Sie wirken nur, wenn die optimale Zusammensetzung für die jeweilige Frau unter den jeweiligen Umständen gefunden wurde, und das erfordert Erfahrung.

Seit einigen Jahren wird auch in Deutschland unter der Geburt *Akupunktur* eingesetzt. Manche Kliniken haben dies in ihren Leistungskatalog aufgenommen. Fragen Sie danach oder erkundigen Sie sich, ob Ihre Hebamme über diese Zusatzausbildung verfügt. Mit Akupunktur wurden sehr gute Resultate bezüglich der Schmerzlinderung unter der Geburt erzielt.

Körpereigene Schmerzmittel

Und dann gibt es da noch die *Endorphine*. Dieser mit Morphium vergleichbare Stoff wird vom menschlichen Körper bei großer Anstrengung von selbst freigesetzt. Bei Sportlern in Wettkampfsituationen ist eine deutliche Ausschüttung von Endorphinen nachzuweisen. Aber auch jene Menschen, die wie unter Suchtzwang joggen oder sechs Stunden täglich im Fitnessstudio verbringen, kennen die Wirkung von Endorphinen. Sie haben eine positive, aufhellende und als kräftigend empfundene Wirkung. Unter der Geburt werden Endorphine in erhöhtem Maße ausgeschüttet. Dieser Zustand der Bewusstseinsveränderung blockiert den Geburtsvorgang aber nicht – wie das beispielsweise bei Valium der Fall ist –, ganz im Gegenteil, er gehört zu den natürlichen, körpereigenen Hilfen für gebärende Frauen.

> Je weniger Beistand eine Frau unter der Geburt hat, desto höher ist der Prozentsatz der Vergabe von Schmerzmitteln oder PDA. Dies lässt klar den Rückschluss zu, dass eine optimale Betreuung und überhaupt optimale Bedingungen den Geburtsverlauf sehr positiv beeinflussen.

Schlussendlich möchten wir noch eine Unsitte kritisieren, die sich in den letzten Jahren nach Geburten immer häufiger abspielt. Nach der Geburt kommt es zu Gesprächen à la: »Meine Frau hat es ohne PDA geschafft.« Wir sind hier bitte schön nicht bei einem Wettbewerb. Wenn eine Frau ihr Kind mit Hilfe einer PDA bekommen hat, ist dies zu akzeptieren! Es ist nicht einmal ein Wort darüber zu verlieren. Schon gar nicht von den Partnern oder außenstehenden Personen. Und bitte: Sie wissen ja, man selbst ist sich die größte Hürde. In diesem Sinne ist es völlig unsinnig, sich nach einer PDA als Versagerin zu fühlen. Sie haben es so gut gemacht, wie Sie es machen konnten!

Letzte Vorbereitungen für Klinikaufenthalt, Hausgeburt, Geburtshaus-Geburt und Wochenbett

Sollten Sie bisher noch keine *Hebammenbetreuung* für das Wochenbett organisiert haben, ist jetzt der späteste Zeitpunkt, sich darum zu kümmern. Gemeinsam mit Ihrer Hebamme können Sie alle nötigen Vorbereitungen besprechen. Sie wissen ja: Hebammen kommen zu Hausbesuchen und stehen Ihnen auch bei Fragen rund um die Erstausstattung für den Säugling und dessen Pflege zur Seite.

Noch mal checken: Ist der *Urlaub Ihres Partners* geklärt? Falls der Geburtstermin verschoben wurde, muss das mit seiner Firma abgesprochen sein.

Die Anträge für *Kindergeld* und *Erziehungsgeld* können Sie jetzt bereits abholen, entweder beim Arbeitsamt oder im Rathaus, je nach Gemeinde wird dies unterschiedlich gehandhabt. Ein Anruf bei Ihrer Stadtverwaltung gibt Ihnen darüber Auskunft. Wenn das Kind auf der Welt ist, werden Sie so viel zu tun haben, dass es sinnvoll ist, sich jetzt schon zu informieren, was Sie den Anträgen alles beilegen müssen.

Je nachdem, ob Sie freiberuflich tätig oder selbständig sind, sollten Sie auch mit Ihrer Steuerberaterin, Ihrem Steuerberater sprechen, ob Sie Anspruch auf Kinderfreibeträge erheben und Ihre *Lohnsteuerklasse* ändern, was einen Eintrag auf der Lohnsteuerkarte erforderlich macht.

Auch um einen *Kinderarzt,* eine Kinderärztin sollten Sie sich kümmern. Fragen Sie im Freundeskreis nach Empfehlungen. Ein wichtiges Kriterium bei der Wahl der Kinderärztin, des Kinderarztes ist es, ob sie/er Hausbesuche macht. Nicht nur bei der Vorsorgeuntersuchung U1 direkt nach der Geburt, sondern auch bei der U2 und prinzipiell.

Wichtig für das Wochenbett ist die *Ernährung.* Sie sollte gut organisiert sein. Vielleicht erstellen Sie ja einen Plan – insbesondere bei außerklinischen Geburten ist es sehr schön zu wissen: Dienstag bringt Hartmut seinen berühmten Gemüseeintopf, Mittwoch kocht Sandra etc.

Nicht stillende Frauen sollten unbedingt eine Packung *Anfangsnahrung* für das Kind zu Hause haben. Lassen Sie sich bitte von Ihrer Hebamme oder im Säuglingspflegekurs beraten. Bei Kindern mit familiär bedingter Neigung zu Allergien muss eine allergiearme Ernährung ohne Kuhmilchzusätze ausgewählt werden. Ansonsten greifen Sie bitte zu so genannter Pre-Nahrung, die von vielen Nahrungsmittelfirmen angeboten wird. Ihre Zusammensetzung entspricht im Großen und Ganzen der Muttermilch, wenn sie deren Qualität auch nicht erreicht. Keinesfalls sollten Sie einfach irgendetwas füttern. Sie sollten sich vorher gründlich informieren. Ferner sollten Sie genügend Fläschchen vorrätig haben, also sechs Stück mit je drei Saugern für Tee und drei für Nahrung. Ein Vaporisator, also ein *Flaschensterilisationsgerät,* ist zu empfehlen. Häufig ist es Second Hand sehr günstig zu erwerben. Das Gerät hat den Vorteil, dass Sie keimfreie Flaschen zur Verfügung haben. Außerdem können Sie die Flaschen und das Zubehör darin aufbewahren, es ist also alles aufgeräumt. Ohne Vaporisator müssen Sie die Flaschen auskochen. Dafür sollten Sie stets denselben Extratopf verwenden. Eine Flaschenbürste für die Babyflaschen ist ebenfalls anzuschaffen.

Vergessen Sie auf keinen Fall Windeln oder Einlagen für sich selbst zu besorgen. In den ersten Tagen nach der Geburt reichen normale Vorlagen nicht aus. Die großen *Flockenwindeln* sind zwar keine Augenweide, Sie werden sie aber später als sehr angenehm empfinden. Flockenwindeln sind so dick wie zwei bis drei Vorlagen übereinander – und das werden Sie als Wöchnerin in der ersten Zeit brauchen!

Um die 36./37. Woche sollten Sie überlegen, ob Sie Ihr *Bett* schonen möchten. Viele Frauen befürchten, die Fruchtblase springe, während sie schlafen. Fruchtwasser riecht nicht, hat keine Ähnlichkeit mit Urin, macht keine Flecken, ist nicht unhygienisch – aber vielleicht fühlen Sie sich wohler mit einer Unterlage. In Geschäften gibt es passend zuzuschneidende Unterlagen, die waschbar und auch für das Wochenbett geeignet sind. Auch ein doppelt gefaltetes dickes Badetuch kann als Unterlage verwendet werden. Gummimatten sollten unbedingt überzogen werden, sonst schwitzen Sie fürchterlich. Manche Frauen legen Plastikfolie über die Matratze. Auch das ist nicht angenehm. Wenn Sie der Gedanke, im Schlaf von einem Fruchtblasensprung überrascht zu werden, bedrückt, sollten Sie vielleicht doch eine Unterlage kaufen. Sobald das Kind in sein Bett wechselt, können Sie die Unterlage dort platzieren und sie auf diese Art noch mal verwenden.

Liegt der Kauf des *Kinderwagens* schon eine Weile zurück, testen Sie, ob Sie mit seiner Klappfunktion zurechtkommen. Jetzt erst auszuprobieren, ob der zusammengeklappte Kinderwagen ins Auto passt, ist zwar ein bisschen spät, aber wahrscheinlich passt er. Trotzdem einen Probelauf starten. Und auch die Vermieter fragen beziehungsweise mit den Nachbarn klären, wo der Kinderwagen abgestellt werden kann. Es gibt haufenweise Prozesse wegen des Abstellens von Kinderwagen. Sollten Sie den Kinderwagen nur im Keller parken können, lohnt sich eventuell die Anschaffung eines Schonbezugs, damit er nicht verschmutzt. Solche Bezüge gibt es auch als durchsichtige Regenüberzüge.

Das Auto sollte nie mit fast leerem Tank zu Hause geparkt werden. Es kommt immer wieder vor, dass Frauen mit Wehen in die Klinik trampen müssen. Das Auto sollte so funktionstüchtig sein, dass es mindestens den Weg zur Klinik schafft.

In Ihrem eigenen Interesse sollten Sie auch einige *gute Geister* motivieren, die für eine aufgeräumte, bestens geputzte Wohnung sorgen. Immer wieder geraten Frauen, wenn sie mit dem Säugling von der Klinik nach Hause kommen, in Krisenstimmung. Der Partner hat zwar die Wiege fertig geschreinert und 39mal liebevoll eine Zeichnung von dem Kind in der Wiege angefertigt, auch die Kuverts sind beschriftet und mit Sonderbriefmarken beklebt – aber der Abwasch von drei Tagen steht in der Küche, im Bad türmt sich die Wäsche und so weiter.

Besonders nach einem Klinikaufenthalt reagieren Frauen häufig allergisch auf die geringsten Anzeichen von Schmutz. In der Klinik wischte vielleicht alle paar Stunden eine Reinigungskraft durch Zimmer und Gänge – und zu Hause kleben die Schuhe am Boden fest, weil der Partner mit dem Honigbrot in der Hand herumgelaufen ist. Dieser Wechsel ist zu krass. Frisch gebackene Mütter sorgen sich oft, das Kind könne mit Keimen und Bakterien in Berührung geraten. Doch keine Sorge: Kinder gewöhnen sich schnell an häusliche Keime. In einer desinfizierten Umgebung würden sie leichter erkranken. Es gibt keine keimfreie Umgebung. Jeder Mensch ist von Keimen umgeben. Jedes Kind wächst in die Keime in seiner Familie hinein. Das ist auch gut so, daran wird sein Immunsystem geschult. Trotzdem – sorgen Sie für eine Atmosphäre, in der sich die Frau wohl fühlt. Und wenn Sie es alleine nicht schaffen, holen Sie sich Hilfe. Ansonsten bereiten Sie Ihrer Frau gegebenenfalls keinen schönen Empfang zu Hause – und das wollen Sie doch nicht!

Die *Waschmaschine* muss nicht nagelneu sein, sie sollte aber auch nicht den Eindruck erwecken, demnächst das Zeitliche zu segnen. Für Ihre Waschmaschine brechen nun harte Zeiten an. Im Wochenbett ist sie fast täglich in Betrieb, und es ist sehr unangenehm, wenn dann zu allem anderen auch noch eine neue Waschmaschine besorgt werden muss. Auch der Wäschetrockner sollte kritisch überprüft werden. Hält er den hohen Anforderungen stand? Wenn Sie keine Waschmaschine haben, sollten Sie jemanden beauftragen, der die Wäsche für Sie erledigt, sie in einen Waschsalon bringt oder zu Hause für Sie wäscht. Die Waschfrage muss vor dem Wochenbett geklärt sein! Hebammen erleben es immer wieder, dass Frauen am zweiten Tag nach der Geburt aufstehen, weil sie die Wäscheberge nervös machen und sie keine Ruhe finden, ehe die Wäsche nicht aufgeräumt ist. Sollte Ihr Partner sich mit der Waschmaschine nicht auskennen, ist er jetzt einzuweisen.

Bitte das Geschenk für *Geschwister* nicht vergessen. Wir haben ja bereits eindringlich darauf hingewiesen, dass Geschwister sich zurückgesetzt fühlen können, wenn sie Geschenkeberge für den Säugling sehen – der allerdings noch nichts damit anfangen kann – und selbst leer ausgehen. Erinnern Sie bitte auch Ihre Freund(e)innen und Familienangehörige an solche Geschenke. Jeder Besucher, jede Besucherin sollte eine Kleinigkeit für die/das Geschwister dabeihaben. Und wenn es nur im Wert von einer Mark ist – die Geste zählt!

Ist eine *Hausgeburt* geplant, sollten die Nachbarn informiert werden. Die Befürchtung, zu laut zu sein, hemmt viele Frauen in der Verarbeitung ihrer Wehen. Allerdings schreien nur die wenigsten Frauen so durchdringend, wie wir es aus manchen amerikanischen Filmen kennen. Ich habe selten eine Frau begleitet, die derartig schrie, dass zu befürchten war, innerhalb weniger Minuten stünde die Polizei vor der Tür – weil von Nachbarn der Verdacht eines Verbrechens gemeldet wurde. Viele Frauen atmen laut, stöhnen und knurren und geben allerhand Geräusche von sich, doch diese Geräusche sprengen selten den normalen Lärmpegel. Dennoch ist es wichtig, die Nachbarn zu informieren, um zu vermeiden, dass besorgt geklingelt wird: »Ist alles in Ordnung?« Behandeln Sie das Ereignis Geburt wie ein Fest: Da würden Sie ja auch Ihre Nachbarn informieren, dass es eventuell ein bisschen laut werden kann.

Vorbereitung auf die Stillzeit

Wahrscheinlich haben Sie sich bereits Gedanken über das Thema Stillen gemacht, haben Vor- und Nachteile erwogen – und sind zu dem Schluss gekommen, dass Muttermilch die beste Nahrung ist. Dabei spielt nicht nur die hervorragende, durch nichts zu übertreffende Nahrungszusammensetzung eine Rolle, die übrigens frühgeborene Kinder besonders gut gedeihen lässt. Es ist auch der Vorgang des Stillens, diese sehr intime Nähe zwischen Mutter und Kind. Mit der Muttermilch wird das Kind zusätzlich geimpft. In seinen letzten drei Monaten im Mutterleib hat es über die Plazenta sämtliche Antikörper gegen alle Krankheiten bekommen, die die Mutter jemals durchgemacht hat und gegen die sie geimpft ist. Dies wird als Nestschutz bezeichnet. Dieser Nestschutz setzt sich beim Stillen fort, da auch die Muttermilch in hohem Maß Antikörper enthält, besonders die erste Milch. Sie wird Kolostrum genannt und ist die reichhaltigste Nahrung überhaupt.

Manche Frauen haben bereits im zweiten Trimenon Milchabgang – ein Anzeichen dafür, dass sich die Brust auf das Stillen vorbereitet. Sie bereitet sich sehr lange darauf vor – wenn Sie an das Spannungsgefühl in den Brüsten denken, das manche Frauen im frühen Stadium der Schwangerschaft verspüren. Die Vorbereitung auf das Stillen geht während der ganzen Schwangerschaft weiter. Kein Wunder also, dass bei manchen Frauen schon vor der Geburt Milch abgeht, besonders übrigens, wenn sie an ihr Kind denken, über ihren Bauch streicheln oder das Kind gerade intensiv spüren. Die Milch geht in kleinen weißen oder durchsichtig weißen Tröpfchen ab. Frauen finden den vorzeitigen Milchabgang meistens nicht angenehm.

Sollten Sie einen BH tragen, greifen Sie am besten auf Stilleinlagen zurück. Wahrscheinlich haben Sie sich sowieso schon welche besorgt. Mit zwei Paar sind Sie bestens ausgestattet. Bitte verzichten Sie auf Einmalstilleinlagen und geben Sie solchen aus Wolle/Seide den Vorrang. Manchmal zeigt nur eine Brust Milchabgang vor der Geburt. Keine Angst, das sagt überhaupt nichts über Ihre spätere Fähigkeit zu stillen aus.

Um das Stillen zu Hause möglichst angenehm zu gestalten, sollten Sie überlegen, sich ein *Stillkissen* oder Lagerungskissen in U-Form anzuschaffen. Bitte bedenken Sie, Ihr Kind nimmt stetig zu – und dann sitzen Sie eine halbe Stunde mit einem 5-Kilo-Päckchen im Arm. Klar, dass das unbequem werden kann. Viele Frauen klagen im Zusammenhang mit Stillen über Rücken- und Nackenschmerzen. Die resultieren daraus, dass die Frauen alles tun, um es ihrem Kind so bequem wie möglich zu machen und sich selbst dabei vergessen. Mit Hilfe eines Stillkissens werden Sie gut gestützt eine behagliche Position finden. Sie können auch auf Nackenrollen und sonstige Kissen zurückgreifen, die Sie vielleicht im dritten Trimenon angeschafft haben, um besser liegen oder um überhaupt schlafen zu können, indem Sie zwei bis drei Kissen unter den Po schieben. In der 34./35. Woche kippt der Bauch oft zur Seite, und da ist ein Kissen zur Stütze sehr hilfreich. Manche Frauen können nach den Senkwehen in Seitenlage ihre Beine nicht mehr aufeinander legen und finden es angenehm, ein Kissen zwischen die Oberschenkel zu platzieren. Sollten Sie bereits ein Stillkissen angeschafft haben, können Sie es natürlich auch vor der Geburt des Kindes gut brauchen, um bequem zu sitzen, zu liegen. Von Frau zu Frau ist es verschieden, welche Positionen als angenehm empfunden werden. Im Geburtsvorbereitungskurs wird gelegentlich über dieses Thema gesprochen und dann gehen die Tipps herum.

Haben Sie oder hat Ihre Mutter, Ihre Großmutter ein *Fußhöckerchen* zu Hause? Das sollten Sie sich ausleihen und beim Stillen die Füße darauf stellen! Leider sind diese sehr praktischen Kleinmöbel aus der Mode gekommen. Vor 30, 40 Jahren fanden sie sich in fast jedem Haushalt. Ein Fußhocker wird Ihnen beim Stillen gute Dienste leisten. Und wenn Ihr Kind älter ist, kann es mit Hilfe des Fußhockers beispielsweise ans Waschbecken gelangen. Ersetzt werden kann er durch zwei dicke Telefonbücher.

Praktisch ist es, wenn Sie sich *aufzuknöpfende Nachthemden* besorgen. Da Frauen beim Stillen – besonders nachts – leicht frieren, sollten Sie auch an eine Weste mit Knöpfen beziehungsweise ein Schultertuch denken, um den oberen Rücken vor Kälte zu schützen, wo Kälte am häufigsten empfunden wird.

»Köfferchen« für die Klinik und Vorbereitungen für eine Hausgeburt

Nachfolgend eine Auflistung all jener Gegenstände und Vorbereitungen, um die Sie sich demnächst kümmern sollten. Je nachdem, ob Sie eine ambulante Geburt, eine Klinik- oder Hausgeburt planen, gibt es Verschiedenes zu tun. Bitte glauben Sie nicht, wir möchten Sie »veräppeln«, wenn wir Dinge wie Kamm/Bürste oder Duschgel auflisten. In der ganzen Aufregung vergessen Frauen nämlich oft Utensilien, die sie sonst immer bei sich haben. Damit Sie sich in der Klinik wohl fühlen und nichts vermissen müssen, haben wir Punkt für Punkt berücksichtigt. Am besten, Sie packen den Koffer vollständig, und wenn es dann »pressiert«, haben Sie alles mit einem Griff.

Nach einer Spontangeburt in einer Klinik verbleiben die Frauen im Normalfall noch zirka 3 Tage dort. Bei Kaiserschnittentbindungen beträgt der übliche Klinikaufenthalt 6 Tage. Sollten Störungen im Wochenbett auftreten oder das Neugeborene behandlungsbedürftig sein, kann es auch zu einem längeren Klinikaufenthalt kommen.

Nach einer ambulanten Geburt wird die Frau innerhalb von 24 Stunden entlassen.

Der Klinikkoffer
- Lieblingsnachthemd – sollte kurz und mindestens bei 60 Grad waschbar sein
- Wollsocken
- Jogginganzug oder Bademantel (besser, weil leichter anzuziehen)
- Hausschuhe oder Sandalen
- kleine Waschlappen (als »Schwitztücher«)
- evtl. Weste oder warmes Schultertuch
- Plastiktüte für Wäsche
- Duschgel
- Zahnbürste und -pasta
- Körperlotion (oder Öl zur Massage), geruchsneutral
- Gesichtscreme
- Deodorant, geruchsneutral
- Lippenpflegestift
- Einmaltaschentücher oder Kosmetiktücher
- Flakon mit Orangenwasser (zur Erfrischung unter der Geburt)
- Bürste/Kamm
- Lieblingslektüre, Zeitschriften oder Bücher, aber nicht zu dick, da das Halten sonst zu anstrengend werden kann
- Walkman, Lieblingsmusik, Kopfhörer

- Mutterpass
- Krankenversicherungskarte
- Kleingeld
- Telefonkarte
- Adressbuch
- Stammbuch (in manchen Kliniken nötig)
- Schreibzeug
- Traubenzucker
- Kaugummi

Utensilien für die Begleitperson
- Trinkvorrat; Cola, stilles Wasser, Energiedrinks
- Essbares wie Müsliriegel, belegte Brote, Schokoriegel, Obst
- Kleingeld (Telefon, Parkgebühren)
- Telefonkarte, wichtige Telefonnummern
- Ratgeber mit Lexikon (zum Übersetzen medizinischer Fachwörter)

- bequeme Kleidung, die nicht zu warm sein sollte (Kreißsäle sind meistens sehr warm), am besten »Zwiebellook«, der Schicht für Schicht abzuschälen oder wieder anzulegen ist, leichte Schuhe, Zettel mit wichtigen Angaben, da diese in der Aufregung oft vergessen werden, und das verzögert die Aufnahme in der Klinik
- Vollmacht der werdenden Mutter bei unverheirateten Paaren
- Fotoapparat, lichtempfindliche Filme oder, wenn das Neugeborene fotografiert wird, das Blitzlicht mit weißem Papier abdecken
- Schreibzeug
- evtl. vorher fachlich besprochene Homöopathika

Zusätzlich für längere Klinikaufenthalte
- viele kurze Nachthemden, möglichst oben zu knöpfen (leichter und angenehmer für das Stillen) oder für nachts auch T-Shirts
- reichlich große Slips, kochfest
- 2 Still-BHs, Stilleinlagen
- für nicht stillende Frauen: feste BHs, die gut sitzen (erleichtert das Abstillen)
- evtl. kleines Kissen oder Nackenrolle, Stillkissen
- Weste oder Schultertuch
- reichlich Handtücher, 2 große Duschtücher
- Föhn
- Socken
- bei geplantem Kaiserschnitt: Hausschuhe mit Absatz (erleichtern das Aufstehen nach der Operation)
- evtl. Fotoapparat und Filme
- Gesichts- und Körperpflegemittel (häufig ist die Haut nach der Geburt sehr trocken), geruchsneutral
- Reservetasche für Geschenke!
- evtl.: Salbeitee (reduziert bei Bedarf Milchbildung, hilfreich beim Milcheinschuss), Kümmel-Fenchel-Anistee (gegen Blähungen bei Müttern und Kindern), Frauenmanteltee (fördert die Rückbildung der Gebärmutter), Milchzucker (gegen Verstopfung der Mutter), Milchauffangschälchen (z. B. von RUSSKA oder MEDELA), falls so genannte Flachwarzen vorliegen oder die Frau aus vorhergehenden Wochenbetten weiß, dass sie sie benötigen wird, Milchbildungstee (Fertigmischung oder mischen lassen), Arnikaglobuli und/andere homöopathische Mittel, die mit Fachkräften vorher abgesprochen wurden, Aromaöl, Massageöl für Bauchmassage

Für das Kind
- Autositz
- Lammfell
- Hemdchen, Jäckchen (nicht über den Kopf ziehen)
- Strampler (warm, nicht zu eng oder »Puck«)
- Wollsöckchen
- Jacke oder Anzug zum Überziehen
- Mützchen!
- evtl. die aus der Schwangerschaft bekannte Spieluhr

Es gibt Kliniken, die Säuglingskleidung zur Verfügung stellen, erkundigen Sie sich aber bitte, ob sie wirklich aus Baumwolle ist. Polyacrylkleidung sollte auf keinen Fall an die Haut der Neugeborenen gelassen werden.

Das Klinikköfferchen zur ambulanten Geburt
Die Kleidung der Mutter kann zwar dieselbe bleiben, manche Frauen möchten sich nach der Geburt lieber umziehen.
Bitte bedenken Sie aber: Auch nach der Geburt ist der Bauch noch ziemlich rund. Keinesfalls werden Sie sofort nach der Geburt wieder in Ihre engen Jeans passen, also bitte auch für die Rückkehr weite Kleidung einpacken.

- warme Oberbekleidung (Pullover, Weste oder Jacke)
- Rock oder Hose mit Gummizug
- Socken
- bequeme Schuhe
- Still-BH, Stilleinlagen (Wolle oder Seide)
- große Slips (wegen der Blutung werden reichlich Vorlagen nötig sein und in kleinen Slips halten sie nicht)
- evtl. Unterhemd (viele Frauen frieren nach der Geburt)

Gepäck der Begleitperson – *siehe oben.*
Ausstattung für das Kind – *siehe ebenfalls oben.*

Utensilien und Vorbereitungen für eine Hausgeburt
Was Sie während der Geburt brauchen, werden Sie mit Ihrer Hebamme besprechen. Zusätzlich sollten Sie ein paar Dinge für die Klinik griffbereit gepackt haben, falls es zu Komplikationen kommt und die Hebamme die Klinikeinweisung beschließt.

- Wer betreut die Geschwisterkinder? Ist der-/diejenige auch nachts abrufbar?
- Ist das Auto voll betankt?
- Telefonnummer der Taxizentrale.
- Ist der Weg zu einer Klinik bekannt? Wie lang ist er? Tagsüber? Nachts? Parkmöglichkeiten?
- Ist für warme Mahlzeiten in den ersten Tagen gesorgt?
- Ist genügend Wäsche (Bettzeug, Handtücher) vorhanden? (Notfalls leihen, im Wochenbett sind Berge von frischer Wäsche nötig.)
- Ist das Bett der Wöchnerin gut vorbereitet (Matratzenschutz)?
- Sind alle wichtigen Telefonnummern griffbereit?
- Ist der Vorratsschrank gefüllt? (Fertiggerichte, Schnellgerichte, vorbereitetes Essen im Gefrierschrank)
- Ist genügend Waschmittel im Haus? (Kein Weichspüler für Kinderwäsche!)
- Frisches Obst? Frisches Gemüse?
- 1 Kiste Mineralwasser (still oder kohlensäurereduziert)
- Salbeitee, Fenchel-Kümmel-Anistee, Milchbildungstee, Löwenzahntee
- Quark
- Gläschen, Fläschchen zur Aufbewahrung von Muttermilch
- Eiswürfel oder tiefgekühlte Kompressen
- Wärmflasche
- Rotlichtlampe
- Stillkissen
- Fußbänkchen (oder 2 dicke Telefonbücher)

Für das Kind
- Wickelmöglichkeit (am besten im Badezimmer, Wickelauflage auf Waschmaschine oder Trockner ist ausreichend)
- Wäsche – in den ersten Wochen keine, die über den Kopf angezogen wird
- Oberbekleidung (keine Kunstfasern)

- Wiege oder Bettchen an hellem, schönem Platz
- Bettzeug, waschbare Decke, nicht zu dick, kein Kopfkissen
- Mützchen
- Wollsöckchen
- Waschschüssel, Waschhandschuhe, Badewanne
- Windeln, 2 verschließbare Eimer – z. B. »Oskartonne«

- Pflege: gutes Kinderhautöl, Wundcreme, Gesichtscreme, Wattestäbchen, Kosmetiktücher oder weiches Toilettenpapier, Badetücher, Handtücher, Gästetücher
- Transport: Kinderwagen, Autositz, evtl. Tragetuch oder ähnliche Tragemöglichkeit wie Tragetasche
- zum Stillen: Fußbänkchen oder Ähnliches, Weste oder Umschlagtuch, Stillkissen oder mehrere kleine Kissen, Nackenrolle, Mulltücher oder Gästetücher (als Spucktücher), Wolldecke für das Kind, ruhiger, bequemer Platz außerhalb des Bettes (Schaukelstühle sind nicht geeignet), evtl. Milchauffangschälchen, Glas mit Getränk für Mutter (großer Durst während des Stillens)

Für Flaschenkinder:
- ausreichend Anfangsnahrung (Pre oder »1«, bei allergiegefährdeten Kindern allergenarme Nahrung der Stufe 1), immer auf Vorrat halten, niemals andere Nahrung füttern!
- 6 große Glasflaschen
- 3–4 Sauger mit großem Lippenschild
- Trichter zum Einfüllen der Nahrung in die Flasche
- Warmhaltekanne für heißes Wasser
- 1 Teesauger
- 1 Flaschensterilisator oder 1 großer Topf zum Auskochen der Flaschen und Sauger
- eigene Geschirrtücher für die Flaschen
- Flaschenbürste

Medikamentenschrank:
- *Paracetamoltabletten (à 500 mg)*
- *Esberitoxtabletten oder Echinacin*
- *Kräuterblutsaft*
- *homöopathische Mittel laut fachlichem Rat*

- *kleiner Plastiklöffel für das Kind*
- *Vitamin D für das Kind (wird oft von Kinderärzt(inn)en abgegeben)*
- *Einmalstilleinlagen (werden oft als Probe verteilt, sind gut für die Nabelpflege bei nässendem Nabel)*
- *Desinfektionssalbe*
- *Sportsalbe und/oder Traumeelsalbe*
- *Teebaumöl*

Vorboten

Wahrscheinlich haben Ihre Wehen in den letzten Wochen stetig zugenommen. Bei manchen Frauen kommen sie täglich und halten bis zu einer halben Stunde an. Sie verschwinden dann aber auch wieder. Bei einigen Frauen geht der Schleimpfropf, der sich bei anderen erst unter der Geburt lösen kann, jetzt ab. Im Vorfeld einer Geburt gibt es keine Reihenfolge, die strikt einzuhalten ist. Deshalb ist es unsinnig, zeitliche Vorgaben zu benennen, denn wenn eine Frau an sich etwas anderes beobachtet, wäre sie unnötig beunruhigt.

Selbst bei vaginalen Untersuchungen ist nicht unbedingt zu erkennen, was im Inneren des Beckenraums geschieht. Die Einzige, die sicher weiß, dass sich innerhalb ihres Beckens etwas verändert hat, ist die betreffende Frau. Auf ihre Angaben hat das medizinische Personal zu reagieren. Sie ist die Fachfrau! Nicht der Professor oder der Doktor. Wenn Sie in sich hineinspüren, finden Sie diese Sicherheit: Sie wissen, dass Sie es wissen. Deshalb bitte auch nicht verzweifeln, wenn sich eine regelmäßige Wehentätigkeit wieder verflüchtigt. Sollten Sie am nächsten Tag untersucht werden und erfahren, dass der Muttermund noch geschlossen ist, lassen Sie sich nicht irritieren. Sie hatten Wehen. Diese Wehen haben irgendwo etwas in Richtung Geburt bewirkt. Keine Wehe ist umsonst. Auch wenn man von außen nichts sieht. Dies gehört zum Geheimnis der Geburt.

Geburt

Es geht los!

»Ohne Wehen kommt kein Kind zur Welt«, sagte die Hebamme, die die Mutter einer der Autorinnen begleitete, und schickte sie wieder nach Hause, obwohl der Arzt im Krankenhaus empfohlen hatte, sie solle bleiben.

Mittlerweile kennen Sie zwei Wehenarten: die Schwangerschaftswehen und die Senkwehen – fehlen nur noch die Eröffnungswehen, auf die Sie vielleicht schon gespannt warten. Ihre Gebärmutter hat in den letzten Wochen und Tagen vor der Geburt eifrig trainiert. Die Geburt findet nicht plötzlich statt, sondern Ihr Körper bereitet sich lange darauf vor. Die Wehen, die Sie bislang verspürten, waren wie Wellen. Sie kamen und sie gingen. Und dann war wieder nichts.

Hebammen erkennen den Zeitpunkt, wann es losgeht, durch die Art, wie sie die Frauen wahrnehmen. Ist die Frau bereit loszulassen? Oder dauert es noch eine Weile? Dabei spielt der errechnete Geburtstermin keine maßgebliche Rolle. Sie wissen ja: Nur 4 % aller Kinder kommen zum errechneten Termin zur Welt. Eine Hebamme wird oft gefragt: »Wann ist es nun so weit?« Diese Frage interessiert besonders jene Paare, bei denen der Mann beruflich viel reisen muss. Wenn überhaupt irgendjemand eine Aussage zum Geburtstermin machen kann, dann ist es die Frau selbst. Manche Frauen haben eine Ahnung. Da taucht ein bestimmter Tag immer wieder auf: »Du wirst sehen, am Mittwoch ist es so weit«, sagt die Frau zu ihrem Mann. Kann sein, dass am Dienstag noch eine große Familienfeier stattfindet, bei der die Frau auf keinen Fall fehlen möchte. Oft haben Frauen direkt vor der Geburt noch etwas vor, ein Termin, bei dem sie gerne anwesend wären. Und das schaffen sie meistens auch. Und wenn ihr Partner verreist ist und beide zittern, ob es klappt, ob die Geburt beginnt, wenn er zu Hause ist, schaffen sie das meistens auch. Frauen gelingt es sogar, bei vollständig eröffnetem Muttermund noch so lange zu warten, bis der Partner, der mit dem Wagen unterwegs ist, an ihrer Seite steht. Dann geht es aber ruckzuck!

Und jetzt geht's allmählich los: Unter dem Einfluss von Vorwehen löst sich der Schleimpfropf im Gebärmutterhals langsam auf, der

Muttermund bewegt sich aus seiner nach hinten gerichteten Stellung nach vorne, das Köpfchen des Kindes wandert nach unten – alle organischen Vorbereitungen für die Geburt sind getroffen. Der Abgang von Schleim ist von Frau zu Frau unterschiedlich. Bei manchen Frauen erscheint er leicht blutig, bei anderen wird an mehreren Tagen hintereinander immer ein wenig Schleim abgesondert, bei vielen ist er durchsichtig und weißlich. Hinzu kommt eine Veränderung der Rückenschmerzen. Sie wandern meistens nach unten, weil der Kopf des Kindes sich nun eben auch im Beckeneingang befindet und weiter nach unten strebt. Senkwehen können übrigens durchaus so stark wie Eröffnungswehen sein.

Die Geburt ist in drei beziehungsweise vier Phasen unterteilt, in denen die Wehen immer stärker werden, die Plateauphase sich stetig verlängert und die Abstände der Wehen immer kürzer werden:

1. Eröffnungsperiode
   Beginnt mit Eröffnungswehen. Der Kopf des Kindes passt sich dem quer ovalen Becken der Frau an.
2. Übergangsperiode
   Das Kind dreht den Kopf, um die Gebärmutter verlassen zu können, was möglich ist, sobald der Muttermund vollständig eröffnet ist.
3. Austreibungsperiode
   Fruchtblase springt. Das Kind steckt in der Scheide. Es dreht sich und kommt dann auf die Welt.
4. Nachgeburtsphase
   Geburt der Plazenta.

Manchmal befürchten Frauen, der Druck, der bei der Geburt auf das Kind ausgeübt wird, sei zu stark für das Kind. Dies ist nicht der Fall. Die Druckverhältnisse in der Gebärmutter liegen außerhalb der Schwangerschaft bei 0 bis 10 mmHg, bei einer Vorwehe 25 mmHg und bei Eröffnungswehen 40 mmHg, was dem Wasserdruck eines Körpers in 50 cm Tiefe entspricht. Die Strecke, die die Kinder zurückzulegen haben, ist zirka 10 cm lang. Sie brauchen so lange für diese Strecke, weil der Weg so schonend wie nur möglich gegangen wird. Das heißt, nicht die normale Geburt wird als stressig empfunden – sondern das Eingreifen von außen, wenn der natürliche Rhythmus gestört wird.

Die Eröffnungsperiode

Die Eröffnungswehen haben die Aufgabe, den Muttermund, also den vorderen Teil des Gebärmutterhalses, weiter zu eröffnen. Die Gebärmutter besteht aus dem Gebärmutterkörper und dem Gebärmutterhals. Der Gebärmutterkörper ist mit Längsmuskulatur und diagonaler Muskulatur ausgestattet, der Gebärmutterhals mit quer verlaufender Muskulatur. Diese Anordnung gewährleistet, dass sich die gesamte Gebärmuttermuskulatur unter einer Wehe maximal zusammenzieht, der Kopf des Kindes in das Becken hineingedrückt wird und sich der Muttermund zurückzieht. Eine permanente Gegeneinanderbewegung, deren Ziel die Eröffnung des Gebärmutterhalses ist. Bei vollständig erfolgter Öffnung ist dieser gar nicht mehr zu tasten, er ist völlig verschwunden. Für das Kind wird das normalerweise gemütliche Nest Gebärmutter unter einer Wehe recht ungemütlich. An seinen Füßen wird es sehr eng, und die Gebärmutterwände üben Druck auf seinen kleinen Körper aus. Während und nach einer Wehe ist eine leichte Beschleunigung der kindlichen Herztöne feststellbar. Durch Eröffnungswehen wird die Nebennierenrinde des Kindes aktiviert und schüttet Hormone aus, die das Kind auf das Leben außerhalb des Mutterleibes vorbereiten.

So können Sie sich das Ganze vorstellen
Sehen Sie bitte einmal an sich selbst hinunter und stellen Sie sich die Form einer auf dem Kopf stehenden Birne vor. Eine Birne hat eine Art Hals, sagen wir: Gebärmutterhals. Dort, wo der Stiel der Birne sitzt, befindet sich der Muttermund. Ein Apfel dagegen hat keinen Hals. Wenn sich nun unter Wehentätigkeit der Muttermund eröffnet und sich der Gebärmutterhals völlig zurückzieht – in der Fachsprache heißt das: die Portio ist aufgebraucht –, verwandelt sich die Birne in einen Apfel. Wo vorher der Hals und der Muttermund saßen, ist nun die Gebärmutter auf 10 cm eröffnet. 10 cm, die es dem Kind ermöglichen, die Gebärmutter zu verlassen. Vorher aber braucht es Wehen. Wehen, die diese Eröffnung ermöglichen.

Die Wehen werden stärker
Nun haben Sie im Lauf der Schwangerschaft schon öfter Wehen gehabt, bei denen sich nichts geöffnet hat – zum Glück! Den Unterschied zwischen diesen Wehen und den Eröffnungswehen nehmen

Sie am deutlichsten daran wahr, dass es bei Eröffnungswehen ein Plateau gibt. Bislang kennen Sie es so: Die Wehe baut sich auf wie eine Welle, kommt langsam, schwillt an und geht wieder. Den Höhepunkt der Wehe haben Sie als Spitze erlebt. Diese Spitze hat am Muttermund gar nichts bewirkt. Sie hat auch weniger Druck auf den kindlichen Kopf ausgeübt.

Das Plateau bei den Eröffnungswehen hingegen bewirkt etwas. Die Wehe kommt, steigt an – und wenn sie am stärksten ist, bleibt sie, dauert eine Weile – und baut sich wieder ab. Je breiter das Plateau ist – wenn Sie die Welle zeichnen würden –, desto kräftiger ist die Wehe, desto stärker die Wirkung als Kraft auf den Muttermund, sich zu öffnen, und als Kraft auf den kindlichen Kopf in Richtung Beckenausgang. Eröffnungswehen, die auch muttermundwirksame Wehen oder Geburtswehen genannt werden, sind also dadurch gekennzeichnet, dass sie bei ihrem Maximum anhalten. Ein weiteres Merkmal ist ihr Rhythmus. Um den Geburtstermin herum werden Sie immer wieder Wehen verspüren: Vorwehen, die den Muttermund weicher machen und etwas öffnen und auch zu vermehrtem Schleimabgang führen. Langsam wird sich das ändern. Und dann merken Sie: Das fühlt sich anders an, das hält länger an, das wird mehr. Dieses Gefühl kann ein bis zwei Stunden anhalten oder über den Tag verteilt immer wieder auftauchen. Sie haben Wehen, die nicht nur über eine Spitze, sondern jetzt auch über ein Plateau verfügen. Sie denken, das ist der Beginn der Geburt ... und auf einmal verspüren Sie doch wieder nur Schwangerschaftswehen ohne Plateau.

Dies ist das Spiel der langsamen Vorbereitung. Auch Ihr Kind muss sich auf die Wehen vorbereiten und an den Druck auf seinen Kopf Richtung Beckenausgang gewöhnen. So wie Sie den Unterschied zwischen Eröffnungswehen und Schwangerschaftswehen kennen lernen, lernt ihn auch Ihr Kind kennen. Es reagiert anders auf Eröffnungswehen als auf Schwangerschaftswehen oder Senkwehen. Während einer Eröffnungswehe halten die Kinder ganz still. Dann ist die Wehe vorüber. Einen kleinen Moment lang herrscht noch Ruhe. Und dann bewegen sich die Kinder. Gerade so, als würden sie es richtig genießen, sich wieder bewegen zu können, als würden sie vorsichtig austesten: Darf ich mich denn wieder rühren, kann ich meine Hand jetzt wieder bewegen, ja, es geht. Ganz vorsichtig und behutsam bewegen sich die Kinder nach einer Eröffnungswehe, bei der die Gebärmutterwände von allen Seiten auf sie zugekommen sind. Der Abstand der Eröffnungswehen ist zuerst sehr lang. 30 Minuten können vergehen von einer zur nächsten. Und es ist Mitternacht, die Frau ist müde und weiß nicht, was sie tun soll, und legt sich ins Bett. Am nächsten Morgen ist gar nichts mehr. Oder sie wacht mit einem völlig veränderten Gefühl im Bauch auf. Dann hat ihr Körper in der Nacht weitergearbeitet – und sie hat schlafend nichts davon gemerkt. Manchen Frauen fällt nach dem Aufwachen auf, dass sie über Nacht vermehrten Schleimabgang hatten. Auch dies ist ein Anzeichen dafür, dass die Geburt in Gang kommt. Aber – es dauert noch.

Von regelmäßigen Eröffnungswehen im geburtshilflichen Sinne spricht man, wenn sie regelmäßig alle 10 Minuten auftreten. Ab diesem Zeitpunkt beginnt die Geburt. Alles, was davor passierte, wird der Vorbereitung auf das Geburtsgeschehen zugerechnet. Wenn Sie auf eine Uhr mit Sekundenzeiger schauen, werden Sie feststellen, dass eine Eröffnungswehe vielleicht am Höhepunkt 10 bis 15 Sekunden dauert. Später wird sie zirka 30 Sekunden dauern. Beim Höhepunkt der Geburt, bei den so genannten Press- oder Austreibungswehen, erreicht das Plateau eine Dauer von zirka 60 Sekunden, manchmal auch darüber. Eröffnungswehen treten sehr häufig in den frühen Morgenstunden auf und wecken die Frauen. Das liegt an unserem vegetativen Nervensystem, das von Sympathikus und Parasympathikus gesteuert wird. Der Sympathikus ist für den Tag zuständig, der Parasympathikus für die Nacht. Da der Parasympathikus unter anderem auch für die Gebärmuttermuskulatur zuständig ist, beginnen regelmäßige Eröffnungswehen oft um die Zeit, die in seinen Tätigkeitsbereich fällt.

Die meisten Geburten beginnen in den frühen Morgenstunden. Wenn Frauen mit Eröffnungswehen aufwachen, sieht das in Filmen folgendermaßen aus: Eine Frau verzieht das Gesicht zu einer seltsamen Grimasse, starrt sekundenlang mehr oder weniger schockiert auf ihren Bauch, windet sich und weckt dann hektisch ihren Partner. Im echten Leben sieht es dagegen meistens so aus: Eine Frau wacht auf, ist verwundert, kann es im ersten Moment nicht glauben, dass es jetzt losgehen soll, dass jetzt das große Ereignis beginnt, auf das sie seit Monaten wartet. Die Frau horcht in sich hinein. Fasziniert. Jetzt also? Wirklich jetzt? Vielleicht greift die Frau zu der am Nachtkästchen stehenden Uhr und überprüft, ob sie wirklich Eröffnungswehen hat. Ja! Ein Rhythmus ist erkennbar! Manchmal spüren die Frauen auch ein Druckgefühl in Richtung der Leisten und/oder der Kreuzbeingegend. Das kann ausstrahlen bis zu den Oberschenkeln. Gelegentlich erinnern diese Gefühle an Menstruationsschmerzen. Und dann sind sich die Frauen eigentlich sicher. Es geht los! Sie wecken ihren Partner. Manche Frauen warten noch länger, tasten ihren Bauch ab, streicheln ihn, sprechen mit dem Kind, beruhigen es, und dann wacht der Partner vielleicht von selbst auf: Kannst du nicht schlafen?

»Ich glaube, es geht los.« – »WAS???????« So schnell ist der Mann wahrscheinlich noch nie aus dem Bett gesprungen. Meistens bricht eine unglaubliche Hektik aus. »Schnell, schnell! Wo ist die Tasche? Wo ist der Schlüssel? Hoffentlich springt das Auto an! Halt! Das Lammfell! Aber ich hab doch ...«

Häufig sind es die Frauen, die in dieser Situation sehr, sehr gelassen bleiben. Sie wollen noch ein bisschen liegen bleiben. In sich hineinhorchen. Auch mit dem Partner zusammen in sich hineinhorchen. Aber dafür hat so mancher Partner keine Nerven. So mancher Partner dreht jetzt nämlich durch. Das ist übrigens auch in Beziehungen zu beobachten, die sonst eindeutig so gelagert sind, dass der Mann der besonnenere, ruhigere, gelassenere Teil ist. Jetzt nicht mehr! Das ist allerdings nur beim ersten Kind so. Beim ersten Mal ist alles doppelt aufregend.

Bei Mehrgebärenden kommt es gelegentlich dazu, dass der Partner eine nahezu stoische Ruhe ausstrahlt. Wir brauchen bestimmt noch nicht in die Klinik zu fahren, sagt er vielleicht, weil er an das erste Kind denkt, bei dem die Frau mit falschem Alarm zweimal wieder nach Hause geschickt wurde. Dann werden die Frauen aber sauer. Bitte: Was den Zeitpunkt betrifft, wann bei einer geplanten Klinikgeburt dorthin gefahren wird, da sind die Frauen die Chefinnen. Sobald sie äußern: Ich möchte in die Klinik, wird durchgestartet. Ohne Widerspruch! Und egal, ob die betreffende Frau Eröffnungswehen mit einem Abstand von 15 bis 20 Minuten oder in zehnminütigem Abstand hat. Sobald die Frauen unruhig werden und sich in fachliche Betreuung begeben möchten, ist dem Folge zu leisten! Wie weit die Geburt tatsächlich fortgeschritten ist, spielt keine Rolle. Der Wunsch der Frau ist ausschlaggebend. Besonders beim ersten Kind. Da glauben die Frauen auch oft, sobald die Hebamme da sei, würden sie sich besser fühlen. Oder sie würden sich in der Klinik geborgen fühlen. Das kann sich als Trugschluss herausstellen. Egal – was die Frau möchte, ist Gesetz!

Nicht zu verwechseln mit Blähungen

Manche Frauen verwechseln die Eröffnungswehen mit heftigen Blähungen, die sie unter Umständen aus der bisherigen Schwangerschaft kennen. Wir wissen von Frauen, die vor dem Zubettgehen beispielsweise Kirschen aßen und dann noch sehr viel Wasser tranken. Als sie nachts aufwachten, waren sie sicher, was da in ihrem Bauch brodelte, seien die Kirschen und das Wasser. Es dauerte eine Weile, ehe sie realisierten: Die Geburt beginnt! Manchmal ist es der Partner, der die Frau auf den Rhythmus der vermeintlichen Blähungen hinweist: »Meinst du nicht, das sind vielleicht doch Wehen? Blähungen kommen doch nicht in regelmäßigen Abständen!«

Es kommt oft vor, dass in der Klinik oder auch zu Hause festgestellt wird, dass noch gar keine Eröffnungswehen stattgefunden haben. Bitte schämen Sie sich deshalb nicht. Wenn Sie möchten, dass fachlich geschulte Menschen einen Blick auf Sie werfen, dann sollten Sie sich das nicht versagen. Frauen, die dies brauchen, um sich sicher zu fühlen, sind nach einer solchen Feststellung: »Es wird wohl noch eine Weile dauern«, auch wieder beruhigter. Sie verlassen die Klinik vielleicht mit einem besseren Gefühl. Ihr Gefühl ist der Maßstab, dem sich alles unterzuordnen hat! Bitte mischen Sie keine Versagerinnengefühle unter diese Sicherheit. Sie haben das eben jetzt gebraucht und basta. Das Gleiche gilt natürlich, wenn Sie Ihre Hebamme »umsonst« zu einem Besuch bitten.

Hebammen stellen immer wieder fest, dass Frauen, die eine außerklinische oder ambulante Geburt planen, sich über den Geburtsverlauf sicherer sind. Das liegt daran, dass sie sich meistens gründlicher mit der Geburtsvorbereitung beschäftigen. Sie wollen, dass die ganze Geburt in ihrer alleinigen Verantwortung liegt. Sie wollen unabhängig von klinischen Maßnahmen und Umständen sein. Deshalb horchen sie besonders intensiv in sich hinein. Eine Voraussetzung, die innere Stimme hören zu können, ist das eigene Selbstvertrauen. Wie sicher sich die Frau in ihrem Körper und in ihrem Umfeld fühlt. Diese Sicherheit schenkt Ruhe. Ruhe, die die Signale des Körpers deutlich empfangen lässt. Mit dieser Ruhe kann eine Frau auch klar einordnen, was jetzt in ihrem Körper passiert. Aha, jetzt ist das Köpfchen weiter nach unten gerutscht. Aha, jetzt fühlt sich meine Scheide offener und weiter an. Aha, jetzt spüre ich den Druck in Richtung Rücken nicht mehr so stark. Ich öffne mich also. Aber ich habe noch Zeit. Ich spüre es. Frauen, die auf ihre eigene Kraft und die Signale ihres Körpers vertrauen, wissen sehr genau, wo im Geburtsverlauf sie sich befinden. Sie rufen in der Regel zur rechten Zeit ihre Hebamme an, damit sie den Geburtsfortschritt bestätigt oder weil sie sich mit ihrer Hebamme an der Seite wohler fühlen.

Frauen, die stark auf Technik vertrauen und ein klinisches Umfeld brauchen, Frauen, die sich besser fühlen, wenn sie am CTG angeschlossen und Ärzt(e)innen in der Nähe sind, sollten diesem Bedürfnis nachgeben. Und das ruhig auch mehrfach. Dann sind Sie eben zum zweiten Mal in der Klinik und es tut sich noch nichts – oder nichts mehr! Sehr häufig ist es so, dass Frauen zu Hause eindeutig regelmäßige Eröffnungswehen verspüren. Kaum sind sie in der Klinik, hören die Wehen abrupt auf. Das ist kein Grund, in Verlegenheit zu geraten! Ärzt(e)innen und Hebammen wissen, dass sich die Frauen erst an die veränderte Umgebung gewöhnen müssen. Vielleicht sind die Frauen auch in einem zuerst kalten Auto in die Klinik gefahren, dann die Formalitäten, neue Räumlichkeiten, fremde Gesichter – kein Wunder, dass die Frauen eine Eingewöhnungszeit brauchen, ehe sie mit ihrer Wehentätigkeit, sprich Öffnung, fortfahren können. Dieses Phänomen, dass der Körper stoppt und signalisiert, hier ist ein anderes Umfeld, hier muss ich mich erst mal zurechtfinden, ist bekannt. Oft beteuern Frauen dann: »Ich habe aber doch Wehen gehabt!« Das brauchen sie gar nicht.

Am allerbesten ist es, wenn die Begleitung der schwangeren Frau ab dem Zeitpunkt der Ankunft in der Klinik alles in die Hand nimmt. Die Frauen sollen sich um nichts mehr kümmern müssen und sich ganz auf die Geburt konzentrieren können. In den Wehenpausen sollten sie sich so tief wie möglich erholen. Das heißt, die Begleitperson erledigt alle Formalitäten bei der Aufnahme in die Klinik und kümmert sich auch um alles andere. Deshalb ist es wichtig, die Geburt schon einmal durchgespielt zu haben. Je besser Frau und Begleitperson aufeinander eingespielt sind, desto besser und stärker ist das Team, das sie bilden – und manchmal nach außen bilden müssen, um beispielsweise bestimmte Untersuchungen oder andere Maßnahmen abschmettern zu können. Wobei das Abschmettern hierbei natürlich Sache der Begleitperson ist.

Wenn die Wehen alle 5 bis 10 Minuten kommen, wissen die Frauen sehr genau, was ihnen gut tut und wie sie sich bewegen oder liegen möchten. Erfahrungsgemäß fühlen sie sich zu diesem Zeitpunkt in ihrer häuslichen Umgebung am wohlsten. Sie gehen vielleicht in ihrem Lieblingsnachthemd auf und ab, zupfen hier und da ein paar

Blätter von einer Topfpflanze, schimpfen gelegentlich, reden laut mit dem Kind, setzen sich an den Tisch, beschriften ein paar Kuverts für die Geburtsanzeigen, stehen wieder auf, legen sich auf den Boden und so weiter. An dieser Stelle möchten wir – bei einer geplanten Klinikgeburt – die Wehenbegleitung zu Hause besonders empfehlen. Das heißt, die Hebamme wird gerufen, wenn die Eröffnungswehen beginnen, und bleibt bei der Frau, bis es Zeit ist, in die Klinik zu fahren. Die Frau kann tun, was sie möchte – und ist durch die fachliche Betreuung der Hebamme gut aufgehoben.

Der beste Zeitpunkt, in die Klinik zu fahren
Sie wissen es sicher schon: wenn Sie es wollen. Sollten Sie unsicher sein, können Sie sich an die folgende Regel halten: Wenn die Wehen in 10-Minuten-Abständen auftreten, können Sie sich auf den Weg in die Klinik machen. Mehrgebärende bekommen ihre Kinder meistens wesentlich schneller als Erstgebärende. Das schnellste Kind überhaupt ist meistens das Zweite. Das Dritte braucht wiederum länger. Aber manche zweiten Kinder sind ruckzuck auf der Welt. Vorausgesetzt natürlich, die Frau ist bereit, sich zu öffnen. Die durchschnittliche Geburtsdauer bei Erstgebärenden beträgt zirka 12 bis 14 Stunden, bei Mehrgebärenden zirka 8 Stunden. Im Taxi zu gebären brauchen Sie nicht in Erwägung ziehen. Das passiert sehr, sehr selten – sonst wäre es den Zeitungen keine Meldung wert.

So kommen Sie gut durch die Eröffnungsperiode

Zu Beginn der Wehentätigkeit empfinden es viele Frauen als wohltuend, heißen Tee zu trinken. Frauen mit Wehen neigen zum Frieren. Deshalb sollten Sie sich gut warm halten! Lassen Sie sich eventuell eine Wärmflasche machen, und wickeln Sie Ihren Bauch in eine Wolldecke. Nur ein warmer Muskel kann Höchstleistungen erbringen! Bitte die Socken nicht vergessen! Sie sind das Einzige, das die meisten Frauen im Verlauf der Geburt gerne anbehalten. Der Rest wird unter einer Wehe häufig durch die Gegend geworfen. Unter einer Wehe wird es den Frauen nämlich sehr heiß. Manche Frauen ziehen sich während der Geburt stetig an und aus. Tun Sie, was Sie möchten – aber achten Sie auf konstant warme Füße. Kalte Füße sind ein Zeichen für Kreislaufschwäche, und das führt zu Unwohlsein, was auch Einfluss auf die Wehentätigkeit hat.

Hilfreich ist es, wenn die Frauen in kleinen Schlucken so genannte Energiedrinks zu sich nehmen. Gebärende Frauen sind Hochleistungssportlerinnen! Sie haben einen enormen Kalorienverbrauch und müssen dafür sorgen, dass ihr Energiehaushalt optimal ist. In manchen Kliniken wird den Frauen das Trinken unter der Geburt untersagt. Hier hilft es, Zitronenscheibchen sowie Traubenzucker-dragees zu lutschen, um dem Körper neue Energie zuzuführen. Sehr wichtig ist auch der Fettstift für die Lippen. Bei der intensiven Atemtätigkeit unter der Geburt trocknen die Lippen schnell aus, und das wird als sehr unangenehm empfunden. Sie sollten alles aus dem Weg räumen, was Ihr seelisches Gleichgewicht stört. Hiervon brauchen Sie jetzt ganz viel, um die Wehen ausbalancieren zu können. Traubenzuckerdragees beugen auch einer Unterzuckerung vor. Diese kann zu einer Wehenschwäche bis hin zum Stillstand der Geburt führen. Und dann wird eine Frau vielleicht an den Wehentropf angeschlossen, um die Geburt voranzutreiben – dabei ist sie doch nur erschöpft. Auf diese Erschöpfung reagiert der Körper, indem er zusätzliche Energieverluste – Wehen – einstellt. Also: Bevor es zur Verabreichung eines Wehentropfs kommt, bitte überprüfen, wie die Energielage der Frau ist, und zuerst einmal mit Traubenzucker gesüßten Tee reichen. Der Wehentropf führt zwar zu sehr regelmäßigen und heftigen Wehen – doch wenn die Frau erschöpft ist, zehren diese Wehen sie regelrecht aus, und sie braucht zwei, drei Tage, ehe sie die Anstrengung einigermaßen verkraftet hat. Eine Anstrengung, die ihr Körper nicht auf sich genommen hätte – wenn er das Sagen gehabt hätte. In manchen Entwicklungsländern wird Frauen, die in einer Klinik gebären, empfohlen, ein Stück Zuckerrübe und mit Traubenzucker gesüßten Tee mitzubringen. Anscheinend ist der entscheidende Faktor der körperlichen Konstitution dort bekannter als in mancher Hightech-Klinik. Eine Alternative zu Tee und Energiedrinks ist Cola, aber bitte nicht die Light-Form.

Was der Partner tun kann
Bei manchen Frauen zittern die Beine in der Eröffnungsphase so stark, dass sie sich in den Wehenpausen gerne hinlegen oder an einen Gymnastikball anlehnen. Als sehr wohltuend wird es häufig empfunden, wenn der Partner die Beine mit Massageöl massiert oder sie mit Alkohol abreibt, was auch das Hitzegefühl in den Beinen und Füßen lindern kann. Der Partner der Frau kümmert sich natürlich darum, dass alle erleichternden Mittel griffbereit sind.

Seine Aufgabe ist es nun, ganz auf Empfang zu schalten. Was möchte die Frau, was kann ich ihr anbieten, was könnte ihr jetzt Erleichterung verschaffen? Wahrscheinlich haben Sie im Geburtsvorbereitungskurs vielerlei Möglichkeiten zur Erleichterung erfahren und sie auch gemeinsam durchgesprochen. Unter der Geburt kann alles ganz anders kommen. Deshalb ist die wichtigste Aufgabe des Partners, empfangsbereit zu sein. Er sollte seine Frau so klar und einfühlsam wie möglich wahrnehmen, um sie bestmöglich zu unterstützen.

Im Geburtsvorbereitungskurs haben Sie verschiedene Positionen gelernt und im Vorfeld hoffentlich auch geübt. Sie haben sich bei einer Klinikgeburt informiert, ob es im Kreißsaal vielfältige Möglichkeiten für verschiedene Positionen gibt. Vielleicht haben Sie sich für eine bestimmte entschieden, weil Sie die als sehr angenehm empfanden. Doch bitte: Als Sie diese Stellung probten, befanden Sie sich im Trockenkurs. Die Frau selbst verabschiedet sich unter Wehen leicht von ihren Plänen. Der Partner muss schnell darauf reagieren. Es ist nicht der richtige Moment zu diskutieren: »Eigentlich wolltest du dich doch an meinem Hals aushängen.« Je größer die angebotene Bandbreite an Möglichkeiten, desto besser. Dennoch: Was die Beweglichkeit betrifft, fühlen sich Frauen zu Hause meistens am wohlsten.

Eröffnung in der Klinik

Wenn Frauen mit Eröffnungswehen stationär in einer Klinik aufgenommen sind, weil es zu irgendwelchen Komplikationen gekommen oder der errechnete Geburtstermin schon ein paar Tage verstrichen ist, empfinden sie die Eröffnungsphase oft als sehr belastend. Vielleicht liegen sie in einem Zwei- oder Dreibettzimmer. Sie wagen nicht, laut zu atmen oder auf und ab zu gehen oder das zu tun, wonach ihnen ist, weil sie die anderen Frauen nicht stören wollen. Vielleicht haben die auch noch Besuch. So kann sich eine Frau mit Eröffnungswehen sehr unwohl fühlen, wenn sie keinen Platz für das Ausleben ihrer Eröffnungswehen hat. Meistens geht es den Frauen von dem Moment an besser, wo ihr Partner oder die Person eintrifft, die sie bei der Geburt begleiten wird. Manchmal verspürt eine Frau große Sehnsucht nach ihrer Begleitperson. Es kann sein, dass man ihr in der Klinik sagt: »Es ist noch zu früh, das dauert noch.« Bitte ignorieren Sie diese Meinung. Wenn Sie das Gefühl haben, Sie brauchen Unterstützung, dann ist es der richtige Moment. Alleinsein mit Eröffnungswehen kann zu starken Einsamkeitsgefühlen führen. Sie sollten sich aber jetzt gut fühlen. Ihre psychische Lage sollte so rund wie möglich sein. Niemand außer dem jeweiligen Menschen selbst kann beurteilen, wann er Unterstützung braucht.

In Kliniken ist es manchmal nicht leicht, einen Raum zu finden, in dem die Zeit der Eröffnungsphase entspannt verbracht werden kann. Der Kreißsaal ist meistens mit gebärenden Frauen besetzt. Wohin also mit den Frauen, die in der Eröffnungsperiode sind? Sie werden auf die so genannte »Wehenallee« geschickt. Vielleicht haben Sie bei einem Besuch in einem Krankenhaus schon einmal schwangere Frauen mit ihren Partnern auf den Krankenhausfluren hin und her wandern sehen. Diese Frauen und Paare haben eventuell nach einer Untersuchung erfahren, dass die Geburt nun zwar losgeht – aber es könnte noch Stunden dauern, ehe es erforderlich sei, den Kreißsaal aufzusuchen. Stunden, die auf der »Wehenallee« verbracht werden.

Das Wort »Wehenallee« klingt zwar recht hübsch – doch das Aussehen dieser langen mit Linoleum belegten Flure ist alles andere als hübsch, und weit und breit kein einziger Baum. Außerdem herrscht dort Publikumsverkehr. Die »Wehenallee« ist kein abgesperrter, geschützter Raum. Klinikpersonal, Besucher und Besucherinnen, Patienten und Patientinnen gehen dort auf und ab oder über diese Flure, um auf eine andere Station zu gelangen. Das hemmt viele Frauen, den Bedürfnissen nachzugeben, die sie verspüren. Sie trauen sich nicht, sich beispielsweise in den Vierfüßlerstand zu begeben, sehr laut zu atmen, sich auf den Boden zu legen etc. Denn das alles täten sie vor Publikum. Nur sehr selbstbewusste Frauen scheren sich nicht darum. Da Sie wissen, wie wichtig die entspannte und gute Atmosphäre für die bestmögliche Öffnung ist, sollten Sie sich vorab informieren, ob es in der von Ihnen ausgesuchten Klinik eine Art Schutzzone gibt, in der sich Frauen mit Eröffnungswehen aufhalten können. Das gilt natürlich auch, wenn die Frau stationär in eine Klinik aufgenommen wird.

Übelkeit und Erbrechen sind keine Seltenheit

Bei einer Muttermundöffnung von 5 cm kommt es häufig dazu, dass Frauen große Übelkeit verspüren und/oder erbrechen müssen. Offensichtlich erreicht das Köpfchen bei dieser Öffnung einen Höhenstand, der das Brechzentrum reizt. Das wird als äußerst unangenehm empfunden, besonders wenn das Erbrechen während einer Wehe stattfindet. Bitte den Frauen sofort Mundwasser zum Spülen anbieten. Entspannt zu atmen, wenn im Mund noch der Geschmack von Erbrochenem ist, ist scheußlich und nahezu unmöglich. Wenn die Frau erbrechen muss, sollte sie gestützt beziehungsweise ihr Kopf gehalten werden. Manche Frauen möchten zum Waschbecken gehen. Dem ist eigentlich nicht zu widersprechen! Falls doch, muss die Frau gewaschen werden. Einige Frauen leiden während der ganzen Geburt unter Erbrechen. Sie müssen immer wieder Flüssigkeit angeboten bekommen. Besonders Glukose und Elektrolyte werden verstärkt benötigt. Am besten Energiedrinks bereithalten!

Die Übergangsperiode

Die Übergangsperiode fordert den Frauen die größte Anstrengung überhaupt ab. Sie haben das Gefühl, die Wehen kämen Schlag auf Schlag und sie könnten sich dazwischen überhaupt nicht mehr erholen. Der Druck, den die Gebärmutter unter der Wehe aufbaut, schiebt den Kopf des Kindes immer weiter in das Becken, und der Körper rutscht ganz allmählich nach. Das Kind hat unter der Wehentätigkeit die Leistung zu vollbringen, seinen Kopf an den quer ovalen Beckeneingang der Mutter anzupassen.

So kommen Sie gut durch die Übergangsperiode

Der Beckenausgang hingegen ist längs oval, wie an den Schamlippen deutlich zu erkennen ist. Das Kind muss sich mit seinem Köpfchen um 90 Grad drehen. Dazu muss sich der Kopf in die Schräge bewegen und dann langsam in Richtung Beckenausgang in die Gerade. Somit zeigt der Hinterkopf des Kindes zum Bauch der Frau, und das Gesicht ist zur Wirbelsäule gewendet. Dabei wird der Kopf des Kindes maximal gebeugt. Eigentlich ist die Strecke, das Kind zwischen Eröffnungs- und Austreibungsperiode zurückzulegen hat, ein kurzer Weg. Doch er erfordert meisterhafte Anpassung, kurzum: Millimeterarbeit.

Diese Maßarbeit kann unterstützt werden durch Bewegungen der Frau. Ob das Gehen, leichte Bauchtanzbewegungen, Schaukeln des Beckens oder was auch immer ist. Die Frau wird spüren, wie sie den Geburtsverlauf unterstützen kann – wenn sie nicht statisch auf dem Rücken liegt. Die Rückenlage ist übrigens die zweitdümmste Lage für eine Geburt. Die dümmste ist der Kopfstand. Im Wasser liegend sind die Bewegungen noch leichter auszuführen – und werden auch als lindernd empfunden. In vielen Kliniken werden Frauen heutzutage gefragt, ob sie in der Anfangsphase der Geburt baden möchten, und auch zu Hause legen sich Frauen mit Eröffnungswehen gerne in die Badewanne. Aus diesem Wohlgefühl heraus ist schon so manche Wassergeburt entstanden: Die Frau wollte einfach nicht mehr aus der Wanne.

Zur Veranschaulichung der Anpassung zwischen kindlichem Kopf und mütterlichem Becken nehmen Sie am besten ein Kleidungsstück zur Hand, das zu knöpfen ist. Knöpfen Sie das Kleidungsstück einmal ganz bewusst zu. Sie werden feststellen, dass Sie dazu zwei Hände benutzen. Bitte versuchen Sie dasselbe nun noch einmal mit nur einer Hand. Merken Sie, wie schwer es ist, das zu schaffen? Bewegen Sie Knopf und Knopfloch aufeinander zu – tun Sie also das, was Sie seit Jahrzehnten unbewusst und völlig automatisch tun –, haben Sie eine ungefähre Vorstellung von der unter der Geburt zu leistenden Anpassung zwischen Kopf und Becken.

Heutzutage ist es in vielen Kliniken nicht mehr üblich, Frauen zur Rückenlage anzuhalten, sie können ihre Position selbst wählen. Durch den Geburtsvorbereitungskurs sind Sie im Bilde über die verschiedenen Möglichkeiten. Ferner haben Sie den Kreißsaal der von Ihnen ausgewählten Klinik in Augenschein genommen und registriert, ob er Ihnen eine Reihe von Alternativen bietet – ein dickes Seil, das von der Decke hängt, eine Sprossenwand, ein Gebärhocker für die Austreibungsphase – und natürlich ein Gymnastikball. Abgesehen von diesen Utensilien gibt es auch viele Partnerstellungen, die allerdings vom Partner hohen körperlichen Einsatz fordern. Die Frau kann sich beispielsweise an den Hals ihres Partners hängen und so die Wehe veratmen, oder die Frau hockt und wird gehalten – auch von zwei Personen, also Partner und einer weiteren Begleitperson oder Partner und Hebamme. Früher riet man Frauen, Treppen zu steigen. Davon nimmt man heute Abstand. Zwar scheint die Bewegung des permanent wechselnden Anhebens der Beine günstig, doch das Treppensteigen strengt die Frauen sehr an. In Anbetracht dessen, dass die Geburt einige Stunden dauert, sollten die Kräfte geschont und sparsam mit ihnen gehaushaltet werden.

In der Übergangsperiode ist der Muttermund zwischen 6 und 8 cm geöffnet. Zu diesem Zeitpunkt haben Frauen häufig das Gefühl, sie könnten nicht mehr weiter. »Ich will nicht mehr! Hört das denn nie auf! Ich will sterben! Ich will kein Kind!« Solche Äußerungen sind normal. Bitte bedenken Sie – die Geburt dauert nun schon einige Stunden. Das Plateau der Wehen ist immer länger geworden. Der Druck erscheint kaum auszuhalten. Die Pausen zwischen den Wehen sind immer kürzer oder werden gar nicht mehr wahrgenommen, wenn die Frauen den Eindruck haben, die Wehen kämen Schlag auf Schlag. In der Eröffnungsphase hatten die Frauen längere Pausen, in denen sie sich gut erholen konnten. Aber jetzt – »ich kann nicht mehr!« Häufig kommen sehr starke Rückenschmerzen hinzu, ein immer stärker werdender Druck und Drang nach unten Richtung Boden, der darauf hinweist, dass die Kinder sich langsam Richtung Beckenmitte bewegen und den Beckeneingang mit dem Kopf bereits passiert haben.

In dieser Phase brauchen Frauen starke Unterstützung, Zuspruch, Halt und auch klare Anweisungen. Manchmal ist der Ansturm so überwältigend, dass die Frauen ihren Atemrhythmus verlieren. Dann brauchen sie Hilfe, um ihren Rhythmus zurückzufinden. Das kann das Auflegen einer Hand sein, damit die Frau weiß, wohin sie atmen muss. Manchmal wissen die Frauen nicht mehr, wo unten und oben ist. Auch Frauen, die sich vorher nicht gern berühren ließen, sind nun zuweilen dankbar für eine Hand, die ihnen den Weg weist. Eine kurze Atemformel kann den Frauen helfen, wieder zu ihrem Rhythmus zu finden. Vielleicht haben sie gemeinsam mit ihrem Partner eine solche Formel erlernt. Etwa: tief ein, langsam aus. Das soll der Frau vorgesagt werden. Unbedingt sollte der Partner das Atmen vormachen. Voratmen. Mit der Frau atmen. Mit der Methode atmen, die die Frau als für sich am besten herausgefunden hat. Diese Art der Unterstützung kann im ganzen Verlauf der Geburt immer wieder nötig sein. Besonders auch, wenn die Frau von außen aus ihrem Rhythmus herausgerissen wurde.

Vielleicht hat ein neuer Arzt, eine Ärztin oder Hebamme den Kreiß-saal betreten und sich der Frau vorgestellt – und damit ihren Rhythmus gestört. Inwieweit sich Frauen von außen stören lassen, hängt vor allem vom Geburtsfortschritt ab. Je weiter die Geburt voranschreitet, desto weniger registrieren die Frauen, was um sie vorgeht.

Wenn die Geburt vorüber ist, erinnern sich Frauen häufig nicht mal mehr an die Gesichter, die in der letzten Phase um sie waren. Manchmal dauert das Zurückfinden zwei bis drei Wehen, die dann wesentlich schmerzhafter empfunden werden und die Frauen regelrecht verzweifeln lassen. Ich kann nicht mehr! Hier ist es wichtig, Blickkontakt mit der Frau aufzunehmen. Ihr Partner sollte sie ansehen und sie mit seinem Blick in die Realität.

Das Atmen wird lauter
Die stärkere Wehentätigkeit führt meistens zu einer für Begleitpersonen deutlich hörbaren Veränderung der Atmung der Frauen. Das Ausatmen wird lauter. Viele Frauen pusten die Luft regelrecht aus. Manche Frauen sprechen bei der Ausatmung, geben Laute von sich oder stöhnen. Einige Frauen atmen stets auf denselben Vokal aus, meistens A. Es gibt Hebammen, die Frauen in den Geburtsvorbereitungskursen Wehensingen beibringen. Wehen mit Singen zu begegnen ist eine schöne und auch effektive Form des Atmens. Für mich sind die Geräusche und Laute, die Frauen unter der Geburt von sich geben, ohnehin Wehenlieder: Viele gebärende Frauen bringen diese Wehenlieder einfach mit. Sie wachsen in ihrem Körper, und dann singen die Frauen sie – ohne zu wissen, was sie da eigentlich tun. Ein Wehenlied hat viele Strophen und Höhen und Tiefen und Lagen – und an ihnen erkennt eine erfahrene Hebamme, wie weit der Muttermund geöffnet, wie weit das Kind nach unten gerutscht ist. Das macht jede andere Untersuchung überflüssig. Das Wehenlied erzählt alles über den Geburtsfortschritt. Aber auch am Gesichtsausdruck der Frau können erfahrene Hebammen diesen ablesen.

Die Schmerzen scheinen unerträglich
In der Übergangsperiode kommt es immer wieder dazu, dass Frauen panisch oder wütend rufen, man möge doch bitte einen Kaiserschnitt vornehmen. Zu diesem Zeitpunkt der Geburt ist ein Kaiserschnitt allerdings fast unmöglich, denn der Kopf des Kindes liegt bereits sehr tief. Und auch die Bitte der Frauen um eine PDA ist eigentlich nicht sinnvoll. Wir haben bereits ausgeführt, dass es inklusive des Anlegens zirka 30 Minuten dauert, ehe die PDA wirkt. Innerhalb von 30 Minuten ist aber in diesem Stadium die vollständige Eröffnung des Muttermundes mit höchster Wahrscheinlichkeit erreicht. Das heißt, die Wirkung der PDA würde in der Austrei-

bungsphase einsetzen. Und dort kann sie den Geburtsverlauf sehr stören, weil die Frauen dann oft kein Gefühl mehr dafür haben, wohin sie eigentlich schieben sollten, sie verlieren die Empfindung, wo sich ihr Beckenausgang befindet, wohin sie pressen müssen. Dieses betäubte Gefühl führt dann gelegentlich dazu, dass eine Saugglocke oder Zange eingesetzt werden muss.

Leider gibt es kein unschädliches Schmerzmittel. Es gibt lediglich den Kaiserschnitt unter Vollnarkose. Kein Medikament kann Ihnen in der Übergangsperiode sofort helfen. Alle Medikamente haben eine Anlaufphase, und wenn sie zu wirken beginnen würden, wäre die Übergangsphase vorbei. Außerdem gerät das verabreichte Medikament über den Mutterkuchen in den Organismus des Kindes, und dessen kleine Leber ist in den ersten Lebenswochen sowieso gut beschäftigt mit der normalen Anpassung an das Leben. Wir möchten hier nicht dazu aufrufen, um jeden Preis durchzuhalten und eine PDA abzulehnen. Wir möchten Ihnen nur verdeutlichen, dass die PDA unter Umständen erst dann wirkt, wenn Sie sie eigentlich nicht mehr brauchen. Niemand kann Ihnen sagen, wo Ihre Grenzen liegen. Das wissen nur Sie alleine – dann, wenn es so weit ist, niemals zuvor. Manchmal wird auch Akupunktur zur Schmerzlinderung eingesetzt. Doch das starke Druckgefühl ist mit Akupunktur nicht zu beeinflussen. Auch einige homöopathische Mittel können unter der Geburt verabreicht werden. Ihr Vorteil liegt darin, dass sie keine Nebenwirkungen für das Kind haben. Doch auch sie werden erst nach einer gewissen Zeit vom Körper aufgenommen *(siehe Medikamente unter der Geburt)*.

Was der Partner tun kann

Hebammen erleben häufig, dass die Partner der Frauen sehr erschrocken auf den Wehenansturm in der Übergangsperiode reagieren. Da hat die Frau zwischen den Wehen eben noch gescherzt – und nun ist alles anders, ist sie eine andere, hört nicht mehr, sieht nichts mehr, ist nur noch damit beschäftigt, sich und das Kind durch diese Phase zu bringen. Ein Mann hat dieses Erlebnis einmal folgendermaßen beschrieben: Es war, als unternähmen wir einen Ausflug auf einem Schiff. Der Himmel war blau, ein paar Wölkchen trieben, und meine Frau stand vorne am Bug, ihr Haar flatterte im Wind, manchmal, bei stärkerem Seegang, musste sie sich ein wenig festhalten, danach drehte sie sich zu mir um und winkte mir fröhlich zu. Und ich winkte zurück. Aber dann! Und eigentlich ohne

Ankündigung! Da zogen die Gewalten der Natur auf: Blitz und Donner, ein Sturm, der das ganze Meer peitschte, ergriff unser Boot, zerrte und zog, jedoch nur an meiner Frau, und ich musste zusehen, wie sie kämpfte, um ihr Leben kämpfte, sich an der Reling festhielt ... und ich fühlte mich entsetzlich, denn ich konnte ihr nicht beistehen.

Einige werdende Väter empfinden Hilflosigkeit in geradezu ohnmächtiger Form. Sie können ihrer Frau keinen Schmerz abnehmen. Sie wissen nicht, was sie tun sollen. Und wenn sie tun, was sie glauben, tun zu können, die Frau stützen und halten und ihr dies und jenes reichen und kein Feedback bekommen, dann werden sie auch noch unsicher.

Um bei unserem Bild zu bleiben: Der Partner sollte hoch oben auf einem Mast des Schiffes, einem Aussichtsplateau sitzen und die nähere und weitere Umgebung sichern. Allein die Anwesenheit des Partners hilft den meisten Frauen ungemein viel. Sie gibt ihnen das Gefühl, nicht allein zu sein. Das Gefühl, dass da einer ist, auf den sie sich verlassen können, der auf sie aufpasst – auch wenn der Partner davon gar nichts merkt. Doch die Frauen wissen: Sie können sich ganz den Wehen widmen. Ihr Partner sorgt für die Schutzzone um sie, die sie brauchen, um mit dem Schmerz umzugehen, um zuversichtlich zu sein, dass ihr Körper über alle Fähigkeiten verfügt, die nötig sind, dieses Kind auf die Welt zu bringen. Das Vertrauen, dass Wehen produktiv sind, dass sich der Muttermund Wehe für Wehe öffnet. Dass sich die Tür für das Kind öffnet und es in den letzten Abschnitt des Geburtskanals eintauchen kann. Und der Partner hält Wache. Damit helfen Sie sehr viel. Ihre Aufgabe ist es, alles hinzunehmen, was da kommt, was die Frau äußert. Hinnehmen und liebevoll annehmen, wie auch die Frau den Schmerz hinnimmt und annimmt und veratmet. Meines Erachtens ist die Anwesenheit der Väter im Kreißsaal fast ausschließlich positiv zu bewerten. Ich erinnere mich gut an die Zeiten, als Väter im Kreißsaal selten anzutreffen waren. Und ich weiß, wie fördernd es für den Geburtsverlauf ist, wenn die Frauen einen vertrauten Menschen bei sich haben. Ein Stück Heimat in den wilden Wogen der Wehen.

Nicht den Mut verlieren!
Es fällt den Frauen in diesem schmerzintensiven Stadium der Übergangsperiode schwer zu glauben, dass die Wehen leichter beziehungsweise anders werden. Bis jetzt haben sie eine permanente

Steigerung des Schmerzes erlebt, und wenn sie sich vorstellen, dass dieser Schmerz anhält beziehungsweise noch stärker wird, die weitere Übergangsphase und die ganze Austreibungsphase hindurch, dann wissen sie nicht, wie sie das schaffen sollen. »Wie weit ist der Muttermund eröffnet«, fragen viele Frauen. »Es wird schon«, sagt die Hebamme. »Ich will es aber wissen«, beharrt die Frau. Die Hebamme tastet also und sagt dann vielleicht: »7 cm«. Diese Auskunft lässt die Frauen völlig verzweifeln. »Noch 3 cm! Das schaffe ich nie!« Doch die letzten Zentimeter der Eröffnung dauern nicht so lange wie die ersten Zentimeter! Die Zeit zwischen 0 und 3 cm oder zwischen 1 und 4 cm kann niemals verglichen werden mit der Zeit der letzten Zentimeter! Es kann zwei bis drei Wochen dauern, ehe sich der Muttermund von 0 auf 3 cm eröffnet. Und die Eröffnung von 7 cm auf vollständig, also 10 cm, kann in drei Minuten geschehen. Insofern sagt eine Zentimeterangabe in der Übergangsperiode überhaupt nichts über die weitere Geburtsdauer aus.

Die Übergangsphase ist die kürzeste Phase innerhalb der gesamten Eröffnung. In der Regel dauert sie 10 bis 15 Wehen. Es gibt Frauen, die halten sich an dieser magischen Zahl fest und zählen Wehe für Wehe mit. Ab der zehnten Wehe innerhalb der Übergangsphase werden sie unruhig. Und dann sehr ungehalten. Es kommt vor, dass Frauen, die vielleicht 12 oder 13 Wehen in der Übergangsperiode hatten, diese zwei oder drei mehr Wehen ihren Hebammen nach der Geburt vorrechnen: »Es waren aber 12! Nicht maximal 10!« Bitte – das sind nur grobe Anhaltspunkte. Und die Übergangsphase dauert nicht ewig, wie gesagt, sie ist sogar relativ kurz. Dennoch kommt sie den Frauen grauenhaft lang vor. Die meisten Frauen gelangen hier an ihre Grenzen.

Auf die einfühlsame Begleitung kommt es an
An diesen Grenzen muss der Partner stehen, aufmerksam, wach und total für die Frau da, und alle nur erdenklichen Hilfestellungen geben. Sei es, dass er voratmet, sei es, dass er die Stirn der Frau mit einem kühlen Tuch betupft, sei es, dass er die Frau hält, ihr verbalen oder nonverbalen Zuspruch gibt. Der immer stärker werdende Druck auf das Steißbein kann mit gezielter Rückenmassage etwas gelindert – allerdings nicht zum Verschwinden gebracht werden. Im gleichen Tempo, wie der Kopf des Kindes sich nach unten bewegt, sollte auch die Massage immer tiefer rutschen. Es gibt Frauen, die möchten während der Eröffnungs- und/oder Übergangsphase nicht

berührt werden. Vielleicht können sie es gerade noch ertragen, die Hand ihres Partners zu halten. Jede Frau reagiert bei jeder Geburt anders. Manche Frauen möchten Berührung und keinen Zuspruch, bei anderen ist es umgekehrt. Deshalb immer wieder die absolute Notwendigkeit der Empfangsbereitschaft der Begleitperson.

Wichtig ist auch die Empfangsbereitschaft des betreuenden Fachpersonals. Es gibt Frauen, die halten es nicht aus, während der Geburt im Vaginalbereich berührt zu werden. Das muss berücksichtigt werden, beziehungsweise solchen Frauen muss genau erklärt werden, warum die eine oder andere Berührung nötig ist. Dass dabei eine Wehenpause abzuwarten ist, halten wir fast für überflüssig zu erwähnen. Manche Frauen ertragen unter der Geburt nicht mal eine Berührung am Arm. Das hat bitte nichts mit Zurückweisung zu tun. Die gebärende Frau befindet sich in einer totalen Ausnahmesituation. Ihr ist alles nachzusehen!

Eine Frau kann normalerweise noch so liebevoll und kuschelbedürftig sein und sich noch so gerne streicheln und halten lassen – unter der Geburt wird sie eventuell zu einer reizbaren Zeitgenossin. Oft verändert sich auch die Stimme der Frau. Sie reagiert ärgerlich auf jede Frage. Weil sie sich wund fühlt. Wund und angegriffen und verletzlich. Überall. Manche Partner und Begleitpersonen sind regelrecht perplex, wenn sie mit einer Frau konfrontiert werden, die ihnen wie eine Fremde erscheint. »Wasser!«, mag da eine Frau in der Wehenpause krächzen. Eine Frau, die sonst jeden Wunsch freundlich äußert. Doch unter der Geburt ist weder Zeit noch Kraft vorhanden, um höflich zu formulieren: »Liebling, bitte sei doch so gut, mir einen Becher Wasser an die Lippen zu heben, damit ich meine Zunge benetzen kann.« In der Übergangsphase reicht die Zeit zwischen den Wehen nicht aus, um lange zu erklären, was gewünscht wird. Die Frauen brauchen diese Zeit zur Erholung, zum Atemfinden. Deshalb werden sie auch ungehalten, wenn sie nicht verstanden werden, wenn nicht sofort auf ihre Zeichen reagiert wird. Vielleicht spürt die Frau: Die nächste Wehe kommt schon, und ich habe noch immer keinen Fettstift für die Lippen gekriegt. Da kann dann auch schon mal ein kräftiger Fluch folgen. Der schadet gar nichts, ganz im Gegenteil: Wut unter der Geburt zeigt ja nur an, dass kräftig Adrenalin ausgeschüttet wird – und das bringt neue Kraft mit sich. Vielleicht haben Sie sich vorbereitet auf eine Geburt mit Sphärenklängen auf rosa Wolken. Spätestens in der Übergangsperiode werden Sie aller Wahrscheinlichkeit nach von der rosa Wolke kippen.

Da ist die gebärende Frau keine engelsgleiche Lebensspenderin, sondern vielleicht ein wütendes, aggressives wildes Wesen, das im Kasernenton Befehle brüllt. Bitte fahren Sie Ihre Antennen aus, stellen Sie sie ganz auf Empfang, und versuchen Sie, am besten noch bevor die Frau es formuliert, zu spüren, was sie möchte. Ärgerliches Verhalten muss nicht während der ganzen Geburt anhalten. Es gibt Geburten, die sind genauso kunterbunt, wie eine Schwangerschaft verlaufen kann. Eben hat eine Frau in der Wehenpause noch mit ihrem Partner gescherzt, jetzt schreit sie ihn an, dann ist sie still und in sich gekehrt, dann verzweifelt, und da lächelt sie. Natürlich ist die Stimmung in der Partnerschaft und deren Qualität insgesamt eine maßgebliche Basis für die Geburt. Störungen in der Beziehung, ungeklärte Probleme können sich zum Beispiel in Wut auf den Partner äußern. Auf den Partner, der das alles nicht aushalten muss. Der nicht schwanger war. Der das Kind jetzt nicht aus sich herauspressen muss. Bitte bedenken Sie immer: Schmerz führt oft zu Aggressionen, und es ist leichter, diese Aggressionen an einem nahe stehenden Menschen auszulassen. Dem Menschen, von dem man annimmt, er verzeihe am leichtesten – weil er liebt. Auch medizinisches Personal wird gelegentlich recht ruppig behandelt. Da heißt es einfach: annehmen, hinnehmen. Das hat überhaupt nichts mit Wertschätzung zu tun. Das ist einfach so. Geburt = Extremsituation. Auf keinen Fall sollte der Partner die Frau korrigieren. Einzugreifen ist nur, wenn der Partner merkt, dass die Frau ihren Atemrhythmus verliert – oder eben das Fachpersonal feststellt, dass das Verhalten der Frau nicht geburtsverlaufsfördernd ist.

Geburt ist eine Grenzerfahrung
Unter der Geburt verändert sich das Gesicht der Frauen sehr stark. Besonders der Ausdruck der Augen. Dies ist auch für Außenstehende und sogar bei der Betrachtung von Geburtsfilmen oder Fotos zu erkennen. Haben die Frauen während der Eröffnungsperiode noch häufig gelächelt und dominierte da die Zuversicht in ihren Gesichtern, sehen wir in der Übergangsphase sehr angestrengte, verzerrte Gesichter. Gesichter, in denen manchmal die große Not geradezu eingraviert erscheint. Wir sehen aber auch entschlossene Blicke. Zu allem entschlossene Blicke. Dies ist so deutlich zu erkennen, dass sogar Menschen, denen die Frauen auf den Fotos unbekannt sind, es belastend finden können, sie zu betrachten. Die Fotos spiegeln die Grenze, auf der die Frauen in der Übergangsperiode

wandeln. Ihr Blick ist nicht nach außen, ist ganz nach innen gerichtet. So wie sie sich im Verlauf der Geburt auch immer mehr nach innen wenden.

Mir kommt eine Frau in den Sinn, die vor der Geburt ihres dritten Kindes sagte: »Vielleicht gelingt es mir ja diesmal, irgendetwas in diesem Kreißsaal wahrzunehmen. Bei meinen anderen zwei Kindern bin ich mir nach der Geburt regelrecht doof vorgekommen, wenn sich andere Patientinnen über die scheußliche Einrichtung im Kreißsaal unterhielten – und ich erinnerte mich an nichts. Ich glaube, ich hätte meine Kinder im Keller bekommen können – ich habe nichts um mich wahrgenommen.«

Michel Odent, ein erfahrener Geburtshelfer, der viele alte Traditionen neu belebt hat und sich auch als einer der Ersten für Wassergeburten einsetzte, sagte einmal, er habe tausende von Frauen unter der Geburt beobachtet und immer wieder den Moment erkannt, in dem sie sich von dieser Welt verabschiedeten und in eine andere eintauchten.

Typisch für das Ende der Übergangsphase: Druck auf den Darm
In der Übergangsphase steht vor allem der starke Druckschmerz im Vordergrund, der durch das kindliche Köpfchen im Becken verursacht wird. Der Druck wird am heftigsten am Steißbein und auf den Darm empfunden. Und dann meinen Frauen plötzlich, sie müssten zur Toilette. Dringend und unbedingt und sofort. Das ist ein Zeichen dafür, dass der Kopf den Beckenausgang erreicht hat und entsprechend Druck auf den Enddarm ausübt. Frauen, die vor der Geburt einen Einlauf bekamen oder selbst einen vorgenommen haben, glauben, der Einlauf sei nicht ausreichend abgeführt. Und obwohl die Frauen wissen, dass dieses starke, geradezu explosionsartige Bedürfnis, die Toilette aufsuchen zu müssen, in die Übergangsperiode gehört, können sie es nicht fassen, dass dieses Gefühl, das sie seit Jahrzehnten zur Toilette rennen ließ, nun etwas anderes bedeuten sollte. Übrigens ist Darmentleerung kurz vor oder während der Eröffnungsperiode ein Zeichen dafür, dass die Geburt beginnt. Selbst Frauen mit Verstopfung während der ganzen Schwangerschaft haben kurz vor der Geburt eine funktionierende Verdauung.

Wenn der Körper eine Pause einlegt
Gelegentlich passiert es, dass die Wehentätigkeit mitten in der Übergangsphase plötzlich weniger und schwächer wird – und unter Um-

ständen ganz zum Erliegen kommt. Für dieses Phänomen gibt es unterschiedliche Gründe. Selbst wenn die Frau von diesem Stopp erschrocken ist, weil sie möchte, dass es weitergeht, dass die Geburt bald beendet ist, kann es sein, dass sie unbewusst noch nicht bereit ist, die Geburt zu beenden. Eine solche Pause kann ein paar Minuten, aber auch eine Stunde dauern.

Leider wird hier oft eingegriffen. Es wird beispielsweise ein Wehentropf verabreicht, um die Geburt wieder in Gang zu bringen. Das ist sehr schade, denn was hier geschieht, gehört zum seelischen Ablösungsprozess zwischen Mutter und Kind. Deshalb sollten Sie sich auf eine solche Phase vorbereiten und mit Ihrem Partner besprechen, wie Sie darauf reagieren möchten – vielleicht muss Ihr Partner bei einer geplanten Klinikgeburt sehr vehement werden, um den Wehentropf abzulehnen. Solange die Herztöne des Kindes und die Verfassung der Frau gut sind, gibt es keinen Grund, die Geburt zu beschleunigen. Manche Frauen spüren bewusst, was innerhalb dieses Stopps vor sich geht, andere nicht. Und dennoch: Dies ist die vielleicht letzte Gelegenheit, in dieser einzigartigen Verbindung mit dem Kind Kontakt aufzunehmen. Die Abnabelung steht kurz bevor. Es wird nie mehr so sein, wie es jetzt ist. Dass es da zu Abschiedsschmerz kommen kann, ist klar. Und diesem möchten manche Frauen sich widmen, indem sie eine Weile innehalten. Je intensiver die Verbindung in der Zeit der Schwangerschaft von einer Frau wahrgenommen wurde, desto intensiver können auch die Wehmut und der Schmerz darüber sein, dass dies nun in absehbarer Zeit beendet sein wird.

Ob auch das Kind diesen Stopp möchte, ob auch das Kind sich von seinem Nest im Körper der Frau verabschiedet – wir wissen es nicht. Wir wissen nichts darüber, wie sich das Kind während der Geburt fühlt, welche Ängste es aushalten muss und inwieweit sich der Dialog zwischen seiner Mutter und ihm auf den Geburtsverlauf auswirkt. Doch dieses Innehalten ist eine Möglichkeit, noch einmal zueinander zu finden und sich zu rüsten für den letzten Abschnitt der Geburt.

Manchmal finden Frauen nicht mehr aus diesem Innehalten heraus, dann müssen sie sanft geführt werden. Sollte es zu einer Veränderung der kindlichen Herztöne kommen, die eine Mangelversorgung oder schlechtere Versorgung des Kindes anzeigen, muss das Innehalten abgekürzt werden. In vielen Kliniken sind Frauen unter der Geburt an ein CTG angeschlossen. Hebammen hören die kindlichen Herztöne mit einem Herztonrohr oder einem Herztonabnehmer ab. Bei Letzterem können die Eltern über Lautsprecher mithören.

Als ich noch im Kreißsaal tätig war, habe ich – wenn die Wehenpause schon recht lange dauerte – oft ein frisch gebackenes Elternpaar gefragt, ob ich deren Neugeborenes kurz ausleihen dürfte. Kaum hatte die Frau, bei der die Geburt stoppte, diesen Säugling gesehen, kamen ihre Wehen wieder in Gang. Aber auch, wenn innehaltende Frauen ein Baby schreien oder weinen hören, reagieren sie häufig mit raschem Wiedereinsetzen von Wehen – nach dem Motto: Ja, das will ich auch! Und zwar gleich!

Die Austreibungsperiode

Die passive Phase der Austreibungsperiode beginnt bei vollständig eröffnetem Muttermund. Bei Erstgebärenden liegt der Kopf des Kindes meistens bereits tief in der Beckenmitte. Mit weiter nach unten rückendem Kopf des Kindes wird der Druck immer stärker, und die Atmung der Frauen zeigt häufig eine Art Knurren am Höhepunkt der Wehe. Oft verspüren Frauen jetzt den Wunsch, aktiv zu werden, das heißt zu schieben. Früher bezeichnete man die aktive Phase als Pressen. Wir möchten es allerdings aus der Position der Frauen heraus beschreiben, und diese empfinden es als Schieben.

Sobald die Frauen diesen starken Druck zu schieben verspüren, untersucht die Hebamme den Muttermund auf vollständige Eröffnung. Und dann leitet sie die Frauen entweder zum Schieben oder zum Hecheln an. Manche Frauen verspüren schon bei einer Öffnung von 9 cm einen starken Drang zu schieben. Mit der Hechelatmung, die sie im Geburtsvorbereitungskurs erlernt haben, können sie diesen veratmen. Sie führt in kürzester Zeit sehr viel Sauerstoff zu, und die Frauen werden von ihrem Schiebedrang abgelenkt. Es gibt Frauen, denen die Hechelatmung liegt, andere empfinden sie als fürchterlich. Letztere brauchen gründliche Anleitung. Ab diesem Zeitpunkt sollte keine Frau ohne fachliche Unterstützung sein! Für die letzte Phase der Geburt setzen sich viele Frauen auf einen Gebärstuhl oder begeben sich in die Hocke oder den Vierfüßlerstand. Letzterer wird von manchen Frauen abgelehnt, da sie sich verletzlich und ungeschützt dabei fühlen. Dann sollte den Frauen eine Schutzzone zur Wahrung ihrer Intimsphäre eingerichtet werden, in der sie diese Position vielleicht doch einnehmen möchten. Manche Frauen wollen auch liegen. Die Beine sind weit geöffnet. Der Partner stützt die Frau, spricht ihr zu, tupft das Gesicht in den Wehenpausen ab, macht ihr den Atemrhythmus vor, kurzum, tut alles, von dem er spürt, dass die Frau es möchte.

Blasensprung/Blaseneröffnung/Internes CTG

Dies ist der Moment, in dem die Fruchtblase häufig springt. Der urmeerähnliche Lebensraum des Kindes löst sich auf. Das Fruchtwasser fließt warm und in kleinen Mengen aus der Scheide heraus. Der größte Teil befindet sich noch in der Gebärmutter.

Falls die Fruchtblase zuvor gesprungen sein sollte, nennt man dies einen frühzeitigen Blasensprung, sollte sie ohne Wehentätigkeit gesprungen sein, nennt man es einen vorzeitigen Blasensprung. Da die Fruchtblase beim Tiefertreten des Kopfes wie ein Puffer wirkt, weil sie wie ein Kissen vor dem Kopf liegt, ist es sinnvoll, sie nicht zu sprengen, wie es in manchen Kliniken leider routinemäßig durchgeführt wird, weil ausgenutzt werden soll, dass es nach dem Blasensprung in der Regel zu kräftigeren Wehen in kürzeren Abständen kommt *(siehe Einleitung der Geburt)*.

In manchen Kliniken wird routinemäßig ein internes CTG (Kopfschwartenelektrode) oder eine Sonde an den Kopf des Kindes gelegt. Diese Geräte sollen einer besseren Überwachung des Kindes dienen. Sie werden angelegt nach der Sprengung der Fruchtblase mit einem Blasensprenger, der durch Scheide und Muttermund eingeführt wird. Danach erleben die Frauen einen Abgang von viel warmer Flüssigkeit, die zu diesem Zeitpunkt reichlich abgeht, weil der Kopf des Kindes noch nicht das ganze Becken ausfüllt. Kinder reagieren in der Regel mit schnelleren Herztönen, woraus wir schließen können, dass sie diese frühzeitige Eröffnung ihres bisherigen Lebensraumes als Stress empfinden. Dann wird die Vorrichtung für die interne kindliche Kontrolle eingeführt und am Kopf des Kindes befestigt. Die Elektroden (zirka 20 cm lang) haben vorne eine Metallspirale, die in den Kopf des Kindes gedreht wird. Manche Menschen erklären den Eltern dann: »Das Kind merkt nichts davon.« An der Herztonreaktion können alle Beteiligten jedoch meistens erkennen, dass das Kind sehr wohl reagiert. Außerdem: Lassen Sie sich doch mal eine Elektrode in den Handrücken drehen oder es sich von Ärztin/Arzt vormachen. Ob sie/er es tut? Die Begründung für diese Vorgehensweise lautet: bessere Einschätzung des Befindens der Kinder! Mit einem guten CTG-Gerät und exakter Platzierung des Herztonabnehmers sind gute Ergebnisse zu erreichen, die genügen! Ausnahme: eine sehr feste, dicke Bauchdecke der Frau, sehr heftige Kindsbewegungen, Zwillingsgeburten und Risikogeburten, weil das Kind deutliche Belastungszeichen gezeigt hat – wie Abfall der Herztöne und/oder grünes Fruchtwasser –, beziehungsweise bei Frühgeburten zur Vermeidung eines Kaiserschnitts.

Andere Begründungen gelten nicht – schon allein wegen der Nachteile für Mutter und Kind. Die Mutter kommt unter Umständen in Zeitnot, weil 24 Stunden nach dem Blasensprung die Geburt beendet sein muss. Sie kann sich nicht mehr frei bewegen und eine ihr angenehme Geburtsposition wählen. Zudem besteht eine höhere Infektionsgefahr für Mutter und Kind. Und natürlich ist davon auszugehen, dass Kinder beim Anlegen der Elektroden Schmerzen empfinden. Und es ist auch davon auszugehen, dass das Kind die Situation als bedrohlich empfindet. Alternativ kann ein externes CTG exakt angelegt werden, eine Person hält dabei den Knopf (Pulsoxymetrie).

Endspurt!

Doch zurück zum normalen Verlauf. Nach dem Blasensprung werden die Wehen meistens intensiver. Der Kopf schiebt unaufhörlich Richtung Ausgang und beugt sich dabei maximal. Das Kind hat sein Kinn dabei auf der Brust. Somit wird der kleinste mögliche Kopfdurchmesser erreicht. Wenn der Kopf im Scheidenausgang sichtbar wird, können ihn die Frauen auch tasten, was meistens zu einem großen Glücksgefühl und schierer Fassungslosigkeit ob dieses Wunders führt. Manche Frauen möchten nicht tasten, um nicht abgelenkt zu werden von ihrer intensiven Geburtsarbeit: schieben und tief atmen, um dem Kind so viel Sauerstoff wie möglich zu geben.

In dieser Geburtsphase entwickeln die meisten Frauen einen Energieschub. Manchmal sogar richtige Wut. Jetzt wollen sie es zu Ende bringen. Jetzt wird geschoben! Die durch einen Adrenalinschub ausgelöste Wut erleichtert dieses letzte Stück anstrengenden Weges. Auch dem Kind scheint die Energie der Frauen gut zu tun. Es wird innerhalb der nächsten Tage nie mehr so wach und aufgeweckt sein wie unmittelbar nach der Geburt. Während der nächsten Wehen kommt das Köpfchen immer weiter nach vorne und nach unten. In den Wehenpausen rutscht es wieder ein bisschen zurück, nach dem Motto: drei Schritte vor und einen zurück. Manche Frauen freuen sich, wenn sie mit einem Spiegel den Kopf des Kindes sehen können. Es versteht sich von selbst, dass jede Begleitperson inklusive des Partners die Frau zu fragen hat, ob er das kindliche Köpfchen sehen dürfe. Es ist absolut zu unterlassen, ohne Einwilligung der Frau zwischen ihre Beine zu sehen. Diese Frage kann bereits im Vorfeld geklärt – und die Antwort selbstverständlich jederzeit revidiert werden. Fühlt sich eine Frau übergangen, schließt sie häufig reflexartig die Beine. Dadurch rutscht der Kopf ein Stück nach hinten, und die somit verlorene Strecke muss erneut erobert werden.

Die meisten Frauen werden in dieser Phase von Intuition gesteuert. Sie verhalten sich auch ohne Anweisung absolut geburtsfördernd. Sie nutzen die Wehenplateaus aus, um kräftig nach unten zu schieben. Die Stärke des Drucks zeigt den Frauen, in welche Richtung sie schieben müssen. Zum Glück sind jene Zeiten vorbei, in denen Frauen in der Austreibungsperiode dazu angehalten wurden, tief Luft zu holen, Mund und Augen zu schließen, den Kopf nach vorne zu kippen und zu pressen. In Deutschland wurde das aktive Pressen viel zu lange empfohlen, und niemand achtete darauf, dass es die Frauen – besonders in Rückenlage – total erschöpfte. Denn dabei muss nicht nur Richtung Beckenausgang gedrückt werden, sondern auch noch nach oben, was durch die Form der Scheide bedingt ist, das heißt: doppelte Anstrengung.

Auf den Dammschutz kommt es an
Manche Frauen verspüren ein Brennen am Scheideneingang, wenn das Köpfchen dort steht. Einzige Abhilfe: weiterschieben. Das Brennen hört von selbst auf. Wieder andere Frauen empfinden das Dehnungsgefühl als sehr unangenehm. Auch dagegen hilft nur weiterschieben. Der Kopf des Kindes dehnt und walzt langsam den Damm aus, damit dieser kontinuierlich und vorsichtig gedehnt wird und keine Verletzung entsteht. Es ist nicht sinnvoll, diese Phase zu verkürzen, da dann fast immer Verletzungen geschehen. Mutter und Kind schaffen das ganz alleine. Das Köpfchen wandert langsam und stetig nach vorne, Wehe für Wehe ein kleines bisschen weiter – und rutscht in den Pausen etwas zurück. Dadurch wird der Damm optimal vorbereitet.

Die Hebamme macht Kompressen, um die Durchblutung des Dammes zu verbessern und eventuell durch Kaffeezusatz die Geschmeidigkeit zu steigern. In der Schwangerschaft haben Sie vielleicht Dammmassagen mit Weizenkeim-, Olivenöl oder anderen Essenzen vorgenommen. Dies wird sich nun bewähren. Während das Köpfchen immer weiter geboren wird, beobachtet die Hebamme den Damm und fordert Sie vielleicht zum Hecheln auf, falls der Ablauf doch zu schnell für das Gewebe sein sollte. Und dann ist der größte Umfang des Köpfchens geboren. Die Hebamme hält und schützt den Damm, und langsam schiebt sich der Rest des Kopfes nach vorne – bis er vollständig geboren ist. Das Dehnungsgefühl verschwindet sofort. Nun tritt eine kleine Pause ein, in der sich das Köpfchen wie von Zauberhand geführt dreht. Es schaute bisher nach unten, muss sich aber zur Seite drehen, damit die Schultern durch den Beckenausgang passen. Und sieh da, es dreht sich zur linken oder rechten Seite und schaut das jeweilige Bein der Mutter an. Nun kann man manchmal beobachten, wie die Kinder sich mit der nächsten Wehe oben unter dem Rippenbogen regelrecht abstoßen und dann mit der nächsten Wehe geboren werden. Die Frauen schieben hierfür noch ein letztes Mal kräftig mit und sind dann meistens sehr erstaunt über die Geschwindigkeit, mit der der kleine Körper aus ihnen herausflutscht.

Das Kind ist da!

... und die Worte für dieses Wunder fehlen. Es berührt jeden Menschen – egal wie »cool« er sonst sein mag – bis ins Allerinnerste. Somit haben alle Menschen, die an diesem Wunder teilhaben dürfen, sich bei den Frauen zu bedanken, die sich begleiten ließen. Oft haben nicht nur die Eltern, sondern auch andere Zuschauer – falls sie zugelassen wurden – feuchte Augen. Die Frau legt sich das Kind auf den Bauch oder bekommt es von der Hebamme auf den Bauch beziehungsweise in die Arme gelegt. Die ersten Sekunden zu zweit, zu dritt. »Das also ist unser Baby. Und wie es aussieht. Oh, schau mal die Füßchen! Ui, wie es blinzelt!«
Nicht alle Neugeborenen schreien bei der Geburt. Manche kommen auf die Welt, schauen sich einmal um, putzen sich selbst den Schleim aus der Nase und atmen ihren ersten Atemzug ganz leise. Sie schreien erst, wenn jemand ihnen mit einem Nasenabsauger kommt. Manche Neugeborenen wimmern leise in sich hinein, wieder andere schreien ihre Empörung über die Zwangsräumung laut heraus. Die warmen, liebevollen Hände ihrer Mütter und Väter beruhigen sie. Warme Hände, die ein bisschen an die streichelnden Bewegungen durch Fruchtblasen- und Gebärmutterwände erinnern. Die spektakulären Veränderungen im Körper des Kindes bei seinem Eintritt in die äußere Welt bleiben für uns unsichtbar. Der erste Atemzug – was für ein Wunder! Der Kreislauf stellt sich von plazentarer Versorgung auf eigene um. Das nächste Wunder! Und all diese Wunder sind von langer Hand vorbereitet.
Meistens gibt es dann Augenblicke berührter Stille. Jetzt ist alles vorbei. Ein Aufatmen. Und dann zeigt das Kind einen starken Saugreflex, nuckelt vielleicht an seinen Händen, sucht die Brust. Mit großen Augen schaut es dabei in die Welt und ganz besonders seine Mutter an. Sehr ernsthaft schauen sich die beiden an. So als würden sie sich erkennen. Die Kinder reagieren auf die Stimme ihrer Mutter, wenden den Kopf zu ihr. Auch die Stimme des Vaters ist vertraut.

Die Nachgeburtsperiode

Wenn das Kind dann an die Brust gelegt wird, die Brustwarze gefunden hat und saugt, wird eine Oxytocinausschüttung provoziert, durch die eine Wehe ausgelöst wird, die den Mutterkuchen zu Tage befördert. Manchmal müssen Frauen ein wenig mitdrücken, was ihnen in der Regel gar nicht gefällt. Die meisten Frauen denken nach der Geburt des Kindes nicht daran, dass die Geburt damit noch nicht abgeschlossen ist. Das Kind wird von der Hebamme – vielleicht mit Unterstützung des frisch gebackenen Vaters – abgenabelt. Die Plazenta wird auf Vollständigkeit untersucht, ebenso die Eihäute, die vormals die Fruchtblase gebildet haben. Der letzte Rest Fruchtwasser ist bereits nach der Geburt des Kindes abgegangen. Die Plazenta sieht von einer Seite silbrig aus, ist zirka 500 bis 750 Gramm schwer, rot, und in der Mitte oder an der Seite mündet die Nabelschnur. Wenn nicht an ihr herumgezogen oder manipuliert wurde, ist die Plazenta meistens vollständig. Ansonsten muss in Vollnarkose oder bei eventuell liegender PDA eine Nachtastung durchgeführt werden, weil die Frauen ansonsten sehr stark bluten würden und die Plazentareste in der Gebärmutter zu ernsthaften gesundheitlichen Schäden der Mütter führen würden.

Zum Schluss wird der Damm inspiziert und die Schamlippen werden auf Verletzungen untersucht. Sollte ein Riss passiert sein, wird die Hebamme ihn versorgen, also nähen. In Kliniken wird häufig von Arzt oder Ärztin genäht. Dann wird die Frau frisch gemacht oder dabei unterstützt, mit großen Vorlagen ausgestattet und bequem gelagert. Und nun kann sie sich ganz ihrem neugeborenen Kind widmen beziehungsweise zusehen, wie Hebamme und Partner das Kind versorgen.

Erstversorgung des Kindes

Die Hebamme untersucht das Kind auf Reifezeichen: sind die Finger- und Zehennägel ausgebildet, ist die Kopfhaargrenze deutlich zu erkennen, zeigt das Kind Reflexe *(siehe Apgar-Test, Mutterpass, S. 31)*. Die Fontanellen werden im Hinblick auf ihre Größe untersucht. Übereinander geschobene Schädelnähte zeigen, wie viel Druck bei der Geburt auf den Kopf des Kindes ausgeübt wurde. Manche Kinder weinen bei der Berührung ihres Kopfes. Einige Fachleute nehmen an, dass Kinder nach der Geburt unter Kopfschmerzen leiden. Auf jeden Fall ist der Kopf in den ersten Tagen nach der Geburt mit äußerster Vorsicht zu behandeln.

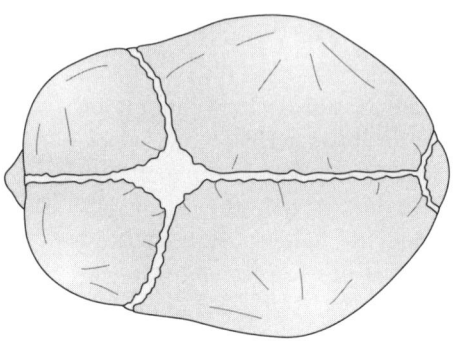

Sicht von oben auf den kindlichen Kopf. Schädelnähte, große Fontanelle vorne und kleine am Hinterkopf.

Das Kind ist noch nicht endgültig abgenabelt. Am Ende des Restes der Nabelschnur hat die Hebamme eine Klemme aufgesetzt, damit das Kind über die Nabelschnur kein Blut verliert. In den meisten Kliniken wird die Käseschmiere, die das Kind an manchen Stellen umgibt, nicht mehr weggewaschen. Man würde damit die beste Hautcreme überhaupt entfernen. Das Kind wird gewogen und gemessen. Nach dem Gewicht wird später von vielen Menschen als Erstes gefragt.

Das durchschnittliche Geburtsgewicht beträgt 3500 Gramm plus/minus 250 Gramm. Die durchschnittliche Länge beträgt 50 bis 54 cm. Gemessen wird sie nicht mehr, indem man die Neugeborenen an den Füßen hält, mit dem Kopf nach unten – wie es in manchen Filmen älteren Datums zu sehen ist –, das ist nämlich nicht gut, wie man heute weiß. Auch der Kopfumfang wird gemessen. Manche Eltern, die während der Schwangerschaft beunruhigt waren, weil es bei einer oder mehreren Ultraschalluntersuchungen hieß, der Kopfumfang des Kindes entspreche nicht der Norm, sind auf dieses Maß recht gespannt – und stellen dann häufig fest, dass der durch die Ultraschalluntersuchung ermittelte Wert ein paar Zentimeter von dem abweicht, wie sich ihr Kind nun präsentiert. Der Kopfumfang beträgt zwischen 35 und 37 cm. Auch der biparietale Durchmesser (9-10 cm) deckt sich oft nicht mit den Vorhersagen aus der Ultraschalluntersuchung.

Alle ermittelten Maße und Untersuchungsergebnisse werden von der Hebamme schriftlich festgehalten. Dann wird der Nabel des Kindes endgültig versorgt. Mittels einer Nabelklemme wird die Blutzufuhr am Nabel abgeklemmt, dann einen Querfinger breit oberhalb der Klemme der Rest der Nabelschnur abgeschnitten. Der Nabel wird steril verpackt, und es wird eine Nabelbinde angelegt.

Vorbeugende Maßnahme

Danach wird dem Kind eventuell eine *Augenprophylaxe* verabreicht. Wir haben bereits darauf hingewiesen, dass Kinder bei der Geburt mit Chlamydien oder Gonokokken infiziert werden könnten. Gonokokken führen innerhalb von 24 Stunden zu Blindheit. Wenn die Frau kurz vor der Geburt einen Abstrich vornehmen ließ, dessen Untersuchung keine Infektion der Scheide mit Chlamydien oder Gonokokken ergab, kann auf die Augenprophylaxe verzichtet werden. Da sowohl für die Augenprophylaxe als auch für deren Unterlassung eine Unterschrift nötig ist, sollten die Eltern diese Entscheidung schon im Vorfeld besprochen haben.
Die Augenprophylaxe wird in Form von Antibiotika oder einer Silbernitratlösung von 0,1 % verabreicht. Bei Letzterer schließen die Kinder oft für längere Zeit die Augen, manche Kinder reagieren auch mit Bindehautentzündung.

Mädchen oder Junge

Wenn das Kind dann endgültig versorgt ist, wird es in manchen Kliniken noch einmal der Mutter übergeben, ehe es angezogen wird. Schön ist es, wenn die Mutter dabei zusehen kann, wie Hebamme und Vater das Kind anziehen. Dabei können Sie auch gleich einen Eindruck davon gewinnen, wie sich Ihr Kind dabei gebärdet. Die meisten Kinder lehnen Kleidung ab. Sie fühlen sich nackt am wohlsten. Handelt es sich um einen Jungen, weisen die Väter die Hebammen oft darauf hin: »Sehen Sie mal, wie kräftig er strampelt.« Oder sie fragen suggestiv: »Ist doch ein strammer Junge?« Handelt es sich um ein Mädchen, stellen sie fest: »Oh, wie niedlich sie aussieht. Ist sie nicht besonders hübsch? Wie graziös sie die Finger bewegt!« Der neugeborene Mensch, der gerade mal eine halbe Stunde auf der Welt ist, wird bereits jetzt in Geschlechterklischees gepresst – auch von Frauen. Dabei ist bis zur Pubertät auf Porträt-zeichnungen oft nicht zu erkennen, ob es sich um das Gesicht eines Mädchens oder eines Jungen handelt. Erst in der Pubertät beginnen sich Weiblichkeit beziehungsweise Männlichkeit deutlich auszu-prägen. Niemand sieht einem angekleideten Säugling seine Ge-schlechtszugehörigkeit an. Sie wird festgemacht an der Kleidung, und dieser werden männliche oder weibliche Charaktereigen-schaften zugeordnet.

Diese frühe Rollenfestlegung ist bedauerlich. Sie beginnt bei der Geburt und dominiert oftmals die ganze Erziehung. Wir haben an anderer Stelle bereits darauf hingewiesen, dass Rollenverhalten jeden Menschen in seiner Entwicklung zu einer ganzheitlichen Persönlichkeit behindert. Fatal ist, dass selbst Eltern, die, was dieses Thema betrifft, sehr aufgeklärt und belesen sind, die gleichen Re-aktionen zeigen wie Eltern, die sich noch nie mit diesem Thema auseinander gesetzt haben. Wir haben diese Muster schlichtweg ver-innerlicht. Viele Studien zeigen immer wieder: Mütter nehmen Jungen häufiger auf den Arm, Jungen werden häufiger gestreichelt und erfahren von ihren Müttern mehr Körperkontakt als Mädchen. Mädchen werden öfter verbal getröstet. Jungen werden auch heute noch im Durchschnitt bis zu 3 Wochen länger gestillt als Mädchen. Wir möchten das nicht weiter kommentieren – doch wir wollen Sie darauf hinweisen, dass Sie mit Ihrem neugeborenen Kind die Chan-ce haben, etwas zu verändern. Jeder Mensch durchläuft die gleiche embryonale Entwicklung. Jeder Mann verfügt über weibliche Hor-mone, jede Frau verfügt über männliche Hormone. Zu Beginn des Lebens sind Jungen und Mädchen nahezu identisch. Das ändert sich erst mit der Pubertät. Im Alter gleichen sich Männer und Frauen wieder an. Sie wirken zuweilen geschlechtsneutral wie Säuglinge. Der Beginn und das Ende des Lebens ähneln sich. Der Kreis schließt sich.

Eltern und Kind lernen sich kennen

Wenn die ersten Untersuchungen und die Pflege des Neugeborenen abgeschlossen sind, wird es den Eltern übergeben. Jetzt sollten die drei für sich sein können. Bei einer Haus- oder Geburtshausgeburt ist das kein Problem, bei Klinikgeburten kann es manchmal zu einem Problem werden, besonders wenn mehrere Kinder im gleichen Zeitraum zur Welt kommen. Solche Tage gibt es immer wieder. Und dann liegen Mutter, Vater, Kind auf dem Bett, und die Eltern sehen ihr Baby an und können nicht genug bekommen von diesem Anblick. Das ist es also. Unser Kind! Manche Eltern sagen: Es sieht genauso aus, wie ich es mir vorgestellt habe. Andere haben sich das Kind gar nicht vorstellen können – besonders, was das Gesicht betrifft – oder haben es sich anders vorgestellt. Nach einer Spontangeburt sehen Neugeborene häufig sehr zerknautscht aus. Dennoch ist das eigene Kind für die Eltern meistens das schönste Kind der Welt. Und es wird auch eifrig nach Familienanzeichen gesucht. »Schau mal, sein zweiter Zeh ist länger als alle anderen – wie bei dir.« »Ja, das hat meine Mutter auch ...« Manche Merkmale werden nicht so gerne gesehen. »Muss sie ausgerechnet seine/meine Ohren geerbt haben, wo doch meine/seine Ohren viel schöner sind.« Aber auch der Gedanke: Finde ich mich in diesem Kind wieder? taucht auf. Und Vergleiche. Immer wieder Vergleiche. Besonders Paare, die bereits Eltern sind, stellen das neugeborene Kind gedanklich seinen Geschwistern gegenüber: »Es zieht seine Lippe hoch wie damals Valentin«, »Leona hat aber nicht so geschrien« und so weiter.

Bitte vergessen Sie nie: Dieses Kind ist ein völlig eigenständiger Mensch. Ihr erstes oder Ihre ersten Kinder sind kein Maßstab für dieses Kind. Jeder Mensch ist einzigartig. Dennoch machen sich Eltern durch solche Vergleiche vertraut mit ihrem neuen Kind. Manche Eltern geraten fast darüber in Streit, wem das Kind mehr ähnle: »Es sieht aus wie du!« »Nein, wie du!« Das Kind ist das Ergebnis zweier Menschen. Manchmal ist das in sehr schneller Abfolge zu sehen. Es kann sein, dass die Kinder ihren Vätern wie aus dem Gesicht geschnitten erscheinen. Und eine Stunde später sind es plötzlich die Züge der Mutter, die unübersehbar deutlich in dem Gesicht des Kindes zu erkennen sind. Ein Kind ist keine Kopie von Mutter oder Vater. Ein Kind ist eine einzigartige Kombination von mütterlichem und väterlichem Erbmaterial. Und das ist sehr spannend immer wieder neu zu entdecken. Viele Eltern versinken geradezu in die Betrachtung ihrer Kinder. Das kann über viele Jahre immer wieder zu Staunen und Freude führen. Manchmal führt das Aussehen eines Kindes aber auch zu Enttäuschungen, zum Beispiel wenn sich Mutter und Vater ein Kind mit dunklen Haaren, prägnant gezeichneten Augenbrauen und einem Stupsnäschen gewünscht haben – und da liegt nun das hell beflaumte Baby und hat überhaupt keine Ähnlichkeit mit dem Wunschbild ... Das Kind ist keine Puppe! Dieses Kind ist Ihr Kind, und es mag aussehen, wie es will.

Nötige Formalitäten

Während Vater, Mutter und Kind miteinander beschäftigt sind, füllt die Hebamme das Kinderuntersuchungsheft und den Mutterpass aus und schreibt den Geburtsbericht. Bei einer ambulanten Klinikgeburt oder einer Geburt im Geburtshaus werden Sie die entsprechenden Unterlagen für Ihre Sie im Wochenbett betreuende Hebamme oder Ihre Frauenärztin, Ihren Frauenarzt in einem offenen Kuvert ausgehändigt bekommen. Manchmal werden die Kinder gleich von den Kliniken angemeldet, ansonsten – oder bei Hausgeburten – bekommen Sie eine so genannte Geburtsbescheinigung, mit der Sie das Kind innerhalb der nächsten acht Tage beim Standesamt anmelden müssen.

Die letzten Untersuchungen

Zwei bis drei Stunden nach der Geburt wird die Hebamme das Kind noch einmal untersuchen, vor allem den Nabel kontrollieren – sitzt die Nabelklemme schön fest – und auch nachsehen, ob das Kind Urin abgelassen hat – oder Mekonium, den ersten Stuhlgang. Er heißt nicht zu Unrecht Kindspech. Das Mekonium ist dunkelgrün. Sein hervorstechendstes Merkmal ist, dass es sehr schwer fällt, es abzuwaschen. Meistens gelingt es nur mit viel Wasser, auch Kinderöl kann zur Hilfe genommen werden. Erschrecken Sie bitte nicht über diese sehr klebrige Masse – das ist ganz richtig so!

Die Befindlichkeit der Frau

Nach sehr anstrengenden und langen Geburtsverläufen, eventuell sogar mit Situationen, in denen befürchtet wurde, es gehe dem Kind nicht gut, sind die Frauen oft sehr, sehr erschöpft. Alles, was sie wollen, ist schlafen. Nur noch schlafen, weil sie so unendlich müde sind. Kann sein, dass das Kind auch sehr müde ist und keine Anstalten zu saugen macht. Kann aber auch sein, das Kind möchte gerne. Und die Mutter ist total erschöpft. Dann wird die oben beschriebene Entdeckung des neuen Menschen ein bisschen später stattfinden – wenn sich die Frau ausgeruht hat.

Geburten mit Hilfe von Zange oder Saugglocke führen darüber hinaus dazu, dass die Frauen noch eine Weile wie unter Schock stehen. Sie sind jetzt noch nicht in der Lage, ihr Kind mit offenen Armen zu empfangen und sich an all dem zu freuen, was es ihnen da schenkt an Neusein und Dasein. Sie können nicht mehr. Sie sind zu lange auf ihren Grenzen balanciert. Vielleicht ist es in der Austreibungsperiode zusätzlich zu einem Dammriss gekommen oder einer anderen Verletzung, die noch genäht wurde. Kurzum: jetzt ist eine Pause angesagt. Das hat überhaupt nichts damit zu tun, dass sich die Mutter weniger über ihr Kind freuen würde. Das heißt lediglich: Ich muss erst wieder zu mir kommen. Eine erschöpfte Mutter kann ihr Kind nicht so willkommen heißen wie eine Mutter, die die Geburt relativ gut verkraftet hat. Hier eine Unterscheidung zwischen guten und schlechten Müttern zu treffen, wäre nicht fair. Schön, wenn der Vater einspringt und sich um das Kind kümmert, es mit Hilfe der Hebamme eventuell der Mutter anlegt.

Versorgung der Frau

Meistens begleitet die Hebamme die Frau noch zur Dusche. Früher wurden die Frauen im Bett gewaschen. Das ist kein Vergleich zu dem herrlichen Gefühl, das die meisten Frauen überkommt, wenn sie unter dem warmen Wasserstrahl stehen und die Anstrengungen und Aufregungen der letzten Stunden von sich waschen. Pudelwohl fühlen sich die Frauen danach. Und gleichzeitig erschöpft. Manche Frauen möchten dann gerne eingecremt werden – vom Partner oder von der Hebamme – oder sie tun es selbst. Allerdings sollten Frauen nach der Geburt nicht alleine duschen gehen. Es kommt immer wieder vor, dass ihnen schwindlig wird – und dann brauchen sie einen Menschen, der sie stützt.

Nach der Dusche ist die Hebamme behilflich beim Anlegen der großen Vorlagen, die wegen der Blutungen nötig sind. Der Wochenfluss dauert 2 bis 3 Wochen. Nach einigen Tagen wird er bräunlich und weniger, schließlich dann gelblich und weißlich. Bei manchen Frauen, insbesondere nach Kaiserschnitt oder wenn wegen einer unvollständigen Plazentaablösung nach der Geburt eine Ausschabung vorgenommen wurde, ist der Wochenfluss nicht so stark und hört auch früher auf, da ein Teil der Gebärmutterschleimhaut mit entfernt wurde und nun nicht mehr abgebaut werden muss. Zum Schluss werden noch Blutdruck und Temperatur gemessen und der Bauch abgetastet. Bildet sich die Gebärmutter ordentlich zurück? Wie sieht die Naht aus – wenn es eine gegeben hat? Bei manchen Frauen ist sie schon nach kurzer Zeit sehr geschwollen, dem kann mit Eisbeuteln begegnet werden. Bitte darauf achten, dass die Harnröhre nicht mit der Kälte in Kontakt kommt.

Dann fordert die Hebamme die Frau auf, Wasser zu lassen. »Ich muss nicht«, sagt die Frau. Sie ist auch ganz sicher, nicht zu müssen, weil sie eine volle Blase noch nicht spürt. Doch wenn sie dann sitzt, merkt sie, dass sie doch kann. Es dauert nicht lange, bis das Gefühl dafür, wann die Blase entleert werden soll, zurückkehrt. Bedenken Sie die nach der Geburt völlig veränderten Größen- und Druckverhältnisse. Alle Ihre ehemaligen Körperwahrnehmungen werden sich jedoch bald wieder einstellen. Die meisten Frauen nehmen ihren Körper nach der ersten Schwangerschaft intensiver wahr als zuvor. Die Schwangerschaft hat sie sensibilisiert. Manchmal haben die Frauen Angst vor dem Wasserlassen und halten den Urin zurück, weil sie fürchten, der Urinabgang bereite ihnen Schmerzen – und können nicht. Dem kann mit altbewährten Tricks wie lauwarmes Wasser über die Hand laufen lassen abgeholfen werden. Auch den oberen Teil der Analfalte sehr sanft zu massieren hilft. Zuweilen hilft aber nur die Drohung, dass die Frau katheterisiert werden muss, wenn sie kein Wasser lassen kann.

Eine volle Harnblase blockiert die Rückbildung der Gebärmutter. Dies ist aber zur Blutungsvermeidung unbedingt erforderlich. Die eröffneten Gefäße in der Gebärmutterhöhle – besonders an der Haftstelle der Plazenta – müssen sich verschließen, und das tun sie, wenn die Gebärmutter sich zusammenzieht. Eine volle Harnblase stört diesen Vorgang und kann somit zu extremen Blutungen führen, die das Verlassen der Klinik, wie bei einer ambulanten Geburt geplant, unmöglich machen. Auch zu Hause sollten Sie alle 2 Stunden die Toilette aufsuchen, unabhängig davon, ob Sie das Gefühl haben, sie müssten Wasser lassen oder nicht. In der Regel wird es funktionieren. Wenn alle Befunde in Ordnung sind, können Mutter und Kind die

Klinik nach einer ambulanten Geburt frühestens nach drei Stunden verlassen. Es ist sehr zu empfehlen, von der Klinik aus die Hebamme anzurufen, die die Wochenbettbetreuung übernimmt, damit sie Bescheid weiß, dass sie an diesem Tag noch zu Mutter und Kind kommen soll. Manchmal wird den Frauen auch von den Klinikhebammen eine Wochenbettbetreuung angeboten, besonders wenn die Hebamme, die die Frau außerhalb der Klinik betreute, vergessen hat, ihren Stempel im Mutterpass zu hinterlassen. Sollte noch keine Hebamme gefunden worden sein, ist das die letzte Möglichkeit, zu einer Hebammenbetreuung im Wochenbett zu kommen.

Operative und andere Geburten

Im Folgenden gehen wir kurz auf die am häufigsten vorkommenden Abweichungen von normalen Geburten ein, um Sie auch diesbezüglich umfassend zu informieren. Bitte lassen Sie sich von diesen Abweichungen nicht beunruhigen! Die meisten Kinder kommen und ohne Komplikationen auf natürlichem Wege zur Welt!

Übertragung und Geburtseinleitung

Wie selten Kinder zum errechneten Geburtstermin auf die Welt kommen, ist Ihnen bekannt. Deshalb haben Sie vielleicht von vornherein mit einem Zeitraum von plus/minus 14 Tagen an den errechneten Geburtstermin gedacht. Von einer Übertragung spricht man, wenn das Kind 10 Tage nach dem errechneten Geburtstermin noch nicht auf der Welt ist. Erstgebärende sind in der Regel fixiert auf den errechneten Termin und werden unruhig, wenn er ohne Anzeichen einer beginnenden Geburt verstreicht. Die meisten Frauenärzt(e)innen setzen bald mit einer kontinuierlichen, engmaschigen Kontrolle ein: alle zwei Tage wird eine *CTG-Kontrolle* durchgeführt, um die Gesundheit des Kindes anhand seiner Herztöne beurteilen zu können und festzustellen, ob Wehentätigkeit vorliegt.
Wir möchten an dieser Stelle noch einmal dringend dazu raten, den errechneten Geburtstermin zu überprüfen. Setzen Sie sich zusammen, vielleicht mit Ihren Terminkalendern, und überlegen Sie noch einmal: Wann könnte es zur Empfängnis gekommen sein? Viel zu oft führt ein auf falschen Ausgangsdaten basierender Geburtstermin zu dem Stress, der eine Übertragung nach sich ziehen kann. 10 Tage nach Überschreitung des Termins kommt keine außerklinische Geburt mehr in Frage. Ab diesem Zeitpunkt wird die Übertragung als Risikofaktor eingestuft. Die betreffende Frau sollte also in einer Klinik gebären, und wenn bisher eine Hausgeburt geplant war, müssen nun eventuell ganz andere Vorbereitungen getroffen werden. In der Regel werden Frauen am 10. Tag der Übertragung in eine Klinik überwiesen.

Wenn die Klinikeinweisung droht, stehen die Frauen unter großem Druck. Es muss losgehen, es muss doch jetzt endlich losgehen, denken sie am sechsten, siebten, achten Tag. Unter solchem Druck geht erst recht nichts los. Und dann ist der Klinikaufenthalt nicht mehr abzuwenden. Dort wird mehrmals täglich ein CTG angelegt. Sollte der Muttermund geöffnet sein, wird eine *Amnioskopie,* also eine Spiegelung des Fruchtwassers, vorgenommen. Diese wird auch in manchen gynäkologischen Praxen durchgeführt. Das Amnioskop wird über die Scheide in den Muttermund eingeführt, und dann wird das Fruchtwasser begutachtet: Enthält es viele Käseschmiere-Flocken, erscheint es milchig-trüb – ein Zeichen dafür, dass das Kind noch nicht reif ist. Enthält es wenig Vernixflocken, erscheint es klar, was bedeutet: wir sind um den Termin herum. Nach Amnioskopien kann es zu vermehrtem Schleimabgang, auch blutig, kommen. Grünliches Fruchtwasser ist ein Zeichen für Mekoniumabgang und bedeutet, dass es dem Kind nicht gut geht, da es normalerweise erst nach der Geburt den ersten Stuhlgang ausscheidet. Doch bei Angstzuständen des Kindes, eventuell ausgelöst durch mangelnde Sauerstoffversorgung, kann es auch im Mutterleib dazu kommen. Eine grünliche Verfärbung des Fruchtwasser ist ein Grund, sofort die Geburt einzuleiten. Dennoch sollten weitere Untersuchungen vorgenommen werden, deren Befunde unter Umständen eine schlechte kindliche Versorgung bestätigen oder nicht. Häufig wird im Rahmen der Einleitung die Fruchtblase gesprengt, weil es dann zu regelmäßigeren und kräftigeren Wehen kommt, die die Geburt beschleunigen. Eine weitere Untersuchungsmethode ist der *Ultraschall* zur Beobachtung der Plazentadurchblutung. Die Plazenta arbeitet während der ganzen Schwangerschaft rund um die Uhr und sehr intensiv. Eines Tages sind ihre Kräfte erschöpft. Das geht sehr schnell. Sie ist ja nur für eine bestimmte Dauer angelegt, und wenn diese Zeit vorüber ist, kann sie das Kind nicht mehr ausreichend versorgen. Sollte bei der Frau eine Gewichtsabnahme von ein bis zwei Kilo oder ein Gewichtsstillstand auftreten – manchmal haben die Frauen auch das Gefühl, ihr Bauchumfang gehe zurück –, kann dies ein Zeichen dafür sein, dass weniger Fruchtwasser produziert wird. Auch der Nabel der Mutter ist ein Zeichen für das Erreichen des Termins – doch da die Kinder in den letzten Jahrzehnten immer größer werden, ist dieses mit Vorsicht zu behandeln. Der wachsende Bauch hat sich in der Schwangerschaft immer mehr verändert, und irgendwann erschien der Nabel glatt gestrichen. Wenn dies eingetreten ist, hieß es früher, stehe die Geburt unmittelbar bevor. Doch wie gesagt – bei sehr großen Kindern ist der Nabel glatt, und es dauert noch eine Weile bis zur Geburt.

Übertragungen, die bereits in den Kreisel der ständigen Überwachung gelangt sind, werden von den Frauen und Paaren als sehr belastend empfunden. Oftmals werden andere Frauen und Paare, die sie aus dem Geburtsvorbereitungskurs kennen, beneidet, wenn das Kind »bei denen schon da ist«. Es gibt Frauen und Kinder, die brauchen vielleicht etwas mehr Zeit, sich voneinander zu lösen. Insbesondere bei Frauen, die bereits Kinder haben und sicher wissen, dies wird ihre letzte Schwangerschaft sein, ist dieses Festhalten zu beobachten. Sie genießen die intensive Nähe zu ihrem Kind. Eine Nähe, die in dieser Intensität nirgends – und dann auch nie mehr – stattfinden wird. Mutter und Kind müssen bereit sein für die letzte Phase. Ansonsten treten eben Schwangerschaftswehen auf und verschwinden wieder. Oder es kommt zu leichten Eröffnungswehen, die dann aber wieder einschlafen. Manchmal sagen die Frauen sogar deutlich: »Ich will noch nicht.« Auch starke Angst vor der Geburt kann deren Beginn hinauszögern. Hilfreich ist bei Übertragungen in jedem Fall die innige Kommunikation zwischen Mutter und Kind.

Eine Geburt kann auch mit *homöopathischen Mitteln* ausgelöst werden. Diese Mittel müssen genau für die jeweilige Frau und ihre momentane Befindlichkeit ausgesucht werden. Wenden Sie sich diesbezüglich an Fachleute. Außerdem ist Rizinusöl einen Versuch wert. In Verbindung mit Kaffee und Fruchtsäften getrunken, regt es nicht nur die Darmmuskulatur an, sondern kann darüber auch die Gebärmuttermuskulatur beeinflussen. Und dann verwandeln sich so manche Schwangerschaftswehen doch noch in Eröffnungswehen.

Geburtseinleitung im Überblick

Indikationen:
- echte Übertragung bei zu langer Schwangerschaftsdauer
  (= errechneter Termin + 14 Tage)
  Bestätigung des Verdachts durch Ultraschallkontrollen der Plazenta, Bestimmung der Plazentahormone, Kontrolle des kindlichen Wachstums und der Befindlichkeit durch CTG und Amnioskopie, OBT (Wehenbelastungstest)

Ursache: verminderte Wehenbereitschaft der Gebärmutter
Frage der familiären Häufung
- relative Übertragung (zu lange Schwangerschaftsdauer in Bezug auf Plazentafunktion)
Diagnose: Doppler-Ultraschall, kindliches Wachstum nicht ausreichend, Plazentahormone im mütterlichen Serum im unteren Bereich, OBT
- Jede weitere ernsthafte Gefährdung von Mutter oder Kind (z. B. ansteigender Blutdruck der Mutter, grünes Fruchtwasser, Diabetes mellitus der Mutter etc.) nach ausreichender Diagnosestellung

Vorgehensweise:
- Einlauf: zur Darmreinigung und Anregung der Darmmuskulatur
- Bad: zur Entspannung und Steigerung der Wehenbereitschaft
- Amniotomie (Eröffnung der Fruchtblase) zur Auslösung regelmäßiger Wehentätigkeit durch Verminderung des Umfangs der Gebärmutter (Achtung: nach Fruchtblasenöffnung müssen Kinder innerhalb von 24 Stunden geboren sein = Zeitdruck!)
Gefahr: bei noch nicht fest im Becken sitzendem Kopf des Kindes Gefahr des Nabelschnurvorfalls, der eine sofortige Entbindung durch Kaiserschnitt erfordert.
- Wehenmittel: Synthetisch hergestelltes Oxytocin wird der Gebärenden über eine Infusion zugeführt. Die Dosis wird allmählich gesteigert, bis regelmäßige Wehen eintreten. Man geht davon aus, dass die Verabreichung von außen über die Erhöhung des Oxytocins im Blut der Frau die Ausschüttung von Gewebsoxytocin in der Gebärmutter provoziert und damit regelmäßige Eröffnungswehen produziert.

Nachteil von Oxytocin: Die Frau kann sich nicht so frei bewegen wie ohne Infusionsnadel und Dauer-CTG. Die Wehen kommen nicht im natürlichen, vom Körper gesteuerten Abstand, sondern relativ schnell, auch schon bei einer sehr kleinen Muttermundsöffnung. Diese Methode ist umstritten wegen der hohen Belastung für Mutter und Kind, die zum einen eine Dauerüberwachung durch CTG, eventuell sogar intern, also vom Kind direkt abgeleitet (Kopfschwartenelektrode), erfordert und zum anderen dadurch noch höher wird. Es gibt Meinungen, die die Wirkung synthetisch hergestellten Oxytocins als rein zufällig beurteilen. Da Oxytocin vom Körper der Mutter niemals kontinuierlich, sondern pulsatorisch abgegeben werde, seien Erfolge dieser Einleitungsmethode in ihrer Wirkungsweise zu hinterfragen und zu untersuchen.

Frauen empfinden diese Wehen als sehr schmerzhaft, da sie relativ plötzlich in kurzen Abständen eintreten und kaum zu veratmen sind.

Kontinuierlicher Beistand und Anleitung zur Atmung sind unbedingt zu gewährleisten, ansonsten kommt es zum deutlichen Anstieg von Schmerzmitteln oder Betäubungsverfahren wie PDA.

Wegen der schlechten Erfolgsquote bei nicht geburtsbereiten Frauen ohne Anzeichen einer beginnenden Geburt – also Verkürzung und Öffnung des Muttermundes und wehenbereiter Gebärmutter – wird in den meisten Kliniken heute eine andere Methode, die Verabreichung von Prostaglandinen (Gewebshormon), bevorzugt.

Prostaglandine werden als Gel auf den Muttermund aufgetragen (Priming), damit der Muttermund weicher wird und sich langsam öffnet. Nach Verabreichung des Gels wird eine CTG-Kontrolle von zirka 30 Minuten durchgeführt, und danach können die Frauen sich frei bewegen. Nach 2 bis 4 Stunden setzen dann entweder regelmäßige Wehen ein oder das Priming wird nach 6 Stunden wiederholt. Falls dann noch immer keine Wirkung eintritt, wird ein Tag abgewartet und die Prozedur wiederholt, eventuell auch eine Oxytocininfusion verordnet.

Bei bereits geöffnetem Muttermund kann auch eine Tablette in die Scheide eingelegt werden, die wie oben beschrieben wirkt. Innerhalb der nächsten Stunden setzen Wehen ein.

Nachteil von Prostaglandinen: Häufig sind, besonders bei Erstgebärenden, wiederholte Prostaglandinanwendungen nötig, bis eine Wirkung im gewünschten Sinne zu verzeichnen ist.

Die Wehen werden als sehr heftig empfunden, insbesondere durch die sehr schnell eintretende Häufigkeit im Rhythmus von 2 bis 3 Minuten und einen insgesamt leicht erhöhten Grundtonus (Grundspannung) der Gebärmutter, wodurch die Frauen wenig Entlastung und Entspannung in den Wehenpausen haben. Durch die Wirkungsweise des Prostaglandin wird insbesondere eine schmerzhafte Zervixspannung hervorgerufen, die die Frauen als reißenden, undifferenzierten Schmerz beschreiben. Im Fundus finden zunächst keine Kontraktionen statt, so dass auch ein CTG falsche

Werte anzeigt, indem keinerlei Wehentätigkeit aufgezeichnet wird. Hierdurch kommt es manchmal zu einer Verunsicherung der Frauen, die den Schmerz sehr stark erleben, ihn kaum veratmen können, weil er so undifferenziert ist, und andererseits vom Fachpersonal hören: »Mit diesen Wehen bekommen Sie noch kein Kind.« Dass Frauen sich dann verzweifelt fragen, wie schlimm es noch kommen müsse und sich nicht vorstellen können, noch mehr als dies auszuhalten, liegt auf der Hand. Sie wissen, dass Wehen an der Gebärmutter in der Regel vom Fundus ausgehen und sich dann über den gesamten Gebärmutterkörper verteilen. Sie wissen auch, dass die Zervix anders auf Wehen reagiert als der Körper, weil

Vorsicht mit Prostaglandinen

Prostaglandineinlagen werden den Frauen häufig mit den Worten: »Möchten Sie heute Mittag Ihr Kind haben?« schmackhaft gemacht. Vorsicht ist bei dieser Frage angezeigt. Im Grunde stimmen Sie mit der Bejahung einer Geburtseinleitung zu, die nur bei entsprechender Indikation erforderlich ist! In den Papieren steht dann: »Frau wünscht Einleitung der Geburt« oder Ähnliches, deshalb sollten Sie genau erfragen, was mit der Frage gemeint ist und welche Folgen eine Bejahung derselben auslösen kann.

einerseits die Muskulatur und andererseits die Innervation (Nervenversorgung) des Körpers und der Zervix unterschiedlich sind. Die Wirkungsweise bei Prostaglandinen besteht darin, dass durch eine erhöhte Spannung und Kontraktion der Zervix die Wehenbereitschaft der Gebärmutter insgesamt gesteigert wird, auch im so genannten Wehenzentrum am Fundus, wodurch es mit der Zeit zu normalen Eröffnungswehen kommt. Eine Unterstützung dieses Mechanismus findet unter normalen Umständen durch die Reizung derselben Nervenzellen in der Zervix durch den tiefer tretenden Kopf des Kindes statt.
Nach beginnender Wehentätigkeit ist unbedingt kontinuierliche fachliche Zuwendung mit konsequenter Unterstützung erforderlich!

Alternativen: natürliche Einleitung *(siehe S. 435 f.),* Gespräche mit der Frage nach möglichen Gründen für Blockierung wie zum Beispiel große Angst vor der Geburt, schlechtes Geburtserlebnis in der Vergangenheit etc., Brustwarzenstimulation.

Varianten: Es wird zuerst ein Priming mit Gel oder Tablette durchgeführt und frühestens nach 6 Stunden eine Oxytocininfusion angelegt.

Umgang mit Einleitungen

Die Frauen sollten auf einer genauen Diagnostik beziehungsweise Erklärung dafür bestehen! Genau erklären lassen, warum die Einleitung nötig wird. Die Partner sollten sich auf jeden Fall frei nehmen, da zwar nicht immer sofort, jedoch bald die Geburt beginnen kann, eventuell auch erst am nächsten Tag. Dennoch: Ihre Frauen brauchen ihren Zuspruch, ihre Begleitung, ihren Beistand besonders! Außerdem sollten sich die Frauen mit Lesestoff versorgen, da endlos lange CTG-Kontrollen die Regel sind. Während dieser sollten Sie sitzen. Wenn möglich, keine Amniotomie (Fruchtblasenöffnung).

Stellen Sie sich bitte immer auf die beginnende Geburt ein, atmen Sie gemeinsam in Ihrem Muster, verstärken Sie Ihre Teamfähigkeit. Der Partner wird zunächst nicht so, allerdings mit beginnender Wehentätigkeit nach der Einleitung dann ganz besonders gefordert in der Unterstützung der Frau! Übrigens: Eine sehr schnelle Geburtsbeendigung ist gar nicht erstrebenswert. Zum einen sind die Kinder unter Umständen noch nicht bereit bezüglich der Atmungs- und Herzaktion »draußen« *(siehe »Geburtsbeginn«)* – erst nach einsetzenden Eröffnungswehen setzt auch die letzte wesentliche Vorbereitung des Kindes ein durch Aktivierung seiner Nebennieren und Auslösen einer Hormonflut. Zum anderen brauchen Sie für die Geburt immer ein bestimmtes Maß an Wehen, die allerdings durch Pausen für Mutter und Kind erträglich sind. Werden diese Erholungspausen reduziert, können beide in einen Geburtsstress geraten, der für beide beeinträchtigend werden kann.

Also: Alles braucht seine Zeit! Auch bei einer Einleitung!

> **Wichtig**
> Bitte darauf achten, dass eine ausreichende Energiezufuhr gewährleistet ist. Es passiert tatsächlich, dass Frauen einen Einlauf bekommen, ein Priming und dann nach 6 Stunden das Ganze wiederholt wird, ohne dass die Frauen essen dürfen. Sie wissen inzwischen, dass eine solche Karenz alleine für Wehenschwäche sorgt, da der mütterliche Körper haushaltet, weshalb keine »anständigen« Wehen entstehen können!

Wenn Hebammen hören: das Kind wurde herausgeprügelt, wissen sie, was gemeint ist: hohe Wehenhormondosen (hohe Tropfenzahl des Wehentropfes, wiederholte Prostaglandingaben in kurzen Abständen).

Wehenbelastungstest mit Oxytocin (OBT)

Indikation:
Verdacht auf Unterversorgung des Kindes, pathologische Herzfrequenz der Kinder im CTG, fragliche Übertragung

Durchführung:
- Oxytocininfusion, die geringer konzentriert ist als bei der Einleitung
- Priming mit Tablette oder Gel
- Brustwarzenstimulation: Die Brustwarzen der Frauen werden entweder durch sie, ihren Partner oder eine Hebamme stimuliert, wodurch Oxytocin ausgeschüttet wird und Wehen ausgelöst werden können.

Während aller Formen des Wehenbelastungstests findet eine kontinuierliche CTG-Kontrolle statt. Es muss immer mit einer Geburtsbeendigung gerechnet werden!

Natürliche Einleitung

Zum Schluss möchten wir Ihnen noch verraten, wie die natürliche Einleitung vonstatten geht, die auf dem Wissen beruht, dass Sperma Prostaglandine enthält. Diese Gewebshormone haben eine starke Wirkung auf die Gebärmuttermuskulatur. Geburtseinleitungen werden heute in Kliniken meistens zunächst mit Prostaglandinen vorgenommen, entweder durch ein Gel, das auf den Muttermund gestrichen wird, oder durch Einlegen einer Tablette in den Muttermund. Doch das können Sie auch anders erreichen.
Die natürliche Einleitung heißt schlichtweg: Geschlechtsverkehr. Die Wirkung basiert auf drei Faktoren. Zum einen Kontakt mit natürlichen Prostaglandinen, zum anderen die erhöhte Kontraktionsbereitschaft der Gebärmutter während und nach einem Orgasmus und ferner die prinzipielle Entspannung.

Zu dieser natürlichen Einleitungsmethode gehört unbedingt Atmosphäre: ein romantischer Abend zu zweit. Bereits vorhandene Kinder sollten sich in der Obhut vertrauter Menschen befinden, und das Paar kann sein Zusammensein ungestört gestalten. Das kann mit einem gemeinsamen Bad, gutem Essen, langen Gesprächen, Massagen und so weiter beginnen – und endet mit Geschlechtsverkehr.

Schwangere Frauen baden in der Regel sehr gerne, die Wassertemperatur sollte allerdings 34 bis 35 Grad nicht übersteigen. Zu heiße Bäder führen zu starker Durchblutung der Haut, einer wesentlichen Steigerung des Pulses bei gleichzeitigem Abfallen des Blutdrucks – und das wirkt sich auch auf das Kind aus. Jede erfahrene Hebamme weiß, was mit dem Ausdruck »Badewannen-CTG« gemeint ist: erhöhte Herztonfrequenz des Kindes.

Fallbeispiel »Gutes Timing«
Seit der 36. Woche sorgte sich das Paar, ob es klappen würde, die Geburt gemeinsam zu erleben, da der Mann werktags 800 km von seinem Wohnort entfernt bei einer Fortbildung war. Je näher der errechnete Geburtstermin rückte – der unglücklicherweise auf einen Mittwoch fiel – desto besorgter und verkrampfter wurde die Frau. Zu Wochenbeginn war diese Verkrampfung besonders deutlich, zum Wochenende hin entspannte die Frau sich und hoffte: Dieses Wochenende passiert es. Doch es passierte nichts. Die Hebamme erzählte der Frau von der natürlichen Geburtseinleitung. Die Frau hörte gespannt zu, nickte dann sehr ernsthaft und fragte, ob die Hebamme am kommenden Wochenende erreichbar sei. Dies bejahte die Hebamme, woraufhin die Frau sich strahlend verabschiedete.

Später erzählte sie der Hebamme, sie habe ihrem Mann nichts von der natürlichen Geburtseinleitung verraten, doch sie sei sicher gewesen, es würde klappen. Die ganze Woche über traten keine Eröffnungswehen bei der Frau auf. Freitagabend empfing die Frau ihren Mann mit einem besonders schönen Essen – und der Abend nahm seinen Verlauf. Gegen vier Uhr morgens wachte die Frau auf, verspürte ein deutliches Ziehen im Unterleib, das sie bis fünf Uhr beobachtete. Dann weckte sie ihren Mann. Als die Wehen um sechs Uhr morgens in Fünfminutenabständen kamen, rief das Paar die Hebamme an, die zur Wehenbetreuung kam. Bei einer Öffnung des Muttermundes von 8 cm fuhren sie in die zuvor ausgesuchte Klinik, um 10 Uhr war

das Kind geboren, und um 13 Uhr lagen alle drei zu Hause glücklich im Bett. Bis Montagmorgen, als der Mann zu seiner Fortbildung musste, genossen sie ihr friedliches Beisammensein.
Oft hörte das Paar in der Folge Bemerkungen wie: Na, da habt ihr aber Glück gehabt, dass es doch noch geklappt hat. Die beiden sahen sich dann nur an – mit ziemlich viel Schalk in den Augen. Mittlerweile hat das Paar vier Kinder, und alle wurden auf die gleiche Art und Weise ins Leben gelockt.

Bei einer natürlichen Einleitung sollte die Frau sich nach dem Verkehr mit hochgelagertem Becken hinlegen, damit der Muttermund immer wieder in den Vorratspool des Spermas im hinteren Scheidengewölbe eintauchen und Prostaglandine aufnehmen kann.

Dammschnitt und Dammriss

Als »Damm« wird das Gewebe zwischen Scheideneingang und Darmausgang bezeichnet. Unter der Geburt sollte er weitgehend elastisch sein, um Verletzungen vorzubeugen.
Viele Hebammen empfehlen daher den Schwangeren, den Damm bereits in der Schwangerschaft mit Ölen oder Salben zu massieren, was auch der Partner übernehmen kann, falls die Frau dieses wünscht. Zusätzlich empfehlen einige Hebammen das Trinken bestimmter Tees, um das Gewebe geschmeidig und dehnfähig zu machen. Am besten erkundigen Sie sich bei Ihrer Hebamme.
Viele Frauen befürchten einen Dammschnitt. Hierbei wird in der letzten Zeit der aktiven Austreibungsphase eine so genannte Episiotomie vorgenommen. Es gibt in der Regel zwei

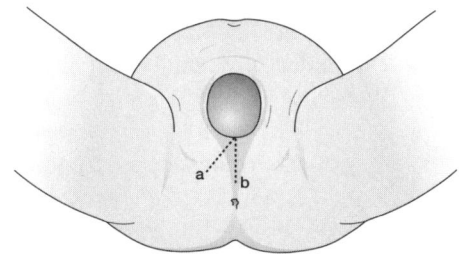

Schnittführung der Episiotomie (Dammschnitt).
a: mediolaterale (seitliche) Schnittführung.
b: mediane Schnittführung in Richtung After.

verschiedene Arten der Schnittführung: nach unten (median) oder zur Seite (mediolateral). Erstere macht weniger Probleme in der Heilung und verursacht wenig Beschwerden. Beim mediolateralen Schnitt wird mehr Gewebe durchtrennt, so dass er langsamer heilt und auch die Beschwerden länger anhalten. Moderne Kliniken gelangen immer mehr zu der Auffassung, dass ein prophylaktischer Dammschnitt schlechter heilt als eine Verletzung, die den Frauen auch weniger Schmerzen bereitet. Erkundigen Sie sich bei der Klinikbesichtigung. Bei operativen Entbindungsarten wie Saugglocken- oder Zangengeburt ist ein Schnitt die Regel.

Die Heilung einer Naht wird wesentlich beeinflusst durch die Sitzhaltung der Wöchnerin und die Pflege der Naht. Hierbei wird Ihre Hebamme Sie im Wochenbett fachgerecht unterstützen und beraten. Einige Frauen befürchten Probleme bei Geschlechtsverkehr in der Zukunft. Narbengewebe ist nicht genauso dehnbar wie normales, unverletztes Gewebe. Allerdings treten in der Regel bei konsequenter sachkundiger Pflege der Naht keine Probleme auf.

Nahtpflege

Die Pflege der Naht sieht optimalerweise so aus, dass die Frauen nach jedem Toilettengang und auch zwischendurch die Naht kräftig mit einem Wasserstrahl aus der Dusche abbrausen und danach entweder vorsichtig abtupfen oder trocken föhnen. Zu Hause sollten Sie so häufig wie möglich Luft an die Naht lassen, das heißt ohne Vorlagen und Slip im Bett mit gespreizten Beinen liegen. Bei Spannungen, Reizungen der Naht ist es hilfreich, etwas Muttermilch auf eine Vorlage zu geben und diese dann vorzulegen. Sollte diese Maßnahme nicht ausreichen, wird Ihre Hebamme Ihnen weitere empfehlen und mit Ihnen durchführen. Sitzbäder sollten Sie zu Hause auch erst frühestens 48 Stunden nach der Geburt durchführen. Sie sollten in angenehm warmem Wasser, dem Salz, Neutralseife oder Eichenrindenextrakt zugefügt wurde, stattfinden. Entweder in einer Sitzbadewanne oder einer großen Wanne mit bedecktem Oberkörper. Die Dauer sollte 10 Minuten nicht übersteigen.

Ab dem 5.–6. Tag kann es im Bereich der Naht zu Juckreiz kommen, was ein Zeichen von Heilung sein kann, aber auch von der nachwachsenden Schambehaarung herrühren kann. Im Bereich des Dammschnittes wird vorher rasiert. Bei Juckreiz helfen Luftduschen sowie Sitzbäder und Abbrausen. In hartnäckigen Fällen hilft auch mal ein Kinderpuder.

Nach einigen Tagen werden die Fäden gezogen (Naht mit Seide) oder sie fallen ganz alleine aus (Naht mit Catgut). Die Fäden wird Ihre Hebamme während eines Wochenbettbesuchs ziehen. Um den 10. Tag herum spüren oftmals auch Frauen mit größeren mediolateralen Dammschnitten nach optimaler Pflege derselben nichts mehr davon. Im Falle eines Dammrisses sieht die Pflege genauso aus.

Geburtsbeendigung mittels Saugglocke oder Zange

Eine rasche Beendigung der Geburt ist angezeigt bei Geburtsstillstand im Beckenausgang, eventuell auch in der Beckenmitte, bei Gefahren für das Kind, die durch eine rasche Geburtsbeendigung ausgeschaltet werden können. In beiden Fällen liegt die Frau im Querbett, das einem gynäkologischen Stuhl ähnelt. Arzt oder Ärztin sitzen zwischen den Beinen der Frau, die in Beinhaltern liegen.

Saugglockengeburt

An dem Kopf des Kindes wird eine kleine Saugglocke angebracht (3 Größen, meistens die mittlere von zirka 5 cm Durchmesser) und ein Unterdruck hergestellt mittels einer entsprechenden Vorrichtung, die an die Saugglocke anschließt. Wehensynchron wird dann unter Schutz des Dammes und

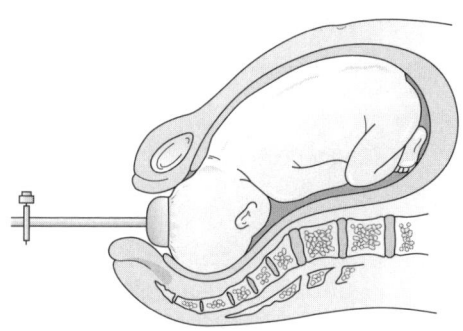

Entbindung mit Saugglocke.

gleichzeitiger Drehung des Kopfes in eine geburtsgerechte Position (gerader Durchmesser) vorsichtig gezogen. Zur Beschleunigung der Geburt wird ein Dammschnitt *(siehe unten)* vorgenommen, häufig mediolateral (schräg), um den Austrittsbereich zu vergrößern. Die Saugglocke wird entfernt, die Drehung des Köpfchens abgewartet und die Mutter angeleitet, den gesamten Körper des Kindes herauszuschieben. Je besser sie das schafft, umso schonender gestaltet sich der Eingriff.

Manchmal wird eine Saugglocke auch bei einer fehlerhaften Einstellung des Köpfchens verwendet: bei einem so genannten Querstand, bei dem der Kopf nicht gerade, sondern quer zum Ausgang liegt. Hierbei wird dann ausschließlich das Köpfchen gedreht, ansonsten verläuft die Austreibungsperiode normal.

Vorteil: relativ rasche Geburtsbeendigung möglich.

Nachteil: Kinder haben eine große Geschwulst am Kopf und höchstwahrscheinlich stärkere Kopfschmerzen als bei einer spontanen Geburt.

Die Frau hat einen relativ großen seitlichen Dammschnitt und eventuell auch Verletzungen in der Scheide, die genäht werden müssen.

Stärker empfundene Schmerzen als bei normaler Austreibungsperiode.

Bei mangelnder Erklärung und großer Hektik schlechtes Geburtserlebnis: »Alles redete auf mich ein, forderte mich zum Pressen auf, der ganze Kreißsaal war voll« etc. Das Kind muss kinderärztlich untersucht, eventuell auch einem Augenarzt vorgestellt werden zur Augenhintergrundspiegelung, um eine Hirnblutung auszuschließen.

Die Geschwulst verschwindet nach einigen Tagen, manchmal auch erst nach Wochen. Schnelleres Abschwellen wird durch ständige Kopfbedeckung erreicht. Vorsicht bei Anfassen des Kopfes – kann Schmerzen auslösen!

Zangengeburt

Heute gibt es so genannte Beckenausgangszangen, die wesentlich kleiner sind als frühere Modelle. Nahezu jeder kennt Horrorgeschichten um Zangenentbindungen, die allerdings aus einer Zeit stammen, in der andere Modelle benutzt wurden.

Bei der Geburtszange, besser Löffel, handelt es sich um ein zweiteiliges Instrument, das aus zwei so genannten Löffeln besteht. Unter Einführung einer

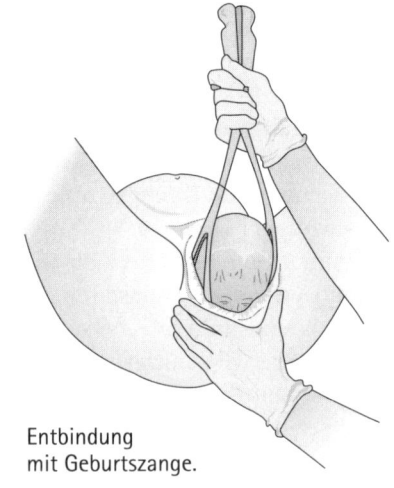

Entbindung
mit Geburtszange.

Hand der Fachfrau, des Fachmannes wird zunächst der eine Löffel, dann vorsichtig der zweite in die Scheide eingeführt und um den Kopf des Kindes geschlossen. Nun wird wehensynchron mit aktivem Pressen der Mutter bis zur Geburt des Kopfes gezogen – unter Dammschutz und Durchführung einer ausreichend großen Episiotomie (Dammschnitt). Nach der Geburt des Köpfchens werden die Löffel vorsichtig gelöst und die Drehung des Köpfchens abgewartet, nach der dann der Körper des Kindes von der Mutter herausgeschoben wird.

> *Vorteil:* rasche Geburtsbeendigung. *Nachteil:* Kinder sind wahrscheinlich irritiert, haben eventuell Schmerzen am Kopf durch die angelegten Löffel. Frauen haben großen Dammschnitt und häufiger Verletzungen in der Scheide, die genäht werden müssen.

Kaiserschnitt (Sectio)

Man unterscheidet zwischen einem primären Kaiserschnitt (vor Geburtsbeginn) und einem sekundären Kaiserschnitt (unter der Geburt).

Der primäre Kaiserschnitt

Indikationen: Beckenendlage bei Erstgebärenden mit Verdacht auf relatives Missverhältnis (kindlicher Kopf passt aller Voraussicht nach nicht durch mütterliches Becken), relatives Missverhältnis bei Schädellage (an Anpassungsmechanismen unter der Geburt denken, wie Beckendehnungsmöglichkeiten und kindliche Schädelknochen, die sich übereinander schieben können), Placenta praevia, geburtsunmögliche Einstellungen des kindlichen Kopfes wie hoher Geradstand, Gesichtslage, Gefährdung der Mutter durch Fortführung der Schwangerschaft.

Ablauf

Um einen unkontrollierten Geburtsbeginn zu vermeiden, werden die meisten Frauen zirka 14 Tage vor dem errechneten Termin in die

Klinik einbestellt. Hier werden alle Untersuchungen vorgenommen, die vor jeder großen Operation notwendig sind, wie Blutuntersuchungen, EKG, Allgemeinuntersuchung durch Anästhesist(inn)en. Manchmal wird noch eine letzte Ultraschalluntersuchung vorgenommen, um den Befund abzuklären und zu sichern.

Im Gespräch mit Narkosearzt oder -ärztin wird die Narkoseform festgelegt, meistens eine Form, bei der die Frau wach ist, wie Peridural- oder Spinalanästhesie. Es wird eine vollständige Rasur vorgenommen, das heißt, alle Schamhaare werden abrasiert. Das kann von den Frauen selbst oder vom Partner bereits zu Hause durchgeführt werden. Ein Einlauf zur Darmreinigung wird vorgenommen, danach bekommen die Frauen nichts mehr zu essen. Vor der Operation bekommen sie ein OP-Hemd und Thrombosestrümpfe (zur Prophylaxe einer Thrombose) sowie ein Häubchen auf den Kopf gesetzt. In die Harnblase wird ein Dauerkatheter eingeführt.

Partner und Hebamme tragen im OP Schutzkleidung. Nach Anlegen der PDA/Spinalanästhesie wird der Körper der Frau abgedeckt. Sie bekommt zwei Infusionen jeweils in beide Arme (vor der Narkose), über die notwendige Medikamente und Nährlösungen zugeführt werden. Nach einer Peridural- oder Spinalanästhesie wird es den Frauen manchmal »schwummerig«, was von einem typischen Blutdruckabfall herrührt, der allerdings schnell behoben ist. Am Kopf der Frau stehen Anästhesist/in und Partner. Operateur oder Anästhesist/in erklären den Ablauf, und nach wenigen Minuten wird die Frau aufgefordert, etwas mitzudrücken. Über einen kleinen queren Schnitt am oberen Rand der Schambehaarung wurde der Bauch eröffnet. Über die verschiedenen Schichten wie Bauchfell, Harnblase etc. gelangt der Operateur nun an die Gebärmutter. Diese wird im Bereich zwischen Gebärmutterhals und -körper waagerecht eröffnet, und Sie werden zum Mitpressen aufgefordert. Der Operateur entwickelt das Kind aus der Öffnung heraus und hält es dann hoch. Die meisten Kaiserschnittkinder schreien empört nach einem ersten Überraschungsmoment: »Wer hat mich da rausgeholt? Wer war das?« Ist ja aus ihrer Sicht völlig klar: Stellen Sie sich mal vor, im Halbdunkel eingekuschelt auf einem Wasserbett mit angenehmen Schwingungen zu liegen, und plötzlich reißt Ihnen jemand die Decke weg und scheint Ihnen mit einer Lampe direkt ins Gesicht! Sie haben alles Recht auf Empörung, insbesondere bei einem geplanten Kaiserschnitt, der sie ja in keinster Weise auf das Bevorstehende vorbereitet.

Das Kind ist geboren! Es wird abgenabelt, von der Hebamme in Empfang genommen, bekommt den Mund abgesaugt, und dann wird es den Müttern gezeigt. In einigen Kliniken werden die Kinder den Frauen auf oder an die Brust gelegt. In wieder anderen bringt man es direkt zur Untersuchung durch einen Kinderarzt. Der Partner bleibt entweder bei der Frau oder geht mit dem Kind. Letzteres hat den Vorteil, dass wenigstens ein »Bekannter« für das Kind vorhanden ist, dessen Stimme beruhigend wirkt und der in Vertretung der Mutter das Kind auf dem Arm hält (linke Seite wegen des Herzschlags, der beruhigt). Wieder im Kreißsaal wird das Kind angelegt. Nach zirka 6 Stunden hört die Wirkung der Betäubung auf, und es werden eventuell andere Schmerzmittel erforderlich, wie nach jeder anderen großen Operation. Die Frauen liegen mittlerweile auf der Wochenstation, die Kinder werden von Kinderkrankenschwestern oder vom Partner versorgt und zum Stillen gebracht. Die meisten Frauen erholen sich relativ schnell von einem Kaiserschnitt, wahrscheinlich auch wegen des Wunsches, so schnell wie möglich das Kind selber zu versorgen.

Der sekundäre Kaiserschnitt

Indikationen: Gefährdung des Kindes und/oder der Mutter durch die Geburt. Meistens kindliche Indikation durch pathologische Herztöne, was auf eine Überbelastung durch die Wehen schließen lässt oder auf eine sehr straffe Nabelschnurumschlingung oder auch auf Anzeichen einer Infektion (nach länger zurückliegendem Blasensprung).
Diagnose: z. B. Auswertung des CTG-Befundes durch eine versierte Fachkraft, extern oder intern, MBU (Mikroblutuntersuchung) mit schlechtem pH-Wert im kindlichen Blut oder Blutuntersuchungen mit Feststellung einer Entzündung der Mutter.

Ablauf
Frauen, die mit einem »Notkaiserschnitt« konfrontiert werden, sind in der Regel völlig verwirrt, erschöpft von der Geburtsarbeit, überfordert durch Vorbereitungen wie Unterschrift unter die Einwilligung zur Operation, zur Narkose.
Die Vorbereitungen im OP verlaufen genauso wie bei einem geplanten Kaiserschnitt, werden allerdings sehr, sehr schnell vorgenom-

men. Zu der Verunsicherung der Frauen/Paare kommt die Angst um das Kind, die in der Regel im Vordergrund steht. Das umgebende Personal hat häufig keine Zeit, lange Erklärungen abzugeben und in Ruhe ein Gespräch zu führen, da alles schnell gehen muss. Manchmal ist es weder aus zeit- noch aus gesundheitlichen Gründen möglich, eine Teilnarkose vorzunehmen. Die Mutter schläft also mit ihrer Aufregung ein, wacht einige Zeit nach der Operation auf und ist nicht mehr schwanger. Sie weiß nichts über die Zeit zwischen Schwangerschaft und Muttersein. Ihr wird in der Regel sofort das Kind gezeigt (unbedingt!) und der Partner erzählt, was in der Zwischenzeit passiert ist.

Der Partner wartet vor dem OP, bis das Kind herausgebracht wird. Das dauert ungefähr 20–30 Minuten, da das Kind sorgfältig und gründlich kinderärztlich im OP untersucht und bei Bedarf auch behandelt wird. Falls das Kind nicht verlegt werden muss, wird der Partner es dann gemeinsam mit der Hebamme versorgen können. Allerdings steht aus unserer Erfahrung die Sorge um die Partnerin im Vordergrund, und eine Entspannung ist erst zu bemerken, wenn die Frau nach zirka 45 Minuten wieder in den Kreißsaal gebracht wird.

Der weitere Ablauf deckt sich mit demjenigen bei einem geplanten Kaiserschnitt mit dem Unterschied, dass der Wochenfluss meistens besser läuft und die Gebärmutter sich schneller zurückbildet. Ebenso erscheinen die Kinder wacher und präsenter als diejenigen nach einem geplanten Eingriff, da sie ja durch die vorherige Geburtsarbeit auf ihr Erscheinen vorbereitet waren und Wehen erlebt haben. Nach einem sekundären Kaiserschnitt kann in Zukunft eine Spontangeburt folgen.

Bei beiden Arten von Schnittentbindungen wird eine Wartezeit von zwei Jahren bis zur nächsten Geburt empfohlen, damit die Nähte im Gebärmutterbereich ausreichend heilen können. Nach einem Kaiserschnitt braucht der Körper mehr Erholung als nach einer Spontangeburt.

Die maximale Geburtenzahl nach Kaiserschnitten wird mit 2–3 angegeben, um der Gefahr einer Narbenruptur (Riss der Gebärmutter im Nahtbereich) in der Spätschwangerschaft oder auch unter einer Spontangeburt vorzubeugen. Ebenso ist natürlich der Grad der sogenannten Verwachsungen von Narbengewebe im unteren Bauchbereich zu beachten, der mit zunehmender Anzahl steigen kann.

Nicht immer leicht zu verkraften

Manche Frauen leiden darunter, keine normale Geburt gehabt zu haben. Unter Umständen haben sie sich ausschließlich auf diese vorbereitet und sind wahnsinnig enttäuscht über die Entwicklung. Entweder machen sie sich selber Vorwürfe wie: »Ich kann nicht, was andere Frauen können!«, oder aber auch dem Kind: »Warum musste es sich falsch herum drehen? Warum musste es so groß sein?« So verständlich diese Gefühle, Gedanken sind, sollten wir doch auch sehen, dass manche Mutter, manches Kind nicht gesund wäre oder gar das Leben verloren hätte, wenn es diese Form der Entbindung nicht gäbe. Bei ausreichender Aufklärung und einem angebrachten Umgang mit den Frauen sowie konsequenter Unterstützung bei der Versorgung des Kindes und ihrer eigenen Genesung halten sich diese Versagensgefühle oftmals in Grenzen. Sie können aber immer wieder, auch Jahre später, aufflammen und die Frauen belasten. Viele Frauen wünschen sich bei einer weiteren Schwangerschaft von Herzen eine Spontangeburt und setzen alles daran, diese auch haben zu können.
Andere Frauen möchten nichts anderes, als auf diese Art ihre Kinder zu bekommen, und bestehen vom ersten Kind an auf einem Kaiserschnitt, was wir nicht nachvollziehen können. Die Gefahr sowohl für das Kind als auch für die Mutter liegt – bei allem medizinischen Fortschritt – erheblich höher als bei einer Spontangeburt!

Das Wochenbett nach Kaiserschnitt

Das Wochenbett nach Kaiserschnitt verläuft etwas anders als nach Spontangeburten. Zunächst wird die Ernährung durch Infusionen gesichert (2–3 Tage), nach dem Abführtag kann dann mit Schonkost begonnen werden. Die Frauen brauchen zum Anlegen der Kinder länger Unterstützung beim Aufsetzen oder seitlichem Liegen. Die Versorgung der Kinder kann zunächst noch nicht im 24-Stunden-Rooming-in durchgeführt werden, da die Mutter noch nicht oder nicht so rasch und häufig aufstehen kann. Der Wochenfluss läuft spärlicher und wird manchmal durch Wehenmittelgabe unterstützt. Nachwehen treten dann verstärkt auf und können ziepen.
Der Körper hat neben der Umstellung von Schwangerschaft auf Stillzeit, die ihn alleine schon ausreichend beschäftigt, mit der

Steuerung von Heilungsprozessen zu tun. Deshalb sollte er maximal geschont und unterstützt werden mit ausreichendem Schlaf, viel Liegen und Vitaminen. Von daher ist uns unverständlich, dass manchmal im Hinblick auf angeblich schlechter heilende Nähte Obst und Obstsäfte verboten werden! Die Entlassung findet ungefähr am 6.–7. Tag statt. Zu Hause bitte weiterhin für Erholungsphasen sorgen. Bei mehreren Kindern entweder Haushaltshilfe oder auch längeren Klinikaufenthalt planen.

Nahtpflege
Die Pflege der Kaiserschnittnaht erfolgt in den ersten Tagen durch das Personal der Wochenstation. Nach einigen Tagen jedoch – zirka am 2. oder 3. Tag – können Sie bereits in Begleitung duschen. Hierbei sollten Sie auch die Naht abduschen, durchaus auch den Strahl auf die Narbe richten, damit sich kleine Blutreste oder Ähnliches lösen, die ansonsten pieken könnten.
Unangenehm ist die Tatsache, dass Sie mit Ihrer Naht an fast alles anstoßen: an den Wickeltisch, das Waschbecken etc. Wenn Sie hierbei einen Schmerz oder ein Druckgefühl haben, sollten Sie eine selbstklebende Vorlage auf der Vorderseite Ihres Schlüpfers befestigen, die die Naht für solche Gelegenheiten gut polstert. Ansonsten bitte ausreichend Frischluft auch an diese Naht bringen. Viele Frauen sind irritiert über die mangelnde Sensibilität ihrer Haut im Bereich der Narbe. Keine Sorge, diese kehrt zurück, kann unterstützt werden durch durchblutungsfördernde Körperöle wie zum Beispiel Johanniskrautöl oder auch Arnikaöl.
Für weitere Irritationen sorgt das im Vergleich zu vorher unterschiedliche Körpergefühl bei der Entleerung der Harnblase. Diese Veränderung rührt daher, dass die Harnblase »weggeräumt« werden musste, um an die Gebärmutter zu gelangen. Das Gefühl des Andersseins kann bleiben, bei manchen Frauen auch wieder verschwinden, wieder andere nehmen es gar nicht wahr.

Beckenendlage

Normalerweise drehen sich die Kinder zur rechten Zeit in der Gebärmutter mit dem Kopf nach unten in Richtung Becken. Manchmal

(3 % aller Geburten) funktioniert dieser natürliche Mechanismus nicht, und die Kinder liegen verkehrt herum. Die häufigste Lage ist die vollkommene Steißlage, bei der die Kinder mit dem Po quasi auf dem Becken aufsitzen und die Beine hochgeschlagen haben. Diese Stellung muss nicht zu der Entscheidung Kaiserschnitt führen, wenn gesichert ist, dass der kindliche Kopf durch das Becken der Mutter passen wird. Wenn es mit dem Po zuerst kommt, muss der Kopf nachgeboren werden. Zur Absicherung wird heutzutage manchmal ein Kernspintomogramm gemacht, um die Größenverhältnisse im mütterlichen Becken zu kontrollieren und auf die Geburt hin zu überprüfen. Natürlich fällt die Entscheidung zu einer spontanen Geburt leichter, wenn die Frau schon ein Kind mit einem vergleichbar großen Kopf geboren hat.

Äußere Wendung

Manche Kliniken setzen auf Wendungen (Erfolgsquote 60 %) und drehen die Kinder zwischen der 36. und 38. Schwangerschaftswoche in die Schädellage. Voraussetzung ist auch hier manchmal ein Kernspintomogramm oder sogar eine Beckenübersichtsaufnahme mittels Röntgenuntersuchung. Die Wendung geschieht unter Verabreichung wehenhemmender Mittel nach vorheriger beziehungsweise kontinuierlicher Ultraschallkontrolle. Die Frauen müssen einige Stunden liegen bleiben und erhalten währenddessen weitere wehenhemmende Mittel, da durch den Eingriff Wehen ausgelöst werden können.

Geburten aus Beckenendlage dauern etwas länger als diejenigen aus Schädellagen, weil der Po weicher als der Kopf ist und nicht so viel Druck auf den Muttermund ausüben kann.

Die Austreibungsperiode findet im Querbett statt. Die Frauen schieben, bis der Körper des Kindes bis zu den Schulterblättern geboren ist. Dann muss sich der Kopf in den Beckeneingang drehen, also quer, und die gesamte Rotation nachholen. Das klappt erstaunlich oft

Vorteil: Spontangeburt aus Schädellage möglich bei erfolgreicher Wendung, kein Kaiserschnitt.
Nachteil: Durch die Wendung kann ein Kaiserschnitt nötig werden, deshalb immer in Sectiobereitschaft! Letztendlich kann sich unter der Geburt noch ein relatives Missverhältnis herausstellen. Trotz des umfangreichen Eingriffs mit medikamentöser Unterstützung können die Kinder sich spontan wieder drehen.

von ganz alleine. Manchmal muss mit speziellen Griffen nachgeholfen werden, bis dann auch der Kopf und damit das ganze Kind geboren ist. Kinder aus Beckenendlage fallen auf durch ihre nicht zerknautschten Gesichter und in den ersten Tagen durch weites Hochschlagen der Beinchen. Bei manchen Kindern sind einige krankengymnastische Sitzungen notwendig.

Beckenendlagen kommen häufiger bei Frühgeburten (normaler Zeitpunkt des Drehens in der Gebärmutter ist noch nicht erreicht) oder auch bei Mehrlingen vor.

Neben der reinen Steißlage gibt es noch die Fuß- oder auch Knie-lage. Bei diesen ist der Geburtsverlauf in der Regel noch langsamer, weshalb unbedingt kontinuierliche fachliche Begleitung und Unter-stützung durch geburtserleichternde Maßnahmen erfolgen müssen!

Mehrlingsgeburt

Meistens handelt es sich um Zwillinge, in den letzten Jahren durch das Ansteigen künstlicher Befruchtungen auch um mehr als zwei Kinder. Die häufigste Entbindungsart bei Mehrlingen ist der Kaiser-schnitt, der meist als geplante Sectio ab der 36. Schwangerschafts-woche vorgenommen wird.

Frauen mit Mehrlingsschwangerschaften haben öfter eine Gestose durch die Überbeanspruchung ihres Körpers und öfter vorzeitige Wehen. Deshalb ist die Häufigkeit von Frühgeburten auch größer als bei Einlingen.

Bei den Kaiserschnitten sind viele Menschen anwesend, je ein Kinderarzt, eine Kinderärztin und eine Hebamme pro Kind.

Mehrgebärende erleben bei Zwillingen häufiger eine Spontangeburt. Manchmal besteht eine so genannte Wehenschwäche, die wohl in der Ausdehnung der Gebärmutter ihre Ursache hat. Meistens liegen die Kinder nicht beide in Schädellage, sondern eines in Becken-endlage. Günstiger ist es, wenn das Kind mit Schädellage vorne liegt. Nach der Geburt des ersten Kindes dauert es in der Regel 10 bis 20 Minuten, bis das Zweite sich ankündigt und die Frau noch einmal Presswehen spürt. Der Muttermund bleibt so lange geöffnet.

Manche Zwillinge haben eine getrennte, andere eine gemeinsame Plazenta, unabhängig von der Tatsache, ob sie ein- oder zweieiig sind. Der Zeitpunkt der Trennung bei der Zellteilung ist ausschlaggebend.

Frauen mit Zwillingen können auch stillen, manche entscheiden sich allerdings für Zwiemilchernährung, also die Zufütterung von Flaschennahrung.

Der Alltag muss sehr gut organisiert sein, und jede helfende Hand ist vonnöten. Allerdings stellen Hebammen immer wieder fest, dass Eltern von Mehrlingen erstaunlich gut mit der Alltagssituation zurechtkommen. Es gibt Selbsthilfegruppen (Adresse im Anhang), die auch gebrauchte Kinderausstattung etc. zu günstigen Preisen vermitteln.

Frühgeburt

10 % aller Geburten in der Bundesrepublik sind Frühgeburten, 25 % davon so genannte Hochrisikokinder, die vor der 27. Schwangerschaftswoche geboren werden.

Die Ursachen sind unterschiedlich und können mal mütterlicher, mal kindlicher, aber auch kombinierter Natur sein.

Mütterliche Ursachen

Auch die mütterlichen Ursachen können vielfältig sein.

Vorzeitige Wehentätigkeit
Die normale Balance zwischen wehenauslösenden und wehenhemmenden Hormonen ist gestört. Die Gebärmutter reagiert mit Wehen, die muttermundwirksam sind, auf Belastungen des mütterlichen Körpers. Diese sind sowohl im körperlichen als auch im psychischen

---

Definition der Frühgeburt:
Geburtsgewicht unter 2500 g und eine Geburt vor der 37. Schwangerschaftswoche. Jeder Tag ist kostbar! Der prozentuale Anstieg der Lebenserwartung steigt mit jedem Tag.

---

und sozialen Bereich zu suchen. Deutlich muss unterschieden werden zwischen Kontraktionen der Gebärmutter alleine und tatsächlichen Eröffnungswehen. Die beste Auskunft hierüber können die Frauen selber geben durch genaue Angaben zum Verlauf einer Wehe oder Kontraktion und zu den körperlichen Reaktionen, die sie nach dem empfundenen Hartwerden des Bauches spürten. In der Regel zeigen Eröffnungswehen andere Begleiterscheinungen als Schwangerschaftswehen, Kontraktionen und Senkwehen. Eine sehr genaue Begleitung und Beobachtung der Frauen ist daher dringend geboten.

Es wird diskutiert, dass die Gebärmutter auch mit so genannten kompensatorischen Wehen auf eine Plazentainsuffizienz und/oder Mangelentwicklung des Kindes reagiert. Durch den Druckanstieg bei der Kontraktion der Gebärmuttermuskulatur wird auch der intrauterine Blutfluss gesteigert, was zu einer besseren Durchblutung der Plazenta und damit zu einer besseren Versorgung des Kindes führen kann.

Die Diagnose »Vorzeitige Wehen« ist also mit äußerster Vorsicht zu stellen und immer wieder im Gespräch mit den betroffenen Frauen zu überprüfen.

In einigen Einrichtungen wie Kliniken oder auch ärztlichen und Hebammenpraxen sind große Erfolge erzielt worden mit der Beachtung der sozialen Belastung von schwangeren Frauen. Konnten so genannte soziale Noxen ausgeschaltet werden, sank die Anzahl der Frühgeburten in der Klientel deutlich. Diese Faktoren können wirtschaftlicher Art sein oder im familiären Umfeld bestehen. Zuwendung und Unterstützung bei der Problemlösung alleine bewirken häufig ein Verschwinden vorzeitiger Wehen.

Wichtig
Nicht verwechseln mit kompensatorischen, nicht muttermundwirksamen Wehen! Also genau fragen: Wohin zieht es? Wo empfinden Sie Druckgefühl? Hält der Druck nach Abklingen der Wehe an? Wo genau spüren Sie die Wehen? In welchen Situationen spüren Sie Wehen am häufigsten?

Therapie
- Ruhe!!!
- Ausschalten sozialer Belastungen, Entlastung
- Bettruhe
- Magnesium

- Gespräche, Zuhören
- Homöopathie, Akupunktur (nur zusätzlich von ausgebildeten Fachleuten)
- Verabreichung von Wehenhemmern = Tokolyse (stationär, per Infusion)

Muttermundschwäche
Kann ausgelöst werden durch
- Infektionen (vaginal)
- vorangegangene Eingriffe am Muttermund, vorangegangene Operationen oder Verletzungen bei vorangegangenen Geburten
- oder angeboren sein

Therapie
- Bettruhe, Druckentlastung (= Fußende des Bettes hoch stellen)
- bei Bedarf Antibiotika
- Cerclage = Verschluss des Muttermundes mit einem Bändchen unter Narkose, wird vor der Geburt entfernt

Vorzeitiger Blasensprung
Kann ausgelöst werden durch
- vaginale Infektionen (Prophylaxe durch Vaginalabstriche im Rahmen der Vorsorge)
- vorzeitige Wehentätigkeit
Nach vorzeitigem Blasensprung besteht die Gefahr eines Amnioninfektionssyndrom durch aufsteigende Keime!

Therapie
- sofortige stationäre Einweisung, vor der 37. Schwangerschaftswoche Schwerpunktklinik
- regelmäßige Blutentnahme zur Bestimmung der Entzündungsparameter (Abklärung einer Infektion)
- Antibiotika
- eventuell Cortison zur Lungenreifung des Kindes

In diesem Fall sollten Sie eine Schwerpunktklinik mit angeschlossener Kinderklinik aufsuchen. Das hat folgende Vorteile:

- jederzeit ausgebildeter Kinderarzt für Frühgeborene erreichbar
- keine Trennung von Mutter und Kind nach der Geburt
- die Gebärmutter ist der beste Ort zum Transport eines Kindes, das eventuell zu früh geboren wird, also: keine Notfallverlegung des Kindes nach der Geburt nötig!

Gestose
Bei Gefährdung der mütterlichen Gesundheit und/oder einer extremen Mangelversorgung des Kindes muss die Schwangerschaft vorzeitig beendet werden.
Dasselbe gilt für eine HELLP-Erkrankung der Mutter.

Disstress der Mutter
Es handelt sich bei dieser Bezeichnung um eine mütterliche Überbelastung, die sowohl körperliche als auch psychische und soziale Ursachen haben kann. Häufig zieht die eine Ursache andere nach sich. Besonders belastet sind häufig allein stehende Frauen, Frauen in wirtschaftlicher Not und Frauen unter hoher psychischer Belastung.
(Therapie: *siehe Vorzeitige Wehentätigkeit*)

Mütterliche Grunderkrankungen
Folgende Erkrankungen können eine vorzeitige Beendigung der Schwangerschaft notwendig machen:

- Diabetes
- organische Erkrankungen von Nieren, Herz, Leber, Lunge
- Unfälle
- Netzhautablösungen
- Drogenmissbrauch
- Aids, HIV-Infektionen

Kindliche Ursachen

Zusätzlich zu den mütterlichen gibt es auch eine Reihe kindlicher Ursachen, die zu Frühgeburtlichkeit führen können.

Mehrlinge
Die Ursachen für eine frühzeitige Geburt können eine Überdehnung der Gebärmutter, eine Gestose, vorzeitige Wehen oder Disstress der Mutter sein.

Kindliche Fehlbildungen
Häufig lösen sie Fehl- und Frühgeburtsbestrebungen aus.

Plazentare Ursachen

Als dritte Möglichkeit kommen noch Probleme mit der Plazenta hinzu, zum Beispiel:
* Plazentainsuffizienz *(siehe Gestose)*
* Placenta praevia
* vorzeitige Lösung der richtig sitzenden Plazenta

Probleme der Frühgeborenen

* Mangelnde Lungenreife (durch Cortisongabe vor der Geburt bessere Chancen)
* Netzhautschädigungen
* Unreife aller Organe, besonders des Gehirn

Medizinische Maßnahmen:
* Sauerstoffzufuhr, eventuell Beatmung
* Inkubator (Wärme)
* Vermeiden von Stress (wenig Blutentnahmen, Tag-Nacht-Rhythmus einhalten, Vermeidung von Druckbeatmung, wenn, dann kurz)

Weitere Maßnahmen:
* Ernährung mit Muttermilch (der eigenen Mutter)
* Konsequente Einbeziehung der Eltern in die Versorgung
* Stimulierung des Kindes – Kängurumethode (das Kind liegt auf dem nackten Oberkörper der Mutter/des Vaters), warme Bäder, warme Handschuhe als Polster, von Eltern besprochene Kassetten hören lassen
* Fähigkeiten des Kindes erkennen, stützen und fördern (Frühgeborene riechen besser als reif geborene Kinder)

- Krankengymnastik
- Bauchmassagen
- Lammfell, Nestbau im Inkubator
- Auf die Intuition der Eltern vertrauen, die häufig früh eine Veränderung spüren

Diese Maßnahmen sind insbesondere durch Frau Dr. Marina Marcovich eingeführt worden, die als Erste die Individualität des einzelnen Kindes in den Vordergrund stellte und jedes Kind nach seinen eigenen Bedürfnissen betreute. Hiermit hatte sie große Erfolge durch Senkung der Sterblichkeit und auch der Folgeerkrankungen bei Frühgeborenen. Heute richten sich bereits viele Kinderkliniken nach ihren Vorgaben.

Aussehen der Frühgeborenen:
- viel Vernix
- dünne Haut
- greisenhaftes Gesicht, keine runden Bäckchen

Nach einer Frühgeburt ist die psychische Belastung der Eltern, besonders der Frauen, hoch. Insbesondere ist zu beobachten:
- Gefühl des Versagens bei der Mutter: »Ich kann meinem Kind keine gute Mutter sein, wenn ich es nicht einmal austragen kann.«
- Gefühl der Unzulänglichkeit: Die Kinderschwester ist die bessere Mutter für mein Kind.
- schlechtes Gewissen dem Kind gegenüber

Reaktionen:
- Mütter reagieren sehr emotional, wollen bei ihren Kindern sein
- Väter orientieren sich an Zahlen und Werten, ergreifen manchmal die Flucht
- Enttäuschung über das Kind, weil es nicht so aussieht wie andere
- mangelnder Austausch mit Familie, Freunden und Bekannten, weil niemand das Kind kennt und alle »abwarten«

Diese Gefühle sind noch gepaart mit Angst vor der fremden Umgebung, den Schläuchen und Apparaten. Falls die Kinder sehr klein sind und ihre Überlebenschance nicht groß ist, kann es bei den Eltern zu einem vorweggenommenen Trauerprozess kommen, insbesondere bei den Müttern. Sie glauben nicht mehr an die Chancen des Kindes und stellen sich innerlich auf den endgültigen Abschied ein.

Die elterliche Belastung nach einer Frühgeburt ist extrem. Sie sind herausgerissen aus ihrer ursprünglichen Planung, herausgerissen aus ihrem Alltag. Alles dreht sich nur noch um das Überleben dieses kleinen Kindes. Insbesondere bei vorhandenen Geschwisterkindern ist hier Unterstützung seitens der weiteren Familie vonnöten.

Gerade in den so genannten Perinatalzentren ist das Personal inzwischen dahingehend geschult, die Eltern weitestgehend in die Pflege ihrer Kinder einzubeziehen und sie ihre Gefühle in die Behandlung des Kindes einbringen zu lassen. Sie werden als die zuständigen Fachleute für ihre Kinder anerkannt, was für deren Gefühlslage von hoher Bedeutung ist. In vielen Kinderkliniken gibt es inzwischen auch psychologische Betreuung, die Sie in Anspruch nehmen sollten, sowie Selbsthilfegruppen betroffener Eltern, die manchen wertvollen Rat für andere betroffene Eltern bereithalten.

Ebenso sollten Sie unbedingt Familie, Freunde mitnehmen zu Ihrem frühgeborenen Kind, damit sie es kennen lernen und wissen, wovon Sie erzählen!

Je kompetenter Eltern mit ihren frühgeborenen Kindern umgehen können, desto weniger Probleme werden sie alle haben.

Empfehlen können wir an dieser Stelle unbedingt Perinatalzentren, die sofort aufgesucht werden sollten, falls die Gefahr einer Frühgeburt erkannt wird.

Stillen

Wenn wir den Ablauf von der Zeugung bis zur Geburt betrachten, hat die Natur das Werden und Wachsen eines kleinen Menschen wunderbar geregelt. Über die Zellteilung, die komplizierten Vorkehrungen zur Erhaltung der Schwangerschaft und Ernährung des Kindes sind Sie inzwischen belesen und informiert. Sie wissen, dass wir Menschen eigentlich Frühgeborene sind im Vergleich zu anderen Säugetieren, deren Nachwuchs wesentlich reifer auf die Welt kommt als wir Menschenkinder. Im Laufe der Jahrtausende wurde ein Kompromiss gefunden zwischen der Größe des Kindes und derjenigen des mütterlichen Beckens. So ist es eingerichtet, dass Menschenkinder den Körper ihrer Mütter nach ca. 10 Mondmonaten verlassen, um außerhalb weiter zu wachsen, zu gedeihen und zu reifen. Um dieses zu gewährleisten, hat Mutter Natur die unterschiedlichsten Vorkehrungen getroffen.

Bei der Geburt trennen sich die beiden bisher auf engste Weise miteinander verbundenen Körper. Das Kind verlässt damit auch ein ausgeklügeltes Versorgungssystem, das auf alle seine Bedürfnisse abgestimmt war. Nach der Geburt atmet es selbständig und versorgt sich mit Sauerstoff. Der Kreislauf stellt sich um, und das Herz reguliert nun lebenslang den Blutkreislauf. Etwa 20 Minuten nach der Geburt beginnt das Kind zu saugen und zeigt deutlich, dass es noch weitere

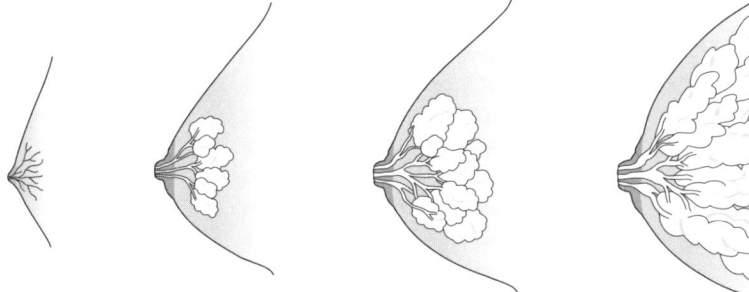

Vorbereitung der Brust auf Stillen. 1. Kindheit: Milchgänge sind angelegt;
2. Pubertät: unter Hormoneinfluß wachsen die Milchgänge;
3. Schwangerschaft: Vergrößerung der Milchgänge; 4. Milchseen und Milchgänge sind gefüllt, deutlich ist die Mündung derselben in die Brustwarze zu erkennen.

Bedürfnisse hat: Hunger und Durst. Bereits in der Gebärmutter hat es immer fleißiger Schlucken und Saugen geübt. Der Kiefer, der Mund, die Zunge sind darauf vorbereitet, die notwendige, auf seine speziellen Bedürfnisse abgestimmte Nahrung zu erreichen. Und es ist darauf programmiert, etwas zu suchen. Legen Mütter ihr Kind nach der Geburt auf ihren Bauch, spüren sie, wie dieses sich langsam, aber stetig unten abstößt und sich weiter nach oben begibt. Es sucht eindeutig, weiß wahrscheinlich nicht genau, was, aber es sucht. Zwischendurch gerät ihm vielleicht sein kleines Fäustchen vor den Mund, nach dem es schnappt, an dem es saugt. Lässt es aber wieder los und sucht weiter zielgerichtet die richtige Quelle, von der es ahnt, dass es sie gibt. Und dann hat das Kind die Brust der Mutter erreicht, hebt das Köpfchen vielleicht ein wenig, braucht ein wenig Unterstützung und liegt dann an der mütterlichen Brust, an der Quelle, an dem einzigen Ort in dieser neuen Welt, der ihm spendet, was es braucht – Kolostrum.

Kolostrum – die Vormilch

Kolostrum wird auch Vormilch genannt, da es bis zum Milcheinschuss die Vorstufe der eigentlichen Muttermilch bildet. Hieraus zu schließen, Kolostrum sei nur ein Ersatz und nicht so gehaltvoll wie Muttermilch, war jahrelang ein fataler Fehler. Heute wissen wir, dass Kolostrum das wertvollste Nahrungsmittel der Welt darstellt, oft kopiert und nie erreicht. Im Kolostrum sind reichlich Antikörper gegen jede Krankheit enthalten, die die Mutter durchgemacht hat oder gegen die sie geimpft ist. Manche bezeichnen Kolostrum auch als Impfung – der Nestschutz, den bisher die Plazenta gewährleistete, wird noch einmal verstärkt und aufrechterhalten.
Kolostrum ist außerordentlich energiereich und bietet den Kindern in den ersten Tagen in geringen Mengen alles, was sie brauchen. Die jeweilige Trinkmenge ist relativ klein und nicht messbar. Weshalb es auch unsinnig ist, die Kinder vor und nach dem Stillen zu wiegen.
Die erste Aufnahme von Kolostrum dient auch dazu, alle Stoffe im Magen der Kinder zu binden, um sie herauszubefördern zu können und damit die Nahrungswege frei zu machen für kommende Mahlzeiten. Also, bitte nicht erschrecken, wenn die Kinder wieder alles ausspucken – es ist völlig normal und auch notwendig.

Beginn der Stillzeit

Immer wieder ist es erstaunlich, in welcher Geschwindigkeit die meisten Kinder die schwierige Technik beherrschen, die Brustwarze zu halten, mit den Lippen weit zu umschließen, um dann mit schnellen Saugbewegungen zunächst einen Unterdruck herzustellen und auch die Warze tief in den Mund zu bekommen. Zu Anfang gelingt es noch nicht immer perfekt, weshalb sie manchmal Unterstützung brauchen, das eine Kind ist schneller, das andere langsamer. Aber die meisten lernen es bereits am ersten Tag.

Durch Nervenreizungen lösen die Saugbewegungen des Kindes bei der Mutter die Ausschüttung von Oxytocin aus, das nach der Geburt für die Ablösung der Plazenta sorgt sowie in den folgenden Tagen für eine gute Rückbildung der Gebärmutter und einen staufreien Abfluss des Wochenflusses. Sie bemerken diese Hormonausschüttung körperlich an Nachwehen, die in den ersten Wochenbetttagen beim Stillen verstärkt vorhanden sind, vor allem bei Mehrgebärenden. Die Rückbildung der Gebärmutter erfolgt daher bei stillenden Frauen schneller und ist seltener mit Komplikationen behaftet. Des Weiteren bemerken Sie den Milchspendereflex, der ebenfalls durch Oxytocin ausgelöst wird. Durch das Hormon öffnen sich Milchseen und Milchgänge und geben ihren Inhalt – zunächst Kolostrum, später Muttermilch – frei.

Wenn die Kinder die Warze tief in ihrem Mund haben, trinken sie in gleichmäßigen langen Schlucken. Manchmal ist dabei ein tiefes Glucksen zu vernehmen, manchmal gar nichts. Na, bekommen Sie Durst? Richtig! Während des Stillens sollten die Mütter immer etwas zu trinken bereitstehen haben, bequem sitzen oder liegen und nicht gestört werden.

Mit einem solchen Beginn einer Stillbeziehung, die die Weiterführung der vorherigen absoluten Einheit darstellt, kann eigentlich nichts mehr schief gehen, oder?

Von der Geburt an werden die Kinder alle 2–3 Stunden angelegt. Das ist nicht nur für die Kinder, sondern auch für die Mütter wichtig. Durch den Stillvorgang wird noch ein weiteres Hormon – Prolaktin – ausgeschüttet, das die Milchbildung regelt. Je regelmäßiger Sie Ihr Kind anlegen, desto schneller hat sich Ihr Körper auf die Bedürfnisse Ihres Kindes eingespielt. Die Brust produziert die notwendige, vom Kind abgetrunkene Menge.

Vorsicht mit Flaschensauger oder Schnuller

Werden diese normalen Vorgänge gestört durch Menschen, die glauben, Babys bräuchten Schnuller oder Tee/Traubenzuckerlösung, kann es zu Saugverwirrungen des Kindes kommen. Das Kind ist auf »Stillen« programmiert. Es hat mit Ihrer Hilfe schnell die Technik erlernt, auf die es gepolt war. Auch bei so genannten Hohl- oder Flachwarzen – da braucht das Kind vielleicht etwas länger mit dem Ansaugen und Halten, aber es funktioniert in der Regel. Kinder sind lehrreich und pfiffig. In ganz hartnäckigen Fällen weiß Ihre Hebamme, eine Stillberaterin oder eine erfahrene Kinderkrankenschwester Rat.

Werden dem Kind nun Fläschchen oder Schnuller oder gar beides angeboten, muss es völlig anders trinken, ansaugen, halten als beim Stillen. Es muss ganz andere Muskelgruppen hierfür einsetzen und die Zunge genau umgekehrt benutzen. Beim Stillen bewegen die Kinder die Zunge von hinten nach vorne. Manche Mütter sagen: »Mein Kind streckt mir die Zunge aus!« Sie zeigen diese Bewegung nämlich auch zwischen den Mahlzeiten. Bei der Flaschenernährung muss sich die Zunge anders herum bewegen, sonst stößt das Kind den Flaschenschnuller immer wieder aus dem Mund heraus. Beim Schnuller wird dieses besonders deutlich. Das Kind »spuckt« ihn immer wieder aus. Probieren Sie es einmal selber aus: Lutschen Sie an Ihrem Finger und beobachten dabei genau, welche Muskeln Sie dazu benutzen und wie Ihre Zunge sich bewegt (= Flasche, Schnuller).

Nun saugen Sie an Ihrem Handrücken und beobachten wiederum die eingesetzten Muskeln und die Zungenbewegungen. Sie werden den Unterschied spüren und genau wissen, weshalb Babys Saugverwirrungen bekommen müssen. Schlimmstenfalls finden sie nicht zu ihren angeborenen Fähigkeiten zurück und bleiben an der Flasche hängen.

Der Grund für eine Zufütterung per Flasche in der Klinik liegt häufig in der Besorgnis, das Kind nehme zu viel ab. Dabei wird vergessen und außer Acht gelassen, dass Kinder in den letzten Schwangerschaftstagen gerade für die ersten Tage Depotfett anlegen, das ihnen genügend Reserven sichert. Kinder nehmen in den ersten Tagen alle ab, es kann bis zu 10 % des Geburtsgewichts sein, ohne irgendwie problematisch zu sein. Sollte es wider Erwarten doch mehr sein oder wird stark auf zusätzliche Flüssigkeitsgaben wie Tee oder Traubenzuckerlösungen gedrängt, verabreichen Sie diese mit dem Finger. Es darf sich hier auch nur um kleine Mengen handeln, da die Kinder mehr als 20-30 ml/Mahlzeit in der Regel gar nicht verarbeiten können. Gesunde Kinder spucken es häufig sofort wieder aus.

Milcheinschuss

Um den dritten Tag hat sich unter dem Einfluss von Prolaktin die eigentliche Muttermilchproduktion so weit gesteigert, dass es zum Milcheinschuss kommt. Die Brüste sind gespannt, erscheinen größer und fühlen sich mitunter auch fester an. Es ist manchmal zu erleben, dass Frauen regelrecht erschrocken sind über ihre Oberweite. Auf Witze und Anspielungen reagieren sie gar nicht humorvoll, sondern in der Regel verletzt. Zu Recht, kommen sie doch selber mit dieser Entwicklung nicht sofort klar, und in unserer Gesellschaft gelten kleine Brüste seit Jahrzehnten als modisch akzeptabel. Aber es bleibt nicht so, ganz bestimmt nicht!
Ebenso wie Sie kann Ihr Kind irritiert sein wegen der etwas flacher gezogenen Warze oder der Festigkeit oder aber auch wegen des plötzlichen Überangebots. Es sucht vielleicht länger, es braucht länger zum Ansaugen und lässt vielleicht erschrocken wieder los, wenn ihm sofort reichlich Milch entgegenfließt.
Sie selber sind vielleicht bereits routiniert genug, Ihr Kind einerseits zu beruhigen, andererseits immer wieder zu animieren. Vielleicht liegen Ihre Nerven aber auch blank. Vielleicht ist Ihnen ohnehin zum Heulen zu Mute und jetzt das noch! Rufen Sie um Hilfe, bei Ihrem Partner, Ihrer Hebamme, einer Schwester, einer erfahrenen Freundin. Nicht verzweifeln, Hilfe rufen! Gemeinsam wird es gehen. Ihre Unruhe und Nervosität überträgt sich auf Ihr Kind. Da Sie sich ja nicht abstellen können, brauchen Sie nun jemanden, die oder der in aller Ruhe mit dem Kind umgeht und es wieder beruhigt. Je nach Temperament können Babys ganz schön aus der Fassung geraten und losschreien, wenn etwas nicht klappt.
Haben Sie diese Hürde einmal geschafft, gibt es normalerweise wenig bis gar keine Probleme mehr. Ihr Körper sorgt weiterhin für die richtige Menge und Zusammensetzung der Milch, Ihr Baby für die Aufrechterhaltung der Hormonproduktion, und schon bald merken Sie wieder einmal, wie ausgeklügelt Mutter Natur vorgesorgt hat. Die innere Einheit wird zu einer äußeren und bleibt Einheit.

Frauen sagen oft, das Abstillen sei schlimmer für sie gewesen als die Trennung von ihren Kindern bei der Geburt. Natürlich, handelt es sich doch um die endgültige Lösung der beiden auf engste Weise miteinander verbundenen Körper.

Stillprobleme

Manche Frauen, bei denen sich das Stillen in den ersten Tagen als problematisch und sehr anstrengend erweist, beneiden diejenigen Frauen, die ihre Kinder mit der Flasche füttern. Allerdings liegen die meisten Probleme an äußeren Bedingungen wie:

- Die Mutter hat nicht genügend Ruhe beim Stillen
  - Bei vorhandenen Geschwisterkindern befürchten Mütter, keine Ruhe zum Stillen zu haben. Sie sollten von Anfang an bestimmte Rituale beim Stillen einführen. Es wird z. B. ein bestimmtes Buch gelesen, eine bestimmte Geschichte erzählt, gekuschelt. Die meisten Geschwister finden es dann nach relativ kurzer Zeit ganz normal, wenn Mama stillt und freuen sich manchmal sogar auf die Stillzeiten.
  - Zu Beginn ist es wichtig, abgeschirmt zu werden. Vom Partner oder jemand anderem. Das Telefon sollte außer Reich- und Hörweite stehen und evtl. die Klingel abgestellt sein.
- Das Kind ist ungeduldig, zornig und gerät schnell außer sich
- Die Mutter produziert zu viel Milch
  - Salbeitee trinken, Quarkumschläge *(siehe Anhang)*
  - Auf keinen Fall Milchpumpe! Denken Sie an Ihr Prolaktin, das für eine genaue Abstimmung der mütterlichen Milchproduktion auf die Bedürfnisse des Kindes zuständig ist. Falls Sie jetzt auch noch Milch abpumpen, wird nicht nur für Ihr Kind, sondern auch noch für die Pumpe produziert und das Problem des Überschusses regelt sich überhaupt nicht mehr!
  - Ruhe bewahren: der erste Wachstumsschub der Kinder folgt um den 6./7. Wochenbetttag. Spätestens dann hat sich das Überangebot auf die Bedürfnisse des Kindes eingependelt.

- Die Mutter produziert zu wenig Milch
  häufig bei unruhigen Müttern, die unter Stress stehen und nicht für sich
  selber sorgen (lassen). Aber: Nur ein reicher Körper kann viel geben!
  – Viel trinken!
  – Oft anlegen!
  – Immer beide Seiten anlegen!
  – Mutter muss gut essen! Nüsse, Lezithin und/oder ein so genannter
    Kräftigungscocktail (Rezept im Anhang) steigern die Produktion und
    »machen aus Milch Sahne«
  – Mutter muss ausgeruht sein!
- Saugverwirrungen der Kinder *(siehe oben)*
- Last but not least: Die Mutter wird verunsichert durch Ratschläge
  Besserwissender!
  Das Umfeld behauptet: Das Kind wird nicht satt! Erstaunlich auch für
  uns Hebammen immer wieder, welche Menschen dieses genau wissen!
  Und woher?
  Die Sicherheit dafür, dass Ihr Kind ausreichend genährt wird, erhalten Sie
  durch
  – Nasse Windeln bei jedem Wickelvorgang
  – In den ersten Wochen fast jedes Mal Stuhlgang beim Stillen
  – Die Bäckchen werden runder, fester
  – Das Kind schläft zufrieden
  – Das Kind möchte in regelmäßigen Abständen angelegt werden
  – Wenn es denn gar nicht anders geht: Babywaage besorgen und ein- bis
    zweimal wöchentlich wiegen
  Und natürlich: Hebamme fragen!

Gründe für die Unterstellung, Ihr Kind werde nicht satt, können darin liegen, dass es jahrelang keine Stillkultur mehr in Deutschland gegeben hat. Ihre Mütter und Schwiegermütter wurden noch in den 60er, 70er Jahren davon überzeugt, Stillen sei unmodern und Flaschennahrung mindestens genauso gesund. Außerdem mussten die Frauen bereits nach 8 Wochen wieder arbeiten, weil es damals noch keinen Erziehungsurlaub im heutigen Sinne gab. Es war zwar auch damals im Mutterschutzgesetz bereits eine Freistellung für das Stillen geregelt, konnte aber häufig nicht in Anspruch genommen werden. Eine stillende Mutter wurde häufig als unfortschrittlich und unmodern dargestellt.

Nun hatten aber diese Mütter auch den Wunsch, ihren Kindern das Beste zu bieten, genau wie Sie heute. Stillforschung gab es noch nicht, und somit wurde einfach behauptet, Flaschennahrung sei genauso gesund. Dass diese Frauen heute manchmal mit Unverständnis oder auch Misstrauen auf das Stillen reagieren, ist vor diesem Hintergrund sogar einigermaßen verständlich. Sie haben nicht gelernt, dass Stillen Kinder gut gedeihen lässt. Sie sind es gewohnt, auf einer Skala des Fläschchens ablesen zu können, wie viel das Kind getrunken hat, und damit Sicherheit zu haben. Manchmal ist die Triebfeder aber auch Eifersucht: die Großmutter würde halt auch mal gerne das Kind füttern, und das geht beim Stillen nun mal nicht! Oder auch die Sorge: Vielleicht ist sie dann ja sogar eine bessere Mutter als ich?

Manchmal drückt sich in dieser Behauptung aber auch Sorge um das Kind oder auch Sorge um die Tochter aus. Wie will sie das schaffen? Sie sieht ja jetzt schon so müde aus!

Sie sehen, stillende Mütter müssen sich häufig rechtfertigen. Das hat sich in den letzten Jahren zwar wieder etwas geändert, weil fast alle Frauen wieder stillen, aber die meisten stillenden Frauen hören hier und da ähnliche Bemerkungen und müssen sich darauf einstellen.

Übrigens: Wenn ein Kind schreit oder weint, hat es nicht immer Hunger! Es weint auch, weil es vielleicht alleine ist, nass ist, Blähungen hat, auf den Arm genommen werden möchte, beschäftigt werden möchte, Ihre Nähe sucht und so weiter.

Im Laufe der Zeit werden Sie schnell herausfinden, was Ihr Kind braucht. Meistens spüren Sie die Bedürfnisse genau, wenn Sie das Kind ansehen und versuchen, sich in es hineinzuversetzen.

Die Vorteile des Stillens

Für die Mutter:
- Keine Vorbereitungen, Muttermilch immer da mit richtiger Temperatur und Zusammensetzung
- Wesentlich preiswerter
- Fortführung der engen Mutter-Kind-Beziehung
- Bessere Rückbildung
- Schutz vor Brust- und Eierstockkrebs (wird diskutiert)

Für das Kind:
- Fortführung der engen Mutter-Kind-Bindung
- Impfung/Nestschutz
- Allergieprophylaxe
- Optimale Nährstoffzufuhr (bei Frühgeborenen z. B. mit spezifischer Muttermilch, die besondere Anteile enthält, die gerade Frühgeborene brauchen)
- Wenig bis gar keine Verdauungsprobleme
- Kieferentwicklung durch das Saugen optimal für Zahnentwicklung und Sprechenlernen

Stillen ist eine freiwillige Sache

Es gibt auch heute immer wieder Frauen, die nicht stillen möchten oder frühzeitig, also vor dem vollendeten 4. oder 6. Lebensmonat abstillen. Die Gründe sind für uns mal nachvollziehbar, mal nicht. Fest steht auf jeden Fall, dass keine Frau zum Stillen gezwungen werden kann, selbst wenn man es wollte. Ihre Milchproduktion wäre wahrscheinlich auch unzureichend von der Menge, weil sie nicht nur von äußeren Bedingungen, sondern ganz wesentlich von der inneren Bereitschaft der Frau abhängt. Ganz abgesehen davon, hat natürlich sie selber alleine die Entscheidung für oder gegen das Stillen zu treffen, weil sie es ja ist, deren Körper die Milch produziert. Selbst wenn eine solche Entscheidung manchmal auch noch so schwer zu ertragen ist für Fachleute oder den Partner der Frauen, muss sie akzeptiert werden. Sie sollten sich allerdings gerade bei Allergien in der Familie besonders gründlich überlegen, ob Sie Ihrem Kind die Vorzüge der Muttermilch nicht doch zukommen lassen wollen.

Frauen, die direkt nach der Geburt abstillen, bekommen Hormontabletten, die die natürliche Milchbildung unterdrücken. Gleichzeitig müssen sie ihre Trinkmenge deutlich reduzieren auf wenige Gläser und/oder Tassen am Tag und einen festen BH tragen. Jederzeit im Wochenbett kann die Milch dann doch einschießen, weshalb die Brüste regelmäßig kontrolliert werden sollten.

Die Ernährung während der Stillzeit

Die Frage nach der Nahrungszusammenstellung für stillende Mütter ist eine der häufigsten, die Hebammen und Kinderkrankenschwestern bei der Stillvorbereitung gestellt wird. Grundsätzlich darf/kann die stillende Frau alles essen, was ihr bekommt. In der im Anhang abgedruckten Tabelle ist der erhöhte Bedarf während des Stillens mit zwei Sternchen gekennzeichnet. Vorsicht ist in den ersten zwei bis drei Stillwochen geboten bei Hülsenfrüchten, da sie Blähungen bei Mutter und Kind bewirken können, das Gleiche gilt für Porree, Zwiebeln oder Kohl. Große Mengen an Zitrusfrüchten oder Erdbeeren können Wundsein und/oder Ausschlag beim Kind bewirken. Reichlicher Knoblauchgenuss kann dazu führen, dass dem Kind die Milch nicht schmeckt, und Spargel kann sogar zur Verschmähung der Milch führen.

Nach einigen Wochen der Eingewöhnung ins Leben haben die meisten Kinder keine Probleme mehr mit den eben genannten Nahrungsmitteln. Falls Wundsein oder verstärkte Blähungen mit Unwohlsein des Kindes auftreten, sollten Sie überlegen, ob Sie etwas anderes als üblich gegessen haben. In der Regel wissen Mütter sehr schnell die Ursache und verzichten einige Zeit auf diese Nahrungsmittel oder reduzieren deren Menge.

Stillende Mütter haben einen Kalorienbedarf wie ein Schwerarbeiter!!! Gerade in den Wachstumsphasen der Kinder sind 7 bis 8 Scheiben Brot pro Mahlzeit, die die stillende Mutter wie nebenbei »verdrückt«, keine Seltenheit. Stellen Sie sich darauf ein und sorgen Sie vor! Viele Mütter sagen, dass sie »gar nicht mehr satt werden können«. Die Partner erzählen gerne Anekdoten davon, wie sie – kaum vom Einkaufen zurückgekehrt – schon wieder losstarteten und bei den gemeinsamen Mahlzeiten nur noch staunten, was ihre stillenden Partnerinnen da alles »wegputzten«.

> **Tipp**
> Sollte Ihr Kind einmal unter Verstopfung leiden und keine Verdauung haben, trinken Sie eine Flasche konzentrierten Pfirsichsaft. Im Normalfall hilft der innerhalb weniger Stunden, das Problem zu beheben.

Wasser sollte immer vorrätig sein. Wegen des Durstes und der Neigung zu Völlegefühl empfehlen wir kohlensäurearmes Mineralwasser.

Schwangerschaft vorbei, Kind da – aber trotzdem noch ein bisschen zu rund

Eine Gewichtszunahme wie in der Schwangerschaft mit entsprechender Hautdehnung und Gewebebelastung ist nicht in einer Woche zu reduzieren oder gar ungeschehen zu machen! Als Faustregel gilt: Neun Monate Schwangerschaft bedingen neun Monate bis zur »Normalität«. Hieran ändern auch drastische Hungerkuren nichts. Zwar wird eventuell das Ausgangsgewicht wieder erreicht, allerdings auf Kosten der Haut und häufig der Skelettmuskulatur, ganz abgesehen von Gesundheitsschäden durch Vitamin- und Mineralstoffmangel, die durch solche Maßnahmen eintreten können. Stillende Mütter bauen erfahrungsgemäß automatisch ab dem dritten, vierten Lebensmonat der Kinder drastisch Gewicht ab. Bei nicht stillenden Müttern ist dieser Prozess etwas verlangsamt, setzt aber eventuell früher ein. Diese Gewichtsabnahme tritt bei gesunden Frauen unter normaler Ernährung ein. 2 bis 3 kg mehr als das Ausgangsgewicht sowie eine Normalisierung eines Untergewichts sind normal. Wenn enge Jeans oder andere enge Kleidungsstücke nach der Schwangerschaft nicht mehr passen wie vor der Schwangerschaft, liegt das häufig nicht am Bauch, sondern am veränderten Beckenumfang, der durch die Geburt und hormonelle Einflüsse entstanden ist. Da geht es nicht um Fettpölsterchen, sondern um das Knochengerüst des Beckens. Und das ist durch keine Diät der Welt zu verändern!

Zum behutsamen Aufbau der Muskelspannung insbesondere der Bauchmuskulatur sind zunächst regelmäßige Wochenbettgymnastik und anschließend der Besuch eines Rückbildungsgymnastikkurses angezeigt. In diesen Kursen und unter Anleitung der betreuenden Hebamme im Wochenbett erlernen Sie gezielte Übungen, die die geschwächte Muskulatur aufbauen, ohne sie zu überfordern. Eine stetige Steigerung der Übungsdauer und Ausweitung der Trainingseinheiten unter gezielter Anleitung sorgt für eine straffe Muskulatur nach wenigen Monaten. Melden Sie sich rechtzeitig zu einem Rückbildungskurs an, sie sind schnell ausgebucht.

Wochenbett

Der erste Tag

Häusliches Wochenbett

Das Kind ist geboren und Mann und Frau, die nun vielleicht zum ersten Mal Eltern geworden sind, kommen mit dem Neugeborenen nach Hause. Die Wohnung sieht vielleicht noch aus, wie sie verlassen wurde – außer es sind zwischendurch ein paar gute Geister durch die Räume gefegt. Am Tisch steht die Tasse mit Frauenmanteltee, den die Frau während der Eröffnungswehen getrunken hat. Im Flur liegt die Tasche, die dann doch zu klein war, weil dem Mann noch so viel einfiel, was er für die Frau einpacken wollte. Alles sieht aus wie vorher. Und doch: nichts ist wie vorher. Ein neuer Mensch ist angekommen. Zum ersten Mal ist dieser neue Mensch in seinem Zuhause.

Der einzig richtige Platz für Mutter und Kind ist nun das Bett. Und zwar eines für beide. Neugeborene und Mütter sind gleichermaßen unruhig, wenn man sie in diesem frühen Stadium voneinander trennt. Kinder und Mütter möchten Körpernähe. Das ist nicht zu hinterfragen und hat überhaupt nichts mit verwöhnt werden zu tun. Unbedingt etwas zu trinken für die Frauen auf den Nachtisch stellen. Spätestens jetzt überfällt die meisten Frauen ein riesiger Hunger. Häufig ist es regelrechter Heißhunger auf ihr Lieblingsgericht, auf das sie vielleicht in der Schwangerschaft verzichtet haben. Jetzt ein Steak, und ja nicht ganz durchgebraten – das wäre der Himmel auf Erden! In der Regel kann der Partner dieses Gericht nicht »herbeizaubern«, weil er beschäftigt ist mit der Versorgung von Frau und Kind. Aber vielleicht gibt es jemanden, den Sie anrufen können und der Ihnen Ihren Wunsch erfüllt. Bei ambulanten Geburten und Hausgeburten und Geburtshausgeburten ist der Partner intensiver in die Verantwortung und Versorgung von Mutter und Kind einbezogen als im Wochenbett in der Klinik, wo es zu einer Verzögerung um drei bis vier Tage kommt, ehe der frisch gebackene Vater im Haushalt und bei der Versorgung zu schalten und walten hat.

Die meisten Paare möchten jetzt keinen Besuch. Sie möchten miteinander über die Geburt sprechen, sich darüber austauschen, wie sie was empfunden haben. Dabei liegen sie meistens im Bett. In der Regel schläft das Kind. Doch immer wieder mal muss einer der Eltern es berühren. Staunend. Es ist da! »Hast du gesehen, wie putzig sein Händchen eben gezuckt hat.« Während das Kind schläft, geschehen in seinem Körper wunderbare Umstellungen. Es gewöhnt sich an das Leben außerhalb des Mutterleibes. Der Schlaf ist eine gute Zeit dafür. Im Schlaf nuckelt das Kind auch, bewegt die Lippen, manche Kinder schmatzen oder knurren – und die Eltern können sich nicht losreißen von diesem Anblick. Sollten Geschwister vorhanden sein, ist nun ein guter Zeitpunkt, ihnen das Neugeborene vorzustellen. Geschenke nicht vergessen! Und unbedingt die Geschwister Körperkontakt aufnehmen lassen. Vielleicht haben sie eine eigene Sprache entwickelt, um mit dem neuen Kind zu kommunizieren – schon, als es noch im Mutterleib war. Bitte seien Sie nicht enttäuscht, wenn Sie merken, dass Ihre Kinder enttäuscht sind von dem Neugeborenen. Sie haben sich auf einen Spielkameraden gefreut, und es wird eine Weile dauern, ehe sie sich an die veränderte Situation gewöhnt haben.

Manche Frauen oder Männer überkommt dann ein großes Bedürfnis, anderen nahe stehenden Menschen von der glücklichen Ankunft des Kindes und der Geburt zu berichten. Zuweilen bricht dieses Bedürfnis noch in der Klinik aus und wird gelegentlich auch dort befriedigt. Es kommt vor, dass Frauen und Männer eine Geburt völlig verschieden erlebten und sich nicht nur ergänzen, sondern eben auch widersprechen. Bitte dann nicht streiten, sondern die andere Wahrnehmung so stehen lassen. Satzanfänge wie: »Für mich war es so« sind hier hilfreich.

Fachleute raten Frauen nach der Geburt häufig, jetzt erst mal richtig auszuschlafen. Doch an Schlaf ist nicht zu denken – selbst wenn die Frauen müde sind. Sie stehen wie unter Strom. Trotz der Anstrengungen. Sie müssen immer wieder von der Geburt sprechen. Zuerst mit dem Partner. Phase für Phase wird die Geburt durchgespielt. »Hat da nicht gerade die Sonne geschienen, als ...?« – »Nein! Das war später, das war, als die Hebamme meinte, dass ...« Auch die Partner haben das große Bedürfnis, über die Geburt zu sprechen, die sie so ganz anders erlebten als die Frauen. »Ich wusste ja nicht, dass du die Zitronenscheibe wolltest, ich dachte ...« Es kommt aber auch vor, dass Frauen oder Männer die zurückliegenden Stunden in Ruhe für sich selbst Revue passieren lassen und die Partner sich ans Telefon hängen, um immer wieder von vorne bis hinten die Geburt zu erzählen. Und mit jedem Mal Erzählen fühlen sie sich ein Stückchen besser, können sie es erst glauben, erobern sie sich die Veränderung, verarbeiten sie das Geschehene.

Hebammennachsorge

Nach zirka 4 Stunden kommt die Hebamme – entweder diejenige, die die Geburt begleitete oder diejenige, mit der die Frau vorher die Wochenbettbetreuung vereinbart hat. Und dann wird weiter erzählt. Oft möchten Frauen und Paare auch irgendetwas erklärt bekommen, das ihnen erst zu Hause eingefallen ist. Nach dieser schönen Einstimmung lernt die Hebamme das Kind kennen. Was für eine Sorte Mensch ist es? Ich bin immer wieder fasziniert davon, dass bereits jetzt das Temperament eines Kindes durchschimmert. Ist dies ein ruhiges, stilles Kind oder ein sehr energisches? Wie passt es zu den Eltern? Sind beide Eltern eher stille Menschen und macht das Kind den Eindruck eines Energiebündels, wird es spannend werden, wie diese Gegensätze sich einander angleichen und voneinander lernen. Manche Eltern sind besorgt, wenn das Sternzeichen ihres Kindes nicht zu ihrem eigenen passt. Bitte vergessen Sie das Sternzeichen jetzt erst mal und nehmen Sie Ihr Kind so wahr, wie es sich Ihnen zeigt. Es gibt natürlich auch Eltern, die gar nicht auf die Idee kämen, sich Gedanken über die Harmonie zwischen bestimmten Sternzeichen zu machen.

Die Hebamme wird das Kind gründlich untersuchen. Wie fühlt sich das Kind an, hat es geschlafen, wie atmet es, wie

Das Kind ist – wir betonen es noch mal – keine Kopie. Es ist ein eigenständiger und einzigartiger Mensch. Verschiedenheit bereichert – wenn man in der Lage ist, eine offene Lebenshaltung einzunehmen. Das sehen wir auch immer wieder an der Partnerwahl. Häufig sind ruhige Männer mit quirligen Frauen und ruhige Frauen mit quirligen Männern zusammen. So ergänzen sie sich optimal. Es kann allerdings vorkommen, dass Mütter und Väter es nicht gerne sehen, wenn sie Eigenschaften an ihrem Kind entdecken, von denen sie glauben, es hätte sie von ihrem Partner, ihrer Partnerin geerbt. Eigenschaften, mit denen sie selbst nicht so gut klarkommen. Hierzu ein Merksatz: Nichts bekämpfen Eltern so sehr an ihren Kindern wie ihre eigenen Fehler.

erscheint die Hautfarbe, hat das Kind Mekonium abgelassen, hat es getrunken, wie häufig, hat das gut geklappt, oder brauchte es eine Weile, bis das Ansaugen funktionierte?

Nabelpflege

Dann wird die Hebamme den Vater in die Nabelpflege einweisen. Es gibt zwei Arten von Nabelpflege. Manche bevorzugen die verdeckte Nabelpflege, das heißt, der Nabel wird immer eingewickelt, andere bevorzugen die offene Nabelpflege. Studien befürworten mal das eine, mal das andere. Die offene Nabelpflege ist natürlich mit weniger Aufwand verbunden. Solange die Nabelklemme auf dem Nabel sitzt, wird diese einfach gut gepolstert, damit sie nicht auf den Bauch des Kindes drückt. Der Nabel wird frei gelassen, die Windel darüber gewickelt und nach unten geklappt, damit recht viel Luft an den Nabel kommt und er austrocknet.

Ziel der Nabelpflege ist das Austrocknen des Nabels unter Vermeidung einer Infektion – bis er abfällt. Sämtliche Manipulationen am Nabel sind zu unterlassen, da dieser eine Eintrittspforte für Bakterien darstellt und hierdurch Infektionen hervorgerufen werden könnten. Bevor der Nabel angefasst wird, sollten die Hände gewaschen werden. Eventuell sogar mit Desinfektionsmittel, wenn sie zuvor mit Stuhlgang des Kindes in Berührung gekommen sind. Bei der geschlossenen Nabelpflege wird ein Tupfer auf den Nabel gelegt und mit einer Nabelbinde der Nabel komplett abgedeckt.

Wickeln

Nach der Nabelpflege weist die Hebamme den Vater in das Wickeln ein. Manche Männer sind erschrocken und werden vielleicht sogar rot, wenn sie die großen Hoden ihres neugeborenen Jungen sehen. Im Verhältnis zur Penisgröße erscheint der Hodensack überdimensioniert. Frauen lachen meistens über diese Proportion. Väter und Mütter wissen manchmal nicht, wie sie das Kind »da unten« sauber machen sollen. Sie haben Angst, dem Kind wehzutun, wenn sie den Hodensack so anheben, wie sie es bei Kinderkrankenschwestern und Hebammen gesehen haben. Keine Sorge! Bei vorsichtigem Anheben passiert nichts. Sie können die Babys aber auch auf den Bauch legen – dann können sie von hinten säubern. Manchmal sind die Hoden noch im Leistenkanal stecken geblieben und noch nicht in den Hodensack gewandert, das muss beobachtet werden. Die Hebamme zeigt Ihnen, wie Sie selbst vorsichtig fühlen können, ob die Hoden an ihrem Platz sind. Sollten sie über Wochen nicht dort ankommen, muss eventuell operiert werden. Meistens finden die Hoden den Weg aber von alleine. Die Temperatur im Körper ist zu warm für die Hoden, was zu einer Beeinträchtigung der Spermatozoenproduktion und somit zu Sterilität führen kann. Deshalb ist ihr natürlicher Platz außerhalb des Körpers. Die Vorhaut des Penis bitte nicht zurückziehen. Sollte eine Phimose (Vorhautverengung) bestehen, wird die in der Regel von alleine verschwinden.

Sowohl Mädchen als auch Jungen können eine geschwollene Brust haben, weil sie durch Schwangerschaft und Muttermilch am Hormonhaushalt der Mutter teilhaben. Es kann sogar sein, dass ein Junge das erste – und einzige – Mal in seinem Leben Milch gibt. Bitte nicht an den geschwollenen Brustdrüsen der Säuglinge, aus denen die Milch hervortritt, herummanipulieren. Bei manchen Kindern ist die Brust auch sehr berührungsempfindlich, achten Sie dann darauf, das Kind beim Tragen nicht an der Brust zu drücken.

Bei Mädchen kann es zu Schleimabgang aus der Scheide kommen, auch blutigem. Das liegt wiederum an der Hormonlage der Mutter und ist kein Grund für Besorgnis. Die Scheide bei Mädchen bitte immer von vorne nach hinten säubern.

Untersuchung der Wöchnerin

Auch die frisch gebackene Mutter wird nochmals von der Hebamme angesehen. Wie ist ihr Allgemeinbefinden, hat sie geschlafen, wie fühlt sich die Brust an, wie sieht sie aus, kommt Kolostrum und so weiter. Die Hebamme ist auch behilflich beim Anziehen eines Still- oder anderen BH und händigt der Frau, je nachdem, ob Bedarf besteht, Stilleinlagen aus. Wir haben bereits empfohlen, solche aus Wolle/Seide zu verwenden. Durch die immerwährende Feuchtigkeit haben Frauen nämlich oft ein Kältegefühl an der Brust, und dies wird gedämpft durch entsprechende Stilleinlagen, wobei die Seidenseite auf die Brustwarze gelegt wird. Sie ist auch besonders hautfreundlich. Einmalstilleinlagen trocknen die Brustwarzen aus, die ihr natürliches Körperfett verlieren, und trockene Haut wird schnell wund.

Auch den Bauch der Frau wird die Hebamme abtasten und nach der Menge der Blutung fragen. Eine eventuelle Naht wird untersucht und vielleicht mit einem Eisbeutel versorgt, oder die Hebamme empfiehlt andere schmerzstillende Maßnahmen. Sitzbäder sind zu diesem Zeitpunkt noch nicht angezeigt, frühestens 48 Stunden nach der Geburt sollte damit begonnen werden. Auch die Temperatur und der Blutdruck werden gemessen, wobei selbst minimale Abweichungen der Temperatur auf Milcheinschuss oder Probleme mit dem Wochenfluss hinweisen. Die Wöchnerin sollte ihre Temperatur ohnehin täglich messen oder von der Hebamme messen lassen. Für Mutter und Kind bitte verschiedene Thermometer verwenden.

Was der Partner tun kann
Bevor die Hebamme geht, wird sie den Partner noch in der Betreuung für Frau und Kind unterweisen. Es ist wichtig, dass die Frau sehr viel trinkt, also bitte immer etwas anbieten, frischen Tee kochen etc. Sollte die Frau schlafen, ist sie nicht zu stören! »Und wo schläft das Kind?«, fragen manche Eltern, die das Kind zwar sehr gerne im Bett bei sich behalten würden, aber Angst haben, es zu erdrücken. Uns ist kein einziger Fall bekannt, in dem das geschehen ist. Dennoch: Der Schlaf der Eltern ist als heilig zu bezeichnen, denn in den nächsten Tagen und Wochen wird allerhand auf sie zukommen. Deshalb sollte dafür Sorge getragen werden, dass die Eltern in der womöglich wenigen Zeit, in der sie überhaupt schlafen können, auch gut schlafen und nicht von der Sorge gestört werden, sie könnten das Kind, das mit ihnen im Bett liegt, verletzen.
Sollten solche Ängste bestehen, ist es besser, das Kind in eine Wiege zu legen, die im selben Raum wie das Bett der Eltern steht. In der Wiege sollte sich das Lammfell befinden – und vielleicht auch ein Unterhemd oder Nachthemd, das die Frau eben noch getragen hat. Neugeborene sind sehr geruchsempfindlich und erkennen ihre Mütter am Geruch. Der Geruch der Mutter heißt: sie ist da. Das beruhigt das Kind. Da das Neugeborene sich in einem engen Raum wohl fühlt, sollte ihm ein kuscheliges Plätzchen gebaut werden, dazu eignen sich zusammengerollte Handtücher. Ein gerolltes Handtuch kann auch am Kopfende platziert werden. Sie erinnern sich: Besonders die Abgrenzung nach oben ist für Neugeborene wichtig. Viele Kinder akzeptieren den Schlafplatz außerhalb des Bettes der Eltern. Irgendwann müssen sie das ohnehin, denn die wenigsten Eltern behalten ihr Kind das erste Lebensjahr über im Bett.
Die Hebamme wird dem frisch gebackenen Vater bei diesem oder einem der nächsten Besuche auch zeigen, wie er die Frau am besten beim Stillen unterstützen kann. Das Kind wird angelegt, damit die Hebamme Aufschluss über das Trinkverhalten des Kindes und die Stillhaltung der Mutter erhält. Stillen muss erst einmal gelernt wer-

den – von Mutter und Kind. Dabei kann der Partner eine gute Hilfe sein. Nicht nur, indem er dafür sorgt, dass sich stets genügend zu trinken in der Nähe der Frau befindet, sondern auch, indem er der Frau dabei behilflich ist, das Kind anzulegen und ihr in eine Position verhilft, die sie nicht als belastend empfindet. Besonders in der Anfangszeit verkrampfen sich viele Frauen beim Stillen und haben dann Nacken- und Rückenschmerzen.

Wichtig
Die Frauen sollten nicht alleine aufstehen, auch wenn die Hebamme weg sein sollte. Bitte nur in Begleitung zur Toilette gehen oder dem Partner vorher Bescheid sagen, dass er zur Not schnell herbeieilen kann.

Das Wochenbett in der Klinik

Nach einer nicht ambulanten, spontanen Geburt in der Klinik werden die Frauen und Kinder auf die so genannte Wochenstation verlegt, die sie in der Regel nach drei bis vier Tagen verlassen. Viele Kliniken haben mittlerweile auf Mutter-Kind-Zimmer umgestellt, Sie können Ihr Kind also rund um die Uhr bei sich behalten (Rooming-in). Und das ist auch der Platz, wo es hingehört. Eigentlich scheint es undenkbar, das Kind unmittelbar nach der Geburt von der Mutter zu trennen, es dem Vater durch eine Glasscheibe zu zeigen und so weiter – aber das alles ist zum Glück nicht mehr der normale Klinikalltag. Für die Versorgung der Kinder sind Kinderkrankenschwestern zuständig. Es gibt allerdings auch Krankenhäuser, in denen Hebammen auf der Wochenstation eingesetzt werden.

Wichtig ist es, dass die Frauen die Möglichkeit haben, auch außerhalb der normalen Mahlzeiten in der Klinik etwas zu essen zu bekommen. Denn wenn während der Essenszeit gestillt wird – und da melden sich die Kinder erfahrungsgemäß sehr gern –, geht die Frau leer aus – und das vielleicht mehrmals am Tag. In Kliniken mit alternativen Essenszeiten werden die Mahlzeiten warm gehalten, bis die Frauen Zeit zum Essen haben. Auch wenn Sie am zweiten Tag nach der Geburt wenig Appetit haben und lieber schlafen als essen

– bitte essen Sie trotzdem etwas! Sie brauchen es jetzt besonders! Meistens haben Frauen Lust auf frisches Gemüse und Obst. Es ist uns unbegreiflich, dass ihnen das auch heute noch in vielen Kliniken verwehrt wird. Es führe zum Wundsein der Kinder oder zur schlechteren Heilung eventueller Geburtsverletzungen, heißt es. Das ist Unsinn – außer die Frauen würde kiloweise Zitrusfrüchte essen. Zur Not lassen Sie sich mitbringen, worauf Sie Lust haben. Haben Sie den Eindruck, Ihr Kind verträgt irgendetwas nicht, lassen Sie es eben wieder weg. Ich habe immer wieder von Frauen gehört, dass Kinder jene Speisen, die die Mütter während der Schwangerschaft gerne verzehrten, auch gerne mögen. Es ist davon auszugehen, dass der Geschmack ganz bestimmter Speisen über Nabelschnur und Fruchtwasser zum Kind gelangt. Das Kind hat jetzt allerdings schon nicht mehr so viele Geschmacksknospen auf der Zunge wie vor der Geburt! Die wahren Feinschmecker und Feinschmeckerinnen sind in der Gebärmutter zu finden!

Wenn Sie Ihr Kind im Bett haben möchten, können Sie Stationspersonal bitten, Ihnen dabei behilflich zu sein. Optimal ist es, wenn das Lammfell im Bett des Kindes liegt. Auch Ihr Stillkissen sollten Sie dabei haben. So ausgestattet, kann auch in der Klinik ein angenehmes Muttersein beginnen.

Die ersten zwei Wochen

Das Frühwochenbett

Hebammenbetreuung

Bei einer Wochenbettbetreuung durch eine Nachsorgehebamme besucht diese täglich Wöchnerin und Säugling, und zwar mindestens zehn Tage lang. Danach kommt die Hebamme bei Bedarf, das heißt, Sie sprechen die Besuche ab. Wochenenden und Feiertage spielen dabei keine Rolle. Unter Umständen sind sogar zwei Besuche pro Tag erforderlich. Auch nachts ist Ihre Hebamme für Sie da. Sie werden immer Telefonnummern erhalten, über die Sie Ihre Hebamme erreichen können.

Während die Hebamme in den ersten Tagen noch die Fachfrau für Ihr Kind ist, wandelt sich das Bild innerhalb der ersten Woche meistens. Dann sind es die Eltern, die der Hebamme das Kind erklären: »Es will jetzt doch lieber wieder auf sein Fell. Es braucht immer Zeit, bis es die erste Brust findet«, etc. Es ist immer wieder sehr schön zu sehen, wie schnell die neue Familie zusammenwächst! Wie schnell die Eltern die Eigenarten ihres Kindes kennen lernen. Jedes Kind ist anders! Das eine schreit sehr viel und das andere nur selten. Bitte bedenken Sie: Schreien ist das einzige Ausdrucksmittel, das Säuglingen zur Verfügung steht. Mit Schreien äußern sie alles, was sie bewegt. Schreien heißt nicht nur: »Ich habe Hunger, ich habe Durst.« Schreien kann auch bedeuten: »Komm zu mir! Mir ist langweilig! Ich will mehr Nähe! Mein Bauch zwickt! Das Kissen ist kalt!« Deshalb sollten Sie immer im Blick haben, wann das Kind seine letzte Mahlzeit eingenommen hat. »Das weiß ich doch nicht!«, ruft da manchmal eine Frau am Rand der Verzweiflung.

Ich werde niemals jene Wöchnerin vergessen, die mich fragte, ob Frauen im Wochenbett beziehungsweise durch Stillen verblöden würden. Was die Frau eigentlich damit meinte, bezieht sich auf den Sachverhalt, dass besonders in der ersten Zeit, in den Tagen, die zu Nächten und den Nächten, die zu Tagen werden, alles drunter und drüber geht und Frauen manchmal nicht mehr wissen, was sie getan haben oder vergessen, was sie tun wollten. Und sie haben auch vergessen, wann sie das Kind zuletzt angelegt haben. Wöchnerinnen sind zum einen immer noch total mit dem Verarbeiten der Geburt beschäftigt. Und dann stecken sie ja nun in einem völlig neuen Leben mit ganz neuen Anforderungen. Wenn sie das alles alleine mit sich abmachen könnten, würden sie den Überblick wahrscheinlich nicht verlieren. Aber da ist das Kind. Und es schreit und dann hat es eingenässt, dabei war die Windel frisch, und das Stillen dauert zwei Stunden und zwischendurch wurde wieder gewickelt, und dann war das Stillen aber noch nicht fertig, und dann wurde noch auf das Bäuerchen gewartet, aber da hat das Kind Durchfall bekommen, und letzte Nacht hat die Frau vielleicht kaum geschlafen, oder war das tagsüber, und dann hat das Telefon geklingelt und das Kind ist unruhig geworden und hat die Brustwarze nicht mehr gefunden, obwohl es gestern – war das gestern? – doch so gut geklappt hat, und dann hat Stillen und Wickeln drei Stunden gedauert, und kaum war es fertig, und so weiter und so fort.»Wann habe ich das Kind zuletzt angelegt?« Es ist ein Kennzeichen jeder Wöchnerin, dass sie vieles vergisst. Die meisten Frauen gehen dazu über, sich Zettel zu schreiben, weil sie wissen, was sie nicht aufschreiben, vergessen sie. Und es passieren ja wirklich spannendere Dinge, als daran zu denken, dem Partner zu sagen, dass er dies und jenes kaufen soll. Muss er halt noch mal los.

Die spannenden Dinge, die geschehen, beziehen sich nicht nur auf das Kind allein. Es ist auch interessant, wie sich die Frau verändert, wie sie sich wahrnimmt, wie sie in ihre Rolle als Mutter hineinwächst. Und auch, wie sie ihren Partner wahrnimmt. Wie er in seine Rolle als Vater hineinwächst. Am besten, Sie schreiben auf, wann Sie Ihr Kind gestillt haben. Es sollte nicht weniger als fünfmal täglich sein. Und wenn jedes Mal inklusive Wickeln zwei bis drei Stunden dauert – wenigstens zu Beginn –, dann können Sie sich leicht ausrechnen, dass es drunter und drüber geht. Aber keine Sorge: das ist nur am Anfang so! Und außerdem: Sie verfügen noch nicht über Ihre ganze Energie. Der Körper hat nicht nur mit Heilungsvorgängen eventueller Geburtsverletzungen zu tun. Auch der ehemalige Platz der Plazenta in der Gebärmutter muss heilen, wieder mit normaler Schleimhaut versehen werden. Die Gebärmutter bildet sich zurück, und alle inneren Organe richten sich neu ein. Denken Sie an die vielen körperlichen Veränderungen, die mit der Schwangerschaft einhergingen. All diese Veränderungen müssen nun wieder auf nicht schwanger umgestellt werden. Kein Wunder, dass das anstrengend ist. Deshalb schwitzen Wöchnerinnen auch so sehr und müssen sich manchmal drei- bis viermal am Tag komplett umziehen.

Tipp
Es kann sein, dass eine Naht am zweiten Tag geschwollen ist. Das sollten Sie Ihrer Hebamme mitteilen, damit sie etwas dagegen tun kann. Sollten Sie beim Wasserlassen Angst haben, dass die Naht mit Urin in Berührung kommt, beugen Sie sich beim Wasserlassen mit dem Oberkörper so weit wie möglich nach vorne, damit der Strahl senkrecht in die Toilette fließt. Nach dem Toilettengang sollten Sie mit einem Gefäß – Messbecher, Krug oder Ähnliches – mit lauwarmem Wasser Schamlippen und Damm von außen abspülen. Sie werden sich dadurch erfrischt fühlen und ein eventuelles Brennen nach dem Wasserlassen wird sofort verschwinden. Selbstverständlich können Sie auch den Duschstrahl auf die Naht richten und sich so abspülen. Abtrocknen sollten Sie sich nicht mit Handtüchern, sondern mit einem Föhn, oder Sie tupfen sich mit einer frischen Vorlage ab, die Sie bitte sofort danach entsorgen.

Der zweite Tag – Mutterglück!?

Am zweiten Wochenbetttag sind die meisten Frauen einerseits sehr müde und erschöpft. Andererseits fühlen sie sich hellwach und haben das große Bedürfnis, über die zurückliegende Geburt zu sprechen. Leider ist in vielen Veröffentlichungen ab Beginn des Wochenbettes ausschließlich von bis zum Platzen glücklichen Müttern die Rede, die sich nicht mehr an den Geburtsschmerz erinnern können: Er sei ausgelöscht durch das große Glück, in die Augen des Kindes blicken zu dürfen. Der Fachausdruck für dieses Vergessen lautet retrograde Amnesie. Den Frauen dieses Vergessen zu unterstellen, ist für viele Menschen sehr einfach und bequem, doch es entspricht nicht immer der Wahrheit, oftmals ist es Wunschdenken. Sehr wohl erinnern sich die meisten Frauen an die ertragenen Schmerzen. Sehr wohl erinnern sich die Frauen an so manche Krisenzeit unter der Geburt. Sie wissen, wer was gesagt und was sie gedacht haben. Sie wissen, dass sie an ihren Grenzen wandelten. Gerade am zweiten Tag leiden manche Frauen unter dem Gefühl, schlechte Mütter zu sein – weil sie eben noch immer an dem Erlebnis Geburt herumkauen und es nicht so ist, dass sie alles vergessen haben und sie lediglich ausgefüllt sind von der Freude über ihr Kind. Dazu ist die neue Situation noch viel zu frisch. Mutter und Kind müssen sich erst einmal kennen lernen. Vertraut werden miteinander in der Welt da draußen. Dass Mutter und Kind vom Augenblick der Geburt an eine Einheit bilden, bedeutet eine Verherrlichung des Mutterbildes. Dieses wird meistens von Menschen geschaffen, die gar nicht Mutter werden können: von Männern. Bitte lassen Sie sich von niemandem vorschreiben, was Sie jetzt fühlen müssen. Spüren Sie in sich hinein, was Sie fühlen. Versuchen Sie herauszufinden, wie es Ihnen geht. Ziehen Sie all die Klischees aus wie ein durchgeschwitztes Nachthemd, das schon längst in die Lumpenkiste gehört. Es ist Ihr Leben, Ihr Kind. Sie haben das

> *Wichtig*
> Vor dem zweiten Wochenbetttag sollten Sie keinen Besuch bekommen – außer die Geburt hat am frühen Morgen stattgefunden oder Sie wünschen sich dringend Besuch. Der Partner sollte dafür Sorge tragen, dass die Besucher sich ankündigen, und sie eventuell einteilen. Es überfordert die Frauen, wenn am Nachmittag sieben Leute auf einmal anstürmen. Lieber gut getimt und in kleinen Portionen. Das bekommt den Wöchnerinnen und Kindern besser.

Recht, es so neu und einzigartig und kunterbunt zu gestalten, wie es Ihnen entspricht. Klischees sind nicht lebendig und nicht bunt und haben nichts mit Ihrer momentanen Realität zu tun.

Der dritte Tag – Milcheinschuss

Ende des zweiten Tages oder am dritten Tag fühlen sich die Brüste der Frauen dann anders an. Das bedeutet: Milcheinschuss *(siehe Stillen)*. Ab dem dritten Tag werden auch die Nachwehen während des Stillens weniger.

Die Kinder sehen nicht mehr so rot aus wie nach der Geburt, allerdings können sie fleckig erscheinen und auch Mitesser und Kratzspuren im Gesicht haben. Viele Eltern verunsichert dies, sie denken an Hochglanz-Babyfotos aus einschlägigen Zeitschriften – und sie selbst haben ein gepusteltes Neugeborenes. Die Wahrheit ist: Ihr

Kind sieht ganz normal aus. Für die Hochglanzfotos wurden die Babys geschminkt oder die Fotos retuschiert.

Am dritten Tag sind die Kinder dann auch wieder wacher – so wie sie es unmittelbar nach der Geburt waren. In Kliniken stellen Frauen oft fest, dass die Kinder am dritten Tag sehr unruhig sind und beim Wickeln immer wieder die Füßchen wegziehen. Erkundigen Sie sich, ob ein *Bluttest* bei Ihrem Kind gemacht wurde. Bei diesem Test wird aus der Ferse des Kindes Blut entnommen. Je nach Bundesland unterschiedlich, wird dieses Blut auf verschiedene Stoffwechselerkrankungen untersucht. Es ist immer wieder faszinierend zu sehen, wie schnell Neugeborene lernen. Sie wurden ausgezogen – und an der Ferse gepiekst. Beim nächsten Mal Ausziehen befürchten sie, der Pieks käme erneut, und ziehen die Füßchen weg. Sollten Sie bereits zu Hause sein, wird die Hebamme den Bluttest vornehmen. Sie wird selbstverständlich darauf achten, dass die Füße des Kindes gut gewärmt sind, weil die Blutentnahme dann weniger schmerzhaft ist.

Bei fast allen Kindern tritt nun auch die so genannte *Neugeborenengelbsucht* auf. Das ist ganz normal, und sie verschwindet von selbst wieder. Diese Gelbsucht ist eigentlich gar keine Gelbsucht, sie entsteht durch den Zerfall von Blutkörperchen, bei dem ein gelber

---

Die Neugeborenenuntersuchung U2

Im klinischen Wochenbett wird die Untersuchung U2 der Kinder meistens am dritten Tag vorgenommen, weil sie dann bald entlassen werden. Manchmal ziehen es die Ärzt(e)innen in Kliniken vor, die Kinder ohne ihre Eltern zu untersuchen. Dazu werden alle Kinder auf der Station eingesammelt. Fragen Sie bitte, wohin man Ihr Kind zu bringen gedenkt.

Außerhalb der Klinik haben Sie für die U2 noch einige Tage Zeit und werden dann einen Termin mit Ihrer Kinderärztin, Ihrem Kinderarzt vereinbaren, wann diese/r Sie besuchen wird. Zu diesem Termin sollte auch Ihre Hebamme anwesend sein. Das Kind wird gewogen und gemessen, und Sie werden sich wundern, wie die Maße sich verändert haben. Ab dem dritten, vierten Wochenbetttag nehmen die Kinder zu und haben oft schon ihr Geburtsgewicht erreicht, wenn nicht, ist das auch kein Grund zur Sorge. Manche Kinder brauchen länger, um zuzunehmen. Die Reflexe des Kindes werden geprüft, sein Herz wird abgehört, und alle Befunde werden in das Kinderuntersuchungsheft eingetragen.

Farbstoff freigesetzt wird: Bilirubin, das die Haut verfärbt. Unterstützt wird das Verschwinden der Gelbfärbung, indem man das Kind bis auf die Windel nackt ins Helle stellt, also beispielsweise an ein Fenster. Bitte trotzdem daran denken, dass es das Kind warm haben muss. Und sein Köpfchen sollte immer bedeckt sein.

Der vierte Tag – Entlassung aus der Klinik

Beim Wochenbett in einer Klinik findet die Abschlussuntersuchung des Frühwochenbettes *(siehe Mutterpass)* in der Regel am vierten Tag nach der Geburt statt, was zu früh ist, da das Frühwochenbett eine Woche dauert. Wir haben schon erwähnt, dass es in manchen Kliniken üblich ist, die Frauen vaginal zu untersuchen und auch eine Spekulumeinstellung vorzunehmen. Die meisten Frauen reagieren mit Angst bis Panik auf diese Aussicht. Es fühlt sich doch alles noch so wund und so verletzlich an!
Bei normal verlaufender Rückbildung ist weder die vaginale Untersuchung noch die Spekulumeinstellung nötig, und Sie können sie ablehnen. Weisen Sie eventuell auf die weitere Wochenbettbetreuung durch eine Hebamme hin. Besonders auch im Hinblick auf den infektiösen Charakter des Wochenflusses erscheint eine vaginale Untersuchung unsinnig, bei der Keime oder Wochenfluss nach oben geschoben werden können. Neuerdings wird Frauen bei der Entlassung aus der Klinik zusätzlich empfohlen, innerhalb der nächsten Woche bei Ihrem Frauenarzt, Ihrer Frauenärztin vorstellig zu werden. Dies ist überflüssig, vor allem natürlich, wenn Sie eine Hebamme zur Wochenbettbetreuung haben, die alle notwendigen Untersuchungen – wie Tasten der Gebärmutter von außen, um die Rückbildung zu beurteilen etc. – bei Ihnen zu Hause durchführen wird.
Je selbständiger die Frauen in der Klinik mit Ihren Kindern umgegangen sind, desto besser wird es ihnen nach der Entlassung zu Hause ergehen. Frauen, denen in der Klinik alles abgenommen wurde, die sich um nichts zu kümmern brauchten, weil Kinderkrankenschwestern das Kind versorgten, oder auch Frauen, bei denen nach Kaiserschnittgeburt das Wochenbett in der Klinik länger dauerte, fallen zu Hause oft in ein Loch. Es kommt ihnen vor, als wüssten sie überhaupt nichts mehr. Alles im Säuglingspflegekurs Gelernte ist wie weggeblasen. Bitte geben Sie sich Zeit, mit Ihrem Kind ver-

traut zu werden. Durch die äußeren Umstände hinken Sie sozusagen ein paar Tage hinterher. Doch das holen Sie schnell wieder ein!

Die Rolle der Väter
Vor allem auch jene Väter, deren Frauen im klinischen Wochenbett waren, haben nun eine Menge aufzuholen. Sie haben das Kind ja nur bei den Besuchen gesehen und sind noch nicht mit der Fürsorge und Pflege des Säuglings vertraut. Das heißt, wenn Frau und Kind nach Hause kommen, ist erst einmal Kennenlernen zwischen Vater und Kind angesagt. Jetzt können Sie sich so richtig satt sehen an Ihrem Kind, es riechen, es sich auf den Bauch legen und endlich, endlich anschauen und ... lieb gewinnen. Vielleicht wundern Sie sich, dass Ihr Kind Sie schon kennt? Zumindest Ihre Stimme ist dem Kind vertraut, denn Kinder hören schon sehr früh aus dem Bauch ihrer Mütter heraus.
Nach der Stimme der Mutter ist naturgemäß die Stimme des Vaters die bekannteste. Sie kennen die Stimme Ihres Kindes noch nicht – also hören Sie gut zu, was es Ihnen alles zu erzählen hat! Manche Männer, besonders jene, die es durch ihre Berufe gewohnt sind, mit sehr grobem Material umzugehen, haben Hemmungen, so etwas Kleines, Zerbrechliches wie einen Säugling anzufassen. Sie glauben, sie seien ungeschickt oder haben Angst, »etwas kaputtzumachen«. Sie brauchen keine Angst zu haben! Es ist Ihr Kind! Es möchte von Ihnen in die Arme genommen werden. Es möchte seinen Papa kennen lernen und spüren. Und wenn das Kind beim ersten Kontakt mit dem Papa schreit – das kommt übrigens sehr selten vor –, dann liegt das nicht an Ihnen, sondern dann hat halt gerade was gezwickt oder es ist irgendetwas anderes. Also – trauen Sie sich! Und genießen Sie das wundervolle Gefühl des kleinen neugeborenen Wesens in Ihrem Arm.
An dieser Stelle noch eine wichtige Bitte an die Mütter: Bitte geben Sie Ihren Partnern Zeit und lassen Sie sie mit dem Kind allein! Auf keinen Fall sollten Sie Ihren Partner entmutigen. Es ist egal, ob der Klebestreifen der Einmalwindel hinten oder vorne oder gar nicht zugeklebt ist. Es macht nichts, wenn Ihr Partner drei Windeln wegwirft, bevor die vierte so sitzt, wie er sich das vorstellt. Wichtig ist der Kontakt zwischen den beiden. Stören Sie ihn nicht! Denn in diesen ersten Tagen bildet sich das Fundament für die spätere Beziehung zwischen Vater und Kind. Wenn Sie Ihren Partner jetzt vom Kind fernhalten, wird er sich später vielleicht auch fernhalten, spä-

ter, wenn es Ihnen gar nicht recht ist. Also: Geben Sie den beiden viel Zeit! Frustrieren Sie Ihren Partner nicht, indem Sie ihn auslachen, wenn er sich bei irgendetwas ungeschickt anstellt, und sagen Sie bitte auch nicht: »Geh weg, ich mach das schneller.« Wieso schneller? Wollen Sie ins Guinness-Buch der Rekorde? Geben Sie dem Vater Ihres Kindes Zeit mit dem Kind – und nicht nur die Zeit, eine Wärmelampe am Wickeltisch zu installieren!

Das Kind findet seinen Rhythmus
Der Rhythmus des Kindes kann zu Hause ein völlig anderer sein als der, den es in der Klinik gezeigt hat. Doch auch das gibt sich nach einer Umstellungszeit. Langsam aber sicher finden die Kinder ihren eigenen Rhythmus. Sie kommen regelmäßig alle drei bis vier Stunden. Bei vielen Frauen beginnt der so genannte »Ammenschlaf« bereits am dritten oder vierten Tag. Dieser Begriff bezeichnet das Phänomen, dass schlafende Frauen beim geringsten Geräusch ihres Kindes aufwachen – egal, wie tief sie geschlafen haben. Auch das Phänomen, dass Frauen Sekunden vor ihren Kindern aufwachen und dann vielleicht schon auf dem Weg sind, wenn sich das Kind meldet, gehört dazu.
Manche Kinder gönnen den Müttern nachts eine etwas längere Pause, es kann aber auch sein, dass diese längere Pause in den frühen Morgenstunden oder am Nachmittag liegt. Abends wollen die meisten Kinder mehr trinken und sind auch aktiver. Das kennen Sie wahrscheinlich aus der Zeit der Schwangerschaft. Da war Ihr Kind in den Abendstunden auch besonders aktiv, oder? Wenn tagsüber viel los war, vielleicht Besuch kam, dann sind Kinder abends regelrecht aufgedreht. Sie verarbeiten die Eindrücke eines Tages. Es hat vielleicht Unruhe gegeben und fremde Stimmen und Gerüche, und vielleicht war die Mutter beim Stillen auch unruhig oder fühlte sich gestresst von zu viel Besuch – das alles bekommen die Kinder mit und müssen es verarbeiten, vielleicht, indem sie unruhig sind, sich heftig bewegen, weinen oder schreien. Bitte bedenken Sie, dies sind die einzigen Ausdrucksmöglichkeiten, die dem Säugling zur Zeit zur Verfügung stehen. Es ist klar, dass die Reize, die das Kind erfährt, auch abgeleitet werden müssen. Jeder Tag bietet für das Kind eine Vielzahl von völlig neuen Erfahrungen. Dass neue Erfahrungen eine gründliche Bearbeitung erforderlich machen, wissen wir doch auch, obwohl neue Erfahrungen mit zunehmendem Alter immer seltener werden. Je älter ein Mensch ist, desto besser kennt er sich im Leben

aus. Ein Neugeborenes kennt sich überhaupt nicht aus. Für das Neugeborene ist wirklich alles neu.

Mit dem normalen Geräuschpegel in Ihrer Wohnung ist das Kind bereits vertraut. Es kennt Telefonklingeln, Geschirrspülmaschine, Geräusche spielender Geschwisterkinder und so weiter. Es hat diese Geräusche zwar durch den Bauch der Mutter verfremdet wahrgenommen, dennoch sind sie ihm bekannt. Aus diesem Grund sollten diese Geräusche auch nicht abgestellt werden. Die Kinder fühlen sich wohl damit, weil sie vertraut sind. Wenn Sie Ihr Kind akustisch in Watte packen, wird es nicht so schnell lernen, Tag und Nacht zu unterscheiden. Das ist aber sehr wichtig. Deshalb sollten Sie, wenn das Kind tagsüber schläft, auch die Jalousien nicht herunterziehen. Abends ja. Dann ist Dunkelheit erlaubt, weil ja Nacht ist.

Absolute Stille wirkt Angst auslösend bei Säuglingen. Es wird Ihrem Kind nicht gefallen, wenn es im ersten Stock des Hauses in einem schön eingerichteten Kinderzimmer in absoluter Stille allein ist. Da fühlt es sich abgeschnitten und isoliert. Am wohlsten fühlen sich Kinder, wenn sie in den ganz normalen Alltag eingebunden sind. Wenn sie teilhaben am Familienleben. Da geht es den Kindern so richtig gut. Das sieht man auch daran, wie entspannt und ruhig Säuglinge inmitten ihrer spielenden Geschwister schlafen können. So sind sie geborgen. Mitten drin.

Der fünfte/sechste Tag

Am fünften, sechsten Tag entwickeln die Kinder eine andere Hautfarbe. Bis ihr Ton das typische Babyrosa zeigt, dauert es aber noch eine Weile. Manche Kinder schuppen sich auch an Armen, Beinen und Rücken. Eine Ganzkörpermassage mit einem guten Öl genießen die meisten Säuglinge sehr!

Die zweite Woche

Wenn sich dann gerade alles so einigermaßen eingespielt hat – also um den achten oder zehnten Tag herum –, haben die Kinder ihren ersten Wachstumsschub. Und alles wird wieder anders. Säuglinge haben mehrere Wachstumsschübe – das kennen Sie ja bereits aus der Zeit der Schwangerschaft. In diesen Zeiten brauchen sie besonders viel Energie, das heißt, sie müssen sehr oft angelegt werden. Unter Umständen melden sie sich alle zwei Stunden. Dies ist enorm anstrengend für die Mütter, die nun wirklich nur mit der Versorgung des Kindes beschäftigt sind und wesentlich mehr Milch produzieren müssen, was aber durch das häufigere Anlegen automatisch geregelt wird. Schonen Sie sich trotzdem so gut wie möglich, trinken Sie viel und lassen Sie sich nach besten Kräften von Ihrem Partner unterstützen. Und keine Sorge, dies ist nicht der neue Rhythmus, nach zwei bis drei Tagen ist der Wachstumsschub ausgeglichen. Der zweite Wachstumsschub fällt in die Zeit zwischen dritter und vierter Woche, der dritte in die sechste Woche. Dieser dritte Schub ist häufig Anlass dafür, dass Frauen abstillen. Sie glauben, sie hätten nicht mehr genug Milch, um das Kind ernähren zu können. Bitte versuchen Sie sich diesen Termin zu merken. Es handelt sich um einen Wachstumsschub – und der normalisiert sich auch wieder.

Bis zum zehnten Tag trocknet der Nabelschnurrest meistens aus und fällt dann ab.

Der Stuhlgang bei Stillkindern ist sehr dünn, sieht fast aus wie Durchfall, das ist aber normal. Witzigerweise hat der Stuhlgang von Kindern meistens dieselbe Farbe wie das Kinderuntersuchungsheft – senffarben.

Bei trockener, klarer Witterung können Sie mit Ihrem Kind spazieren fahren oder es draußen im Tragetuch spazieren führen. Länger als eine halbe Stunde sollten solche Ausflüge aber noch nicht dauern. Bei gutem Wetter können Sie Ihr Kind auch in den Garten oder auf den Balkon stellen. Bitte immer für Sonnen- und für Fliegenschutz sorgen.

Manche Frauen belastet es, wenn sie das Gefühl haben, ihr Kind würde sich von ihrem Partner leichter beruhigen lassen als von ihnen. Mag es »ihn« lieber als mich, kann da schon mal als leiser Zweifel auftauchen und dann auch zu eifersüchtigen Gefühlen führen. Bitte bedenken Sie, dass das Kind jede Stimmung seiner Mutter aufnimmt. Wenn die Mutter aus irgendwelchen Gründen unruhig oder nervös ist, spürt das Kind das und wird sich von der Mutter nicht beruhigen lassen, weil die wiegenden Worte im Singsang ja gar nicht echt sind. Das weiß das Kind. Der Vater ist vielleicht gerade ausgeglichen, nimmt das Kind auf – und es spürt: hier ist Ruhe. Und es wird auch selbst ruhig. Insofern sollten Sie es schätzen lernen, wenn Ihr Partner in so manchen Momenten über eine Ruhe verfügt, die Sie gerade nicht aufbringen können.

Motherblues oder Babyblues

Und dann ist das Kind schon zwei Wochen alt – die Zeit verfliegt geradezu, obwohl sie so ausgefüllt und anstrengend ist. Allmählich spielen sich der Rhythmus des Kindes und der seiner Familie ein, und manche Frauen beginnen intensiv nachzudenken: über sich, ihr Leben, Vergangenheit und Zukunft. Wie war das, als ich schwanger war? War das nicht schöner? Und auf einmal weint eine Frau da los. Obwohl doch eigentlich alles wundervoll ist. Obwohl dieses Kind doch eigentlich ihr Wunschkind ist. Und der Partner kommt herein und sieht die weinende Frau. »Was ist?«, fragt er erschrocken. »Nichts«, sagt die Frau. Weil sie es selber nicht weiß. Weil sie selbst findet, sie hat keinen Grund zu weinen. Sie müsste doch jetzt glücklich sein. Dies ist der Eingangsrhythmus zu einem Lied, das viele Frauen kennen. Es heißt Baby- oder Motherblues. Sein Grundton ist immer derselbe: Die Frauen wissen nicht, was mit ihnen los ist. Aber es ist was mit ihnen los. Es gibt kaum Frauen, die nicht irgendwann dieses Lied singen. Die einen singen es am dritten Tag nach der Geburt, andere nach zwei, drei Wochen und wieder andere beginnen, wenn bei Vorgenannten der letzte Ton verklungen ist.

Wenn Sie an den großen Einfluss der Hormone auch auf das seelische Gleichgewicht des Menschen denken, finden Sie eine Begründung. Doch sie allein ist zu wenig für die vielen Strophen, die ein Babyblues haben kann. Das Kind ist auf der Welt, die ersten Anfangsschwierigkeiten sind vielleicht gemeistert – und viele Frauen machen sich Gedanken über ihre Zukunft. Besonders beim ersten Kind. »Ich bin jetzt Mutter. Mein Partner ist Vater. Ich gehe nicht mehr in die Firma. Ich wickle und wiege und wasche. Ich interessiere mich für Strickanleitungen. Ich habe komische Gefühle. Irgendwie bin ich mir selbst fremd. Ich kenne mich nicht mehr aus in meinem Leben, in der Welt. Ich kann unmöglich die Verantwortung für diesen kleinen Menschen tragen. Ich brauche doch selbst jemanden, der mich beschützt. Und wo ist ›er‹ jetzt eigentlich! Die Waschmaschine schleudert schon wieder im falschen Programm. Immer muss ich aufstehen. Oh, wie süß ist mein Baby! Ich bin ja so glücklich. Aber mein Bauch fühlt sich leer an. Fühlt sich so einsam an ...« Und da kommen die Tränen. Schon wieder. Und die Frau findet sich selbst vielleicht »doof«.

Leider haben nur die wenigsten Frauen den Mut, offen über diese Gefühle zu sprechen. Weil sie so gar nicht zu passen scheinen zu dem großen goldenen Glück des Mutterseins. Ich bin eine Rabenmutter, mag die eine oder andere Frau denken und sich schämen. Meistens nur im Nachhinein können Frauen über ihre zwiespältigen Gefühle im Wochenbett sprechen. Sie tun es dann oft mit einem Lächeln. Ja, das war eine schwere Zeit, und manchmal habe ich da Zeugs gedacht, also ich weiß nicht. Damit nehmen sie sich aber selbst nicht ernst. Als Mutter, die vom Rhythmus des Babyblues hin und her geworfen wird, brauchen Sie sich nicht zu schämen. Genauso wenig wie während der Schwangerschaft – wenn Sie ambivalente Gefühle dem Kind gegenüber hatten. Nicht Sie sind falsch.

Eine Gesellschaft, die eine Hälfte der Gefühlspalette unter den Tisch kehren möchte, ist falsch. Die ungesprochenen Worte, die sozusagen unter dem Tisch versteckt gehalten werden, lösen sich dort ja nicht in Luft auf. Sie sind trotzdem da – egal, wie poliert die Tischplatte auch glänzen mag. Tränen zu unterdrücken ist das Schlechteste, was Sie tun können. Wenn Ihr Baby Kummer hat oder irgendetwas verarbeiten muss, dann schreit es. Wenn Sie Kummer haben, muss der ebenfalls nach draußen. Damit Sie im Fluss bleiben. Frauen, die das Weinen unterdrücken, provozieren damit oft einen Milchstau oder Wochenflussstau. Doch alles muss fließen! Es kostet ungemein viel Energie, Weinen zurückzuhalten, sich selbst zusammenzureißen. Hebammen wissen, dass Frauen, die weinen können, weniger Probleme mit Milchfluss und Wochenfluss haben als Frauen, die sich beherrschen und zusammenreißen.

Wichtig ist es, den Frauen zuzuhören. Auch wenn sie kreuz und quer reden und auf die Frage, warum sie weinen, erst mal scheinbar zusammenhanglose Sätze äußern: Meine Mutter hat mich damals nicht auf die Schule gehen lassen, wo alle meine Freundinnen waren, draußen riecht es nach Herbst, mein Lieblingskugelschreiber ist verschwunden. Diese Sätze sind eine Spur, und die führt zu dem Gefühl der Frauen. Kann sein, dass sie sich minderwertig fühlen. Oder überfordert. Oder ungeliebt. Egal, was die Frau äußert – es sollte liebevoll angenommen werden. Einer Frau, die ihre Gefühle zögernd preisgibt, zu antworten: Aber du bist doch jetzt Mutter, bringt sie mit Sicherheit zum Verstummen. Dann sagt sie gar nichts mehr, und ihre unguten Gefühle verstärken sich. Sie weiß doch selbst, dass das, was sie fühlt, nicht mit dem übereinstimmt, was sie glaubt, fühlen zu sollen.

Schwangerschaft, Geburt und Wochenbett haben gemeinsam, dass intensivste Gefühle in kürzester Zeit durchlebt werden. Dabei mischen die Hormone kräftig mit. In der Stillzeit sind dies im Besonderen Prolaktin und Oxytocin. Prolaktin wird kurz vor der Geburt ausgeschüttet und über die gesamte Stillzeit weiterhin gebildet. Es wird sowohl für den Nestbautrieb verantwortlich gemacht als auch für den sehr hohen Schutz- und Wachinstinkt, der sich im »Ammenschlaf« beeindruckend offenbart. Auch die bereits beschriebenen schlechten Gedächtnisleistungen werden zum Teil Prolaktin zugeschrieben. Wenn nun eine Frau so reagiert, wie es die Hormonausschüttung in ihrem Körper fördert, und sie deshalb von ihrer Umgebung kritisiert wird, kann sie das völlig aus dem Gleichgewicht bringen. Sie möchte beispielsweise, dass das Kind neben ihr im Bett schläft, Partner und Familie reden ihr das aus: Das ist nicht richtig! Die Frau selbst kann sich nicht durchsetzen. Und dann gibt sie nach. Obwohl sie deutlich spürt, dass sie es anders möchte, ja sogar weiß, dass es besser wäre. Für das Kind und für sie selbst. Doch sie resigniert und fügt sich. Und dann wird sie immer unsicherer und leidet unter Trauer-, Wut- und Frustrationsgefühlen. Deshalb: Mütter haben immer Recht! Auch wenn sie etwas »nur« gefühlsmäßig begründen können. Mütter wissen, was richtig für das Kind ist. Mehr als jeder andere Mensch!

An diesem Beispiel zeigt sich auch die Gratwanderung, die die gesellschaftliche Meinung Müttern aufzwingt. Einerseits sollen Mütter glücklich und rund sein. Andererseits dürfen sie auf keinen Fall Gluckenverhalten zeigen. Beide Haltungen werden von der Gesellschaft nach strengen Maßstäben definiert, die aber dennoch die Tendenz haben, sich von Fall zu Fall zu verändern. Gleichzeitig wird die scheinbar hoch gelobte Aufgabe, die die Mutterschaft bedeutet, gesellschaftlich gering geschätzt. Dass Hausfrauen die Basis einer Gesellschaft bilden, ist immer noch nicht begriffen worden. Und die Frauen selbst nehmen das Urteil leider auch an: »Ich bin ja NUR Hausfrau.« Weg damit! Jetzt sind Sie Mutter. Und das ist ein Vollzeitjob. Sie haben keine Mittagspause, keinen Urlaub, keine Nachtruhe. Sie sind rund um die Uhr im Einsatz. Und Sie sollten sich dabei von niemandem dreinreden lassen. Sie machen das schon. Und Sie machen es richtig. Wenn Sie weinen müssen, dann weinen Sie! Sie weinen nicht grundlos! Vielleicht fühlen Sie sich im Allerinnersten noch sehr verletzt von der Geburt. Vielleicht sind Ihre Brustwarzen wund. Auch dies ist eine Verletzung. Vielleicht fühlen

Sie sich verletzt, weil Ihre Umgebung nur noch nach Ihrem Kind, nicht mehr nach Ihnen fragt. Freunde, Freundinnen rufen an und möchten als Erstes wissen: Was macht das Baby. Und dann kommen sie zu Besuch und stürzen sofort zu der Wiege – und es ist Ihnen, als seien Sie gar nicht mehr vorhanden, als hätten Sie aufgehört zu existieren in dem Moment, wo Sie dieses Kind gebaren, um das sich nun alles und alle drehen.

Und dann haben Sie vielleicht Wut auf das Kind. Und dann schämen Sie sich vielleicht. Wie konnten Sie nur! Bitte: Wut auf einen Menschen zu haben, der einen total in den Hintergrund drängt, ist normal! Die gibt sich auch wieder. Wenn Sie wieder klar sehen, dieses hilflose, Ihnen ganz ausgelieferte Wesen sehen, unterscheiden können zwischen Ihrer Liebe für das Kind und den Gefühlen, die sekundär dadurch ausgelöst werden. Wut auf das Kind kann auch entstehen, wenn eine Frau sehr übermüdet ist und das Kind schon wieder angelegt werden möchte, die Brustwarzen sind wund, und dann trinkt es nicht richtig, saugt nur an, was am schmerzhaftesten ist, und so weiter. Sie müssen von dieser Wut nicht beim Einkaufen im Supermarkt erzählen. Doch Sie selbst sollten sich bewusst darüber sein – und dann mit vertrauten Menschen darüber sprechen: Ihrem Partner, Freundinnen, Ihrer Mutter. Säen Sie Offenheit, damit Sie Offenheit ernten können. Und wenn Sie dann hören: »Ich verstehe dich gut, bei mir war es genauso, ich hatte manchmal das Gefühl, ich muss sie/ihn an die Wand werfen« – dann heißt das nicht, dass hier eine böse Stiefmutter aus dem Märchenbuch spricht. Dann heißt das: Diese Frau, die Ihnen dies anvertraut, weiß, dass Menschsein die Integration verschiedenster Aspekte bedeutet und Mutterwerden eine unglaubliche Leistung darstellt.

Auf Ihren Partner sind Sie doch auch manchmal wütend und könnten ihm sonst was an den Kopf schleudern. Das macht ja gerade eine gute Beziehung aus. Dass alle Gefühle Platz haben – getragen von dem Grundgefühl der Liebe. Solche Gefühle zu »verschlucken« trennt. Solche Gefühle zu äußern verbindet. Das sollten Sie auch beherzigen, wenn irgendjemand Sie verletzt hat. Manchmal grübeln Frauen über eine unbedacht gesagte Bemerkung. Vielleicht hat ein Arbeitskollege geäußert, dass das Projekt gut läuft. Die Frau hat gegebenenfalls verstanden: »Ohne dich läuft es gut. Wir brauchen dich nicht mehr. Du gehörst nicht mehr zu uns.« Da sollte sie bitte nachfragen: »Wie hast du das gemeint?« Und dann sagt der Arbeitskollege: »Ich dachte, es freut dich zu hören, dass wir gut klarkommen. Du sollst ganz beruhigt sein, dich ganz deinem neuen Leben widmen können und dir keine Gedanken machen müssen.«

Zum Babyblues gehören auch immer wieder regelrechte Liebesanfälle für das Kind. Es ist das schönste Kind der Welt! Und das Liebste und Putzigste und Süßeste und überhaupt. Was für ein Glück! So ein großes, ein riesenriesengroßes Glück. Das habe ich ... doch gar nicht verdient ... Und der nächste Tränenansturm kommt.

Selbstverständlich spielt auch das äußere Erscheinungsbild der Frauen eine Rolle. Sie fühlen sich vielleicht dick und unattraktiv, und der Bauch ist schlaff, und jetzt sehen sie auch noch verheult aus. »Überall laufe ich aus. Oben und unten. Und ich schwitze und komme mit dem Duschen nicht mehr nach. Ich bin ja überhaupt keine richtige Frau mehr. Bin ja bloß noch eine Art Versorgungsmaschine. Wickle und wasche und wiege und putze und koche. Das kann doch jede Idiotin! Aber ich habe doch eine Ausbildung. Habe studiert. Das brauche ich jetzt gar nicht. Nichts brauche ich. Nichts bin ich. Und habe nicht mal die Zeit, meine Haare zu waschen. Seit zwei Tagen will ich Haare waschen und schaffe es nicht. Bloß nicht in den Spiegel schauen! Und jetzt habe ich schon wieder das ganze T-Shirt nass. Und keine Anerkennung. Niemand lobt mich. Alle finden es selbstverständlich, dass ich das mache. Niemand bringt mir ein Geschenk mit. Alle bringen sie nur was für das Kind mit. Ich will nicht noch ein Strampelhöschen. Ich will auch mal was geschenkt kriegen ...«, und da kommen die Tränen. Aus Wut oder Traurigkeit oder aus allem zusammen.

Das Umfeld einer frisch gebackenen Mutter sollte niemals den schwerwiegenden Fehler begehen, diese Frau nur als Mutter zu sehen. Sie ist Frau und Mutter. Und darin braucht sie Unterstützung. Ihre Leistung muss anerkannt werden. Sie sollte beschenkt werden – nicht mit einem Schnuller, sondern mit einem Parfüm, einem Buch – bitte nicht über das Thema Kindererziehung –, mit einem Gutschein zum Besuch einer Kosmetikerin und und und. Leider gibt es in unserer Gesellschaft keine Wochenbettkultur mehr, wie es vor 50, 60 Jahren noch üblich war, als Wöchnerinnen beispielsweise von ihren Nachbarinnen mit bestimmten Speisen versorgt wurden und große Unterstützung und Anerkennung erfuhren. Je weniger Anerkennung die Frauen bekommen, desto stärker werden sie ihren Motherblues spüren.

Probleme mit dem Kind verstärken die Situation. Wenn das Kind die Frau kratzt oder es spuckt und die Frau daraus schließt: Es mag mich nicht. Bitte sprechen Sie mit einer vertrauten Person über solche Zweifel. Und sprechen Sie vor allem mit Ihrem Kind! Erzählen Sie ihm, wie Sie sich dabei fühlen, wenn es Sie in die Brust kneift. Sagen Sie ihm, dass Sie wissen, es tut es nicht absichtlich, dennoch gefällt es Ihnen nicht. Sagen Sie Ihrem Kind: »Ich finde es nicht gut, dass du stundenlang an der Brust herumsuchst. Du kannst es doch!« Wetten, dass Sie sich nach solchen Mitteilungen besser fühlen. Wahrscheinlich wird das Kind darauf reagieren. Nicht unbedingt, weil es Sie versteht. Aber Sie werden durch diese »Ansprache« eine andere Ausstrahlung haben. Klarer und ruhiger sein. Und das spürt das Kind und wird selbst auch ruhiger und klarer.

Manche Frauen nehmen ihre Kinder als sehr stark und fordernd wahr – und haben, wenn sie selbst sich so geschwächt und verletzt fühlen, dem wenig entgegenzusetzen. Passen Sie auf sich auf! Damit Sie die Kraft haben, Ihr Kind anzuleiten. Manchmal zucken Mütter – besonders wenn sie wunde Brustwarzen haben – beim Anlegen unbewusst zurück. Das merkt das Kind und ist selbst verunsichert und sucht ewig lang nach der Brustwarze, saugt immer wieder an. Darf ich denn jetzt?, fragt es sich vielleicht. Bitte vergessen Sie nie: Ihr Kind spürt die kleinste Stimmungsschwankung. Darauf ist es sogar angewiesen – denn es kann nicht sprechen. Kann nicht fragen. Reagiert nur auf das, was es fühlt – und das ist das, was Sie fühlen! Deshalb sollten Sie selbst für Ihre Klarheit sorgen. Dazu muss manchmal ein ernsthaftes Gespräch mit den Menschen um Sie geführt werden.

Fatherblues

Nach der Geburt sind die Partner meistens von unglaublichem Stolz über ihre Frauen erfüllt, die es geschafft haben, das Kind auf die Welt zu bringen. Dieser Stolz ist verbunden mit der Sorge um Frau und Kind. Die meisten Partner möchten alles tun, um das Wochenbett für die Frauen so angenehm wie möglich zu gestalten. Besonders wenn sie bei der Geburt dabei waren, wissen sie ja, was die Frau geleistet hat. Wenn dann aber der Alltag wieder einkehrt, reagieren viele Männer mit einem Gefühl der Eifersucht auf die enge Bindung zwischen Mutter und Kind. Diese Eifersucht beinhaltet die

Angst, die Frau könnte nun nur noch Mutter sein und als Partnerin »verloren gehen«. Die Angst, in Zukunft »die zweite Geige« zu spielen, ist für viele Männer sehr belastend. Leider können noch weniger Männer als Frauen über solche »Schattengefühle« sprechen – manchmal vergehen Jahre, ehe sie sie äußern. Abgesehen davon wäre jetzt auch nicht der richtige Zeitpunkt, mit den Frauen darüber zu diskutieren. Doch wenn Männer ihre Frauen in erster Linie als Frauen wahrnehmen und »spiegeln«, werden die Frauen nach diesen umwälzenden Veränderungen auch leichter wieder in ihr altes – oder ein neues – Frauenbild hineinwachsen.

Viele Männer haben auch Schwierigkeiten nachzuvollziehen, warum ihre Frau so viel weint. Diese Frau, die so viel Kraft und Stärke unter der Geburt gezeigt hat, sitzt nun im Bett und weint und weint, wegen einer Sache, die dem Mann als Bagatelle erscheinen mag. Manche Männer – natürlich besonders jene, denen der Zugang zu Gefühlen schwer fällt – sind dann sehr verunsichert. Was erwartet meine Frau von mir? Die Frau erwartet nichts anderes als Verständnis – ob sie weint oder nicht. Hier und da ein Geschenk ist eine schöne Geste. Vielleicht ein Buch, ein neues Kleidungsstück. Kann allerdings sein, es gefällt oder passt der Frau nicht, dann weint sie wieder. Oder sie fragt: Du magst mich wohl nicht so, wie ich aussehe. Hier ist vor allem Geduld vonnöten! Wenn Frauen im Motherblues »swingen«, müssen ihre Partner auf alles gefasst sein – auch darauf, an ihre Grenzen zu kommen. Vielleicht sind sie zuständig für Haushalt und zum Teil für die Versorgung des Kindes, sie gehen einkaufen und arbeiten zwischendurch immer mal wieder, kümmern sich um die Besucher, und es gibt immer noch Behördenkram zu erledigen, und das Auto ist kaputt, und da ruft die Frau, dass die Wäsche nicht gewaschen ist, sie braucht aber das rote Nachthemd. Zieh doch das Blaue an, sagt der Mann vielleicht genervt. Nein, ich will das Rote!

Wir haben an vielen Stellen dieses Buches darauf verwiesen, wie wichtig die große Portion Humor ist. Auch wenn solche Situationen nicht lustig sind, versuchen Sie bitte, nachsichtig mit Frauen im Wochenbett umzugehen. Gönnen Sie Ihrer Partnerin die Zeit, wieder zu sich zu finden. Denn darum geht es letztlich. Die Frau orientiert sich in ihrem Leben als Mutter neu. Und der Partner tut im Grunde nichts anderes, wenn auch seine Wege andere sein mögen. Und außerdem: Wenn die Partner bedenken, was die Frauen ja nicht nur jetzt, sondern vielleicht auch in den neun Monaten Schwangerschaft auf sich genommen haben an Befindlichkeitsstörungen oder Beschwerden – dann gibt das die vielleicht nötige Kraft, um durchzuhalten. Im Sinne der Fairness ist es auch nur gerecht. Denn das Kind gehört zu ihnen beiden. Ohne Frage leistet die Frau wesentlich mehr als der Mann – indem sie mit dem Kind schwanger ist und es zur Welt bringt.

Die Partnerschaft nach der Geburt

So gut wie jedes Paar erlebt nach der Geburt eines – besonders des ersten – Kindes eine Krise. Manchmal trifft es erst die Frau, hat sie sich erholt, trudelt der Mann in Krisenstimmung – oder, und das ist der schlechteste Fall: es erwischt beide gleichzeitig. Das ist deshalb ungünstig, weil der eine den anderen dann nicht so stützen kann, wie es erforderlich wäre. Stellen Sie sich vor, Sie müssten gemeinsam Wache halten. Schlafen kann immer nur einer. Wenn beide schlafen, geraten Sie vielleicht in Gefahr. In vielen Partnerschaften funktioniert dieses natürliche Gleichgewicht von alleine. Das heißt, wenn ein Partner »schwächelt« und der andere zu schwächeln beginnt, erstarkt der Erste wieder. Und so geht es hin und her. Einer hält immer Wache. Wenn das nicht funktioniert, muss mit Umsicht dafür gesorgt werden, dass die Balance innerhalb der Partnerschaft dennoch gefunden wird.

Nicht zu vergessen sind die massiven körperlichen Belastungen. Trotz wenig Schlaf über Wochen und einem permanenten Gefühl der Überforderung oder Überbeanspruchung gut gelaunt zu sein, ist schier unmöglich. Manche Männer überkommt irgendwann das große Bedürfnis: raus! Sie wollen endlich mal nichts hören von Kind und Geburt. Gönnen Sie Ihren Partnern solche Freiräume. Wenn sie dann vom Sport oder einem Treffen mit einem Freund zurückkommen, haben sie auch wieder mehr Energie. Oft verspüren Eltern auch den Wunsch, die Geburt einmal ohne den Partner, die Partnerin zu erzählen. Sie möchten ihre ganz persönlichen Eindrücke schildern und wissen vielleicht, dass das eine oder andere von ihrem Partner oder ihrer Partnerin nicht gerne gehört wird. Selbstverständlich haben auch die Frauen das Bedürfnis, einmal rauszukommen. Stillende Mütter sind allerdings nicht so unabhängig – müssen also ihre Ausflüge etwas kürzer halten. Der Partner sollte alles tun, um es Ihnen zu ermöglichen.

Eltern und Großeltern rücken näher aneinander

Frisch gebackene Eltern haben sich auch damit auseinander zu setzen, dass ihre Rolle bei ihren jeweiligen Eltern sich verändert. Sohn oder Tochter sind eventuell nicht mehr die Nummer Eins. Die haben sie abgegeben an ihren Sohn, ihre Tochter. Das bereitet manchen Menschen Schwierigkeiten. Aber auch Forderungen, die von Seiten der Eltern und Schwiegereltern gestellt werden, können als sehr belastend empfunden werden. Während die Frauen zu diesem Zeitpunkt von solchen Forderungen oft noch verschont bleiben, trifft es manche Männer umso deutlicher: »Ihr heiratet jetzt dann, oder? Wie planst du deine weitere berufliche Laufbahn?« Plötzlich mischen sich manche Großeltern überall ein, und manche Väter fühlen sich unter Druck gesetzt von diesen Erwartungen.

Großeltern denken meistens über die aktuelle Situation hinaus. Sie haben Kinder großgezogen und wissen, dass das Geld kostet. Sie wissen, wie wichtig eine geräumige Wohnung und eine solide finanzielle Basis für den Frieden innerhalb einer Familie sein können. Deshalb drängen sie auf Lösungen, denn die Zeit vergeht schnell. Sollte Ihnen die Einmischung zu viel werden, sagen Sie es den Großeltern. Es handelt sich schließlich um Ihr Kind und Ihr Leben. Dennoch – wenn Sie bedenken, dass diese Forderungen aus der Sorge um das Wohlergehen Ihrer Familie gestellt werden, können Sie damit vielleicht auch nachsichtiger umgehen.

Geschwister und das Wochenbett

Die meisten Geschwister reagieren erst im weiteren Verlauf des Wochenbettes mit Eifersucht auf den Familienzuwachs. Sie realisieren eines Tages, dass das Baby nicht mehr weggeht. Es ist kein Besuch, es bleibt da. So kommt es zuweilen zu Eifersuchtsäußerungen, wenn die Eltern glauben, sie wären davon verschont geblieben. Dem kann begegnet werden, indem die Geschwister in die Pflege des Säuglings eingebunden werden: »Magst du die Windel zumachen? Magst du mir helfen, sein Jäckchen anzuziehen?« Aber auch in Planungen sollten die Geschwister einbezogen werden: »Was meinst du, wo sollen wir ihre Wiege hinstellen? Ob es ihr dort gefällt?« Bitte nie vergessen, den Kindern zu zeigen und zu sagen, dass Sie sie lieb haben. Manchmal vertrauen sich Kinder in ihrer Not den Eltern an: »Mama, kannst du den Bruder nicht wieder ins Krankenhaus zurückbringen?« Bitte schimpfen Sie dann nicht. Dies ist ein großer Vertrauensbeweis Ihres Kindes. Es traut sich, einen solchen Wunsch zu äußern, obwohl es spürt, wie lieb Mama und Papa das neue Kind haben. Dem Spiel Ihrer Kinder – ob im Sandkasten oder mit Autos, Puppen – können Sie entnehmen, wie sie mit der veränderten Situation zurechtkommen. Manchmal ist es hilfreich, mitzuspielen und die eine oder andere Lösungsmöglichkeit aufzuzeigen.

Ich erinnere mich an viele Familien, in denen die Geschwister von Anfang an in die Pflege des Säuglings einbezogen und begeistert waren. Ob es sich dabei um die Dreijährige handelt, die vom Küchenfenster aus auf Späherinnenposition wartete und ins Schlafzimmer rannte: »Mama! Die Hochamme kommt!« Oder ob es die Vierjährige war, die mich zu einem vertraulichen Besuch in ihr Zimmer bat und dort sehr ernsthaft um Rat fragte, da ihre Puppe nicht trinken wollte. Auf jeden Fall brauchen Sie viel Einfühlungsvermögen, und das ist in der manchmal stressigen Anfangszeit nicht immer leicht aufzubringen.

Es gibt übrigens auch Mütter, die fast eifersüchtig auf den guten Draht zwischen Säugling und Geschwistern sind. Immer wieder kommt es vor, dass die Geschwister schreiende Säuglinge am allerbesten beruhigen können. Und oftmals erntet ein Geschwister das lang erwartete, erste Lächeln eines Säuglings. Besonders auch im Hinblick auf die große Erleichterung, die Sie erfahren werden, wenn sich Geschwister mit dem neuen Kind gut verstehen, es lieb haben und für es Sorge tragen, sollten Sie alles tun, diese Beziehung zu fördern. Manche Frauen befürchten, sie könnten nicht ungestört stillen, wenn sie durch Geschwister beansprucht werden. Dem ist mit Ritualen leicht Abhilfe zu schaffen, indem Sie sich den Geschwistern beim Stillen in besonderer Weise widmen. Sie nehmen Ihre Stillposition ein und lesen vor oder machen ein Ratespiel mit den Kindern. Wetten, dass sie sich auf jede Stillzeit freuen! Die

Ruhe, die die stillende Mutter überkommt, überträgt sich oft auf ihr gesamtes Umfeld. Auch erwachsene Menschen fühlen sich ruhig und entspannt in Gegenwart stillender Mütter. Und kleine Kinder, die ja meistens viel sensibler sind als erwachsene Menschen, erst recht.

Alltag mit dem Baby

Zwischen der vierten und sechsten Woche findet die dritte Vorsorgeuntersuchung (U3) bei Kinderärztin/Kinderarzt statt. Dieser Termin geht meistens mit viel Aufregung einher, sowohl für die Mutter als auch für das Kind. Am besten, Sie gehen in Begleitung Ihres Partners oder einer Freundin. Und denken Sie an das Kinderuntersuchungsheft und eine Ersatzwindel in der Tasche. Obwohl die Frauen intuitiv wissen, wenn ihrem Kind etwas fehlt, ist der Besuch in der Kinderarztpraxis doch manchmal eine wohltuende Bestätigung, dass alles in Ordnung ist. Bei dieser Untersuchung können Sie Ihr Kind gegen Tuberkulose impfen lassen. In Deutschland ist diese Impfung empfohlen, da Tuberkulose in den letzten Jahren durch den Fall der Grenzen innerhalb Europas wieder häufiger auftritt. Sie sollten besprechen, ob für Ihr Kind die Gefahr besteht, an Tuberkulose zu erkranken.

Es gibt allerdings auch die Meinung mancher Mediziner, jede Impfung vor Vollendung des ersten Lebensjahres abzulehnen, da das Immunsystem der Kinder zuerst reifen sollte, bevor mit Impfungen in dieses sensible System eingegriffen würde. Um hier die auf Ihre Lebenssituation am besten zugeschnittene Handlungsweise zu finden, sollten Sie sich gründlich informieren. Vorteilhaft ist es, wenn Ihr Kinderarzt, Ihre Kinderärztin Ihnen bei jeder Untersuchung Merkblätter über die gegebenenfalls beim nächsten Untersuchungstermin anstehenden Impfungen mitgibt, die Sie dann in Ruhe zu Hause durcharbeiten und sich eventuell noch mit Literatur aus Büchereien versorgen können, da es ja auch Meinungen gibt, die manche Impfungen prinzipiell in Frage stellen.

Bei der vierten Vorsorgeuntersuchung (U4) sollten die Kinder beispielsweise laut Empfehlung der ständig tagenden Impfungskommission die so genannte Dreifachimpfung erhalten: gegen Keuchhusten, Diphtherie und Tetanus. Erkundigen Sie sich beim ersten Besuch über die Gepflogenheiten Ihres Kinderarztes.

In diese Zeit fallen auch so spektakuläre Abenteuer wie zum ersten Mal Fingernägel schneiden. Dabei wird Ihnen Ihre Hebamme selbstverständlich behilflich sein. Aber vielleicht braucht sie das auch gar nicht – weil Ihr Umgang mit dem Kind längst ganz »normal« ist. Es ist immer wieder erstaunlich zu beobachten, wie schnell Frauen mit ihren Kindern vertraut werden. Hatten sie am Anfang noch oft Ängste, etwas falsch zu machen, handeln sie innerhalb kürzester Zeit mit einer Routine und Sicherheit, die den Eindruck erweckt, sie hätten jahrelange Erfahrung – und dabei ist das Kind gerade mal sechs Wochen alt. Das Stillen und Wickeln dauert oft nur noch 45 Minuten – und wenn die Frauen zurückdenken an die Anfangszeit, können sie es manchmal selbst kaum fassen, wie schnell sie geworden sind, wie gut sich alles eingespielt hat. Das zeigt deutlich: Mutter und Kind sind ein Team geworden. Sie haben sich nun schon recht gut kennen gelernt, sind vertraut miteinander und aufeinander eingestimmt.

Viele Frauen fühlen sich besonders hingezogen zu Frauen, die in der gleichen Situation sind wie sie. So ist es ja auch sonst im Leben. Man sucht sich Gleichgesinnte, Menschen, die sich mit den gleichen Fragen und Themen auseinander setzen, wie man selbst. Und das vorrangige Thema lautet jetzt: Kind! Manche Frauen erinnern sich daran, wie ungehalten sie selbst vielleicht einmal reagierten, wenn eine Freundin Mutter geworden war und sich nur noch über ihr neues und einziges Lieblingsthema auslassen konnte. Auch aus diesem Grund wird die Gesellschaft anderer Mütter gesucht. Denn sie sind es, mit denen sich dieses Lieblingsthema am besten besprechen lässt. Da weiß die eine genau, was die andere meint. Da braucht es gar nicht viele Worte, Erklärungen oder Entschuldigungen. Und deshalb erfährt der Freundeskreis der meisten frisch gebackenen Mütter und Eltern auch eine Umschichtung, wenn andere frisch gebackene Mütter und Eltern hinzukommen. Manche Mütter fühlen sich in Mutter-Kind-Gruppen wohl. Oft bilden sich solche Gruppen aus einem Geburtsvorbereitungskurs heraus. Bitte veranstalten Sie aber keinen Wettbewerb nach dem Motto: Mein Kind ist drei Tage jünger als deines und kann schon dies und jenes. Vergessen Sie nie: Jedes Kind ist ein einzigartiger Mensch und als solches ist auch jedes anders.

Nach dem Wochenbett

Das Wochenbett dauert zirka acht Wochen. In diesen Wochen verändert sich der Wochenfluss in der Farbe, lässt nach und verschwindet nach 3 bis 4 Wochen. Die Frauen können wieder Vollbäder genießen. Die ersten beiden Wachstumsphasen der Kinder sind überwunden. Doch auch wenn diese Zeit vorüber ist, sollten Sie sich bitte noch schonen und Angewohnheiten wie den Mittagsschlaf beibehalten. Alles spielt sich immer besser ein. Im Lauf der Zeit haben Sie sich auch daran gewöhnt, nachts zu stillen. Manche Kinder reagieren sehr empfindlich auf äußere Reize und sollten nachts ohne Positionsveränderung und ohne Licht anzuknipsen gestillt werden. Sonst werden sie leicht abgelenkt und saugen immer wieder an. Nachts müssen die Kinder übrigens nur noch bei Wundsein gewickelt werden.

Prinzipiell sollten Sie Ihr Kind vor Reizüberflutung schützen. Viele fremde Stimmen beunruhigen Kinder. Fernsehgeräte – auch wenn sie als strahlungsarm gekennzeichnet sind – strahlen trotzdem ab und können Kinder sehr nervös werden lassen. Genauso wie Elektrosmog. Manchmal liegt der unruhige Schlaf eines Kindes daran, dass die Wiege am falschen Platz – vielleicht nah bei einer Wand, durch die viele Kabel führen – steht. Ein Babyphon ist in einer Wohnung, deren Räume sich auf einer Ebene befinden, eigentlich unnötig. Sollte das Kind jedoch beispielsweise im ersten Stock schlafen, während sich das Familienleben meistens im Erdgeschoss abspielt, fühlen sich viele Frauen durch ein Babyphon ruhiger. Bitte stellen Sie das Babyphon immer mindestens einen Meter von Ihrem Kind entfernt auf. Nie in die Wiege zum Kind legen, weil es davon gestört werden könnte.

Die meisten Frauen verspüren nun auch ein starkes Bedürfnis, endlich wieder »unter Leute« zu kommen. Das Kind mitzunehmen ist meistens kein Problem. Hat es sein vertrautes Fell dabei, wird es wahrscheinlich gut schlafen, während die Mutter mit einer Freundin redet. Allerdings verstehen manche Geschwister nicht, warum das Baby mit der Mama mitfahren darf und sie zur Oma sollen. Erklären Sie das bitte so verständlich, dass sich die Geschwister nicht ausgegrenzt fühlen.

Sexualität neu erleben

Während der Stillzeit sind viele Frauen – im Gegensatz zur Schwangerschaft – sehr wenig kuschelbedürftig. Oft »stillen« sie ihre gesamten Bedürfnisse durch den ständigen Kontakt mit dem Kind. Dies kann eine eventuell schon bestehende Eifersucht des Partners verstärken, der vielleicht gar keine Sexualität haben möchte – wie die Frau es etwa vermutet. Er möchte lediglich kuscheln, das möchte die Frau aber nicht, zum einen, weil sie kein Bedürfnis danach hat, zum anderen, weil sie befürchtet, daraus könnte sich mehr ergeben und sie sich dafür noch nicht reif fühlt. Es gibt Kulturen, in denen wird solchen Missverständnissen mit einer strikten Geschlechtertrennung begegnet. Nach der Geburt eines Kindes werden die Eltern für sechs Monate oder ein Jahr getrennt – oder die Trennung dauert bis zum Abstillen, wodurch sich die Geburtenzahl auch reduziert.

Sechs bis acht Wochen nach der Geburt findet die Abschlussuntersuchung statt *(siehe Mutterpass)*. Dabei gehört auch das Thema Verhütung angesprochen. Für die meisten Frauen ist die Vorstellung, jetzt bereits wieder mit einer Schwangerschaft rechnen zu können, sehr belastend. Sie haben doch die zurückliegende Geburt noch gar nicht verarbeitet – weder körperlich noch seelisch. Deshalb kommen sie manchmal gar nicht auf die Idee, sich um Verhütung Gedanken zu machen.

Manche Männer glauben, mit der im Mutterpass dokumentierten Abschlussuntersuchung wäre die sexuelle Ausnahmezeit vorüber und man könne zurückkehren zu den früheren sexuellen Gewohnheiten. Dies ist ein Trugschluss! Die wieder einsetzende Fruchtbarkeit der Frau sagt überhaupt nichts über ihre Libido aus. Viele Frauen, besonders natürlich, wenn sie Geburtsverletzungen erlitten oder die Geburt als insgesamt sehr verletzend und schmerzintensiv empfanden, haben Angst vor dem ersten Geschlechtsverkehr. Es kommt ihnen vor, als würden sie ihren eigenen Körper nicht mehr kennen. Er hat sich ja auch völlig verändert. Zum einen durch die Schwangerschaft, dann durch die Geburt – und nun wieder durch das Wochenbett. Diese Veränderungen sind von außen höchstwahrscheinlich noch immer sichtbar. Und auch innerlich fühlen sich die Frauen anders, sämtliche Gefühle im Becken sind anders als vor der Schwangerschaft. Da stillende Frauen oft eine trockene Scheide haben, kommt die Befürchtung hinzu, Geschlechtsverkehr könnte Schmerzen bereiten.

Es gibt nur einen guten Weg der Wiederaufnahme sexueller Kontakte: Behutsamkeit. Vorsichtiges und einfühlsames Herantasten. Sich noch einmal neu kennen zu lernen. Das kann übrigens sehr, sehr schön sein und die Bindung der Partner vertiefen und bereichern – wenn sie die Geduld und die Sensibilität dafür aufbringen können. Und es ist für die weitere Partnerschaft von entscheidender Bedeutung, dass die Frau wirklich mit ihrem Partner verkehren möchte und es nicht tut, weil sie meint, sie müsste, oder weil sie meint, es sei jetzt aber mal Zeit, oder weil sie ihren Partner liebt und ihm Sexualität nicht verwehren möchte. Wir müssen hoffentlich nicht betonen, dass Sexualität nicht gleich Geschlechtsverkehr bedeutet. Es gibt viele wunderbare Arten, sich gegenseitig zu verwöhnen, ohne dass es zum Geschlechtsverkehr kommen muss. Und all diese Spielarten eignen sich vortrefflich dazu, sich neu zu begegnen. Das eine oder andere zu entdecken, das man vergessen hat – oder das noch nie entdeckt wurde, weil der Geschlechtsverkehr bisher als »Ziel« behandelt wurde. Sexualität muss kein Ziel haben, schon gar nicht, wenn zwei liebende Menschen einander körperlich begegnen. Medizinisch bedingte Ängste vor Geschlechtsverkehr sollten Sie bei der Abschlussuntersuchung ansprechen, um diese gelöst zu haben und sich dann ganz auf Ihre seelische Befindlichkeit konzentrieren zu können. Und ansonsten beherzigen Sie bitte die beiden Zauberworte Geduld und Einfühlsamkeit. Dann werden Sie auf entspannte und schöne Art zu Ihrem Liebesleben zurückfinden – oder es ganz neu finden. Und wenn Sie nicht beabsichtigen, in Kürze wieder schwanger zu werden, finden Sie nachstehend vielleicht eine Verhütungsmethode, die Ihnen beiden entspricht.

Verhütung nach der Geburt

Meistens findet in der Stillzeit keine Regelblutung statt. Das schützt allerdings nicht vor einer Schwangerschaft. Niemand kann vorhersagen, wann ein Eisprung stattfindet. Die weit verbreitete Meinung »Stillen schützt vor Schwangerschaft« gilt nur, wenn täglich 6 volle Zeitstunden gestillt oder eben Enthaltsamkeit praktiziert wird. Da die wenigsten Paare sich hierfür entscheiden, werden häufig Kondome benutzt. Das wird besonders von jenen Frauen als unangenehm empfunden, die in der Stillzeit durch die besondere hormonelle Lage eine trockene Scheide haben. Dann bitte darauf achten, dass die Kondome feucht beschichtet sind. Die Scheide ist auch nur vorübergehend trockener. Viele Ärzt(e)innen empfehlen, sechs bis acht Wochen nach der Geburt mit der Pilleneinnahme zu beginnen. Hierbei sollten Sie sich allerdings genau erkundigen, inwieweit dies den Hormonspiegel Ihres Babys und die Milchmenge beeinflussen kann. Andere Ärzt(e)innen empfehlen das Einsetzen einer Spirale.

Allgemeines
Jede zweite Schwangerschaft ist ungeplant und jede Vierte unerwünscht, obwohl in unserer westlichen Welt die Pille für fast jede Frau zugänglich ist. An sie denken auch die meisten Menschen als Erstes, wenn das Stichwort Verhütung fällt. 35 % aller Frauen im gebärfähigen Alter verhüten mit der Pille. Die Einstellung zur Pille hat

> Bitte informieren Sie sich gründlich – und berücksichtigen Sie bei der Wahl einer Verhütungsmethode nachfolgende Kriterien:
> • Sicherheit
> • praktische Anwendung
> • Verträglichkeit
> • Lebenssituation, wie beispielsweise feste Partnerschaft
> • Lebensalter
> • Gesundheit
> • besondere Situation wie Wochenbett und Stillzeit
> • Kosten
> • Was bedeutet eine ungewollte Schwangerschaft für mich/uns?

sich in den letzten Jahren drastisch geändert. Sie wird nicht mehr vorbehaltlos als Segen begrüßt, sondern immer mehr Frauen und Paare suchen Alternativen. Das liegt zum einen an der breiten Aufklärung über die Funktionsweise der Pille, die ja eine bestehende Schwangerschaft vorgaukelt und als Hormonpräparat auch eine lange Liste von Nebenwirkungen aufweist. Viele Menschen fühlen sich verunsichert durch Pressemeldungen, in denen plötzliche Todesfälle der Pilleneinnahme zugeschrieben wurden. Zum anderen liegt es aber auch an Aids. Die Pille bietet keinen Schutz vor einer Ansteckung. Die Folge: Kondome sind wieder »in«. In vielen Städten haben Kondomläden eröffnet, in denen für jeden Geschmack etwas zu haben ist. Kondome schützen auch vor Infektionskrankheiten, die durch Geschlechtsverkehr übertragen werden können.

Nachfolgend wollen wir Ihnen einen Überblick über die wichtigsten Verhütungsmethoden verschaffen. Kritisieren möchten wir an dieser Stelle, dass sich die Wissenschaft bei diesem Thema in erster Linie mit dem weiblichen Zyklus beschäftigt. Die männliche Fruchtbarkeit wird in puncto Verhütung vernachlässigt ...

Die Bundeszentrale für gesundheitliche Aufklärung hat übrigens im Rahmen einer soziologischen Studie »Familienplanungsmethoden bei Männern« vier Kontrazeptionstypen definiert.

Typ 1: Der Problem-Mann schiebt die Verantwortung auf die Frau ab, steht dem Thema Verhütung unsicher gegenüber und weiß nicht, wie die Partnerin gerade verhütet.

Typ 2: Der traditionelle Mann orientiert sich an Bewährtem und Dauerhaftem. Die Verhütung ist klar geregelt, im Normalfall nimmt die Partnerin die Pille.

Typ 3: Der Distanz-Mann, dem die Abgrenzung in der Beziehung sehr wichtig ist. Er möchte die Verhütung selbst in die Hand nehmen und bevorzugt Kondome oder Coitus interruptus.

Typ 4: Der neue Mann spricht gerne über die verschiedenen Möglichkeiten der Verhütung und ist auch bereit, Verantwortung zu tragen bzw. sie aufzuteilen. Meistens werden Kondome benutzt, aber auch die Natürliche Familienplanung (NFP) wird angewendet.

Verhütung einer ungewollten Schwangerschaft ist ein zentrales Lebensthema. Frauen sind mehr als 30 Jahre lang, Männer nach der Pubertät nahezu lebenslang fruchtbar. Seit Jahrhunderten beschäftigen sich Menschen mit dem Thema der Familienplanung. Doch noch nie hatten wir so genaue Erkenntnisse wie heute, wie es eigentlich zu einem Kind kommt. Erst mit der Entdeckung der hormonellen Steuerung des weiblichen Zyklus war es möglich, diese zur Verhütung zu nutzen, sprich: die Pille zu entwickeln, die 1962 in der Bundesrepublik zugelassen wurde. Neben dem Kondom stellt sie das am häufigsten benutzte Verhütungsmittel dar. Bemerkenswert finden wir angesichts der Fülle von Möglichkeiten, Kinder zu planen, die Zahlen des Statistischen Bundesamtes, nach denen offensichtlich gerade die Gruppe verheirateter Frauen zwischen 25 und 35 Jahren diejenige ist, bei der heute die meisten ungewollten Schwangerschaften eintreten.

Heutzutage muss sich jede Verhütungsmethode mit der Pille vergleichen lassen, die einen sehr hohen Schutz vor einer ungewollten Schwangerschaft bietet. Jedoch ist kaum eine Frau bereit, 30 Jahre oder länger die Pille einzunehmen. Im Lauf des Lebens verändert sich die Einstellung zur Verhütung bei vielen Menschen. Wird in jungen Jahren oft nicht so viel über Verhütung nachgedacht und die Pille »halt einfach genommen«, entwickelt sich mit zunehmendem Alter ein Bewusstsein über deren Wirkungsweise. In einer repräsentativen Umfrage zum Familienplanungsverhalten in der Bundesrepublik Deutschland stand der Wunsch nach Sicherheit an erster Stelle (85 %). Mit 64 % folgte der Aspekt: frei von gesundheitsschädlichen Nebenwirkungen. Die optimale Verhütungsmethode müsste hundertprozentig verlässlich, ohne große Rechenkünste und Beobachtungen durchzuführen, auf jeden Fall unschädlich und ganz dem Körperrhythmus angepasst sein. Da es dieses Wundermittel nicht gibt, sollte jedes Mädchen und jede Frau gemeinsam mit ihrem Partner für sich die Verhütungsmethode finden, die am besten in ihre Lebensplanung integriert werden kann.
Einige Möglichkeiten vereinen verschiedene Wirkungsweisen wie zum Beispiel die neu entwickelten Spiralen mit Hormonabgabe, die wir den hormonellen Methoden zugeordnet haben.

> Es gibt
> • natürliche Methoden
> • Barrieremethoden
>   – mechanisch
>   – chemisch
> • hormonelle Methoden
>   – bei der Frau
>   – eim Mann

Natürliche Methoden

Sie basieren auf der genauen Beobachtung des weiblichen Zyklus und Enthaltsamkeit während der berechneten fruchtbaren Tage. Den besten Schutz bieten Kombinationen verschiedener Methoden wie zum Beispiel die Temperaturmessung kombiniert mit dem Farnkrauttest und der Muttermundbeobachtung.

Muttermundbeobachtung
Auch der Muttermund verändert sich im Lauf des Zyklus. Diese Veränderungen können durch Selbstuntersuchung ertastet werden.

Direkt nach der Menstruation ist der Muttermund hart und geschlossen. Er ragt auch tief in die Scheide hinein und kann mit einem Finger meistens gut gefunden werden. Rückt der Eisprung dann näher, wird der Muttermund weich, öffnet sich leicht und steigt bei manchen Frauen auch höher, so dass es vielleicht schwierig wird, ihn zu tasten. Nach dem Eisprung schließt er sich wieder, wird hart und steht tiefer in der Scheide. Also: Nach der Menstruation ist der Muttermund hart wie beispielsweise ein Nasenknorpel. Um die Zeit des Eisprungs ist er weich wie beispielsweise eine Lippe. Nach dem Eisprung ist er wieder hart wie ein Nasenknorpel. Um einen Überblick über die Veränderungen zu bekommen, sollten Frauen und Paare direkt nach dem Ende einer Menstruation mit der Untersuchung beginnen. Diese ist einmal täglich in der gleichen Position und mit demselben Finger durchzuführen. Um herauszufinden, wie der Muttermund am besten getastet wird, braucht es vielleicht ein bisschen Übung. Den meisten Frauen fällt diese Untersuchung in leicht gebeugter Haltung am leichtesten. Sie kann aber auch liegend, stehend oder in der Hocke durchgeführt werden. Der Vorteil dieser Methode liegt darin, dass sie natürlich ist und vielen Frauen ein gutes Gefühl vermittelt, weil sie durch die Ertastung des Muttermundes eine intensivere Verbindung zu ihrem Körper und ihrem Zyklus erleben. Doch leider ist diese Methode nicht sicher. Sie ist aber sehr gut geeignet als zusätzliche Beobachtung bei der Billings-Methode und der Basaltemperaturmessung.

Basaltemperatur-Methode
Im Lauf des Zyklus ändert sich die Hormonkonzentration von Östrogenen und Gestagenen. Da Gestagene (Progesteron) die Körpertemperatur erhöhen, kommt es nach dem Eisprung zu einem Temperaturanstieg. Auf dieser Erkenntnis basiert die Basaltemperatur-Methode. Basaltemperatur wird die Körpertemperatur während des Schlafens genannt. Sie wird jeden Morgen direkt nach dem Aufwachen, also noch im Bett liegend, mit einem Thermometer gemessen. Wichtig ist es, immer auf die gleiche Art zu messen, also entweder in Mund oder After. Eine Schlafdauer von sechs Stunden sollte mindestens vorausgegangen sein. Die Temperatur wird als Punkt in einer Messkurve eingetragen, entsprechende Tabellenblätter erhalten Sie von Ihrer Hebamme oder in der gynäkologischen Praxis. Später werden die Punkte mit Linien verbunden, und es ergibt sich eine Temperaturkurve. Bitte beachten Sie, dass der Ei-

sprung ein bis zwei Tage vor dem Temperaturanstieg liegt. Bevor Sie also mit der Temperaturmethode verhüten können, ist eine Beobachtungszeit von mindestens 3 Perioden nötig, um verlässliche Angaben zu erhalten.

Bis zur relativ eindeutigen Auswertung ist diese Methode nicht sicher. Später steigt die Sicherheit, da die Frauen lernen, sich selbst zu beobachten – vorausgesetzt, sie werden nicht nachlässig. Nicht geeignet ist die Basaltemperaturmessung für Paare, die auf keinen Fall Kinder möchten, da die Körpertemperatur auch von anderen Faktoren abhängt. Sie wird von Hormonen beeinflusst und kann sich verändern – wenn die Frau beispielsweise unter seelischer Belastung steht. Aber auch Krankheiten, Reisen, wechselnde Arbeitszeiten können die Temperatur beeinflussen.

Die Vorteile dieser Methode liegen darin, dass Frauen ihren Körper und Zyklus sehr intensiv kennen lernen und dies sowohl das Körpergefühl als auch das Selbstwertgefühl steigern kann. Ferner sind außer einem Thermometer keine Hilfsmittel nötig. Es muss nichts geschluckt oder eingeführt werden. Also alles sehr natürlich – aber eben auch nicht ganz sicher.

Billings-Methode (auch: Zervixschleim-Methode)

Sie ist auch unter der Bezeichnung Zervixschleim-Methode bekannt. Entwickelt wurde sie von dem australischen Ehepaar Billings. Unter Östrogeneinfluss verändert sich der Zervixschleim, er wird dünnflüssig und spinnbar. Viele Frauen nehmen dies durch ein Gefühl der Feuchtigkeit am Scheidenausgang wahr. Das zeigt den nahenden Eisprung an. Als »spinnbar« wird der Zervixschleim bezeichnet, wenn er sich zwischen zwei Fingern zu einem kurzen oder längeren Faden ziehen lässt. Wichtig ist, dass Sie das Auftreten des Schleims vor dem Eisprung wahrnehmen und nach dem Eisprung merken, dass er nicht mehr vorhanden ist. Tragen Sie Ihre Beobachtungen in ein Kurvenblatt ein, auf dem Sie auch Ihre sonstigen Körperempfindungen notieren. So erhalten Sie einen Zyklusüberblick, weil Sie den Höhepunkt des Schleimsignals erkennen, der unmittelbar vor dem Wechsel zu einem Gefühl der Trockenheit liegt.

Wenn Sie sich allein auf diese Methode verlassen, ist es notwendig, nach dem Schleimhöhepunkt noch 4 Sicherheitstage einzuhalten. Der Eisprung kann in einem Zeitraum von 3 Tagen vor bis 3 Tage nach dem Schleimhöhepunkt stattfinden. Fehldeutungen sind anfangs möglich, denn durch sexuelle Erregung, nach dem Geschlechtsverkehr oder durch Benutzung von spermiziden (samenabtötenden) Produkten kann es zu vermehrter Feuchtigkeitsabsonderung kommen. Durch Beobachtung haben Sie bald ein sicheres Gefühl für die Vorgänge in Ihrem Körper und können sie auch gezielt deuten, was den meisten Frauen ein sehr gutes Körper- und Selbstwertgefühl vermittelt. Sie greifen nicht in den natürlichen Hormonhaushalt ein. Der Nachteil dieser Methode liegt darin, dass Sie den Tag des Eisprungs nicht genau bestimmen können und die Beschaffenheit des Schleims zu Fehlinterpretationen führen kann. In den Tagen, die Sie als fruchtbar einstufen, sind zusätzliche Verhütungsmethoden wie Kondome, Gels oder eine Portiokappe notwendig. In der Stillzeit und bei unregelmäßiger Lebensführung ist diese Methode nicht geeignet.

Symptothermale Verhütung

Sie kombiniert die Temperatur- und die Billings-Methode und bringt somit eine größere Sicherheit, und Sie lernen Ihren Körper noch besser kennen. Beide Ergebnisse – Basaltemperatur und Schleimbeschaffenheit – werden in eine Kurve eingetragen. Die Ergänzung der beiden Methoden steigert die Sicherheit deutlich. Sie nehmen keine Hormone zu sich, haben keine Kosten und beide Kurven auf einem Blatt. Doch müssen Sie natürlich während der fruchtbaren Tage verhüten. Diese Methode ist nicht anwendbar in der Stillzeit und bei unregelmäßiger Lebensführung.

Farnkrauttest

Sie wissen bereits: Der Zervixschleim verändert sich in den Tagen vor dem Eisprung, wird dünnflüssiger, damit die Spermatozoen durch den Muttermund in die Gebärmutter wandern können. Lässt man den Zervixschleim auf einem Objektträger, also einer kleinen dünnen Glasscheibe, trocknen, sind unter dem Mikroskop farnkrautähnliche Ästchen zu sehen. Diese zeigen die fruchtbaren Tage an. Es genügt ein Tropfen Zervixschleim. Innerhalb weniger Minuten ist er trocken und kann durch das Mikroskop betrachtet werden. Es gibt kleine, einfach zu handhabende Minimikroskope im Handel. Zur Erhöhung der Sicherheit empfiehlt es sich, diese Methode mit der Basaltemperatur- und/oder der Billings-Methode zu kombinieren. Nach einer Eingewöhnungszeit gestaltet sich die Durchführung des Farnkrauttests völlig unproblematisch. Sie müssen allerdings das kleine Mikroskop und die Objektträger anschaffen.

Knaus-Ogino-Methode

Sie ist sehr bekannt, nicht zuletzt durch die Witze über die Knaus-Ogino-Kinder. Benannt wurde sie nach den beiden Ärzten, die sie ausarbeiteten. Errechnet werden die wahrscheinlich fruchtbaren Tage, an denen kein ungeschützter Geschlechtsverkehr stattfinden sollte.

Um die fruchtbaren Tage zu errechnen, muss der 1. Tag der Periode und die Dauer der Periode über ein Jahr aufgeschrieben werden. Dabei werden Sie bemerken, dass der Zyklus mal kürzer oder länger ist. Vom kürzesten Zyklus ziehen Sie 18 Tage ab. Wenn der kürzeste Zyklus 26 Tage dauerte, ergibt sich die Zahl 8, das heißt, ab dem 8. Tag nach der Periode beginnt die Zeit, in der Sie schwanger werden können. Vom längsten Zyklus werden 11 Tage abgezogen. Dauerte der längste Zeitabstand 30 Tage, ergibt dies die Zahl 19. Das bedeutet, ab dem 19. Tag endet die mögliche Zeit der Befruchtung.

Da der Zyklus durch Reisen, emotionale und körperliche Belastungen, falsche oder einseitige Ernährung oder Krankheit in seinem Rhythmus gestört werden kann, ist diese Methode nicht sehr sicher. Sie ist allerdings harmlos und braucht keine zusätzlichen Mittel oder Beobachtungen – nur ein wenig Konzentration zum Rechnen. Andererseits müssen Sie strengste Disziplin über einen relativ langen Zeitraum einhalten. Spontaneität ist tabu. In der Pubertät, während der Stillzeit und bei unregelmäßigem Zyklus ist von der Knaus-Ogino-Methode abzuraten, da sie zu unsicher ist.

Natürlich mit Computer

Seit kurzem gibt es Computer, die Sie bei der Selbstbeobachtung unterstützen können. Einmal den Computer, der die morgendliche Aufwachtemperatur bestimmt. Und außerdem gibt es die Möglichkeit, die Hormonkonzentration im Urin mittels eines Computers zu messen. Durch letztgenanntes Gerät, Persona, ist die exakte Bestimmung der jeweiligen Hormonlage möglich und dadurch eine genaue Vorhersage des zu erwartenden Eisprungs. Aufgrund der derzeit vorliegenden Ergebnisse wird von einer hohen Sicherheit ausgegangen, doch sind die Geräte noch zu neu auf dem Markt, um Prozentzahlen angeben zu können.

Obwohl die Berechnung vom Computer durchgeführt wird, unterstützt diese Methode das natürliche Empfinden der Frau, da der Zyklus sozusagen durchsichtig gemacht wird. Das Gerät ist über einen längeren Zeitraum einsetzbar und zeigt hohe Zuverlässigkeit bei wenig Aufwand. Allerdings ist es derzeit noch nicht für Frauen und Paare geeignet, die auf keinen Fall Kinder möchten. Ebenso gibt es noch keine Erkenntnisse über die Anwendbarkeit während der Stillzeit. Der Preis dieses Verhütungsapparates erscheint manchen Frauen und Paaren zu hoch. Rechnet man allerdings die Anwendungsdauer mit, ist er über einen längeren Zeitraum etwas günstiger als die Pille.

Barrieremethoden

Sie sind in ihrer Wirkungsweise relativ einfach. Zu den mechanischen zählen *Kondom, Frauenkondom, Diaphragma* und die *Portiokappe*. Stellvertretend für alle möchten wir das Kondom näher besprechen, da es heute durch die Schutzwirkung vor Infektionen wieder sehr verbreitet ist.

Heute bestehen Kondome aus Latex. Das hauchdünne, hoch elastische Material muss strengste Prüfungen bezüglich Dehnbarkeit und Reißfestigkeit aushalten. In Deutschland gibt es zwar keine offiziellen Richtlinien für Qualitätskontrollen, aber die Deutsche Latexforschungs- und Entwicklungsgemeinschaft e. V. konnte gemeinsam mit dem Bundesgesundheitsamt eine DIN-Norm

> Aufzeichnungen aus dem römischen Reich berichten, dass König Minos 1200 v. Chr. Fischblasen zur Verhütung verwendete. Der Arzt Dr. Contom am Hofe Charles II. von England, der Hammeldärme als »Kondome« empfahl, wurde dafür zum Ritter geschlagen. Auch Casanova darf bei diesem stichwortartigen Rückblick nicht fehlen; in seinen Aufzeichnungen hat er den Gebrauch von Kondomen erwähnt.

verabschieden. Beim Kauf von Kondomen ist es wichtig, auf dieses DIN-Gütesiegel zu achten, damit eine optimale Qualität gewährleistet ist und es nicht zu Pannen kommt. Bevor ein Kondom mit dem Gütesiegel ausgezeichnet wird, durchläuft es 24 Tests. Bitte Vorsicht bei modischen Varianten! Sie entsprechen nicht immer den hohen Sicherheitsanforderungen.

Sollte es zu einer Panne gekommen sein oder ist das Kondom gerissen (kommt so gut wie nie vor), sollte sich die Frau möglichst bald – innerhalb von 48 Stunden – an eine Hebamme, Klinikambulanz, Arztpraxis oder Beratungsstelle von Pro Familia wenden, falls Sie

So sicher wie die Pille
Bei sachgemäßer Anwendung von Kondomen liegt die Sicherheit sogar höher als mit der Pille! Allerdings dürfen keine Fehler passieren. Deshalb:

- Das Kondom vorsichtig aus der Packung nehmen. Spitze Fingernägel können es beschädigen.
- Das Kondom rechtzeitig überstreifen. Das bedeutet, *bevor* der Penis die Scheide berührt.
- Die Vorhaut zurückschieben.
- Das zusammengerollte Kondom mit Daumen und Zeigefinger an dem Zipfelchen (Samenreservoir) festhalten, so auf die Eichel setzen, dass der gerollte Rand außen ist, und mit der anderen Hand über den Penis bis ganz unten abrollen.
- Falls das Kondom in der Auf- oder Erregung mal mit dem Rand nach innen aufgesetzt wurde, nicht einfach umdrehen, sondern *immer ein neues* Kondom benutzen.
- Nach dem Samenerguss das Kondom festhalten, wenn der Penis aus der Scheide gezogen wird. Bitte *nicht warten*, bis der Penis sich verkürzt.
- Das Kondom nach Gebrauch im Mülleimer entsorgen. Nach Abstreifen des Kondoms sicherheitshalber die Hände und den Penis *waschen*, bevor Sie weiterschmusen.
- Wärme vertragen Kondome nur begrenzt, deshalb nicht im Handschuhfach des Autos oder über Wochen in der Brieftasche aufbewahren. Ebenso sollten Kondome nicht längere Zeit der Luft oder dem Licht ausgesetzt werden, wenn die Schutzfolie entfernt wurde.

auf keinen Fall ein Kind bekommen möchte. Mit der »Pille danach« kann eine unerwünschte Schwangerschaft verhindert werden.

Kondome sind eine natürliche Verhütungsmethode, die es dem Mann ermöglicht, sich aktiv an der Verhütung zu beteiligen. Kondome sind leicht erhältlich, und die Qualität ist meistens hochwertig. Die Benutzung von Kondomen ist völlig unschädlich. In seltenen Fällen kommt es jedoch bei Frauen und Männern zu Latexallergien oder Hautreaktionen auf Aroma- oder Zusatzstoffe. Dann sollte die Marke des Kondoms gewechselt werden. Kondome schützen vor Infektionen wie Aids, Pilz, Herpes. Außerdem kann die Kondombenutzung hartnäckigen Ausfluss zum Verschwinden bringen. Der einzige Nachteil von Kondomen liegt in der die Romantik störenden Handhabung.

Chemische Barrieremethoden

Sie sind bereits aus der Zeit des alten Ägypten bekannt. Damals wurde Frauen das Einführen von bestimmten Kräutern, Ölen und Schwämmchen mit organischen Säuren empfohlen, die die Beweglichkeit der Samenzellen einschränken sollten. 1907 entwickelte der Apotheker Friedrich Merz ein *Verhütungsgel*, das weltweit als Erstes zum Patent angemeldet wurde. Es basierte auf Substanzen, die »spermizid« (samenabtötend) wirken und außerdem einen heilenden Einfluss auf Scheideninfektionen haben. In den 50er Jahren wurden dann die so genannten oberflächenaktiven Stoffe entdeckt, die in die Samenzelle eindringen und sie zerstören.

Verschiedene chemische Präparate, zum Beispiel Ovula *(Scheidenzäpfchen)*, enthalten die Wirkstoffkombination »Nonoxinol-9«-Dioctylnatriumsulfosuccinat. Sie wirkt reduzierend auf Fremdkeime und Viren in der Scheide, ohne die natürliche Scheidenflora zu stören. Als Zusatzeffekt ergibt sich ein Schutz gegen Scheidenentzündungen. Für Frauen, die häufiger unter Scheidenentzündungen leiden, eine sehr zu begrüßende Nebenwirkung. Pro Samenerguss gelangen 100 bis 200 Millionen Samenzellen in die Scheide. Sie verteilen sich an der gesamten Scheidenoberfläche und am Gebärmutterhals. Daher ist es wichtig, dass sich Creme, Schaum oder Ovula gut auflösen und verteilen.

Wichtig

- Achten Sie unbedingt auf die Gebrauchsanweisung, die dem Präparat beiliegt.
- Bis zu einer Stunde vor dem Geschlechtsverkehr können Sie das Zäpfchen, Gel oder den Schaum einführen.
- Führen Sie das Präparat tief in die Scheide ein, wie einen Tampon. Es ist tief genug, wenn Sie es mit gestrecktem Zeigefinger gerade noch erreichen können.
- Halten Sie mindestens eine Wartezeit von 15 Minuten vor dem Geschlechtsverkehr ein, damit sich das Präparat in der Scheide verteilen kann.
- Vor jedem weiteren Verkehr muss ein neues Zäpfchen oder Gel eingeführt werden, da die Wirkstoffe jeweils nur für einen Samenerguss ausreichen.

Der Vorteil solcher Präparate liegt darin, dass sie nur bei Bedarf benutzt werden. Sie sind rezeptfrei in Apotheken erhältlich, ohne schädliche Nebenwirkungen und bieten zusätzlich Schutz vor Scheidenentzündungen.

Manchmal lösen chemische Verhütungsmittel allerdings ein unangenehmes Wärmegefühl oder andere Reizerscheinungen aus. Versuchen Sie es mit dem Produkt eines anderen Herstellers. Manchmal liegt es einfach an der Zusammensetzung eines bestimmten Präparates.

Hormonelle Methoden

Sie stehen momentan ausschließlich für Frauen zur Verfügung. Die *Pille* ist weltweit verbreitet und hat deutlich zur Verringerung der Geburtenzahlen in den industrialisierten und teilweise auch einigen Entwicklungsländern beigetragen. Mit der täglichen Pilleneinnahme wird ein Hormonspiegel (Gestagen und Östrogen) geschaffen, der der Hypophyse (Hirnanhangdrüse) signalisiert, kein LH (Hormon) auszuschütten. Hierdurch soll ein Eisprung verhindert werden und damit auch die Befruchtung. Die monatliche Blutung ist eine so genannte Abbruchblutung einer nur unzureichend aufgebauten Schleimhaut in der Gebärmutter. Mit der so genannten *Minipille* wird ausschließlich Gestagen zugeführt, das den Schleimpfropf für Spermien undurchlässig machen und einen Eisprung unterdrücken soll. Haben Sie die Pilleneinnahme an einem Tag vergessen, nehmen Sie sie normal weiter und setzen wie gewöhnlich aus. Sie sind vor einer ungewollten Schwangerschaft geschützt. Bei der Minipille besteht ein solcher Schutz bei Vergessen einer Pille nicht mehr!!!

> Auf die *»Pille für den Mann«* warten wir schon lang! Vielleicht können wir sie ja im neuen Jahrtausend bald herzlich willkommen heißen.

Die *»Pille danach«* verhindert die Einnistung einer Eizelle in der Gebärmutter.

Spirale (Intrauterinpessar/IUP)

Es gibt sie in unterschiedlichen Formen und Größen. Die Frauenärzt(e)innen suchen sie gemeinsam mit den Frauen aus. Das Einsetzen der Spirale erfolgt am besten zur Zeit des Eisprungs oder der Menstruation, weil der Muttermund dann ein wenig geöffnet ist. Halbjährliche Kontrollen, ob die Spirale noch richtig sitzt, werden mit Ultraschall durchgeführt. Die Spirale ist mit einem Bändchen versehen – ähnlich einem Tampon –, an dem sie wieder aus der Gebärmutter herausgezogen werden kann. Die Wirkungsweise der Spirale ist noch nicht abschließend geklärt. Man geht davon aus, dass der Fremdkörper innerhalb der Gebärmutter die Einnistung eines befruchteten Eis unmöglich macht oder deutlich erschwert. Neuerdings gibt es Pessare, die geringe Mengen an Gestagenen abgeben, um hierdurch zusätzlich einen Eisprung zu unterdrücken. Dadurch werden zwei Verhütungsmethoden miteinander kombiniert, was den Pearl-Index, sprich die Sicherheitsrate, noch einmal steigert. Diese Spiralen müssen allerdings nach zirka 18 Monaten ersetzt werden.

Spiralen ohne zusätzliche Hormonabgabe müssen nach drei bis fünf Jahren ersetzt werden. Die heute verwendeten Spiralen bestehen aus Kunststoff, der mit Kupferdraht umwickelt ist, da Kupfer eine zusätzlich verhütende Wirkung aufweist. Spiralen müssen von den Frauen/Paaren selbst bezahlt werden. Der Vorteil von Spiralen liegt in der Pflegeleichtigkeit dieser Methode. Außer zur regelmäßigen Kontrolluntersuchung muss die Frau nichts tun. Manche Frauen fühlen sich jedoch prinzipiell unwohl mit einem Fremdkörper im Leib. Manchmal kommt es auch zu Blutungen bis hin zu Entzündungen der Gebärmutter und/ oder Eierstöcke. Dann muss die Spirale natürlich gezogen werden. Es kann auch vorkommen, dass sie verrutscht, nicht

Gegner und Gegnerinnen dieser Verhütungsmethode weisen darauf hin, dass eine bereits befruchtete Eizelle durch die Spirale an der Einnistung gehindert wird. Je nach Definition, wann menschliches Leben beginnt – bei der Befruchtung, bei der Einnistung des Eis oder später –, können Paare hierdurch in Konfliktsituationen geraten.

mehr richtig liegt, wodurch der Penis beim Geschlechtsverkehr verletzt werden kann.

Sollte trotz Spirale eine Schwangerschaft eintreten, muss durch einen Ultraschallbefund geklärt werden, ob sie gezogen wird.

Sterilisation der Frau

Einige Frauen, bei denen das Thema Familienplanung abgeschlossen ist, entscheiden sich für eine Sterilisation. Diese wird in Vollnarkose durchgeführt und kommt einem kleinen chirurgischen Eingriff gleich. Im Rahmen einer Bauchspiegelung (Laparoskopie) werden beide Eileiter durchtrennt. Manche Frauen kennen noch die Bezeichnung »Eileiterunterbindung«, sie ist allerdings eine veraltete Methode, da der Eileiter nicht durchtrennt, sondern tatsächlich unterbunden wurde. Man hat davon Abstand genommen, weil es danach trotzdem immer wieder mal zu Schwangerschaften kam. Die Entscheidung, eine Sterilisation vornehmen zu lassen, sollte gründlich und lange überlegt sein. Sie ist nicht rückgängig zu machen. Es gibt Fälle, in denen Frauen diesen Schritt sehr bedauern, entweder, weil sie sich doch noch ein Kind wünschen, oder, weil sie mit der Unfruchtbarkeit nicht zurechtkommen, was sie zuvor allerdings nie vermutet hätten.

Insbesondere eine Sterilisation im Wochenbett, direkt nach der Geburt eines Kindes, sollte ausschließlich unter zwingender Indikation vorgenommen werden. Im Wochenbett sind Frauen emotional sehr durchlässig und verkraften einen solchen Eingriff manchmal nur schwer. Hinzu kommt das Risiko, das jeder operative Eingriff mit sich bringt – und im Wochenbett liegt die Infektionsanfälligkeit ohnehin sehr hoch.

Frauen, die sich maßgeblich verantwortlich für eine Schwangerschaft fühlen, glauben manchmal auch, sie wären diejenigen, die sie zu verhindern hätten. Oder sie wagen es nicht, das Thema Sterilisation an ihren Partner heranzutragen.

Sterilisation des Mannes

Dieser Eingriff ist wesentlich einfacher als die Sterilisation der Frau. Er kann unter örtlicher Betäubung ambulant vorgenommen werden. Die Samenleiter werden durchtrennt. Einige Zeit nach dem Eingriff muss das Sperma untersucht werden, um festzustellen, ob die Sterilität mit Sicherheit eingetreten ist.

Leider scheuen sich auch heute noch viele Männer, diesen Eingriff vornehmen zu lassen, weil sie befürchten, er führe zu Impotenz. Körperliche Gründe für diese Befürchtung gibt es nicht, allerdings fühlen manche Männer sich nicht mehr als »richtiger Mann« und entwickeln aus dieser Befindlichkeit heraus eine Potenzstörung.

Wichtig

Das Thema Sterilisation erfordert ausführliche Gespräche. Wägen Sie das Für und Wider in Ihrer Partnerschaft gründlich ab. Sollte die Sterilisation prinzipiell gewünscht sein, zeigt sich in der Entscheidung, welcher der beiden Partner diesen Schritt vollzieht, auch die Qualität einer Beziehung. Denn welcher liebende Mann möchte seiner Partnerin ein vielfaches Risiko zumuten, wenn er selbst mit weit geringerem Risiko diesen Eingriff vornehmen lassen kann?

Bei beiden Sterilisationsformen verlangen manche Ärzt(e)innen die Unterschrift des jeweils nicht betroffenen Partners, der Partnerin. Sie ist allerdings bedeutungslos, denn auch innerhalb einer Ehe verfügt natürlich jeder Mensch allein über seinen Körper.

Rückbildungskurs

Ungefähr sechs Wochen nach der Geburt sollten Sie mit einem Rückbildungsgymnastikkurs beginnen. Schön ist es, wenn Sie dabei von der Hebamme begleitet werden, die Sie aus der Geburtsvorbereitung kennen. Sie haben die Wahl zwischen Kursen mit und ohne Kinder. Die Rückbildungsgymnastik ist ganz auf die Befindlichkeit der Wöchnerinnen abgestimmt und steigert sich vom ersten bis zum zehnten Termin allmählich. Die Kosten für zehn Stunden werden von den Krankenkassen übernommen. Bitte ersetzen Sie den Rückbildungskurs nicht durch den Besuch eines Fitnessstudios. Sie brauchen jetzt ganz spezielle Übungen unter fachlicher Anleitung, um ihren Körper wieder fit zu machen. So manche

Manche Frauen schließen sich zusätzlich einer Stillgruppe an. Adressen bekommen Sie von Hebammen, in der Klinik oder in Mütterzentren, wo sie manchmal auch stattfinden.

Übung, die Ihnen früher gut tat, könnte nun fatale Folgen haben, zum Beispiel zu einer Rektusdiastase führen, was bedeutet, dass sich der gerade Bauchmuskel nicht schließt. Selbstverständlich gehören auch Rücken- und Kreislaufübungen sowie Konditionstraining zum Rückbildungskurs. Und nicht zu vergessen: die allseits beliebten Beckenbodenübungen. Die Hebamme, die den Kurs leitet, wird Sie selbstverständlich auch mit bestimmten Verhaltensmaßregeln vertraut machen. Frauen sollten zu diesem Zeitpunkt beispielsweise kein Gewicht über 5 kg hochheben.

Wenn Babys schreien

Wenn das Kind sechs bis acht Wochen alt ist, sind seine Wachphasen schon viel länger als in der Anfangszeit. Es wird auch immer aufmerksamer und zeigt zunehmendes Interesse an seiner Umgebung. Und es zeigt eventuell sehr deutlich, ob es schlafen will oder nicht. Viele Eltern wünschen sich vor der Geburt außer der Gesundheit des Kindes, dass es bitte nicht so viel schreien möge wie das Kind von XY. Wenn Babys viel schreien, kann das sehr, sehr anstrengend werden. Niemand kann vorher wissen, ob ein Baby viel schreien wird oder nicht. Wir kennen sehr lebhafte, bisweilen hektische Mütter, deren Kinder sehr selten schreien, und wir kennen Mütter, die die Ruhe selbst sind – ganz im Gegensatz zu ihren Kindern. Dennoch gibt es zum Thema Schreien ein paar Tipps, die wir Ihnen nicht vorenthalten möchten.

Prinzipiell gilt: Wenn ein Kind zum Schlafen hingelegt wird, darf es schreien! Und zwar – je nach Nerven der Eltern – fünf bis zehn Minuten. In dieser Zeit sollte das Kind auf keinen Fall hochgenommen werden. Es braucht eine Zeit, bis es sich an den Ortswechsel gewöhnt hat. Auf diesen reagiert es unter Umständen mit Schreien. Kommen Mutter und Vater dann sofort angestürzt und reißen das Kind aus der Wiege, wird es nicht zur Ruhe kommen können, und das nächste Mal beim Hinlegen wird es wieder schreien. Es kann ja noch nichts anderes tun, um sich zu äußern. Wenn Ihr Kind schreit und Sie es also fünf bis zehn Minuten schreien lassen möchten, sollten Sie ihm trotzdem zeigen, dass Sie da sind. Gehen Sie nicht gleich aus dem Zimmer. Sprechen Sie beruhigend mit dem Kind.

Streicheln Sie es zwischendurch vielleicht. Aber bitte – nehmen Sie es nicht gleich aus seinem Bett.

Der nächste Punkt betrifft die Haltung der Person, die das Kind zum Schlafen hinlegt. Geschieht das mit der Haltung: Um Himmels willen, hoffentlich schläft es jetzt ein, hoffentlich geht alles gut, wird das Kind höchstwahrscheinlich erst recht schreien. Es spürt die Unsicherheit. Das heißt: Das Kind wird entschieden zum Schlafen gelegt: »So mein Liebes, jetzt wird geschlafen!«

Um das zu unterstützen, kann eine Spieluhr aufgezogen werden. Die signalisiert dem Kind auch akustisch, was jetzt angesagt ist. Diese Spieluhr darf allerdings niemals aufgezogen werden, wenn das Kind nicht schlafen soll. Kinder sind angewiesen auf Rituale. Sie bilden die Eckpfeiler ihrer Orientierung! An festen Tagesabläufen lernt das Kind Sicherheit und Vertrauen. Und an Grenzen lernt das Kind, seinen Standort zu bestimmen.

Ausblick
in das 1. Lebensjahr
des Kindes

Befindlichkeit der Frauen

Um den 4. Lebensmonat ihrer Kinder herum haben viele Frauen noch einmal den Wunsch nach Verarbeitung der Geburt. Es ist erstaunlich, an wie viel sie sich genau erinnern, weshalb die Theorie des angeblichen Gedächtnisverlustes von Frauen nach Geburten noch einmal überdacht werden sollte. Nach 4 Monaten etwa finden sich die Frauen klar in ihrer Rolle zurecht, haben den Tagesablauf mit Kind im Griff und finden dann auch häufig wieder Nischen für ihre eigenen Bedürfnisse. In der Partnerschaft haben sich die Zuständigkeiten eingependelt, und es geht alles seinen neuen alten ruhigen Gang. Die Bedürfnisse des Kindes sind bekannt, die Eltern kennen ihr Kind genau und wissen, wie sie miteinander umgehen müssen. Da scheint die Zeit offenbar reif, noch einmal alle Geschehnisse der Schwangerschaft und Geburt aufzuarbeiten – aus diesem neu gefundenen Selbstvertrauen und geordneten Leben heraus.

Einige Frauen sind wütend auf bestimmte Leute wie Verwandte, Freunde, Klinikpersonal, Hebammen, ihren Partner etc. Andere lassen ganz ruhig alles noch einmal Revue passieren und benennen, was sie gut oder schlecht fanden. Auf jeden Fall sollten sie zu Wort kommen können und eine Gesprächspartnerin und/oder einen -partner finden, die/der geduldig zuhört, ihr/sein Empfinden mitteilt und einfach da ist. Ein guter Raum ist auch der Rückbildungsgymnastikkurs, in dem ja 10 Frauen mit genau demselben Bedürfnis sitzen. Eine erfahrene Kursleiterin wird den Raum für solche Gespräche schaffen.

Im 2. Lebenshalbjahr insbesondere der ersten Kinder können wir immer wieder beobachten, dass die Frauen den sehnlichen Wunsch nach einem zweiten Kind entwickeln. Sie sind nun kompetente Mütter, haben ihre Rolle angenommen, genießen die Zeit mit ihrem ersten Kind und sind vor allem in ihrer Rolle selbstbewusst geworden. Gerade nach unschönen Geburten haben einige Frauen den Wunsch, diese Scharte wieder auszuwetzen und mit einer neuen Schwangerschaft und Geburt alles viel besser, viel kompetenter und viel bewusster zu regeln.

Dieser Wunsch kann manchmal sehr stark werden und alle anderen Bedürfnisse verdrängen. Meistens sind die Partner noch gar nicht auf eine Familienerweiterung eingestellt, so dass es hier zu heftigen Diskussionen und Abwägen des Für und Wider kommen kann.

Stellen Sie sich gemeinsam darauf ein, dass Sie auch diese Zeit erleben werden. Sie sollten sich fragen, weshalb dieser starke Wunsch aufkommt und dann mit Ihrem Partner genau planen.

Eine gute Partnerschaft als Basis

Bei 60% aller Ehescheidungen wird als Grund Entfremdung der Partner nach dem ersten Kind angegeben ... eine Zahl, die es erst mal zu verkraften gilt. Eine Zahl, die belegt: Mann und Frau haben in ihren neuen Rollen als Vater und Mutter nicht mehr zueinander finden können. Offensichtlich ist die erste Zeit nach der Geburt des ersten Kindes ausschlaggebend für das Fortbestehen einer Partnerschaft. Eine Zeit, in der es viele Hürden zu meistern gibt für die Frau, für den Mann – und für beide zusammen. Nachfolgend beschreiben wir die am häufigsten auftretenden Konfliktpunkte. Je besser Sie auf alles vorbereitet sind, desto besser werden Sie damit zurechtkommen!

So kommen Sie gut durch den Alltag

Wenn der Alltag mit dem Kind eingekehrt ist, leiden viele Frauen darunter, nicht mehr berufstätig zu sein. Zu Hause fällt ihnen regelrecht die Decke auf den Kopf. Sie haben das Gefühl, geistig total unterfordert zu sein. Sie fühlen sich frustriert.

Manche Frauen kommen nicht mit dem Gefühl der finanziellen Abhängigkeit von ihrem Partner zurecht. Sie haben beim Einkaufen permanent ein

> **Tipp**
> Werden Sie aktiv! Suchen Sie sich entweder einen Nebenjob oder beginnen Sie zu malen, zu schreiben, engagieren Sie sich für soziale oder politische Projekte, besuchen Sie Volkshochschulkurse – egal was, Hauptsache, Sie haben das Gefühl, gefordert zu sein und finden etwas, das Sie ausfüllt.
> Und wohin mit dem Kind? Entweder passt der Partner auf das Kind auf, oder Sie geben es zu einer vertrauten Person. Vielleicht haben Sie ja andere junge Mütter kennen gelernt, mit denen Sie sich in der Betreuung der Kinder abwechseln. Ansonsten: Teilen Sie sich den Erziehungsurlaub mit Ihrem Partner.

Tipp
Sagen Sie sich immer wieder vor, dass Sie und Ihr Partner ein Team sind und Sie die Aufgabenteilung beschlossen haben, in der Sie nun leben. Denken Sie daran, dass dieser Zustand nicht bis in alle Ewigkeit anhalten wird. Und auch hier gilt: Teilen Sie sich den Erziehungsurlaub mit Ihrem Partner.

schlechtes Gewissen, weil sie sich den Lippenstift etc. von »seinem« Geld kaufen, und schränken sich immer mehr ein – selbst wenn es nicht unbedingt nötig wäre.

Andere Frauen arbeiten und haben permanent ein schlechtes Gewissen ihren Kindern gegenüber.

Sechs Monate nach der Geburt fällt unter Umständen ein Teil

Tipp
Versuchen Sie maximal halbtags zu arbeiten. Und beherzigen Sie die in Studien belegte Tatsache, dass berufstätige Mütter sich häufig intensiver um ihre Kinder kümmern als Mütter, die den ganzen Tag zu Hause sind. Außerdem: Geht es der Mutter gut, geht es auch dem Kind gut. Das heißt: Wenn die Mutter ausgeglichen ist, tut sie das Beste für ihr Kind. Und: Erziehungsurlaub aufteilen! Oder: Die Frau arbeitet stundenweise zu Hause, während der Mann da ist und auf das Kind aufpasst.

des Erziehungsgeldes weg, weil jetzt das Familieneinkommen angerechnet wird. Zu dessen Errechnung müssen Sie Ihr Gesamteinkommen angeben. Finanzielle Probleme sind sehr, sehr belastend. Bei Frauen führen sie oft zu einem schlechten Gewissen, weil sie sich eben für das Kind entschieden haben. In Deutschland bedeutet die Geburt eines Kindes die größte Gefahr, in die so genannte Armutsfalle zu geraten.

Manche Männer fühlen sich nur noch als Geldbeschaffer. Sie machen Überstunden, um die Familie finanziell abzusichern, und werden von ihren Frauen mit Vorwürfen überhäuft: »Nie bist du da.« Wenn die Männer dann zu Hause sind, fühlen sie sich manchmal als Gäste in ihrer eigenen Familie. Sie haben Schwierigkeiten, mit ihrem Kind

Tipp
Informieren Sie sich, welche staatlichen Hilfen Sie in Anspruch nehmen können!

umzugehen, weil sie es zu selten sehen. Im schlechtesten Fall ziehen sie sich immer mehr zurück. Die Überstunden werden zu einer Flucht, die Frau macht immer mehr Vorwürfe – die Spirale dreht sich immer schneller.

Vorgenanntes Problem führt automatisch dazu, dass sich Frauen im Haushalt und in der Versorgung des Kindes allein gelassen fühlen. Der Mann ist nie da. Wenn das Kind nachts schreit, steht er nicht auf. Er muss schlafen. Er muss hart arbeiten. Die strikte Trennung: Frau managt Haushalt und Kind und Mann arbeitet, ist immer eine große Gefahr in heutigen Beziehungen.

Manche Männer entwickeln große Eifersucht auf das Kind und die Verbindung zwischen Mutter und Kind. Es kann passieren, dass sie das Kind als Rivalen betrachten, der ihnen die Frau weggenommen hat – indem es sie zur Mutter verwandelte.

> **Tipp**
> Mindestens ein Vater-Kind-Tag pro Woche. Setzen Sie sich mit einem Haushaltsbuch zusammen und überlegen Sie, ob so viele Überstunden wirklich nötig sind. Definieren Sie Prioritäten.

> **Tipp**
> Die Abgrenzungen zwischen »männlichem« und »weiblichem« Bereich aufweichen. Den Erziehungsurlaub aufteilen.

Die Verbindung über all diese Konflikte hinaus ist die Liebe und das Zusammengehörigkeitsgefühl der Partner. Je stärker dieses Gefühl ist, desto besser stehen die Chancen für eine harmonische Zukunft. Ganz einfach, weil man den Menschen, den man liebt, auch gerne entlasten möchte. Nun ist es aber so, dass die Belastungen für beide Partner so groß sind, dass es schwierig sein kann, so liebevoll und nachsichtig und mitfühlend zu sein, wie in den Zeiten, als das Kind noch nicht auf der Welt war. Das sehen wir leider immer wieder, wenn Paare, die sich außerordentlich liebevoll zugeneigt waren, dann eines Tages vor dem Scherbenhaufen ihrer Liebe stehen und gar nicht nachvollziehen können, wie es dazu kam.

Um Ihre Partnerschaft zu stützen, sollten Sie – frühestens nach dem 6. Lebensmonat Ihres Kindes – mindestens einen Abend pro Woche zu zweit verbringen. An diesem Abend wird das Kind zu den Großeltern gebracht – oder einem Babysitter anvertraut. Wenn Sie meinen, Sie hätten dafür kein Geld, bedenken Sie bitte, dass Ihre Partnerschaft die Basis für Ihre Zukunft ist. Vielleicht können Sie das Geld irgendwo anders einsparen. Diese Abende sind enorm wichtig, um immer wieder zu erleben: Wir sind Mann und Frau. Wir sind ein Paar. Wir sind nicht nur Eltern. Und wir haben mehr Gesprächsstoff, als uns zu erzählen, dass der Kleine heute zweimal die Milchtasse umgestoßen hat. Auch Wochenenden sollte das Paar gelegentlich ungestört verbringen können. Es mag Ihnen vielleicht zuerst unvorstellbar erscheinen, sich ein ganzes Wochenende von Ihrem Kind zu trennen. Dennoch: Es wird Ihnen gut tun. Aus diesem Grund sollten Sie Ihr Kind auch frühzeitig mit anderen Betreuungspersonen vertraut machen. Großeltern, Familienangehörige, Freundinnen und Freunde. Viele Menschen freuen sich, gelegentlich ein Gastkind beherbergen zu dürfen – und genießen es dann auch, wenn es wieder weg ist. Die Situation, in der wir heute leben – sprich Kleinfamilie –, hat es so in der ganzen dokumentierten Geschichte der Menschheit noch nie gegeben. Es schadet Kindern überhaupt nicht, wenn sie mehrere Bezugspersonen haben – ganz im Gegenteil! So erhalten sie die Möglichkeit, verschiedenste Lebensstrategien kennen zu lernen. Kinder ernten bei jedem Menschen genau das, was sie für ihre Entwicklung brauchen. Sie brauchen keine Verlust- oder Entfremdungsängste zu entwickeln. Ihr Kind weiß genau, dass es zu Ihnen gehört. Sie sind seine Mama, sein Papa.

Genauso wichtig wie die Zeit zu zweit ist aber auch die Zeit allein beziehungsweise die mit anderen Menschen. Sie sind nicht nur Mutter und Partnerin oder Vater und Partner. Jeder Mensch trägt unzählige Facetten in sich, und diese werden wiederum von anderen Menschen zum Schillern gebracht. Für die Frauen heißt das konkret: Sobald Sie Ihr Kind abgestillt haben, sollten Sie sich ein freies Wochenende gönnen, an dem Sie – vielleicht mit einer Freundin – irgendwohin fahren. Dies wird wahrscheinlich die erste längere Trennung von Ihrem Kind sein. Sie werden sehr viel Sehnsucht haben. Aber Sie werden sich selbst wieder neu finden. Und dann kommen Sie heim mit einem Koffer voller Geschichten und Erkenntnisse. Und Ihr Partner hat ebenso viel zu erzählen von dem Abenteuer Papa und Kind übers Wochenende allein.

Die für fast alle aufgeführten Konfliktpunkte beste Lösung ist die Aufteilung des Erziehungsurlaubs. Wenn beide Eltern zu gleichen Teilen verantwortlich sind für das Kind und die Familie, ziehen sie sozusagen an einem Strang – und es wird weniger Gefahr bestehen, dass sich Frau und Mann voneinander entfremden. Sollte die Teilung des Erziehungsurlaubs nicht möglich sein, weil sie zu erheblichen finanziellen Einbußen führen würde, sollten die Partner alles in ihrer Macht Stehende tun, die klassische Rollenaufteilung aufzuheben. In ihr liegt die größte Gefahr. Ein Mann, der Erziehungsurlaub beansprucht, ist kein »Weichei«. Er ist ein Mann, der intensiv Anteil nimmt an der Entwicklung seines Kindes. Viele Großväter, die völlig vernarrt in ihre Enkelkinder sind, äußern oft, wie traurig es sie im Nachhinein noch mache, weil sie von ihren eigenen Kindern so wenig mitbekommen hätten.

Die Zeiten haben sich gewandelt. Sie müssen nicht Großvater werden, um der Entdeckung der Welt durch Kinder beizuwohnen. Und Frauen sollten lernen, ihre Kinder loszulassen. Nehmen Sie Ihrem Partner nicht die Chance, mit dem Kind vertraut zu werden, indem Sie das Kind immer wieder zu sich holen, wenn es beispielsweise einmal auf dem Arm des Vaters weint.

Manche Frauen verstecken sich auch regelrecht hinter ihren Kindern und in dem Leben mit ihrem Kind. Das erscheint nur auf den ersten Blick bequem. Für das Kind ist die Mutter immer die Schönste und Beste – kurz: die Königin. Egal, ob die Haare der Mutter gewaschen sind, ob sie ein nutellaverschmiertes Nachthemd trägt und die Antiaugenfaltencreme noch nicht eingezogen ist. Das Kind ist stets begeistert von seiner Mama.

Der Partner ist von einer solchen Erscheinung vielleicht nicht so begeistert – wenigstens, wenn sie Wochen oder Monate anhält. Dem Partner dann zu unterstellen, er würde nicht genug lieben, ist sicher nicht der richtige Weg. In einer Partnerschaft spielt eben nicht nur die Freundschaft, sondern auch die Erotik eine maßgebliche Rolle. Die kann gerne mal in den Hintergrund rücken. Auch länger. Doch totales Gehenlassen erschwert die Wiederaufnahme erotischer Beziehungen. Manche Frauen nutzen das auch aus. Weil sie im Moment gar keine erotische Beziehung möchten und deutlich nach außen signalisieren: Rühr mich nicht an, ich bin im Moment nur Mutter. Aber langfristig wandelt sich das Selbstbild einer solchen Frau. Sie gefällt sich selbst nicht mehr. Hat aber vielleicht keine Energie, das zu ändern. Wird immer unzufriedener mit sich und verbaut sich dadurch manchmal den Weg zu ihrem Partner.

Es geschieht häufig, dass sich in einer konfliktreichen Partnerschaft wieder ein Kind ankündigt. Oft wird dieses Kind als Symbol des Neuanfangs gesehen. Dies ist eine sehr schwere Hypothek für das

Kind. Meistens lässt sich die Idee: neues Kind, neues Glück, nicht verwirklichen. Ganz im Gegenteil. In einer konfliktreichen Beziehung ist eine neue Schwangerschaft der denkbar schlechteste Kitt. Probleme, die sich mit dem ersten Kind andeuteten oder auch schon vertieft haben, werden nun regelrecht betoniert. Der Mann fühlt sich immer mehr in seine Rolle als Ernährer gedrängt, die ihn nicht glücklich macht; die Frau fühlt sich immer mehr in ihre Rolle als Mutter und Hausfrau gedrängt und ist ebenfalls unglücklich.

Die Entwicklung des Kindes im 1. Lebensjahr

Nach der anfänglichen Zeit des gegenseitigen Kennenlernens beginnt der Alltag mit einem Säugling. Relativ rasch wird den Eltern klar, dass Erziehung ein wechselseitiger Prozess ist. Ihr Kind teilt Ihnen schonungslos mit, wenn ihm etwas nicht gefällt. Nicht immer ist es leicht, hierbei die Übersicht zu behalten, wer denn eigentlich die Richtung bestimmt. In jedem Fall sollten die Eltern das Kind führen und nicht umgekehrt! Kinder brauchen Grenzen, nicht nur äußerlich durch einen geeigneten Schlafplatz und Gehaltenwerden, sie brauchen auch klare Rituale und ruhige elterliche Zuwendung, die ihnen vermittelt: jetzt wird geschlafen, jetzt wird gewickelt, gebadet und so weiter.
In relativ kurzer Zeit wissen Eltern das Schreien ihrer Kinder zu deuten und können genau sagen, was es im Moment »zu sagen« hat. Auch ältere Geschwister der Kinder verblüffen manches Mal mit Feststellungen wie: Dem Baby ist langweilig! Das Baby muss sein Bäuerchen machen!
Es ist allerdings nicht immer einfach, die Balance zu finden in der Umsetzung der Maßnahmen: Soll ich es jetzt wieder hoch nehmen? Will es auf den Arm? Will es trinken? Will es nicht einschlafen? Manchmal sehen wir völlig fertige Eltern, die ständig mit dem Kind auf dem Arm herumlaufen und darüber klagen, dass es nicht schläft. Die Ursachen sind vielfältig und können häufig erst mit einem Hausbesuch abgeklärt werden. Manchmal hilft ein Umstellen der Wiege an einen anderen Platz. Kinder, die mehrere Geschwister haben und schon in der Schwangerschaft den Trubel mitbekommen haben, schlafen am ruhigsten im Kreise der Geschwister. Manchmal

liegt es aber auch an einem ungemütlich kalten Bettchen oder auch daran, dass es sich um ein Kind handelt, das sich immer in den Schlaf »quengelt«. Solche Kinder gibt es! Wenn sie größer sind, reden sie sich dann in den Schlaf. Es gibt also unterschiedlichste Ursachen für das Schreien von Kindern. Jemand muss sie nur herausfinden. Oberstes Gebot ist neben Liebe und Zuwendung Konsequenz und Rhythmus im Tagesablauf. Einschlägige Literaturhinweise finden Sie im Anhang.

Anhaltszahlen zur Gewichtsentwicklung im 1. Lebensjahr		
1. Jahr	pro Woche	pro Monat
1. Quartal	200 g	800 g
2. Quartal	150 g	600 g
3. Quartal	100 g	400 g
4. Quartal	80 g	320 g

Wenn die ersten Zähnchen kommen

Mit zirka 6 bis 8 Wochen fangen die meisten Babys an, die Fäustchen in den Mund zu stecken und sie heftig zu bewegen. Gleichzeitig haben sie erhöhten Speichelfluss. Sie bekommen dann noch keine Zähnchen, allerdings »schießen« die Zähnchen in das Zahnfleisch ein, was offensichtlich Jucken oder ähnliche Empfindungen auslöst, dem Babys mit der oben beschriebenen Methode abhelfen.

Mit zirka 4 Monaten beginnen Kinder mit dem Zahnen. Sie sind dann während des Trinkens manchmal unruhig und verhalten sich anders. Es können auch gerötete Bäckchen, manchmal einseitig auftreten. Manche Kinder sind während des Zahnens auch wund und insgesamt unruhiger. Nicht wenige erleben in dieser Zeit auch ihren ersten Infekt.

Helfend wirken gegen die Beschwerden homöopathische Tropfen aus der Apotheke. Manchmal halten auch Hebammen und/oder Heilpraktiker/innen Mittel bereit.

Erste Hilfe bei Krankheiten

Bei Schnupfen und weiteren Erkältungserscheinungen von Babys sollten Sie keine Inhalationstropfen oder Erkältungsbalsam für Erwachsene verwenden! Sie sind zu stark für Ihr Kind – auf keinen Fall verabreichen!

Sehr gut hilft eine klein geschnittene Zwiebel am Bett oder an der Wiege in Kopfhöhe des Kindes. Ein nasses Handtuch oder ein Schälchen mit Kamillentee auf der Heizung sorgen für gute Raumluft. Gut ist auch, bei klarer Luft spazieren zu gehen, eventuell ein Brustwickel mit Schmalz oder Lavendelöl.

Bei Fieber sollten die Kinder über die Haut auskühlen können, also ausziehen! Keine dicke Bettdecke! Kein wattierter Schlafsack! Aber immer: Wollsöckchen!

Wadenwickel
Tauchen Sie 2 Trockentücher in lauwarmes Wasser und wickeln Sie diese um die Unterschenkel Ihres Kindes. Wickeln Sie darüber ein trockenes Handtuch. Wollsocken nicht vergessen! Die Wickel sollten Sie nicht häufiger als halbstündlich wechseln.

Bei Körpertemperatur ab 39 Grad können Sie Wadenwickel mit lauwarmem Wasser machen.

Alle Maßnahmen verstehen sich natürlich zusätzlich zu ärztlicher Behandlung, vor allem wenn Fieber eingetreten ist!

Allgemeine Tipps

Die Entwicklungsschübe der Kinder erfolgen im ersten Lebensjahr weiterhin so sprunghaft wie bereits in der Schwangerschaft. Bei der Gewichtszunahme gilt die Faustregel: mit einem halben Jahr die Verdoppelung des Geburtsgewichtes, mit 1 Jahr Verdreifachung.

Mit zirka 6 Monaten wollen Kinder bereits sitzen, bitte nie ohne Stütze und nur kurz. Allmählich beginnen sie zu robben, dann zu krabbeln und machen danach erste Anstalten zu gehen. Nicht alle Kinder durchleben allerdings diese Reihenfolge. Lassen Sie Ihrem Kind Zeit und drängen Sie es nicht zu körperlichen Leistungen, weil andere vielleicht schon mehr können. Jedes Kind braucht seine eigene Zeit! Deshalb sind Fachleute auch von starren Empfehlungen in einem Zeitrahmen abgekommen.

Alle Kinder brauchen Ansprache, Spielzeug oder anderes Beschäftigungsmaterial und einen sicheren Spielplatz. Letzterer besteht frühzeitig häufig aus einer Krabbeldecke, die auf den Boden gelegt wird. Sollte dieses nicht möglich sein, ist die Anschaffung eines Laufstalls sinnvoll. Besonders wenn Haustiere oder mehrere kleine Geschwister vorhanden sind.

Als Spielzeug eignen sich alle möglichen Haushaltsgegenstände ohne scharfe Kanten und ohne Farben, die abgekaut werden könnten. Kleine Kinder mit 4 Monaten beschäftigen sich zum Beispiel stundenlang mit einer durchsichtigen knistrigen Abfalltüte, die eventuell gefüllt ist mit Papierschnipseln oder Ähnlichem. Aber bitte nie ohne Aufsicht spielen lassen! Es ist unglaublich, welche Ausdauer und Kräfte Babys entwickeln können und wie sie im Nu eine Tüte zerrissen haben.

Sobald die Kinder sich von der Stelle bewegen, gehören bestimmte Gegenstände weggeräumt: Blumentöpfe mit Erde, alle Haushaltsreiniger, alle scharfen Gegenstände, alle kleinen Gegenstände, die verschluckt werden können, Feuerzeuge, Streichhölzer, volle Aschenbecher, Alkoholika, Schminkutensilien, Medikamente, heiße Getränke und Speisen, Tischdecken etc. Babys sind schneller, als Eltern (besonders beim ersten Kind) denken! Immer wieder geschehen Unfälle mit Kleinkindern im Haushalt durch Verschlucken oder Herunterreißen von Gegenständen. Also, Vorsicht ist geboten!

Gewarnt wird auch immer wieder vor den so genannten Laufhilfen, in denen Kinder aufrecht stehen und mit deren Hilfe die Kinder laufen lernen sollen. Besser scheint es, das Kind auf dem Boden zu belassen und abzuwarten, bis es selber in die aufrechte Haltung kommen möchte, um dann zunächst das Stehen und danach das Gehen zu üben.

Ab dem 8. Monat möchten Kinder am Tisch mitessen, weshalb ein Hochstuhl angeschafft werden sollte.

Mit der Sauberkeitserziehung sollte nicht vor Vollendung des 24. Lebensmonats begonnen werden, es sei denn, die Kinder zeigen selber, dass sie gerne das Töpfchen aufsuchen. Aber bitte nicht länger darauf sitzen lassen und gebührendes Lob aussprechen, falls das Kind Erfolg auf dem Töpfchen hatte.

Ein paar Bemerkungen zum Schluss

Am Ende unserer spannenden Reise von der Empfängnis bis nach der Zeit des Wochenbetts möchten wir den dringenden Appell an Sie richten, Ihre Partnerschaft umsichtig zu pflegen. Sie ist das Fundament Ihrer Familie. Auf dieses Fundament bauen Sie das Haus Ihrer Familie. Das Fundament wurde vielleicht schon vor vielen Jahren gelegt. Dennoch: Es ist notwendig, immer wieder mal hinunterzusteigen und nachzusehen: Ist noch alles in Ordnung? Oder hat es irgendwelche Risse gegeben? Hat sich ein Stein gelöst? Gibt es brüchige Stellen? Wenn dies nicht behoben wird, droht das Haus einzustürzen. Sicher, dieses Engagement verlangt Aufmerksamkeit und Energie. Doch Sie werden reichlich belohnt, wenn Sie in einem stabilen, lichten Familienhaus mit bunten Blumenkästen vor den Fenstern leben, aus dem fröhliche Stimmen schallen. In einer Familie, in der Konflikte nicht unter den Teppich gekehrt, sondern offen angesprochen werden. In einer Familie, in der sich alle füreinander verantwortlich fühlen und sich nach besten Kräften unterstützen. Eine bessere Startposition können Sie Ihren Kindern nicht bieten. Kinder spüren kleinste Spannungen und leiden sehr darunter. Später beziehen sie sie häufig auf sich und glauben, sie seien der Auslöser dafür. Sobald ein Kind da ist, beziehungsweise schon ab der Schwangerschaft, verändert sich die Partnerschaft. Es wird nie wieder so werden wie zuvor. Das heißt nicht, dass es schlechter wird. Es wird vielleicht sogar schöner. Doch nicht von selbst! Beide Partner müssen an ihrem Familienhaus arbeiten. Noch mehr, als bestünde die Beziehung lediglich zwischen diesen beiden Menschen. Ihnen ist ein Kind anvertraut. Ein kleiner Mensch. Und der braucht beide Elternteile. Ihr Kind wird Ihnen unendlich viel schenken. Liebe, Zärtlichkeit, Lachen, seine Neugier und sein Staunen über das Leben. Das wird Sie bereichern und sehr miteinander verbinden. Und so werden Sie immer mehr zusammenwachsen und den Stürmen und Hagelschlägen standhalten, die Ihr Familienhaus von Zeit zu Zeit treffen werden. Das ist der ganz normale Verlauf des Lebens. Dafür wünschen wir Ihnen alles erdenklich Gute und den nötigen Humor, um so manche Gewitterstimmung zu meistern. Sorgen Sie gut für sich! Denn das heißt auch, für die Kinder zu sorgen.

Anhang

Die Entwicklung des Embryos in den ersten 4 Monaten

Zeitpunkt nach Befruchtung	Stadium	Größe	Gewicht	Aussehen	Entwicklungsstadium	Zeitpunkt Zyklustag	Besonderheiten
5. Tag	Blastozyste = Sprossenbeutel			Zellkugel	Vorbereitung auf Nidation (Einnistung)	19.–20. Tag	
7. Tag	Beginn der Nidation			Zellkugel	Zellen entschlüpfen der Eizelle und docken an die Gebärmutterwand an Entwicklung der Villi (=Triebe) zur Nahrungsaufnahme aus mütterlichem Blut und Verankerung der Zellen in der Gebärmutterwand	ca. 22. Tag	Keine Abstoßung des Gewebes durch die Mutter wegen eines bei allen Menschen gleichen Kennwortes, das die Mutter als Zellkugel auch hatte
9. Tag					Embryonalschild = Mittellinie des Körpers, hieraus entwickelt sich die Wirbelsäule über das Stadium Neuralrohr, Aufteilung der Zellen in embryonale und lebenserhaltende Zellen	ca. 24. Tag	Es kann zu einer Nidationsblutung kommen
Bis 12. Tag					Mütterliche Zellen decken die Zellkapsel zu		

Zeitpunkt nach Befruchtung	Stadium	Größe	Gewicht	Aussehen	Entwicklungsstadium	Zeitpunkt Zyklustag	Besonderheiten
2. Woche	Embryo				3 Gewebearten: – Ektoderm – Mesoderm – Entoderm		
ab 3. Woche					Gehirnanlage Ansätze für Nabelschnur		
ab 4. Woche ca. 25. Tag		6 mm			Regelmäßiger Herzschlag Gehirnstrukturen deutlich Nieren bereiten sich auf Tätigkeit vor Armknospen entwickeln sich Ansätze von Augen, Ohren, Nase und Mund Ei- und Samenzellen differenzieren sich und wandern zu den Fortpflanzungsorganen, die sich jetzt entwickeln		
5 Wochen		2,5 cm		wie eine Erdnuss	1. Bewegung zur Seite durch Verbindung der Nervenbahnen mit den Muskeln		

Die Entwicklung des Embryos in den ersten 4 Monaten 531

Zeitpunkt nach Befruchtung	Stadium	Größe	Gewicht	Aussehen	Entwicklungs-stadium	Zeitpunkt Zyklustag	Besonderheiten
31.–33. Tag					Gehirn vergrößert sich um ein Viertel Schultern formen sich An den Beinen formen sich Oberschenkel, Waden und Fußregion Handpaddel haben ausgeprägte Wülste für Finger und Daumen Beginn d. Nasenentwicklung		
37. Tag					Nasenspitze mit Nasenlöchern und 2 getrennten Kanälen		
ca. 42. Tag					Lippen, Ansätze einer Zunge, Ober- und Unterkiefer mit Knospen für 20 Milchzähne Tränengänge an Augen Ohren sind entwickelt Längere Finger mit Rillenausbildung für Fingerabdrücke Skelett mit Gelenken verhärtet sich		

Zeitpunkt nach Befruchtung	Stadium	Größe	Gewicht	Aussehen	Entwicklungs-stadium	Zeitpunkt Zyklustag	Besonderheiten
7 Wochen 49. Tag = Abschlusstag der täglichen Entwicklung	Beendigung des Embryonalstadiums				Zähne sind angelegt Zunge: Geschmacksknospen Finger: Nagelbetten Geschlechts- und Fortpflanzungsorgane sind angelegt Gehirn beginnt messbare Impulse zu produzieren Nieren scheiden aus Leber bildet Blutzellen Magen produziert Verdauungssäfte Herzschlag 80/min Differenzierte Bewegungen		Alle Anlagen, die ein erwachsener Mensch braucht, sind fertig gestellt Von jetzt an Individualisierung in der Entwicklung
3. Monat	Fetus	Sitzhöhe 7–8 cm	30 g	Proportionen ändern sich im Verhältnis Kopf zu Körper	Reichlich Bewegungen bis zu Purzelbäumen Gähnen, Schluckauf (wichtig zur Atemschulung) Berührt sich im Gesicht Daumenlutschen Trinkt Fruchtwasser Ändert Position ca. 20-mal/Std. Trinken von Fruchtwasser kann vom Verdauungssystem bewältigt werden		Bei mütterlichen tiefen Atemzügen leichtes Wiegen Bei Husten, Lachen, Umherlaufen der Mutter durch Erschütterung des Fruchtwassers Schaukeln Erste Geräusche werden wahrgenommen

Die Entwicklung des Embryos in den ersten 4 Monaten 533

Zeitpunkt nach Befruchtung	Stadium	Größe	Gewicht	Aussehen	Entwicklungsstadium	Zeitpunkt Zyklustag	Besonderheiten
noch 3. Monat					Ständige Urintröpfchen Ende 3. Monat deutliche Unterscheidung Mädchen o. Junge Gesichtsentwicklung individuell 9.–10. Woche Lidschluss für 3 Monate		
4. Monat	Fetus	20 cm Gesamtlänge	200 g	Baby	Lebenserhaltende Funktionen: Plazenta vollständig entwickelt, übernimmt alle Aufgaben: Ernährung des Kindes Schutzbarriere zwischen Mutter und Kind Abfallentsorgung vom Kind über Mutter Hormonbildung Wärmeproduktion (Baby 1 °C wärmer als Mutter) Fruchtblase: jetzt Anstieg der Fruchtwassermenge auf 1 l (deswegen jetzt erst Amniozentese möglich) Kind: Aktivitätsunterschiede Schläft nicht Steigerung des Atemtrainings	16.–20. SSW	Kindsbewegungen werden kräftiger, deswegen nun spürbar für die Mutter

Ernährung während der Schwangerschaft und der Stillzeit

Nachfolgend eine Nährwerttabelle mit Informationen über den täglichen Mehrbedarf während Schwangerschaft und Stillzeit.
* bezieht sich auf die Schwangerschaft, ** auf die Stillzeit.

Mineralien, Vitamine	Mehrbedarf	Bedarf	Wichtig für	Mangelerscheinungen	Nahrungsmittel
Kalzium	50 %	1200 mg* 1200 mg**	Knochen- und Zahnaufbau, Aktivität der Muskeln und Nerven	Osteoporose, Becken- und Rückenschmerzen, Empfindungsstörungen d. Beine, Zahnschäden, Zahnfleischentzündungen, Haarausfall	Milch/Milchprodukte, Käse, Grünkohl, Hülsenfrüchte, Mandeln, Brokkoli, Spinat
Magnesium	33 %	400 mg* 450 mg**	Knochenaufbau und Wachstum, Muskeln	Muskelkrämpfe, Übelkeit, Schlaflosigkeit, Konzentrationsschwäche, Herzrhythmusstörungen	Getreideprodukte, Milch/Milchprodukte, Brokkoli, Fenchel, Linsen, (Pell-)Kartoffeln, Blumenkohl, Algen, Erbsen, Fenchel, Bananen, Johannisbeeren, Kiwi, Weintrauben
Eisen	39 %	25 mg*	Blutbildung	Blutarmut, Kopfschmerzen, Appetitlosigkeit, Durchfall, Verstopfung, Blähungen, spröde und brüchige Nägel, Müdigkeit	Fleisch, Sauerkraut, Fenchel, Spinat, Feldsalat, Soja, Linsen, Kohlrabi, grüne und weiße Bohnen, Karotten, Blumenkohl, Grünkohl, Erbsen, Äpfel, rote Paprika, Rote Bete, Haferflocken, Mangold
Jod	15 %	230 mg*	Produktion von Schilddrüsenhormonen	Störungen der Leistungsfähigkeit des Organismus	Meeresfische, Vollkornprodukte, Eier, Fleisch, Milch, Spinat

Mineralien, Vitamine	Mehr-bedarf	Bedarf	Wichtig für	Mangelerscheinungen	Nahrungsmittel
Zink	67 %	25 mg*	Stärkt die körpereigene Abwehr, spielt eine entscheidende Rolle bei der Zellteilung und Zellregeneration	Wachstumsverzögerungen, Störungen im Zentralnervensystem, Haarausfall, Störungen der Wundheilung	Meerestiere, Fleisch, Leber, Eier, Rote Bete, Brokkoli, Erbsen, Linsen, Feldsalat, Paprika, Lauch, Tomaten
Vitamin A	38 %	1,7–2,7 mg*	Fördert die Abwehrkräfte insbesondere der Haut und Schleimhäute	Herabgesetzte Sehfähigkeit, Nachtblindheit, Entwicklungsstörungen an Knochen und Zähnen, Haut- und Schleimhautveränderungen	Vollfett-Käse, Eigelb, Feldsalat, fettreiche Meeresfische, Karotten, Brokkoli, Feldsalat, Grünkohl, Rote Bete, Paprika, Mangold, Kohlrabi, grüne Bohnen, Papaya, Aprikosen, Heidel- und Himbeeren, Honigmelone, Getreidekeime
Vitamin B1	25 %	1,9–2,3 mg*	Kohlehydratstoffwechsel, beeinflusst die Nervenfunktion, Herz- und Darmtätigkeit	Störungen des Kohlehydratstoffwechsels und des Nervensystems, Müdigkeit, Übelkeit, Erbrechen, Verstopfung, Blähungen, verminderte Abwehr gegen Infektionen	Schweinefleisch, Vollkornprodukte, Bierhefe, Nüsse, Hülsenfrüchte, Kartoffeln, Brokkoli, Blumenkohl, Erbsen, Fenchel, grüne Bohnen, Spinat, Honigmelone, Pflaumen, Weintrauben
Vitamin B2 (Riboflavin)	20 %	2–2,5 mg*	Beteiligung an der Blutbildung	Wachstumsstörungen bei Kindern, Lichtempfindlichkeit, glanzlose und brüchige Fingernägel	Schweinefleisch, Hähnchen, Fisch, Milch/Milchprodukte, Getreide, Blumenkohl, Mangold, Grünkohl, grüne Bohnen, Pilze, Brokkoli, Pflaumen, Weintrauben, Erd- und Walnüsse

Mineralien, Vitamine	Mehr-bedarf	Bedarf	Wichtig für:	Mangelerscheinungen	Nahrungsmittel
Vitamin B6	63 %	4–5 mg*	Bildung von Histamin und Serotonin, fördert die Eiweißverdauung	Wachstumsstörungen bei Kindern, Krämpfe, Blutarmut bei Säuglingen, Muskelschwund, Hautveränderungen	Milch, Meeresfische, Geflügel, Eier, Leber, Hefe, Sauerkraut, Spinat, Tomaten, Weißkohl, Paprika, Feldsalat, Kartoffeln, Grünkohl, grüne Bohnen, Brokkoli, Avocado, Blumenkohl, Pflaumen, Birnen, Weintrauben, Bananen, Getreide, Nüsse
Vitamin B12	20 %	8–12 mg*	Zellaufbau, Blutbild und Funktion des Zentralnervensystems	Blutarmut, nervöse Störungen	Leber, Fleisch, Fisch, Eier, Milch, Käse, Sauerkraut, Spinat
Folsäure (hitze- und lichtemp-findlich, wasser-löslich)	100 %	0,8–1,2 mg*	Bildung der roten Blut-körperchen und Nukleinsäuren	Mangel kann durch starkes Schwangerschaftserbrechen, rasche Schwangerschaftsfolge, mehrjährige Pilleneinnahme verstärkt werden, kann zur Mangelentwicklung des Kindes führen	Tomate, Rote Bete, Erbsen, Grünkohl, Sauerkraut, Paprika, Mangold, Kohlrabi, Blumenkohl, Leber, Weizenkeime, Vollkornprodukte, Algen, Honigmelone, Aprikosen, Erd- und Johannisbeeren
Vitamin C	33 %	100–150 mg* 125–150 mg*	Aufbau von Kollagen stärkt die Abwehrkräfte, fördert die Eisenauf-nahme im Darm	Infektanfälligkeit	Zitrusfrüchte, Heidelbeeren, Aprikosen, Grünkohl, Paprika, Kartoffeln, Karotten, Tomaten, Honigmelone, Feldsalat, Fenchel, Weißkohl, Mangold, Brokkoli, Blumenkohl

Mineralien, Vitamine	Mehr-bedarf	Bedarf	Wichtig für	Mangelerscheinungen	Nahrungsmittel
Vitamin D		0,01 mg	Aufnahme von Kalzium und Phosphor zum Knochenaufbau	brüchige, weiche oder spröde Knochen	Seefisch, Eigelb, Sahne, Käse, Butter, Hefe, Sonne
Vitamin E	17 %	30 mg*	Gefäßschutzvitamin, fördert den Aufbau und die Elastizität des Bindegewebes	Stoffwechselstörungen	Distel-, Maiskeim- und Sonnenblumenöl, Hülsenfrüchte, Keimlinge, Vollkorn, Nüsse, fettreiche Fische, Grünkohl, Paprika, Tomaten, Weißkohl, grüne Bohnen, Spargel
Vitamin K	Erw. 0,15 mg	7 mg*		verstärkte Blutungsneigung	Blumenkohl, Spinat, Weißkohl, Kartoffeln, Avocado, Karotten, grüne Bohnen, Fenchel, Spargel
Kalium			Beteiligt an Aufrechterhaltung d. zellulären Ruhepotentials u. der elektr. Vorgänge des Muskel- und Nervengewebes und des osmotischen Drucks in der Zelle, beteiligt an Eiweiß- und Kohlehydratverwertung	Muskelkrämpfe, Muskelschwäche, Kreislaufstörungen, Darmträgheit, Herzrhythmusstörungen	Blumenkohl, Kartoffeln, Fenchel, Spinat, Soja, Rote Bete, Mangold, Linsen, grüne und weiße Bohnen, Karotten, Kohlrabi, Honigmelone, Bananen, Nüsse

Ernährungsplan für Säuglinge bis zum 1. Lebensjahr

Nach der Geburt	Nach Bedarf Kolostrum. Bei Zufütterung möglichst keine Flasche anbieten, sondern Fingerfütterung.
Bis 6 Monate	5–6 x in 24 Stunden anlegen; bei Wachstumsschüben 2–3 Tage lang alle 2 Stunden.
Ab 7. Lebensmonat	1 Stillmahlzeit mittags oder abends ersetzen durch 200 g Gemüse; 1 Woche dasselbe Gemüse, dann wechseln, dazu Tee oder Saft.
Ab 8. Lebensmonat	Weitere Stillmahlzeit mittags oder abends ersetzen durch Obstbrei (bei allergiegefährdeten Kindern entsprechende Fertigprodukte), dazu Tee oder Saft.
Ab 9. Lebensmonat	Nachmittägliche Zwischenmahlzeit einführen anstelle des Stillens: Obst, Brei, Quark (nicht bei Allergiegefährdung). Ab jetzt Fleischzufuhr: 20 g täglich, oder Gemüse in Fleischbrühe kochen.
Ab 10. Lebensmonat	2. morgendliche Stillmahlzeit ersetzen durch Butterbrot mit Aufstrich, Obst mit Keksen o. Ä., dazu Tee oder Saft.
Ab 11. Lebensmonat	Letzte Stillmahlzeit ersetzen durch normales Frühstück; trinken lassen nicht vergessen.
Ab 1 Jahr	Normales Mittagessen (allerdings weniger Salz als für Erwachsene verwenden) oder entsprechende Fertigkost.

Wichtig!
Keine Zufütterung vor dem 6. Lebensmonat (auch nicht gegen Durst – die Muttermilch reicht). Nach den festen Mahlzeiten und zwischendurch Getränke anbieten. Keine einheimischen Getreide vor dem 8. Lebensmonat!
Als Gemüse eignen sich: Kartoffeln, Mangold, Fenchel, Blumenkohl, Spinat, Pastinaken (Achtung: *keine* Karotten! Diese haben hohe allergene Wirkung).
Als Obst eignet sich: Äpfel, Birnen, Bananen,

Himbeeren, Melonen, Aprikosen, Pfirsiche. Anfangs die Nahrung pürieren, allmählich gröbere Nahrung anbieten.

Zum vorzeitigen Abstillen gelten folgende Regeln: nach und nach je eine Stillmahlzeit durch Pre-Nahrung (Anfangsnahrung) ersetzen. Schnelleres Abstillen bekommt weder den Kindern noch den Müttern. Auch bei Kindern, die älter als 4 Monate sind, zunächst Anfangsnahrung nehmen, da es

sonst Verträglichkeitsprobleme bei den Kindern gibt. Eine Folgenahrung kann anschließend ebenso vorsichtig, also nach und nach, eingeführt werden.
Bei Flaschenkindern gilt: Keine Zufütterung vor dem 4.–6. Lebensmonat, langsames Gewöhnen an feste Nahrung, anschließend Tee oder Saft anbieten. Keine Flaschennahrung gegen Durst.
Im 1. Lebensjahr nicht mehr als 200 ml pro Flasche geben. Eine Flaschenmahlzeit sollte 20 Minuten dauern, erst dann tritt das Sättigungsgefühl ein.

Erste Hilfe bei einigen typischen Beschwerden und/oder Befindlichkeitsstörungen bis zum Erreichen fachlicher Hilfe oder deren Unterstützung

Schwangerschaft

Übelkeit/Erbrechen:	frische Düfte wie Limone, Orange im Liegen erste Mahlzeit nur essen, worauf Appetit besteht
Niedriger Blutdruck, Schwindelgefühl	im Sitzen Arme anwinkeln, Hände im schnellen Wechsel zu Fäusten ballen und lösen. Weißdorntropfen oder -tee nach Vorschrift einnehmen
Eisenmangel	täglich 2 EL Haferflocken mit Orangensaft, Kräuterblutsaft, Ernährungsumstellung, Vermeiden von Schwarztee
Wadenkrämpfe	Magnesium- und/oder Zinkzufuhr, Ernährungsumstellung
Hautjucken	Bauch, Po, Oberschenkel, Hüfte: Körperöl einmassieren, Zupfmassage andere Körperpartien: Pappelsalbe, kalte Waschungen
Schnupfen	klein gehackte Zwiebel neben das Bett stellen, für gute Raumluft sorgen, Duftlampe mit Erkältungsöl, Erkältungsbad (nicht über 34 °C), spazieren gehen, Dampfbad, Schlüsselblumentee trinken
Husten, Bronchitis	Brustwickel mit Schmalz oder Lavendelöl oder gekochten warmen Kartoffeln, Dampfbäder, Erkältungsbäder, spazieren gehen, Schal, homöopathische Mittel
Brüchige Nägel	Kieselsäuregel oder -pulver nach Vorschrift
Hautunreinheiten	Süßigkeiten meiden, Wechseln der Pflegeprodukte
Striae	Einmassieren von Hautöl, z.B. Weizenkeimöl mit Lavendel, Johanniskrautöl, Calendulaöl, Zupfmassage

Sodbrennen	*siehe S. 193 ff.*
Magenschmerzen	Kieselsäuregel
Schlaflosigkeit,	Tee aus Hopfen, Melisse, Baldrian zu
Unruhe	gleichen Teilen + 10 g Orangenschale vor
	dem Schlafengehen trinken, auch unter-
	stützend bei vorzeitigen Wehen
Hämorrhoiden	Löwenzahnwurzeltee 2 Tassen täglich,
	Nasentropfen auf Wattetupfer auflegen,
	für regelmäßigen weichen Stuhlgang
	sorgen
Verstopfung	viel trinken, Ernährungsumstellung,
	viele Ballaststoffe, morgens einige
	Schlückchen lauwarmes Wasser trinken,
	Milchzucker
Krampfadern	viel laufen, Beingymnastik, 2 Tassen
	Löwenzahnwurzeltee täglich,
	Stützstrümpfe
Blähungen	Fenchel-Kümmel-Anistee nach Bedarf,
	keine blähenden Speisen, keine enge
	Kleidung, viel laufen
Durchfall	geriebene Äpfel, 1 Teelöffel Zimt,
	Uzaratropfen, viel trinken, Kümmel-
	Fenchel-Anistee
Rückenschmerzen	Gymnastik, Vierfüßlerstand,
	Haltungsänderung,
	evtl. Schuhwechsel
Ischiasbeschwerden	Gymnastik, Wärme, viel Bewegung, Aku-
	punktur
Ödeme	Ernährungsumstellung, viel trinken

Geburt

Vorbereitungen auf	Dammmassage, evtl. Himbeerblättertee
die Geburt	6 Wochen lang täglich 1 Tasse,
	evtl. homöopathische Mittel,
	von Fachleuten für Ihren Typ:
	Akupunktur
bei Übertragung	homöopathische Tropfen,
oder am Termin	Akupunktur, Moxa, Frauenmanteltee

Wochenbett

Nachwehen	tiefe Bauchatmung, Frauenmanteltee, homöopathische Mittel, Wärmflasche im unteren Rückenbereich, Bauchlage
Wochenflussstau	Anlegen des Kindes, Bauchlage, tiefe Bauchatmung, Gymnastik, Frauenmanteltee, Hirtentäscheltee
Milcheinschuss	bei spannenden Brüsten: Traumeelsalbe einmassieren, 1 Tasse Salbeitee
Zu wenig Milch	viel anlegen, viel trinken, Ruhe, Lecithin
Schwäche	Ruhe, Kräuterblutsaft, viel Obst und Gemüse
Zu viel Milch	Salbeitee
Wunde Brustwarzen	lüften, Milchauffangschälchen tragen, Stillanleitung anfordern
Schwitzen	Salbeitee, vor allem abends 1 Tasse trinken
Schmerzende Dammnaht	abduschen mit festem, warmem Strahl, gut abtupfen, häufiger Vorlagenwechsel, lüften, ab 3. Tag Sitzbäder entweder mit Salz oder Kamille oder Eichenrindenextrakt oder Neutralseife – 10 Minuten täglich, Tupfer mit Muttermilch, wenig sitzen
Kaiserschnittnarbe	Arnikaöl einmassieren nach Abheilung, Sitzbäder, abduschen, evtl. polstern mit Vorlage (Klebestreifen am vorderen oberen Sliprand)

Kind

Gelbsucht	viel anlegen, ans Licht stellen
Unruhe	Kleidung von Mutter in die Wiege mitgeben, ruhige Ansprache, weniger Kaffee oder andere koffeinhaltige Getränke für stillende Frauen, Körperkontakt nur bei Eltern
Blähungen	Mutter: Kümmel-Fenchel-Anistee bei Stillkindern, evtl. Ernährungsumstellung
Pickel, Mitesser	verschwinden von alleine, haben fast alle Kinder wegen der hormonellen Umstellung

Wundsein	Muttermilch auftragen, häufiger Windel-wechsel, lüften, Stoffwindeln benutzen
Pilz	Po: *siehe Wundsein*, zusätzlich waschen mit Teebaumlösung (4–5 Trpf. auf 1/2 l Was-ser), evtl. pilzabtötende Salbe Mund: Mundlösung verschreiben lassen, zusätzlich Creme für Brustwarzen, da diese durch das Kind infiziert sein können!
Bindehautreizungen	Muttermilch
Verstopfte Nase	Muttermilch, ansonsten Kochsalzlösung einträufeln (aus der Apotheke)
Verstopfung	bei Flaschenkindern: 20–30 ml mehr Flüs-sigkeit als vorgeschrieben pro Flasche bei Stillkindern (kommt äußerst selten vor, besonders bei hoher psychischer Belastung wie z. B. Weihnachten oder Taufe): Mutter trinkt 1 l Pfirsichsaft
Kalte Füße	Wollsöckchen unter den Strampler ziehen, Mütze
Nagelbettentzündung	Vorsicht bei Nägelschneiden! Antibiotische Salbe, evtl. zusätzlich Muttermilch zur Beschleunigung des Heilungsprozesses

Alle Empfehlungen verstehen sich zusätzlich zu weiteren fachlichen Maßnahmen und sollten den jeweiligen Fachleuten auch mitgeteilt werden.

Pränataldiagnostik zum Zweiten

Seit Ende 1995 erlaubt das Gesetz in Deutschland die Tötung behinderter Kinder bis zur Geburt, nicht mehr »nur« bis zur 22. Schwangerschaftswoche. Rund 1500 Abtreibungen werden jährlich in Deutschland nach der 22. Schwangerschaftswoche vorgenommen.

§ 218 b StGB 85
(2) Die Voraussetzungen des Absatzes 1 Nr. 2 gelten auch als erfüllt, wenn nach ärztlicher Erkenntnis
1. dringende Gründe für die Annahme sprechen, dass das Kind infolge einer Erbanlage oder schädlicher Einflüsse vor der Geburt an einer nicht behebbaren Schädigung seines Gesundheitszustandes leiden würde, die so schwer wiegt, dass von der Schwangeren die Fortsetzung der Schwangerschaft nicht verlangt werden kann.
3. der Abbruch der Schwangerschaft sonst angezeigt ist, um von der Schwangeren die Gefahr einer Notlage abzuwenden, die
a) so schwer wiegt, dass von der Schwangeren die Fortsetzung der Schwangerschaft nicht verlangt werden kann, und
b) nicht auf eine andere für die Schwangere zumutbare Weise abgewendet werden kann.

Was da vom Parlament verabschiedet wurde, haben die wenigsten Abgeordneten wohl in der Konsequenz verstanden. Konkret heißt es: Ein Kind steht bis zur Geburt zur Disposition. Ein Kind, das der Voraussicht nach behindert zur Welt käme (und was wir von medizinischer Voraussicht zuweilen zu halten haben, wissen wir), darf bis zur Geburt im Mutterleib getötet werden, wenn es eine psychische, physische oder soziale Belastung für die Mutter darstellt. Sowohl die Belastung für die Mutter als auch die Behinderung sind Gummibegriffe. Zur Erläuterung ein Beispiel, das durch die Medien ging.

Fallbeispiel: Eingeleitete Geburt nach positivem Befund
In der 24. Schwangerschaftswoche wurden die Wehen bei einer Frau eingeleitet, deren Kind laut Befund der Fruchtwasseruntersuchung mit dem Down-Syndrom zur Welt gekommen wäre. Entgegen der Erwartung der Ärzteschaft und der Mutter kam das Kind allerdings nicht tot zur Welt, sondern es begann zu atmen und zu schreien. Die

entsetzten und ratlosen Ärzte legten das Kind beiseite. Doch es hörte nicht auf zu atmen! Nach zehn Stunden, die das Kind ohne jegliche ärztliche Versorgung überstand, erbarmten sich die Mediziner und leisteten »erste Hilfe«. Das Kind lebt mittlerweile in einem Heim. Die Mutter – die einen schweren Schock erlitt, weil man ihr zugesichert hatte, das Kind komme tot auf die Welt – prozessiert noch immer gegen die Ärzte. Die Rechtslage ist »problematisch«. Dieses Beispiel – dokumentiert in einer TV-Reportage – ist kein Einzelfall, doch nur selten dringen solche Vorkommnisse aus dem Kreißsaal an die Öffentlichkeit.

Es gibt Kliniken, in denen wird die Entscheidung bezüglich solcher Abtreibungen sehr sorgfältig erwogen, und die Frauen und Paare werden umfassend aufgeklärt und auch betreut. Manche Kliniken begegnen dem oben genannten Gesetz mit Ethikkommissionen, die interdisziplinär zusammengesetzt sind – inklusive einer Hebamme. Stellenweise gibt es auch Vereinbarungen zwischen Gynäkolog(inn)en, Kinderärzt(inn)en und Perinatalmediziner(inne)n, wie mit dem Kind umzugehen sei, falls es leben sollte. Dies ist natürlich der Schrecken aller an einer solchen Abtreibung beteiligten Personen, weshalb die Ungeborenen oftmals im Mutterleib mit einer Spritze ins Herz getötet werden. In vorgenannter TV-Reportage berichtete eine Hebamme von 20 Punktionsstellen am Brustkorb des letztlich tot geborenen Kindes. Da hat wohl jemand geübt. Nebenbei bemerkt: Es ist erwiesen, dass Ungeborene Schmerzen empfinden. Die Kaliumchlorid-Spritze in das Herz des Ungeborenen wird am häufigsten bei Mehrlingsschwangerschaften eingesetzt – wenn einer der Zwillinge sich nicht adäquat entwickelt und den Eltern »wenigstens zu einem gesunden Kind« verholfen werden soll. Auch bei unbeabsichtigt vielen Mehrlingen nach einer künstlichen Befruchtung kann diese Spritze eingesetzt werden. Noch brutaler sind Methoden in den USA, wo mit Zangen die Beine des Kindes aus dem Mutterleib gezogen werden, später werden die Gliedmaßen abgeschnitten und zum Schluss das Gehirn abgesaugt, so dass das Kind garantiert tot zur Welt kommt. Es ist wichtig, dass das Kind mit den Beinen voraus sichtbar wird, denn nur dann gilt es als lebensunfähig. Erschiene der Kopf zuerst, könnte nicht legal getötet werden. In den USA gibt es sogar spezielle Abtreibungskliniken, die den Eingriff gleichsam als Dienstleistung anbieten, egal wie weit die Schwangerschaft fortgeschritten ist. Preis: rund 5000 Dollar.

In Frankreich werden bei schweren Fehlbildungen Abtreibungen noch bis zum Einsetzen der Wehen vorgenommen.

In Deutschland gibt es Meinungen, die den Krankenkassen unterstellen, sie würden eine Abtreibung der Versorgung eines behinderten Kindes vorziehen – eine Ansicht, die von der derzeitigen Bundesjustizministerin Herta Däubler-Gmelin in einem Spiegel-Interview (5.7.99) folgendermaßen kommentiert wurde: »So eine Vermutung habe ich auch schon gehört. Ich halte sie für falsch und fände es furchtbar, wenn sie stimmte.«

Wird »dank« der Pränatalmedizin eine eventuelle Behinderung diagnostiziert, bedeutet das zuerst einmal: Das Kind entspricht nicht der Norm. Manche der diagnostizierten Behinderungen wie Hasenscharte etc. wären operabel. Andere wären bei der Geburt des Kindes noch gar nicht feststellbar – lediglich die Disposition zu einer Krankheit, die später auftreten könnte, ist erkennbar –, doch auch dies stellt einen »legalen« Grund zum Abbruch dar. Und was ist, wenn eine Krankheit in der Pubertät des Kindes ausbrechen würde, das Kind aber im Alter von 10 Jahren bei einem Autounfall stürbe?

Fatal wäre es, wenn man allein den Müttern die Verantwortung zuschöbe. Denn fast durch die Bank ist die Vorgehensweise die Gleiche. Eine Frau – ob im 6., 7. oder 8. Monat schwanger – wird mit einer Diagnose konfrontiert, die suggeriert, ihr Kind käme behindert auf die Welt. Oft fragt der betreuende Arzt, die Ärztin überhaupt nicht nach, was das für die Frau, das Paar bedeutet. Gelegentlich wird schon zuvor – das heißt, wenn die Diagnose feststeht und sie der Frau noch gar nicht mitgeteilt wurde – ein Klinikbett gebucht. Der nette Satz: »Wir haben schon ein Bett für Sie bestellt. Morgen früh ...«, erscheint wie eine Beschwichtigungsformel nach dem Motto: »Wir machen alles wieder gut.« Es wird aber nichts gut gemacht. Ganz im Gegenteil.

Frauen werden zuerst zur Diagnostik überredet, und später tragen sie die ethische Verantwortung. Vielen Frauen wird es zu spät klar, dass sie einer Tötung zustimmen. Sie stehen unter Schock. Die Maschinerie kommt in Gang. Im Krankenhaus werden Wehen ausgelöst, die Geburt eingeleitet. Viele Frauen begreifen erst dann, was eigentlich geschieht. Die Wehen sind extrem schmerzintensiv. Der Körper ist noch auf Halten, nicht auf Geben und Loslassen programmiert. Doch wenn eine Frau dann verzweifelt Nein schreit, ist es zu spät. Die Maschinerie läuft. Die Frau gebiert zum Tod. Und sie weiß nicht mal, ob das Kind tatsächlich tot sein wird. Keine Garantie. Wie viele der durch späten Abbruch abgetriebenen Kinder leben, gehört in den Bereich der Dunkelziffern. Und es ist sowohl für die betroffenen Frauen als auch für sämtliche Menschen, die an dieser grauenhaften Szenerie beteiligt sind, kaum auszuhalten. Das spiegelt sich oftmals auch im Verhalten der Mutter und den Eltern gegenüber wider, die gemieden werden und nicht den Beistand bekommen, den sie nach einem solchen Abbruch dringend bräuchten. Aber warum sollte man ihnen helfen? Sie haben ja schließlich unterschrieben, dass sie mit dem Eingriff einverstanden sind, oder – um mit den Worten eines besonders einfühlsamen Chefarztes zu sprechen: »Die Suppe haben sie sich selbst eingebrockt.« Und wenn eine Frau dann Einspruch erhebt, weil sie sich im Nachhinein nicht richtig aufgeklärt fühlt, weil ihr niemand gesagt hat, was da genau vor sich geht, liegt die Beweispflicht bei ihr. Dennoch: ganz »unschuldig« sind die Eltern nicht. Indem sie ihr angebliches Recht auf ein gesundes Kind einfordern, fordern sie die Wissenschaft heraus. Manche Eltern befürworten das oben abgedruckte Gesetz ausdrücklich. Meistens aus Ignoranz der eigentlichen Bedeutung dieser Entscheidung gegenüber. Oder weil sie wegen früherer unglücklicher Schwangerschaften beziehungsweise wegen Erbkrankheiten vorangegangener Kinder Anspruch auf ein gesundes Kind erheben. Zwar handelt es sich bei diesen Eltern um eine Minderheit, allerdings ist diese Minderheit sehr laut. Sie ist selten bereit, ethische Diskussionen zu führen. Es geht ihr lediglich um das eigene, gesunde Kind. Somit hat sich nicht nur der Gesetzgeber in den Stricken dieses Paragrafen verheddert, sondern manche Eltern haben kräftig »mitgesponnen«.

Und wenn die Frau, das Paar den Rat eines Arztes, einer Ärztin zum Schwangerschaftsabbruch ignoriert und selber entscheiden möchte? Uns ist ein Fall bekannt, in dem der betreuende Gynäkologe einer Frau, deren Kind unter dem Potter-Syndrom (Anlage einer Niereninsuffizienz) litt, drohte, sie per Polizei ins Krankenhaus bringen zu lassen. Diese Frau hat sich durchgesetzt. Im Kreis ihrer Familie gebar sie das Kind. Ihre zwei anderen Kinder, ihr Mann, sie alle hielten und bargen den kleinen Menschen, der eine Stunde lang lebte. Eine Stunde lang, in der er seinen Platz in dieser Familie bekam. Dann starb das Kind. Die Atemzüge wurden einfach weniger. Stille. Und Frieden.

Frauen wie diese werden den Verlust ihres Kindes leichter bewältigen als andere, die, ohne zu wissen, worauf sie sich einlassen, zum

Abbruch überredet werden. Frauen, die denken, sie seien gut aufgehoben und dann in die Räder, unter die Räder kommen.

Fallbeispiel: Verwehrte Abtreibung

Die Gesetzgebung in Deutschland verursacht Fälle wie nachfolgenden: Einer ungewollt schwanger gewordenen Frau wird die Abtreibung der Frühschwangerschaft in der 6. Woche verwehrt, weil sie das Beratungsgespräch »nicht bestanden« hat. Am Ende des ersten Drittels der Schwangerschaft wird nach einer Blutuntersuchung (Triple-Test) die Erkrankung des Kindes am Down-Syndrom vermutet und durch eine Amniozentese in der 17. Schwangerschaftswoche bestätigt. Die Frau wird zum Abbruch der Schwangerschaft gedrängt. Nebenbei bemerkt: Sie befindet sich nun in der 20. Woche. Der Abbruch ist für sie selbst wesentlich riskanter, schmerzhafter und belastender, als wenn er zu einem früheren Zeitpunkt erfolgt wäre. Sollte das Kind lebend zur Welt kommen, hat die Frau nicht nur ein Kind, das sie selber eigentlich gar nicht wollte, es würde nun auch von der Gesellschaft abgelehnt – ein nicht gewolltes, behindertes, krankes, frühgeborenes Kind mit der Tendenz zu weiteren Behinderungen und gleichzeitig, dank des medizinischen Fortschrittes, guten Überlebenschancen.

Wäre bei zur »Abtreibung freigegebenen« Kindern keine Behinderung diagnostiziert worden und kämen sie aus anderen Gründen so früh zur Welt, würden sie nach allen Regeln der Kunst gerettet. Wir wissen von der umfassenden Sorge für Frühgeburten, welch »sportlicher« Wettkampf es zu sein scheint, immer unfertigere Menschen ins Leben zu entlassen, dank des medizinischen Fortschritts, der den Frauen endlich die Alleinherrschaft über entstehendes Leben streitig machen soll, die vor allem einige männliche Mediziner zu beunruhigen scheint. Sehr interessant wäre es in diesen Fällen, die Psychoanalyse heranzuziehen. Aber auch Gedanken über Schicksal und Religion, sprich Karma, sind angebracht. Und es wäre notwendig, die Öffentlichkeit über die spätere Entwicklung der Frühgeborenen zu informieren. So manches Mal verkündet eine Schlagzeile: Neuer Rekord! Vierlinge im fünften Monat gerettet! Und dann der Aufruf an die Leserschaft, eifrig zu spenden, damit die Frühchen-Station im städtischen Krankenhaus endlich den hochmodernen Brutkasten aus den USA anschaffen kann. Es folgen dann vielleicht noch ein paar Berichte, die in der Zeitung nach und nach auf die »schlechten Plätze« verwiesen werden. Und dann erfährt man nichts mehr von diesen Frühchen. Langzeitbeobachtungen über Frühgeborene fehlen noch immer! Die prozentuelle Wahrscheinlichkeit für frühere oder spätere Behinderungen ist enorm hoch. Aber sie gibt weder eine Schlagzeile her, noch animiert sie zum Spenden für die Frühchen-Station.

Einen wesentlichen Anteil bilden die frühgeborenen Mehrlinge, die häufig aus Sterilitätsbehandlungen entstehen. Jede/r niedergelassene Arzt, Ärztin darf diese Behandlung durchführen – unabhängig davon, ob er/sie ausreichend fortgebildet ist und über Fähigkeiten verfügt, die Anzahl befruchteter Eizellen ordentlich zu kontrollieren. Frauen, die sich einer Hormonbehandlung oder künstlichen Befruchtung unterziehen, bei der weit über die normale Menge hinaus Follikel zur Reifung gebracht werden, gehören von Menschen mit großem Know-how betreut. Ansonsten werden wir immer mehr frühgeborene Mehrlinge haben, die aus Gründen der Frühgeburtlichkeit zumindest Risikokinder sind.

Für besonders makaber halten wir die Unterscheidungskriterien. Das Kind im Mutterleib zu töten ist gestattet, Ärzten gestattet. Sobald es auf der Welt ist, haben sie es gemäß ihrem geleisteten Eid zu schützen. Also muss alles getan werden, damit das Kind auf keinen Fall lebendig zur Welt kommt.

Sicherlich, wenn ein Kind mit einer extremen Behinderung geboren würde, stellt sich die Frage nach einem Abbruch. Aber wir möchten vor den Folgen warnen, zu denen die sanft gestellte Frage: »Wir wollen schauen, ob es dem Baby gut geht«, führen kann. Und wie gesagt, auch Kinder, die später eventuell eine Krankheit bekommen können, »stehen zur Disposition«. Eindringlich weisen wir auf die Fehlerquoten bei den erstellten Diagnosen hin. Es sind Fälle bekannt, in denen Ärzt(e)innen Frauen garantierten, ihr Kind würde mit einem offenen Rücken (Spina bifida) zur Welt kommen. Und dann war das Kind gesund. Eine Frau, die sich nicht beirren ließ, zeigte Mut. Nicht Mut zum Kind, den hatte sie sowieso und trug ein gesundes Kind aus, sondern den Mut, sich gegenüber Ärzt(inn)en durchzusetzen. Ob vielen Frauen verschwiegen wird, dass ihr Kind gesund gewesen wäre, wenn sie es nicht im sechsten Monat abgetrieben hätten ... darüber kann nur spekuliert werden.

Keinesfalls möchten wir über jene Menschen richten, die sich entscheiden, kein behindertes Kind großziehen zu wollen. Doch wir möchten an alle appellieren, sich mit diesem Thema gründlich auseinander zu setzen und sich nicht auf die Schnelle »überreden« zu lassen. Denn oftmals ist das Leben nach solch einem Horrorszenario nie mehr so, wie es einmal war. Und viele Eltern sind sehr glücklich – trotz oder gerade wegen ihrer behinderten Kinder. Entscheidungen können nur im jeweiligen Einzelfall getroffen werden. Aber es muss entschieden werden. Von den Personen, die wirklich von der Entscheidung betroffen sind, den Müttern, Eltern, der ganzen Familie. Niemals kann diese Entscheidung Fremden überlassen werden. Im Vordergrund steht die Aufklärung über die Krankheit des Kindes. Ist sie von Geburt an präsent? Wann würde sie eventuell auftreten? Wie kann ein Mensch damit überleben? Wie sieht die familiäre Belastung konkret aus? Welche Unterstützung und Hilfen sind vorhanden? Gibt es Selbsthilfegruppen? Wo kann ich solche Menschen/ Kinder kennen lernen, um mir ein Bild von ihrer Behinderung zu machen? (Adressen *siehe Anhang*) Gibt es für mich Hilfe nach einem solchen Eingriff? Wenn ja, wo? Welche Kosten entstehen? Zahlt die Krankenkasse nur den Eingriff oder auch meine eigene Bewältigung mit fachlicher Unterstützung? Gibt es Adressen anderer Betroffener, die den Eingriff durchführen ließen?

Diese Fragen müssen vor der Zustimmung zu einem Schwangerschaftsabbruch endgültig geklärt sein! Danach ist es zu spät. Danach erst zu denken ist unverantwortlich. Und es ist auch unverantwortlich, Menschen, die solche schwerwiegenden Entscheidungen zu treffen haben, unter Zeitdruck zu setzen.

Vor einiger Zeit wurde in den Niederlanden diskutiert, ob bei bestimmten Religionszugehörigkeiten oder Nationalitäten eine Abtreibung der Kinder erlaubt werden sollte, falls das Geschlecht nicht das richtige sei! Mit richtig ist natürlich männlich gemeint. Es ist bekannt, dass außerhalb Europas das »falsche Geschlecht« weitaus häufiger abgetrieben wird als das »richtige«. Und es ist mehr als erschreckend, dass diese Selektion nun nach Europa überzuschwappen droht. Aber mit zunehmendem Bombardement durch die gruseligen Fortschritte der Gentechnik werden wir ja immer »abgebrühter«. Doch wir sollten auf der Hut sein. Jede und jeder Einzelne von uns. Schon längst ist die Rede von den (Alp-)Traumkindern. Noch ein paar Gene aufgeschlüsselt, und dann können die Eltern sich aussuchen, was sie wollen: blond, braun-, blau- oder grünäugig, Mädchen oder Junge. Der Schauspieler Dr. Peter Radtke hat dazu treffend formuliert: Kinderwunsch – Wunschkind – Kind nach Wunsch. Die rasante Entwicklung in Richtung Eugenik, die Angst macht aufgrund von Selektion nach Geschlecht und Körperbau und die Frage aufwirft, ob man – wenn man das am Anfang des Lebens tut – das auch bald am Ende des Lebens tun wird, ist weltweit ein Milliardengeschäft. Ausgetragen wird es auf dem Rücken der Betroffenen. Die tot geborenen Kinder haben keinen Rechtsstatus, ihre Organe und ihr Gewebe können zu Forschungszwecken weiter verwendet werden, was natürlich »hochinteressant« ist. Diese Forschungszwecke, die sich in den Mantel des Wissenstandes zum Erhalt der Menschheit hüllen, experimentieren aber mit dem Leben. Die Verwertung menschlicher Zellen erscheint uns als eine Art moderner Kannibalismus. Gegessen werden diese abgetriebenen Kinder natürlich nicht. Dennoch werden sie einverleibt. Von der Industrie. Von Pharmakonzernen. Von ehrgeizigen Forschern. Die Industrie hat Appetit. Großen Appetit. Auf Menschenfleisch. Denn das bringt Geld. Viel Geld. Besonders wenn die Untersuchungen tot geborener Kinder zu patentierten Medikamenten führen, die weltweit vertrieben werden – und das alles angeblich zum Wohle der Menschheit.

Vor einiger Zeit erhielt die Medizinische Hochschule Hannover die Erlaubnis einer Kommission, die unter anderem mit Vertretern der katholischen und evangelischen Kirche besetzt war, an Parkinson-Patienten ein Medikament zu testen, das aus Hirnzellen abgetriebener Embryonen hergestellt wird. Studien aus Schweden und Mexiko, die nachweisen, dass durch dieses Medikament keine Heilung, sondern lediglich eine relativ kurzfristige Linderung erreicht werden kann, waren zu diesem Zeitpunkt bereits veröffentlicht. Die Entscheidung für dieses Medikament bedeutet nichts anderes, als dass bei konsequenter Dauerbehandlung – die ja wegen der kurzzeitigen Wirksamkeit des Präparats angezeigt wäre – auch dauerhaft menschliche Embryonen zur Verfügung stehen müssten.

Wir alle sind aufgerufen, verantwortungsvoll zu handeln – auch außerhalb einer Schwangerschaft. Mit unserer Neinstimme, dort wo sie nötig ist. Doch Sie sind jetzt schwanger. Und Sie wissen noch immer nicht, ob Sie sich dem einen oder anderen Test unterziehen sollten? Am besten keine Tests? Nein! Aber Sie sollten entscheiden, welche Tests Ihnen sinnvoll erscheinen. Wir möchten Sie unbedingt ermutigen, sich wegen eines von der Norm abweichenden Wertes nicht gleich in tiefe Verzweiflung stürzen zu lassen. Löchern Sie Ihren Arzt, Ihre Ärztin. Holen Sie sich woanders Rat. Mindestens zwei Ärzt(e)innen sollten ihre Meinung äußern. Sprechen Sie mit Freundinnen und Freunden und anderen Müttern. Relativieren Sie die erste Auskunft. Suchen Sie genetische Beratungsstellen auf, Adressen finden Sie im Anhang. Und denken Sie daran: Ärzte müssen sich absichern. Sie müssen jede Möglichkeit der Technik nutzen, um selbst auf der sicheren Seite zu sein. Was bei uns noch relativ selten ist, gehört in den USA zum Alltag: Eltern prozessieren gegen Ärzte, weil sie ein behindertes Kind haben.

Es gehört viel Mut dazu, seinen Intuitionen zu vertrauen. Mut, der immer seltener und immer wichtiger wird. Als schwangere Frau befinden Sie sich in einer hochintuitiven Lebensphase. Die kollidiert mit der angeblich sachlichen Welt der Technik. Die Wahrheit gibt es nicht. Es gibt nur Ihre ganz persönliche Wahrheit. Und die müssen Sie herausfinden.

Tipp
Sollten Ihnen irgendwelche Tests vorgeschlagen werden – nur um ganz sicherzugehen, heißt es dann meistens –, erkundigen Sie sich nach den Heilungsmöglichkeiten bei positivem Befund. Denn: Bei den meisten Fehlbildungen oder genetischen Besonderheiten, die durch Ultraschall oder invasive Methoden wie Fruchtwasseruntersuchung entdeckt werden, gibt es keine Heilung. Die einzige »Therapie«, die angeboten wird, ist der Schwangerschaftsabbruch. Die Möglichkeit, beispielsweise eine diagnostizierte Behinderung medizinisch-therapeutisch zu heilen, steht in keinem Verhältnis zu dem breit gefächerten Risikokatalog und dem aufwendigen diagnostischen Instrumentarium, das inzwischen bei jeder Schwangeren zum Einsatz kommt.

Mutterschaftsrichtlinien

Allgemeines

1. Durch die ärztliche Betreuung während der Schwangerschaft und nach der Entbindung sollen mögliche Gefahren für Leben und Gesundheit von Mutter oder Kind abgewendet werden. Vorrangiges Ziel der ärztlichen Schwangerenvorsorge ist die frühzeitige Erkennung von Risikoschwangerschaften und Risikogeburten.
2. Zur notwendigen Aufklärung über den Wert dieser den Erkenntnissen der medizinischen Wissenschaft entsprechenden ärztlichen Betreuung während der Schwangerschaft und nach der Entbindung sollen Ärzte, Krankenkassen und Hebammen zusammenwirken.
3. Die an der vertragsärztlichen Versorgung teilnehmenden Ärzte treffen ihre Maßnahmen der ärztlichen Betreuung während der Schwangerschaft und nach der Entbindung nach pflichtgemäßem Ermessen innerhalb des durch Gesetz bestimmten Rahmens. Die Ärzte sollen diese Richtlinien beachten, um den Versicherten und ihren Angehörigen eine nach den Regeln der ärztlichen Kunst zweckmäßige und ausreichende ärztliche Betreuung während der Schwangerschaft und nach der Entbindung unter Vermeidung entbehrlicher Kosten zukommen lassen.
4. Die Maßnahmen nach diesen Richtlinien dürfen nur diejenigen Ärzte ausführen, welche die vorgesehenen Leistungen aufgrund ihrer Kenntnisse und Erfahrungen erbringen können, nach der ärztlichen Berufsordnung dazu berechtigt sind und über die erforderlichen Einrichtungen verfügen. Sofern ein Arzt Maßnahmen nach Abschnitt A 6 sowie Einzelmaßnahmen nach Abschnitt B, C und D nicht selbst ausführen kann, sollen diese von solchen Ärzten ausgeführt werden, die über die entsprechenden Kenntnisse und Einrichtungen verfügen.
5. Die an der vertragsärztlichen Verordnung teilnehmenden Ärzte haben darauf hinzuwirken, dass für sie tätig werdende Vertreter diese Richtlinien kennen und beachten.
6. Es sollen nur Maßnahmen angewendet werden, deren diagnostischer und vorbeugender Wert ausreichend gesichert ist; eine Erprobung auf Kosten der Versichertengemeinschaft ist unzulässig.

7. Ärztliche Betreuung im Sinne der §§ 196 RVO und 23 KVLG sind solche Maßnahmen, welche der Überwachung des Gesundheitszustandes der Schwangeren bzw. Wöchnerinnen dienen, soweit sie nicht ärztliche Behandlung im Sinne des § 28 SGB V darstellen. Im Einzelnen gehören zu der Betreuung:

a) Untersuchungen und Beratungen während der Schwangerschaft (s. Abschnitt A)

b) Frühzeitiges Erkennen und besondere Überwachung von Risikoschwangerschaften – amnioskopische und kardiotokographische Untersuchungen, Ultraschalldiagnostik, Fruchtwasseruntersuchungen usw. (s. Abschnitt B).

c) Serologische Untersuchungen auf Infektionen
   – z.B. Lues, Röteln, Hepatitis B
   – bei begründetem Verdacht auf Toxoplasmose und andere Infektionen
   – zum Ausschluss einer HIV-Infektion; auf freiwilliger Basis nach vorheriger ärztlicher Beratung der Schwangeren
   – sowie blutgruppenserologische Untersuchungen während der Schwangerschaft (s. Abschnitt C).

d) Blutgruppenserologische Untersuchungen nach Geburt oder Fehlgeburt und Anti-D-Immunglobulin-Prophylaxe (s. Abschnitt D).

e) Untersuchungen und Beratungen der Wöchnerin (s. Abschnitt F).

f) Medikamentöse Maßnahmen und Verordnungen von Verband- und Heilmitteln (s. Abschnitt G).

g) Aufzeichnungen und Bescheinigungen (s. Abschnitt H).

A. Untersuchungen und Beratungen sowie sonstige Maßnahmen während der Schwangerschaft

1. Die Schwangere soll in ausreichendem Maße ärztlich untersucht und beraten werden. Die Beratung soll sich auf die Risiken einer HIV-Infektion bzw. AIDS-Erkrankung erstrecken. Dabei soll der Arzt auch über die Infektionsmöglichkeiten und deren Häufung bei bestimmten Verhaltensweisen informieren. In die ärztliche Beratung sind auch ernährungsmedizinische Empfehlungen als Maßnahme der Gesundheitsförderung einzubeziehen. Dabei ist insbesondere auf eine ausreichende Jodzufuhr hinzuweisen.

2. Die erste Untersuchung nach Feststellung der Schwangerschaft sollte möglichst frühzeitig erfolgen. Sie umfasst:
a) die Familienanamnese, die Eigenanamnese, die Schwangerschaftsanamnese, die Arbeits- und Sozialanamnese;
b) die Allgemeinuntersuchung,

die gynäkologische Untersuchung (einschließlich eines Zervixabstriches zur Untersuchung auf Chlamydia trachomatis mittels eines geeigneten Antigennachweises oder eines Nukleinsäurenachweises ohne Amplifikation [sog. Gensonden-Test],

und weitere diagnostische Maßnahmen:

Blutdruckmessung, Feststellung des Körpergewichts, Untersuchung des Mittelstrahlurins auf Eiweiß, Zucker und Sediment, ggf. bakteriologische Untersuchungen (z. B. bei auffälliger Anamnese, Blutdruckerhöhung, Sedimentbefund), Hämoglobinbestimmung – im Regelfall ab 6. Monat, falls bei Erstuntersuchung normal: je nach dem Ergebnis dieser Bestimmung (bei weniger als 11,2 g je 100 ml = 70 % Hb) Zählung der Erythrozyten.

3. Ergeben sich im Rahmen der Mutterschaftsvorsorge Anhaltspunkte für ein genetisch bedingtes Risiko, so ist der Arzt gehalten, die Schwangere über die Möglichkeiten einer humangenetischen Beratung und/oder humangenetischen Untersuchung aufzuklären.

4. Die nachfolgenden Untersuchungen sollen – unabhängig von der Behandlung von Beschwerden und Krankheitserscheinungen – im Allgemeinen im Abstand von 4 Wochen stattfinden und umfassen:

Gewichtskontrolle, Blutdruckmessung, Untersuchung des Mittelstrahlurins auf Eiweiß, Zucker und Sediment, ggf. bakteriologische Untersuchungen (z. B. bei auffälliger Anamnese, Blutdruckerhöhung, Sedimentbefund);

Hämoglobinbestimmung – im Regelfall ab 6. Monat, falls bei Erstuntersuchung normal: je nach dem Ergebnis dieser Bestimmung (bei weniger als 11,2 g je 100 ml = 70 % Hb) Zählung der Erythrozyten.

Kontrolle des Standes der Gebärmutter, Kontrolle der kindlichen Herzaktionen, Feststellung der Lage des Kindes.

In den letzten zwei Schwangerschaftsmonaten sind im Allgemeinen je zwei Untersuchungen angezeigt.

5. Im Verlauf der Schwangerschaft soll ein Ultraschall-Screening mittels B-Mode-Verfahren durchgeführt werden. Die Untersuchungen erfolgen

– von Beginn der 9. bis zum Ende der 12. SSW (1. Screening)
– von Beginn der 19. bis zum Ende der 22. SSW (2. Screening)
– von Beginn der 29. bis zum Ende der 32. SSW (3. Screening).

Dieses Ultraschall-Screening dient der Überwachung einer normal verlaufenden Schwangerschaft insbesondere mit dem Ziel
– der genauen Bestimmung des Gestationsalters
– der Kontrolle der somatischen Entwicklung des Feten
– der Suche nach auffälligen fetalen Merkmalen
– dem frühzeitigen Erkennen von Mehrlingsschwangerschaften.
Der Inhalt des Screening ist für die jeweiligen Untersuchungszeiträume in Anlage 1 a festgelegt.

Ergeben sich aus dem Screening auffällige Befunde, die der Kontrolle durch Ultraschall-Untersuchungen mit B-Mode oder ggf. anderen sonographischen Verfahren bedürfen, sind diese Kontrolluntersuchungen auch außerhalb der vorgegebenen Untersuchungszeiträume Bestandteil des Screening. Dies gilt insbesondere für Untersuchungen bei den in Anlage 1 b aufgeführten Indikationen.

6. Ergibt sich aus sonographischen Untersuchungen die Notwendigkeit zu weiterführender sonographischer Diagnostik durch einen anderen Arzt, sind die relevanten Bilddokumentationen, welche die Indikation zu dieser weiterführenden Diagnostik begründen, diesem Arzt vor der Untersuchung zur Verfügung zu stellen.

Ergibt sich aus den Screening-Untersuchungen – gegebenenfalls einschließlich der Kontrolluntersuchungen – die Notwendigkeit zu einer weiterführenden sonographischen Diagnostik, auch mit anderen sonographischen Verfahren, sind diese Untersuchungen ebenfalls Bestandteil der Mutterschaftsvorsorge, aber nicht mehr des Screening. Dies gilt auch für alle weiterführenden sonographischen Untersuchungen, die notwendig werden, den Schwangerschaftsverlauf und die Entwicklung des Feten zu kontrollieren, um gegebenenfalls therapeutische Maßnahmen ergreifen oder geburtshilfliche Konsequenzen ziehen zu können. Die Indikationen hierfür sind in den Anlagen 1 c und 1 d angeführt.

Die Anwendung doppler-sonographischer Untersuchungen zur weiterführenden Diagnostik ist ebenfalls Bestandteil der Mutterschaftsvorsorge. Diese Untersuchungen können nur nach der Maßgabe der in Anlage 1 d aufgeführten Indikationen durchgeführt werden.

7. Untersuchungen nach Nr. 4 können auch von einer Hebamme im Umfang ihrer beruflichen Befugnisse (Gewichtskontrolle, Blut-

druckmessung, Urinuntersuchung auf Eiweiß und Zucker, Kontrolle des Standes der Gebärmutter, Feststellung der Lage, Stellung und Haltung des Kindes, Kontrolle der kindlichen Herztöne sowie allgemeine Beratung der Schwangeren) durchgeführt und im Mutterpass dokumentiert werden, wenn der Arzt dies im Einzelfall angeordnet hat oder wenn der Arzt einen normalen Schwangerschaftsverlauf festgestellt hat und daher keine Bedenken gegenüber weiteren Vorsorgeuntersuchungen durch die Hebamme bestehen. Die Delegierung der Untersuchungen an die Hebamme entbindet den Arzt nicht von der Verpflichtung zur Durchführung der von ihm vorzunehmenden Untersuchungen (Untersuchung des Urinsediments, ggf. bakteriologische Untersuchung, Hämoglobinbestimmung, Ultraschalluntersuchung sowie die Untersuchungen bei Risikoschwangerschaft).

8. Der betreuende Arzt soll die Schwangere in der von ihr gewählten Entbindungsklinik rechtzeitig vor der zu erwartenden Geburt vorstellen. Dabei soll die Planung der Geburtsleitung durch den betreuenden Arzt der Entbindungsklinik erfolgen. Dies schließt eine geburtshilfliche Untersuchung, eine Besprechung mit der Schwangeren sowie ggf. eine sonographische Untersuchung ein.

B. Erkennung und besondere Überwachung der Risikoschwangerschaften und Risikogeburten

1. Risikoschwangerschaften sind Schwangerschaften, bei denen aufgrund der Vorgeschichte oder erhobener Befunde mit einem erhöhten Risiko für Leben und Gesundheit von Mutter und Kind zu rechnen ist. Dazu zählen insbesondere:
I. Nach Anamnese
   a) Schwere Allgemeinerkrankungen der Mutter (z. B. an Niere und Leber oder erhebliche Adipositas).
   b) Zustand nach Sterilitätsbehandlung, wiederholten Aborten oder Frühgeburten.
   c) Tot geborenes oder geschädigtes Kind.
   d) Vorausgegangene Entbindung von Kindern über 4000 g Gewicht, hypotrophen Kindern (small for date babies), Mehrlingen.
   e) Zustand nach Uterusoperationen (z. B. Sectio, Myom, Fehlbildung).

f) Komplikationen bei vorausgegangenen Entbindungen (z. B. Placenta praevia, vorzeitige Lösung der Plazenta, Rissverletzungen, Atonie oder sonstige Nachgeburtsblutungen, Gerinnungsstörungen, Krämpfe, Thromboembolie).

g) Erstgebärende unter 18 oder über 35 Jahre.

h) Mehrgebärende über 40 Jahre, Vielgebärende mit mehr als 4 Kindern (Gefahren: Genetische Defekte, sog. Plazenta-Insuffizienz, geburtsmechanische Komplikationen).

II. Nach Befund (jetzige Schwangerschaft)

a) EPH-Gestose (d. h. Blutdruck 140/90 oder mehr, Eiweißausscheidung 1 % bzw. 1 g/24 Std. oder mehr, Ödeme oder Gewichtszunahme von mehr als 500 g je Woche im letzten Trimenon); Pyelonephritis (Keimzahlen über 100 000 im Mittelstrahlurin).

b) Anämie unter 10 g/100 ml (g%).

c) Diabetes mellitus.

d) Uterine Blutung.

e) Blutgruppen-Inkompatibilität (Früherkennung und Prophylaxe des Morbus haemolyticus fetalis bzw. neonatorum).

f) Diskrepanz zwischen Uterus- bzw. Kindsgröße und Schwangerschaftsdauer (z. B. fraglicher Geburtstermin, retardiertes Wachstum, Riesenkind, Gemini, Molenbildung, Hydramnion, Myom).

g) Drohende Frühgeburt (vorzeitige Wehen, Zervixinsuffizienz).

h) Mehrlinge; pathologische Kindslagen.

i) Überschreitung des Geburtstermins bzw. Unklarheit über den Termin.

2. Aus Risikoschwangerschaften können sich Risikogeburten entwickeln. Bei folgenden Befunden ist mit einem erhöhten Risiko unter der Geburt zu rechnen:

a) Frühgeburt

b) Placenta praevia, vorzeitige Plazentalösung.

c) Jede Art von Missverhältnis Kind/Geburtswege.

3. Bei Risikoschwangerschaften können häufigere als vierwöchige Untersuchungen (bis zur 32. Woche) bzw. häufigere als zweiwöchentliche Untersuchungen (in den letzten 8 Schwangerschaftswochen) angezeigt sein.

4. Bei Risikoschwangerschaften können neben den üblichen Untersuchungen noch folgende in Frage kommen:

a) Ultraschall-Untersuchungen (Sonographie).

(Die Voraussetzungen für die Durchführung von zusätzlichen Ultraschall-Untersuchungen bei Risikoschwangerschaften, die über das sonographische Screening hinausgehen, werden im Abschnitt A. Nummer 5. abgehandelt und sind in den Anlagen 1 c und 1 d zu diesen Richtlinien spezifiziert.)

b) Tokographische Untersuchungen vor der 28. Schwangerschaftswoche bei Verdacht auf vorzeitige Wehentätigkeit oder bei medikamentöser Wehenhemmung.

c) Cardiotokographische Untersuchungen (CTG).

(Cardiotokographische Untersuchungen können in der Schwangerenvorsorge nicht routinemäßig durchgeführt werden. Sie sind nur nach Maßgabe des Indikationskataloges nach Anlage 2 der Richtlinien angezeigt.)

d) Amnioskopien.

e) Fruchtwasseruntersuchungen nach Gewinnung des Fruchtwassers durch Amniozentese.

f) Transzervikale Gewinnung von Chorionzottengewebe oder transabdominale Gewinnung von Plazentagewebe.

g) Hormonanalysen bei Verdacht auf Plazenta-Insuffizienz (z. B. Östrogenbestimmungen im Urin oder Plasma).

5. Von der Erkennung eines Risikomerkmals an soll der Arzt die Betreuung einer Schwangeren nur dann weiterführen, wenn er die Untersuchungen nach Nr. 4a) bis d) erbringen oder veranlassen und die sich daraus ergebenden Maßnahmen durchführen kann. Anderenfalls soll er die Schwangere einem Arzt überweisen, der über solche Möglichkeiten verfügt.

6. Der betreuende Arzt soll die Schwangere bei der Wahl der Entbindungsklinik unter dem Gesichtspunkt beraten, dass die Klinik über die nötigen personellen und apparativen Möglichkeiten zur Betreuung von Risikogeburten und/oder Risikokindern verfügt.

C. Serologische Untersuchungen und Maßnahmen während der Schwangerschaft

1. Bei jeder Schwangeren sollte zu einem möglichst frühen Zeitpunkt aus einer Blutprobe

a) der TPHA (Treponema-pallidum-Hämagglutinationstest) als Lues-Suchreaktion (LSR),

b) der Röteln-Hämagglutinationshemmungstest (Röteln-HAH),

c) gegebenenfalls ein HIV-Test,

d) die Bestimmung der Blutgruppen und des Rh-Faktors D,
e) ein Antikörper-Suchtest (AK)
durchgeführt werden.

Zu a): Ist die Lues-Suchreaktion positiv, so sollen aus derselben Blutprobe die üblichen serologischen Untersuchungen auf Lues durchgeführt werden.

Zu b): Immunität und damit Schutz vor Röteln-Embryopathie für die bestehende Schwangerschaft ist anzunehmen, wenn spezifische Antikörper rechtzeitig vor Eintritt dieser Schwangerschaft nachgewiesen worden sind und der Befund ordnungsgemäß dokumentiert worden ist. Der Arzt ist gehalten, sich solche Befunde vorlegen zu lassen und sie in den Mutterpass zu übertragen. Auch nach erfolgter Röteln-Schutzimpfung ist der Nachweis spezifischer Antikörper zu erbringen und entsprechend zu dokumentieren. Liegen Befunde aus der Vorschwangerschaftszeit vor, die auf Immunität schließen lassen (s. Abs. 2), so besteht Schutz vor einer Röteln-Embryopathie.

Liegen entsprechende Befunde nicht vor, so ist der Immunstatus der Schwangeren unverzüglich mittels des HAH-Tests zu bestimmen. Ein positiver Antikörper-Nachweis gilt ohne zusätzliche Untersuchungen als erbracht, wenn der HAH-Titer mindestens 1:32 beträgt. Bei niedrigeren HAH-Titern ist die Spezifität des Antikörper-Nachweises durch eine geeignete Methode zu sichern, für welche die benötigten Reagenzien staatlich zugelassen sind (Zulassung der Reagenzien durch das Bundesamt für Sera und Impfstoffe, Paul-Ehrlich-Institut, Frankfurt). Bestätigt diese Untersuchung die Spezifität des Ergebnisses, kann auch dann Immunität angenommen werden. Im serologischen Befund ist wörtlich auszudrücken, ob Immunität angenommen werden kann oder nicht.

Wird Immunität erstmals während der laufenden Schwangerschaft festgestellt, kann Schutz vor Röteln-Embryopathie nur dann angenommen werden, wenn sich aus der gezielt erhobenen Anamnese keine für diese Schwangerschaft relevanten Anhaltspunkte für Röteln-Kontakt oder eine frische Röteln-Infektion ergeben. Der Arzt, der die Schwangere betreut, ist deshalb gehalten, die Anamnese sorgfältig zu erheben und zu dokumentieren sowie Auffälligkeiten dem Serologen mitzuteilen. Bei einer auffälligen Anamnese sind weitere serologische Untersuchungen erforderlich

(Nachweis röteln-spezifischer IgM-Antikörper und/oder Kontrolle des Titerverlaufs). Die weiterführenden serologischen Untersuchungen sind nicht notwendig, wenn innerhalb von 11 Tagen nach erwiesenem oder vermutetem Röteln-Kontakt spezifische Antikörper nachgewiesen werden.

Schwangere, bei denen ein Befund vorliegt, der nicht auf Immunität schließen lässt, sollen aufgefordert werden, sich unverzüglich zur ärztlichen Beratung zu begeben, falls sie innerhalb der ersten vier Schwangerschaftsmonate Röteln-Kontakt haben oder an röteln-verdächtigen Symptomen erkranken. Auch ohne derartige Verdachtsmomente soll bei diesen Schwangeren in der 16. bis 17. Schwangerschaftswoche eine erneute Antikörper-Untersuchung gemäß Abs. 2 durchgeführt werden. Wird bei einer Schwangeren ohne Immunschutz oder mit ungeklärtem Immunstatus Röteln-Kontakt nachgewiesen oder vermutet, so sollte der Schwangeren zur Vermeidung einer Röteln-Embryopathie unverzüglich Röteln-Immunglobulin injiziert werden. Die Behandlung mit Röteln-Immunglobulin ist aber nur sinnvoll bis zu 7 Tage nach der Exposition. Eine aktive Röteln-Schutzimpfung soll während der Schwangerschaft nicht vorgenommen werden.

Zu c): Aus dem Blut der Schwangeren ist ein immunchemischer Antikörper-Test vorzunehmen, für welchen die benötigten Reagenzien staatlich zugelassen sind. Ist diese Untersuchung positiv, so muss das Ergebnis mittels Immunoblot aus derselben Blutprobe gesichert werden. Alle notwendigen weiterführenden Untersuchungen sind Bestandteil der kurativen Versorgung.

Die AIDS-Beratung und die sich gegebenenfalls daran anschließende HIV-Untersuchung werden im Mutterpass nicht dokumentiert.

Zu d): Ist bei Rh-(D-)negativen Blutproben das Merkmal C und/oder E vorhanden (positive Reaktion mit dem als zweites Anti-D-Serum mitzuführenden Testserum Anti-CDE) oder reagiert Anti-D schwach, so muss auf D^u untersucht werden. Wird C und/oder E bzw. D^u nachgewiesen, so ist dieser Befund durch die Bestimmung der gesamten Rhesusformel zu sichern.

Die Bestimmung der Blutgruppe und des Rh-Faktors entfällt, wenn entsprechende Untersuchungsergebnisse bereits vorliegen und von einem Arzt bescheinigt wurden.

Zu e): Der Antikörper-Suchtest wird mittels des indirekten Antiglobulintests gegen zwei Test-Blutmuster mit den Antigenen D, C, c, E, e, Kell, Fy und S durchgeführt. Bei Nachweis von Antikörpern sollen möglichst aus derselben Blutprobe deren Spezifität und Titerhöhe bestimmt werden.

Gegebenenfalls müssen in solchen Fällen auch das Blut des Kindsvaters und die Bestimmung weiterer Blutgruppen-Antigene der Mutter in die Untersuchung einbezogen werden. Eine schriftliche Erläuterung der Befunde an den überweisenden Arzt kann sich dabei als notwendig erweisen.

Auch nicht zum Morbus haemolyticus neonatorum führende Antikörper (IgM- und/oder Kälte-Antikörper) sind in den Mutterpass einzutragen, da sie ggf. bei einer Bluttransfusion für die Schwangere wichtig sein können.

2. Ein weiterer Antikörper-Suchtest ist bei allen Schwangeren (Rh-positiven und Rh-negativen) in der 24. bis 27. Schwangerschaftswoche durchzuführen. Sind bei Rh-negativen Schwangeren keine Anti-D-Antikörper nachweisbar, so soll in der 28. bis 30. Schwangerschaftswoche eine Standarddosis (um 300 µg) Anti-D-Immunglobulin injiziert werden, um möglichst bis zur Geburt eine Sensibilisierung der Schwangeren zu verhindern. Das Datum der präpartalen Anti-D-Prophylaxe ist im Mutterpass zu vermerken.

3. Bei allen Schwangeren ist nach der 32. Schwangerschaftswoche, möglichst nahe am Geburtstermin, das Blut auf HBsAg (= Hepatitis B surface antigen) zu untersuchen. Dabei ist eine immunchemische Untersuchungsmethode zu verwenden, die mindestens 5 ng/ml HBsAg nachzuweisen in der Lage ist. Ist das Ergebnis positiv, soll das Neugeborene unmittelbar post partum gegen Hepatitis B aktiv/passiv immunisiert werden. Die Untersuchung auf HBsAg entfällt, wenn Immunität (z. B. nach Schutzimpfung) nachgewiesen ist.

D. Blutgruppenserologische Untersuchungen nach Geburt oder Fehlgeburt und Anti-D-Immunglobulin-Prophylaxe

1. Bei jedem Kind einer Rh-negativen Mutter ist unmittelbar nach der Geburt der Rh-Faktor D unter der Beachtung der Ergebnisse des direkten Coombstests zu bestimmen. Ist dieser Rh-Faktor positiv (D+) oder liegt D^u vor, so ist aus derselben Blutprobe auch die Blutgruppe des Kindes zu bestimmen. Bei Rh-positivem Kind

ist bei der Rh-negativen Mutter eine weitere Standarddosis Anti-D-Immunglobulin (um 300 µg) innerhalb von 72 Stunden post partum zu applizieren, selbst wenn nach der Geburt schwach reagierende Rh-Antikörper bei der Mutter gefunden worden sind und/oder der direkte Coombstest beim Kind schwach positiv ist. Hierdurch soll ein schneller Abbau der insbesondere während der Geburt in den mütterlichen Kreislauf übergetretenen Rh-positiven Erythrozyten bewirkt werden, um die Bildung von Rh-Antikörpern bei der Mutter zu verhindern.

2. Rh-negativen Frauen mit Fehlgeburt bzw. Schwangerschaftsabbruch sollte so bald wie möglich, jedoch innerhalb 72 Stunden post abortum bzw. nach Schwangerschaftsabbruch, Anti-D-Immunglobulin injiziert werden. Entsprechende blutgruppenserologische Untersuchungen sind erforderlichenfalls durchzuführen.

E. Voraussetzungen für die Durchführung serologischer Untersuchungen

Die serologischen Untersuchungen nach den Abschnitten C und D sollten nur von solchen Ärzten durchgeführt werden, die über die entsprechenden Kenntnisse und Einrichtungen verfügen. Dieselben Voraussetzungen gelten für Untersuchungen in Instituten.

F. Untersuchungen und Beratungen der Wöchnerin

1. Eine Untersuchung soll innerhalb der ersten Woche nach der Entbindung vorgenommen werden. Dabei soll das Hämoglobin bestimmt werden.

2. Eine weitere Untersuchung soll etwa 6 Wochen, spätestens jedoch 8 Wochen nach der Entbindung durchgeführt werden. Die Untersuchung umfasst: Allgemeinuntersuchung (falls erforderlich einschl. Hb-Bestimmung), Feststellung des gynäkologischen Befundes, Blutdruckmessung, Untersuchung des Mittelstrahlurins auf Eiweiß, Zucker und Sediment, ggf. bakteriologische Untersuchungen (z. B. bei auffälliger Anamnese, Blutdruckerhöhung, Sedimentbefund) sowie Beratung der Mutter.

G. Medikamentöse Maßnahmen und Verordnungen von Verband- und Heilmitteln

Medikamentöse Maßnahmen sowie die Verordnung von Verband- und Heilmitteln sind im Rahmen der Mutterschaftsvorsorge nur zulässig zur Behandlung von Beschwerden, die schwangerschafts-bedingt sind, aber noch keinen Krankheitswert haben. Bei Verord-nungen wegen Schwangerschaftsbeschwerden und im Zusammen-hang mit der Entbindung ist die Versicherte von der Entrichtung der Verordnungsblattgebühr befreit.

H. Aufzeichnungen und Bescheinigungen

1. Nach Feststellung der Schwangerschaft stellt der Arzt der Schwangeren einen Mutterpass aus, sofern sie nicht bereits einen Pass dieses Musters besitzt.
2. Nach diesem Mutterpass richten sich auch die vom Arzt vorzu-nehmenden Eintragungen der Ergebnisse der Untersuchungen im Rahmen der ärztlichen Betreuung während der Schwangerschaft und nach der Entbindung. Darüber hinausgehende für die Schwangerschaft relevante Untersuchungsergebnisse sollen in den Mutterpass eingetragen werden, soweit die Eintragung durch die Richtlinien nicht ausgeschlossen ist (Lues-Suchreaktion, AIDS-Beratung sowie HIV-Untersuchung).
3. Die Befunde der ärztlichen Betreuung und der blutgruppensero-logischen Untersuchungen hält der Arzt für seine Patientenkartei fest und stellt sie bei evtl. Arztwechsel dem anderen Arzt auf des-sen Anforderung zur Verfügung, sofern die Schwangere dem zu-stimmt.
4. Beim Anlegen eines weiteren Mutterpasses sind die Blutgruppen-befunde zu übertragen. Die Richtigkeit der Übertragung ist ärzt-lich zu bescheinigen.
5. Der Arbeitsausschuss Mutterschafts-Richtlinien des Bundesaus-schusses der Ärzte und Krankenkassen ist berechtigt, Änderungen am Mutterpass vorzunehmen, deren Notwendigkeit sich aus der praktischen Anwendung ergibt, soweit dadurch der Mutterpass nicht in seinem Aufbau und in seinem wesentlichen Inhalt verän-dert wird.

I. Inkrafttreten

Die Richtlinien in der geänderten Fassung treten am Tage nach der Bekanntmachung im Bundesanzeiger in Kraft.

Köln, den 10. Dezember 1985

BUNDESAUSSCHUSS DER ÄRZTE UND KRANKENKASSEN
Der Vorsitzende

Anlage 1 (a bis d) (zu den Abschnitten A. Nummer 5. und B. Nummer 4. der Mutterschaftsrichtlinien)

Anlage 1 a

(zu Abschnitt A. Nummer 5. der Mutterschafts-Richtlinien)

Ultraschall-Screening in der Schwangerschaft
Die nachfolgend aufgeführten Befunde sind mittels B-Mode-Verfahren im jeweiligen Zeitraum zu erheben.
Dabei ist die jeweilige Bilddokumentation durchzuführen.

1. Untersuchung von Beginn der 9. bis zum Ende der 12. SSW

Intrauteriner Sitz:	ja/nein
Embryo darstellbar:	ja/nein
V.a. Mehrlingsschwangerschaft:	ja/nein
Herzaktion:	ja/nein
Biometrie I (ein Maß):	
Scheitelsteißlänge (SSL) oder	
biparietaler Durchmesser (BPD)	
Zeitgerechte Entwicklung:	ja/nein/kontrollbedürftig
Auffälligkeiten:	ja/nein/kontrollbedürftig
Weiterführende Untersuchung	
veranlasst:	ja/nein

Bilddokumentation der Biometrie und ggf. kontrollbedürftiger Befunde

2. Untersuchung von Beginn der 19. bis zum Ende der 22. SSW

Einlingsschwangerschaft: ja/nein
Lebenszeichen: ja/nein
Biometrie II (4 Maße):
- Biparietaler Durchmesser (BPD)
- Fronto-okzipitaler Durchmesser (FOD)
  oder: Kopfumfang (KU)
- Abdomen/Thorax-a.p.-Durchmesser (APD)
  oder: Abdomen/Thorax-Umfang (AU)
- Femurlänge (FL)
  oder Humeruslänge (HL)
Zeitgerechte Entwicklung: ja/nein/kontrollbedürftig
Hinweiszeichen für Entwicklungsstörungen hinsichtlich:
- Fruchtwassermenge ja/nein/kontrollbedürftig
- körperlicher Entwicklung ja/nein/kontrollbedürftig
- Körperumriss ja/nein/kontrollbedürftig
- fetaler Strukturen ja/nein/kontrollbedürftig
- Herzaktion ja/nein/kontrollbedürftig
- Bewegungen ja/nein/kontrollbedürftig
Plazentalokalisation und -struktur: normal/kontrollbedürftig
Weiterführende Untersuchung
veranlasst: ja/nein
Bilddokumentation je eines Kopf-, Rumpf- und Extremitätenmasses
sowie ggf. kontrollbedürftiger Befunde

3. Untersuchung von Beginn der 29. bis zum Ende der 32. SSW

Einlingsschwangerschaft: ja/nein
Lebenszeichen: ja/nein
Kindslage:
Biometrie III (4 Maße):
- Biparietaler Durchmesser (BPD)
- Fronto-okzipitaler Durchmesser (FOD)
  oder: Kopfumfang (KU)
- Abdomen/Thorax-quer-Durchmesser (ATD)
  oder: Abdomen/Thorax-a.p.-Durchmesser (APD)
  oder: Abdomen/Thorax-Umfang (AU)
- Femurlänge (FL)
  oder: Humeruslänge (HL)
Zeitgerechte Entwicklung: ja/nein/kontrollbedürftig

Kontrolle der Hinweiszeichen für Entwicklungsstörungen gemäß dem 2. Screening

Plazentalokalisation und -struktur: normal/kontrollbedürftig

Weiterführende Untersuchung
veranlasst: ja/nein

Bilddokumentation je eines Kopf-, Rumpf- und Extremitätenmaßes sowie ggf. kontrollbedürftiger Befunde

Anlage 1 b

(zu den Abschnitten A. Nummer 5. und B. Nummer 4. der Mutterschafts-Richtlinien)
Über die in Anlage 1 a genannten Screening-Untersuchungen hinaus können bei Vorliegen einer der nachfolgend angeführten Indikationen weitere sonographische Untersuchungen zur Überwachung der Schwangerschaft angezeigt sein, die als Kontrolluntersuchungen Bestandteil des Screening sind.

1. Sicherung des Schwangerschaftsalters bei
   – unklarer Regelanamnese,
   – Diskrepanz zwischen Uterusgröße und berechnetem Gestationsalter aufgrund des klinischen und sonographischen Befundes,
   – fehlenden Untersuchungsergebnissen aus dem Ultraschall-Screening bei Übernahme der Mutterschaftsvorsorge durch einen anderen Arzt.
2. Kontrolle des fetalen Wachstums bei
   – Schwangeren mit einer Erkrankung, die zu Entwicklungsstörungen des Feten führen kann,
   – Verdacht auf Entwicklungsstörungen des Feten aufgrund vorausgegangener Untersuchungen.
3. Überwachung einer Mehrlingsschwangerschaft.
4. Neu- oder Nachbeurteilung des Schwangerschaftsalters bei auffälligen Ergebnissen der in der Mutterschaftsvorsorge notwendigen serologischen Untersuchungen der Mutter.
5. Diagnostik und Kontrolle des Plazentasitzes bei vermuteter oder nachgewiesener Placenta praevia.
6. Erstmaliges Auftreten einer uterinen Blutung.

7. Verdacht auf intrauterinen Fruchttod.
8. Verdacht auf Lageanomalie ab Beginn der 36. SSW.

Anlage 1 c

(zu Abschnitt B. Nummer 4. der Mutterschafts-Richtlinien)
Über die in Anlage 1 a und 1 b genannten Untersuchungen hinaus können weitere Ultraschall-Untersuchungen mittels B-Mode oder auch mit anderen sonographischen Verfahren angezeigt sein, wenn sie der Abklärung und/oder Überwachung von pathologischen Befunden dienen und eine der nachfolgend aufgeführten Indikationen vorliegt.
Diese Untersuchungen gehören zwar zum Programm der Mutterschaftsvorsorge, sind aber nicht mehr Bestandteil des Screening.

1. Rezidivierende oder persistierende uterine Blutung.
2. Gestörte intrauterine Frühschwangerschaft.
3. Frühschwangerschaft bei liegendem IUP, Uterus myomatosus, Adnextumor.
4. Zur Vorbereitung und Nachkontrolle intrauteriner Eingriffe wie Amniozentese, Chorionzottenbiopsie, Fetalblutgewinnung, Körperhöhlen- oder Gefäßpunktionen, Fruchtwasserersatz-Auffüllungen, Transfusionen, Anlegen von Shunts, Fetoskopie.
5. Zervixmessung mittels Ultraschall bei Zervixinsuffizienz oder Verdacht.
6. Bestätigter vorzeitiger Blasensprung und/oder vorzeitige Wehentätigkeit.
7. Gezielte Ausschlussdiagnostik bei erhöhtem Risiko für angeborene Fehlbildungen, z. B. bei genetisch bedingter Fehlbildung in der Eigen- oder Familienanamnese oder bei mütterlichen Erkrankungen, die mit einer erhöhten Fehlbildungsrate einhergehen, sowie Einfluss teratogener Faktoren (Intoxikationen, Pharmaka, Infektionen).
8. Kontrolle und ggf. Verlaufsbeobachtung bei nachgewiesener fetaler Anomalie oder Erkrankung.
9. Verdacht auf vorzeitige Plazentalösung.
10. Ultraschallkontrollen bei gestörtem Geburtsverlauf, z. B. vor, während und nach äußerer Wendung aus Beckenend- oder Querlage in Schädellage.

Anlage 1 d

(zu Abschnitt B. Nummer 4. der Mutterschaftsrichtlinien)

Dopplersonographische Untersuchungen

Die Anwendung der Dopplersonographie als Maßnahme der Mutterschaftsvorsorge ist nur bei einer oder mehreren der nachfolgend aufgeführten Indikationen und – mit Ausnahme der Fehlbildungsdiagnostik – nur in der zweiten Schwangerschaftshälfte zulässig.

1. Verdacht auf intrauterine Wachstumsretardierung.
2. Schwangerschaftsinduzierte Hypertonie/Präeklampsie/Eklampsie.
3. Zustand nach Mangelgeburt/intrauterinem Fruchttod.
4. Zustand nach Präeklampsie/Eklampsie.
5. Auffälligkeiten der fetalen Herzfrequenzregistrierung.
6. Begründeter Verdacht auf Fehlbildung/fetale Erkrankung.
7. Mehrlingsschwangerschaft bei diskordantem Wachstum.
8. Abklärung bei Verdacht auf Herzfehler/Herzerkrankungen.

Anlage 2 zu den Mutterschaftsrichtlinien (Abschnitt B. 4 b)

Indikationen zur Cardiotokographie (CTG) während der Schwangerschaft

Die Kardiotokographie ist im Rahmen der Schwangerschaftsvorsorge nur angezeigt, wenn eine der nachfolgend aufgeführten Indikationen vorliegt.

A. Indikationen zur erstmaligen CTG
  – in der 26. und 27. Schwangerschaftswoche:
    Drohende Frühgeburt.
  – ab der 28. Schwangerschaftswoche:
    a) Auskultatorisch festgestellte Herztonalterationen,
    b) Verdacht auf vorzeitige Wehentätigkeit.

B. Indikationen zur CTG-Wiederholung

CTG-Alterationen:

a) Anhaltende Tachykardie (größer 160/Minute),
b) Bradykardie (kleiner 100/Minute),
c) Dezeleration(en) (auch wiederholter Dip null),
d) Hypooszillation, Anoszillation,
e) Unklarer Kardiogramm-Befund bei Verdacht auf vorzeitige Wehentätigkeit,
f) Mehrlinge,
g) Intrauteriner Fruchttod bei früherer Schwangerschaft,
h) Verdacht auf Plazenta-Insuffizienz nach klinischem oder biochemischem Befund,
i) Verdacht auf Übertragung,
j) Uterine Blutung,
Medikamentöse Wehenhemmung.

Besondere Aufmerksamkeit sei hier dem Absatz A. Nr. 6 gewidmet, in dem Folgendes festgelegt ist: »Untersuchungen nach Nr. 4 können aufgrund einer ärztlichen Anordnung im Einzelfall auch von einer Hebamme im Rahmen ihrer beruflichen Befugnisse durchgeführt und im Mutterpass dokumentiert werden.«

Diese Passage steht im Widerspruch zum §10 des Hebammengesetzes, in dem auf Artikel 4 der Richtlinie 80/155/EWG verwiesen wird. Wie bereits oben beschrieben, geht aus diesem Artikel, der die Grundlage für die Hebammenberufsordnungen der Länder bildet, klar hervor, dass Hebammen sehr wohl in eigener Verantwortung zu den für Feststellung und Beobachtung des Verlaufs der normalen Schwangerschaft notwendigen Untersuchungen befugt sind. Darüber hinaus ist ihnen auch die Verschreibung von Untersuchungen, die für eine möglichst frühzeitige Feststellung einer Risikoschwangerschaft notwendig sind, beziehungsweise die Aufklärung über diese Untersuchungen gestattet.

Die Hebammen sollten deshalb in der Schwangerschaftsvorsorge möglichst die derzeit in den Mutterschaftsrichtlinien festgelegten Untersuchungen durchführen, um dem aktuellen medizinischen Standard gerecht zu werden, es bedarf dazu aber keiner ärztlichen Anordnung.

Gesetzliche Regelungen

Mutterschutz

Der Mutterschutz ist geregelt im Mutterschutzgesetz (MuSchG), zuletzt geändert zum 1.1.1997. In Betrieben mit mehr als drei beschäftigten Frauen muss das MuSchG zur Einsicht aushängen. Das MuSchG regelt nicht nur die Mutterschutzfrist, sondern enthält auch Schutzmaßnahmen für Schwangere am Arbeitsplatz sowie spezifische Kündigungsregelungen für werdende Mütter. Für Beamtinnen gilt die »Mutterschutzverordnung für Beamtinnen«, die sich im Wesentlichen mit dem Mutterschutzgesetz deckt. Arbeitgeber sind per Gesetz zum Schutz der werdenden Mutter verpflichtet, auch im Falle einer Kündigung oder eines Beschäftigungsverbotes. Besonders belastende Arbeiten dürfen von Schwangeren nicht ausgeübt werden. Die Mutterschutzfrist gilt 14 Wochen insgesamt. Die Zeit ist aufgeteilt in 6 Wochen vor und 8 Wochen nach der Geburt des Kindes. Bei Frühgeburten und/oder Zwillingen verlängert sie sich um 4 Wochen nach der Geburt, also auf 12 Wochen. Sie erhalten während dieser Zeit Ihren vollen Lohn weiter als Mutterschaftsgeld, das sich Krankenkasse und Arbeitgeber teilen. Während der Mutterschutzfrist können Sie frei entscheiden über die 6 Wochen vor der Geburt des Kindes, in den 8 oder 12 Wochen nach der Geburt eines Kindes gilt absolutes Beschäftigungsverbot. Im Mutterschutzgesetz sind auch bestimmte Regelungen für stillende Mütter zu finden. Sie können einen Ausdruck des Mutterschutzgesetzes bei Ihrem Gesundheitsamt bekommen oder bei der Bundeszentrale für gesundheitliche Aufklärung bestellen, die auch zu Erziehungsgeld und -urlaub sowie zu finanziellen Hilfen in der Schwangerschaft Broschüren herausgibt und kostenlos zur Verfügung stellt.

Erziehungsgeld

Dieses beantragen Sie nach der Geburt Ihres Kindes bei Ihrer zuständigen Erziehungsgeldstelle, die entweder den Kommunen oder den Arbeitsämtern zugeordnet ist. Sie bekommen dort einen mehrseitigen Antrag mit Formular für den Arbeitgeber, das Sie von ihm ausfüllen lassen müssen. Gemeinsam mit einer Geburtsurkunde sowie einer Bescheinigung über das Mutterschaftsgeld von der Krankenkasse schicken Sie den Antrag ausgefüllt wieder zurück.

Sie müssen hierin angeben, wie Sie sich den Erziehungsurlaub aufteilen und über welche Zeit Sie diesen in Anspruch nehmen werden.

Sie können drei Jahre Erziehungsurlaub beanspruchen – Ihr Arbeitgeber muss Ihren Arbeitsplatz so lange für Sie freihalten –, allerdings haben Sie nur zwei Jahre Anspruch auf Erziehungsgeld. Der Antrag sollte so bald wie möglich gestellt werden, da Erziehungsgeld rückwirkend nur für sechs Monate gezahlt wird. Der Antrag für das 2. Lebensjahr kann ab dem 9. Lebensmonat des Kindes gestellt werden.

> **Wichtig**
> Auf Sozialhilfe und Wohngeld wird Erziehungsgeld nicht angerechnet!

Es empfiehlt sich, vor der Geburt schon den Antrag zu besorgen, damit Sie bereits einige Bescheinigungen im Vorfeld ausstellen lassen können und im Nachhinein nicht unter Stress handeln müssen. Einschlägige Ratgeber gibt es im Buchhandel.

Wohngeld

Erkundigen Sie sich rechtzeitig bei Ihrer Wohngeldstelle über Ansprüche, die durch die Geburt eines Kindes neu entstehen können. Nehmen Sie Verdienstbescheinigungen und den Mietvertrag zur Beratung mit. Die Bemessungsgrenzen sind gerade für junge Familien interessant, weshalb Sie auf jeden Fall eine Beratung einholen sollten.

Finanzielle Hilfen für Alleinerziehende

Alleinerziehende sollten sich so früh wie möglich an eine Beratungsstelle wenden, da ihnen dort spezifische Unterstützungsangebote vorgelegt werden. Manche sind zeitlich gebunden, z. B. bis zur 12. oder 20. Schwangerschaftswoche. Nach dieser Zeit gibt es dann keine Unterstützung mehr.

Generell gibt es finanzielle Unterstützung

Unterhalt: Der werdende Vater ist bereits in der Schwangerschaft unterhaltspflichtig für bestimmte Anschaffungen wie Kinderausstattung, Kleidung für die werdende Mutter, Kleidung für Klinikaufenthalt usw.
Sollte der Vater unbekannt oder zahlungsunfähig sein, tritt der Staat bis zum 12. Lebensjahr der Kinder mit einem so genannten Unterhaltsvorschuss ein.
Erkundigen Sie sich bei Ihrem Jugendamt.

Einmalige Beihilfen können Sie auf Antrag in einigen Bundesländern erhalten wie z. B. bei:
- Familie in Not
- Mutter und Kind – Schutz des ungeborenen Lebens
- Mutter–Kind–Stiftung
- Hilfe für Familien

Informationen und *Unterstützung* erhalten Sie bei Beratungsstellen

Landeserziehungsgelder: Erhalten Sie in einigen Bundesländern auf Antrag über die 2-jährige Zahlung des Bundeserziehungsgeldes hinaus.

Es lohnt sich auf jeden Fall, sich beraten zu lassen und die eigenen wirtschaftlichen Verhältnisse offen zu legen. Sie sichern sich unter Umständen Ihre Zukunft ebenso wie diejenige Ihres Kindes.

Adressen

Deutschland

Bei den jeweiligen
Landesverbänden bzw.
Bundesvereinigungen
können Sie sich nach
Adressen von Hebammen
in Ihrer Nähe erkundigen.

Landesverbände

Hebammenverband
Baden-Württemberg
Ursula Jahn-Zöhrens
Alte Doblerstr. 2
75323 Bad Wildbad
Tel.: 07081-3787

Bayerischer Hebammen-
landesverband e.V.
Karen Brandl
Am Kastanienbaum 1
86720 Nördlingen
Tel.: 09081-23368

Berliner
Hebammenverband e.V.
Erkelenzdamm 33
10999 Berlin
030-6946154
(Mittwoch 13-15 Uhr;
Freitag 10-12 Uhr)
Internet:
www.hebamme.de/Berlin

Hebammenlandesverband
Brandenburg
Manuela Neubüser
Große Hagenstr. 8a
14712 Rathenow
Tel.: 03385-501850

Hebammenlandesverband
Bremen e.V.
Antje Kehrbach
Friedrich-Karl-Str. 11
28205 Bremen
Tel.: 0421-498290

Hebammenlandesverband
Hamburg
Rita Hülsmann
Nissenstr. 12
20251 Hamburg
Tel.: 040-485431

Landesverband der
Hessischen Hebammen
Astrid Breisch
Am Schleifweg 3
64665 Alsbach
Tel.: 06257-61520

Landeshebammen-
verband Mecklenburg-
Vorpommern
Sigrid Ehle
Seehofer Str. 22
19055 Schwerin
Tel.: 0385-563772

Hebammenverband
Niedersachsen e.V.
Elmire Frick
Dalldorf 19
29562 Suhlendorf
Tel.: 05820-1590

Landeshebammen-
verband Nordrhein-
Westfalen
Angelika Josten
Im Cäcilienbusch 12
53340 Meckenheim-Merl
Tel.: 02225-15956

Hebammenlandesverband
Rheinland-Pfalz e.V.
Inge Kohlhaupt
Bensheimer Ring 15C
67227 Frankenthal
Tel.: 06233-61026

Saarländischer
Hebammenverband e.V.
Renate Legroux
Friedhofstr. 9
66636 Tholey/Bergweiler
Tel.: 06853-6263

Hebammenlandes-
verband Sachsen-Anhalt
Sabine Beneke
Fröbelstr. 9
39110 Magdeburg
Tel.: 0391-7311071

Sächsischer
Hebammenveband
Sabine Franke
Lausicker Str. 82
04299 Leipzig
Tel.: 0341-8615525

Hebammenlandesverband
Schleswig-Holstein
Elke Poppinga
Up'n Knust 27
23619 Rehhorst
Tel.: 04533-3865

Hebammenlandes-
verband Thüringen
Anke Carl
In der Salschge 3
07751 Zöllnitz
Tel.: 03641-372837
(Montag 8-13 Uhr)

Bundesvereinigungen

Chiffra – Hebamme und
Familie e.V.
Lilo Edelmann/Ute Höfer
Am Botterkamp 7
49809 Lingen
Tel.: 0591/57299 oder
0271-385469
e-Mail: Lilo.Edelmann.
@t-online.de

Bund freiberuflicher
Hebammen Deutsch-
land e.V. (BfHD)
Am Alten Nordkanal 9
41748 Viersen
Tel.: 02162-352149

Bund Deutscher
Hebammen e.V.
Postfach 1724
76006 Karlsruhe
Tel.: 0721-981890

Weitere nützliche Adressen

*Adressen von Geburts-
häusern erhalten Sie
über die Hebammen-
verbände oder:*

Netzwerk zur Förderung
und Koordinierung
der Geburtshäuser
in Europa e.V.
Seelingstr. 21
14059 Berlin
Tel.: 030-3265192

Pränataldiagnostik:
Cara e.V. –
Beratungsstelle für vor-
geburtliche Diagnostik
Große Johannisstr. 110
28199 Bremen
Tel.: 0421-591154

Arbeitsgruppe
»Pränatale Diagnostik«
Evangelische Frauen-
arbeit in Deutschland
Klingerstr. 24
60313 Frankfurt/M.
Tel.: 069-9580120

VIANOVA –
Selbsthilfegruppe
Vorgeburtliche Diagnose
»Kindliche Fehlbildung«
c/o Beratungsstelle für
natürliche Geburt und
Eltern-Sein e.V.
Häberlstr. 17
80337 München
Tel.: 089-532076

bei Fragen zur Gestose:
Arbeitsgemeinschaft
Gestose-Frauen e.V.
Postfach 1253
47654 Issum
Tel.: 02835/2628

für Alleinerziehende:
Verband alleinerziehen-
der Mütter und Väter e.V.
Beethovenallee 7
53173 Bonn
Tel.: 0228-352995
e-Mail:
VAMVBV@t-online.de

Stiftung Mutter und
Kind – Schutz des
ungeborenen Lebens
Postfach 200490
53134 Bonn

Pro Familia
Deutsche Gesellschaft
für Sexualberatung und
Familienplanung
Stresemannallee 3
60569 Frankfurt
Tel.: 069-639002

*Informationsschriften
zu staatlichen
Leistungen über:*
Bundesministerium für
Familie, Senioren,
Frauen und Jugend
Rochusstr. 8-10
53123 Bonn
Tel.: 0228-9300

Bundeszentrale für ge-
sundheitliche Aufklärung
Ostmerheimer Str. 200
51109 Köln
Tel.: 0221-89920

*bei Mehrlingsschwanger-
schaften:*
ABC-Club e.V.
Internationale Drillings-
und Mehrlingsinitiative
Strohweg 55
64297 Darmstadt
Tel.: 06151-55430

*nach glücklosen
Schwangerschaften:*
Regenbogen – Glücklose
Schwangerschaft
Rosenstr. 9
73550 Waldstetten
Tel.: 07171-41713

Verwaiste Eltern
Hamburg e.V.
Esplanade 15
20354 Hamburg
Tel.: 040-342604

nach Frühgeburten:
Bundesverband
»Das frühgeborene Kind«
Eva Vonderlin
Von-der-Tann-Str. 7
69126 Heidelberg
Tel.: 06221-32345

nach der Geburt kranker,
behinderter Kinder:
BAG – Bundesarbeits-
gemeinschaft Hilfe für
Behinderte
Kirchfeldstr. 149
40215 Düsseldorf
Tel.: 0211-310060

Elterninitiative alkohol-
geschädigter Kinder
Goethestr. 90
47166 Duisburg
Tel.: 0203-560975

Österreich

Österreichisches
Hebammengremium
Postfach 584
1061 Wien
Tel.: 0222-5971404

Österreichische
Gesellschaft für
Familienplanung (ÖGF)
Semmelweis Frauenklinik
Bastiengasse 36-38
1180 Wien
Tel.: 0222-47855242

Schweiz

Schweizer
Hebammenverband
Flurstr. 26
3000 Bern
Tel.: 031-3326340
e-Mail:
hebammen@bluwin.ch

Literaturempfehlungen

Badinter, Elisabeth: *Die Mutterliebe*, München 1981 (Piper)

Bank, Stephen & Kahn, Michael: *Geschwister-Bindung*, München 1982 (dtv)

Beauvoir, Simone de: *Das andere Geschlecht*, Reinbek 1991 (Rowohlt)

Beck-Gernsheim, Elisabeth: *Die Kinderfrage*, München 1989 (Beck)

– *Mutterwerden*, Frankfurt/Main 1989 (Fischer)

– *Das halbierte Leben*, Frankfurt/Main 1980 (Fischer)

Belotti, Elena: *Was geschieht mit kleinen Mädchen*, München 1987 (Frauenoffensive)

Bettelheim, Bruno: *Ein Leben für Kinder*, München 1987 (dtv)

Bruns, Silke: *Mutterschutz, Erziehungsurlaub, Erziehungsgeld*, Niedernhausen 1999 (Falken)

Chodorow, Nancy: *Das Erbe der Mütter*, München 1994 (Frauenoffensive)

De Jong, Theresia Maria: *Im Dialog mit dem Ungeborenen*, Zürich/Düsseldorf 1999 (Walter)

Ehrenreich, Barbara & English, Deirdre: *Hexen, Hebammen und Krankenschwestern*, München 1996 (Frauenoffensive)

Francia, Luisa: *Das Rückenbuch*, München 1998 (Frauenoffensive)

Goebel, Wolfgang & Glöckler, Michaela: *Kindersprechstunde*, Stuttgart 1984 (Urachhaus)

Grabrucker, Marianne: *Vom Abenteuer Geburt*, Frankfurt/Main 1989 (Fischer)

Hannig, Brigitte: *Das Menschenkind*, Ratingen 1999 (Eigenverlag)

Hoffmann, Knut & Walter, Jutta: *Partnerschaftliche Empfängnisregelung*, Stuttgart (Trias)

Lux Flanagan, Geraldine: *Ein Kind kommt in die Welt*, München 1999 (Mosaik)

Minker, Margret: *Hormone und Psyche*, München 1996 (Kunstmann)

Murphy, Monika: *Wenn die Hormone aus der Balance geraten*, 1996 (German Press)

– *Natürlich und sicher. Natürliche Familienplanung. Ein Leitfaden*, München 1987 (Ehrenwirt)

Olivier, Christiane: *Jokastes Kinder*, München 1989 (dtv)

– *Die Pille – von der Lust und von der Liebe*, Hamburg 1996 (Rowohlt)

Reim, Doris (Hrsg.): *Frauen berichten vom Kinderkriegen*, München 1990 (dtv)

Rich, Adrienne: *Von Frauen geboren*, München 1979 (Frauenoffensive)

Schindele, Eva: *Pfusch an der Frau*, Hamburg 1995 (Rasch und Röhrig)

– *Schwangerschaft zwischen guter Hoffnung und medizinischem Risiko*, Hamburg 1997 (Rasch und Röhrig)

Seul, Shirley: *Mitgift*, Münster 1998 (Unrast)

Stadelmann, Ingeborg: *Die Hebammensprechstunde*, Kempten 1995 (Eigenverlag)

Wesley, Claire & Wesley, Frank: *Die Psychologie der Geschlechter*, Frankfurt/Main 1981 (Fischer)

Quellenangaben

Rockenschaub, A., Verein freier Hebammen: *Gebären ohne Aberglaube*, Lauter 1998 (Aleanor)

Martius, Gerhard, Breckwoldt, Pfleiderer: *Lehrbuch der Gynäkologie und Geburtshilfe*, Stuttgart 1994 (Thieme)

Pschyrembel: *Klinisches Wörterbuch*, 258. Auflage, Berlin 1998 (de Gruyter)

Burns, Lovich, Maxwell, Shapiro: *Where Women have no Doctor*, Berkeley, California 1997 (Macmillan Publ.)

Haack, Halbach, Huhn, Pahsmann, Steger, Tometten-Iseke: *Leitfaden Schwangerschaft – Geburt – Wochenbett*, Hannover 1999 (Hebammengemeinschaftshilfe e.V.)

Enkin, Keirse, Renfrew, Neilson: *Effektive Betreuung während Schwangerschaft und Geburt*, Wiesbaden 1998 (Ullstein)

Geist, Harder, Kriegerowski-Schröteler, Stiefel: *Hebammenkunde*, Berlin 1995 (de Gruyter)

Edelmann, Höfer: *Die Ernährungsfibel*, Bonn 1999 (Chiffra – Hebamme und Familie e.V., Am Botterkamp 7, 49809 Lingen)

de Wall, Sabine: *Schwangerschaftsvorsorge*, Stuttgart 1997 (Enke)

Register